HEYNE
BÜCHER

Ingeborg Münzing-Ruef

Kursbuch für gesunde Ernährung

Die Küche als Apotheke

Originalausgabe

WILHELM HEYNE VERLAG
MÜNCHEN

HEYNE RATGEBER
08/9357

4. Auflage

Printed in Germany 1993
Umschlaggestaltung: Atelier Adolf Bachmann, Reischach
Umschlagfoto: Elmar Kohn, Landshut
Herstellung: H + G Lidl, München
Satz: Fotosatz Völkl, Puchheim
Druck und Bindung: Ebner Ulm

ISBN 3-453-04413-4

Inhalt

Vorwort: Maiglöckchen im Asphalt 13

Einleitung: Ein neuer Mensch in 17 Tagen 15

Gesundheit kann man oft auch selbst machen! 17
Jeden Monat essen wir unser eigenes Körpergewicht 17
Die Opfer der Fehlernährung 18
Die vergessenen Alten 18
Und forschen, forschen... 19
Die Gifte sind allgegenwärtig 20
20 Jahre dauert das Zerstörungswerk 21
Das Bio-Wortgeklingel 21
Gefragt ist ein Netzwerk der Vernünftigen 22
Du bist, was du ißt 22

I. Ernährung + Verdauung + Stoffwechsel = Energie + Gesundheit oder Krankheit 24

Die ›chemische‹ Verdauung 25
Der Zwölffingerdarm als Verkehrsregler 26
Die Verdauungsfläche – so groß wie ein Fußballfeld 27
Der Darm – ein Organ unseres Immunsystems 27
Die Leber – unser Zentrallabor 28
Die gute Darmflora 29

Stoffwechsel, die große Zauberei 30
Damit der Ofen nie ausgeht 31
Die Enzyme, unsere guten Geister 32
Empfindlich gegen Kälte und Hitze 32
Enzyme können das Leben verlängern 33
Ohne Vitamine als Koenzyme geht nichts in Gehirn und Nerven 34

II. Das Wunderwerk läuft erst mit 50 Makro- und Mikro-Nährstoffen 35

Jeder Mensch ist einzigartig 35
Sind Kalorientabellen bald out? 36

Unsere wichtigsten Energiequellen 37
Die Kohlenhydrate sollten unsere Hauptnahrung sein 38
Viele Zuckerarten gehen direkt ins Blut 38
Ohne Eiweiß kein gesundes Leben 41
Kinder und Oldies brauchen mehr Eiweiß 42
So kriegen Sie Ihre Aminosäuren auch ohne tierisches Eiweiß 43
So ergänzen Sie richtig 45
Fett – die geballte Kraft 45
Delikatessen mit ›versteckten‹ Fetten 46
Der alte Streit um gutes und böses Fett 47
Der Buhmann Cholesterin 48
Lob der Butter... 50
... und zweimal wöchentlich Fisch 50
So verstecken sie sich 51
Fettarme, schnelle Mayonnaise 52
Das große Abc der Nahrung – ohne Vitamine geht nichts! 52
13 Familien machen die Arbeit 54
Ein bißchen Fett muß immer sein! 55
Mangel im Überfluß 56
Die Risikogruppen 56
Schutztruppe im Kampf gegen ›freie Radikale‹ 58
Die fettlöslichen Vitamine 59
Die wasserlöslichen Vitamine 65
Der Vitamin-B-Komplex 65

Tatort Küche 83
Tauschen – der einfache Trick! 85
Man ißt ›anstatt‹ 86

Mineralien und Spurenelemente – die Zündstoffe des Organismus 88
Die Zwerge mit der Riesenkraft 88
Baustoffe und Impulsgeber 89
Was sie alles können 90
Schutzfunktion gegen die zwei großen Killer? 90
Das große Netzwerk 91
Die Gemüse sind Mega-Mineralstoffquellen 92
Wie Mängel entstehen 92
Schluck für Schluck Reinigung und Regeneration! 93
Vorsicht mit Entkalkung! 93

Gute Mineralanalysen sind jetzt möglich 94
Die Steckbriefe 94

III. Gemüse und Früchte die Kinder des Paradieses . . . 106

Chlorophyll – das grüne Blut 106
Je bunter, desto besser 107
Vegetarier leben gesünder 108
Gemüse mit Fleisch statt Fleisch mit Gemüse! 108
Warum die Chinesen so gesund sind 109
Auch Boris und Steffi leben fast fleischlos 109
Lobgesang auf die Gemüse 110
›Null Chemie‹ gibt es nicht mehr 111
Grenzenlose Vielfalt in der Gemüseküche 112

Die Kreuzblütler mindern das Krebsrisiko 112
Kohl und Kraut, Rettich, Radieschen und
Rübchen 112–125

*Die Doldengewächse putzen Gefäße und Gedärm
durch!* 125
Fenchel, Karotte, Pastinake, Sellerie 125–131

*Die Liliengewächse wirken gegen Infektionen und
Infarkt* 131
Zwiebeln, Knoblauch, Lauch und Spargel 131–139

*Die Korbblütler stärken die Abwehr, fördern den
Schlaf* 139
Artischocke, Blattsalate, Schwarzwurzel,
Topinambur 139–148

*Die Kürbisgewächse entlasten Herz und Nieren,
reinigen die Haut* 148
Gurke, Kürbis, Melone, Zucchini 148–153

*Die Nachtschattengewächse bilden Blut, beleben,
sind prall voll mit Vitaminen* 153
Aubergine, Kartoffel, Paprika, Tomate 153–160

*Die Gänsefußgewächse regen die Sekrete an, stärken
die Abwehr* 160
Spinat, Mangold und rote Rübe 160–164

Auch diese Gemüse haben Heilwirkung 164
Grüne Bohne, Gartenerbse, Okra, Olive, Pilze 164–170

Früchte sind nicht alles – aber ohne sie ist alles nichts 171
Wenig Kalorien, kein Cholesterin, kein Purin 171
Zucker und Säure und Stärke vertragen sich nicht 174
Obst lieber solo oder vor dem Essen! 174

Das Kernobst 176
Apfel, Birne, Quitte 176–181

Das Beerenobst – Kleine Energiekugeln mit großer Wirkung 181
Erdbeere, Heidelbeere, Preiselbeere, Johannisbeere, Himbeere, Stachelbeere, Weintraube, Rosinen 181–190

Die Wildfrüchte 190

Das Steinobst 192
Pfirsich, Nektarine, Aprikose, Kirsche, Pflaume, Zwetschge 192–199

Die Südfrüchte stärken Körper und Geist und Abwehr . . . 200
Zitrusfrüchte, Ananas, Banane, Dattel, Feige, Kaki-Frucht, Karambole, Kiwi, Lychee, Papaya, Avocado, Trockenobst 200–210

IV. Vollkorn – Das Rückgrat unserer Ernährung 211

Am Anfang waren Grütze und Fladen 213
Gesunde Darmflora durch Milchsäurebakterien 213
Vollkornbrot zur Stärkung der Abwehr 214
Das Müesli – schon 5000 Jahre alt 214
Breivölker und Brotvölker 214
Brotgewürze fördern guten Geschmack und Verdauung . . . 215
Brot macht überhaupt nicht dick! 215
Warum Korn und Brot so gesund sind 216
Kohlenhydrate aus Korn ›sickern‹ ins Blut 217
Höchstens 20% der Getreide werden von Menschen gegessen! 217
Gut für Herz, Gehirn und Nerven – und sie gehen fast alle verloren! 219
Die reine Medizin – der Getreidekeimling 221
Das Brot in Zahlen und Fakten 223

Viele Bäckereien sind Chemielabors 225
Brot selbst backen – ein gesunder Familienspaß! 226
Mit List und Pfannkuchen anfangen! 226
Über den richtigen Umgang mit Brot 229

Die guten dreizehn 231
Buchweizen, Dinkel oder Spelz, Grünkern, Gerste,
Hafer, Hirse, Mais, Reis, Wilder Reis, Roggen,
Weizen, Amaranth und Quinoa 231–285

V. Die Hülsenfrüchte – Mini-Schatzkammern voller Maxi-Nährstoffe, lange verachtet, vergessen, vernachlässigt 286

Sogar für Diät geeignet 288
Ballaststoffe – ganz enorm 288
Hülsenfrüchte kochen ist gar nicht kompliziert! 289
Ein ›anrüchiges‹ Thema 292

VI. Keime, Sprossen und Weizengras – Überlebensnahrung für das dritte Jahrtausend 313

Otto mit den grünen Haaren 314
Nach Tschernobyl wurde die Keimbox hoch aktuell 314
Die ›Hippocrates‹-Leute als Pioniere für vitale Nahrung . . . 315
Totes Essen 315
Immergrüner Zimmergarten – alles zum Aufessen! 316
Fast alles läßt sich keimen 316
Technisch ist das kinderleicht 317
Die Einweichzeiten 317
Anfangen mit Alfalfa 318
Chlorophyll ›contra Strahlen‹? 323

Lauter winzige Wunder 324
Alfalfa, Bockshornklee, Buchweizen, Erbse,
Getreide, Kichererbse, Kresse 324–335
Kulinarische Küchentips für Keimlinge und Sprossen 336
Weizengrassaft – der grüne Gesundmacher –
Lebensenergie, die aus der Sonne kommt! 338

VII. Nüsse und Samen – Kraftspender für Körper und Geist 341

Nüsse kann man ›beleben‹ 344

VIII. Die Würze unseres Lebens – Küchenkräuter und Gewürze für jeden guten Tag! 372

Von den Schimpansen haben wir's gelernt 372
Vor 50000 Jahren wurde Fleisch mit Kräutern präpariert . . 372
Ein Sklave gegen ein paar Pfefferkörner 373
Die sanfte Klostermedizin 373
Warum Hexen verbrannt wurden 374
Jede Stunde stirbt eine Pflanzenart 374

Die Kraft der grünen Kräuter 375
Basilikum, Bohnenkraut, Borretsch, Brennessel, Brunnenkresse, Dill, Estragon, Gartenkresse, Kerbel, Majoran und Dost, Melisse, Petersilie, Pimpinelle, Portulak, Rosmarin, Salbei, Schnittlauch, Thymian, Ysop 375–389
Die Natur läßt wachsen, was wir für die Gesundheit brauchen 377
Tips für den Kräutergarten 377
Der Vier-Räuber-Essig 377
Hufelands Frühjahrskur 389

Gewürze – der gesunde Genuß 390
Suppengewürze gegen Infektionen 394
›Gepfefferte‹ Liebe... 394
Was Sie noch über Gewürze wissen sollten 396
Und so geht man mit Gewürzen um 402

IX. Gesundmacher in aller Munde – Was immer in Ihrer Küche stehen sollte... 404

X. Die rechte Nahrung für jeden rechten Tag 409

Vom Frühstück hängt viel Leistung ab 409
Guten Schlaf können Sie essen 411
Gesundheit beginnt schon vor der Geburt 413
Auch Osteoporose fängt in der Kindheit an! 416
Mit Vollwertkost dem Alter ein Schnippchen schlagen . . . 417
Nahrungsmittelallergien machen auch vor ›Natur‹ nicht halt 420
Immer mehr Chemie in Nahrungsmitteln 421
Gesunde Kost, die vor Krebs schützen kann 422

Alles, was das Herz begehrt 426
Säure-Basen-Balance – das Labor im Leib gleicht vieles aus! 428
Pilze naschen gern – hungern Sie sie aus! 429
Arzneimittel zerstören wertvolle Nahrungsmittel 429
Manche Medikamente mindern die Manneskraft 432
Auch Ihr Gehirn muß gut gefüttert werden! 432
Pep-up, der Supertrank 435

Schlußbemerkung 436
Die Küche als Kraftplatz 436
Tischgebet des Schamanen Inti 438

Danksagung 439
Literaturhinweis und weiterführende Bücher 441
Register 444

Vorwort
Maiglöckchen im Asphalt

Am Anfang war eine Handvoll Maiglöckchenkeime, die wir der Mutter brachten, zum Todestag eines sehr geliebten Menschen. Sie pflanzte sie unter einer kräftigen Lärche ein. Im ersten Frühjahr brachten die winzigen Keime genau sieben Blütenstengel hervor; sie bekamen einen Ehrenplatz in der Stube. Im Jahr darauf erschienen schon zwei Dutzend Maiblumen, und im dritten Jahr hatten sie sich bereits explosionsartig ausgebreitet.

Sie überzogen den Platz bei der Lärche mit ihren schönen hellgrünen Blättern und blühten um die Wette. Dann krochen sie im Lauf jenes Sommers offenbar unter der Erdoberfläche durch den halben Garten, denn wieder im Mai darauf tauchten sie bis zu acht Meter entfernt auf – unter den Forsythien am Zaun, zu Füßen der Schattenmorelle bei der Werkstatt und neben der Einfahrt.

Dazwischen lagen, im Hof, viele Quadratmeter Asphalt. Wir wollten es kaum glauben – diese unendlich zarten Dinger! Mit eiserner Energie eroberten sie Jahr für Jahr weiteres Terrain. Und dann, wieder im Mai, wölbte sich plötzlich vor dem Garagentor der harte Asphalt – ebenso wie vor der Klematis und den Fingerhutbeeten. Überall brachen sie durch, und schließlich begannen sie, in Reih und Glied, ihren Marsch zum Hoftor hinaus. Der Asphalt leistete keinen Widerstand mehr – er krümelte weg wie Schokoladenkuvertüre, und die Maiglöckchen wanderten einfach weiter.

Passanten, die vorbeikamen, rieben sich die Augen, Männer vom Straßenbau, die in der Nähe etwas zu reparieren hatten, murrten, weil sie ihre schweißtreibende Arbeit sabotiert sahen. Den Maiglöckchen war das alles einerlei. Unerschütterlich streckten sie ihre Ausläufer unter dem Asphalt weiter und weiter, rissen ihn auf, drängten ihre zarten Blätter zwischen den Spalten hinaus und blühten Jahr um Jahr immer prachtvoller, üppiger, stärker duftend, wie uns schien.

Es gibt heute eine kleine Liste von lieben alten Damen, die eine Option auf ihren alljährlichen Maiglöckchenstrauß haben. Erst bekamen nur die 80jährigen einen; heute können wir schon 70- bis 75jährige mit Sträußchen erfreuen. Aber auch uns haben die Maiglöckchen rund ums Haus glücklicher gemacht – und ein wenig gescheiter. Denn wir lernten von ihnen, was sich mühelos und logisch auf uns Menschen übertragen läßt:

Die Natur ist – wenn man sie nicht stört oder gar *zer*stört, wie dies heute so oft geschieht – die Keimzelle aller wirklichen Wunder, der großen wie der kleinen. Doch solche Wunder geschehen in der Regel nicht von selbst, sondern durch den Einsatz angesammelter, konzentrierter Kraft.

Die aber kennt schließlich keine Widerstände. Sie bringt auch Steine zum Bersten. (Von der Violetten Luzerne las ich, daß ihre Wurzeln zwölf Meter tief in die Erde dringen und sogar Beton durchbohren können.)

Pflanzen sind, frei nach Prentice Mulford, »ein lebendiger Gedanke Gottes«. Sie stehen im festen Bund mit den Kräften und Rhythmen der Natur, mit dem Himmel, mit der Sonne und den Regenwolken wie mit der Erde mit all ihren Mineralien und Wasserquellen. Sie werden von ihnen unermüdlich gespeist und gestärkt und werden dadurch zu den besten Alchimisten – zu unseren Gunsten.

Ich glaube fest daran: Wenn wir *über*leben wollen, müssen wir diese Kräfte und Energien bewußt und dankbar nutzen. Alle Lebewesen, so auch wir, hängen letztlich von den Pflanzen ab. Alle atmen wir die von ihnen gereinigte Luft, und selbst die größten, kraftvollsten Tiere ernähren sich von Pflanzen.

Man muß schon recht borniert sein, um nicht zu begreifen, daß die verborgenen Kräfte der Pflanzen und die geheimnisvollen Beziehungen zwischen Mensch und Pflanze im Labor nicht völlig erforscht und bewiesen werden können. Und man muß auch kein hauptberuflicher Esoteriker sein, um zu glauben, daß es spirituelle Beziehungen zwischen Pflanzen und Menschen gibt. Alle Naturvölker halten Pflanzen für beseelte Lebewesen, mit denen man sprechen und Kontakt pflegen kann. Und sie haben Respekt und Ehrfurcht vor den Pflanzen. Sie danken jenen, die sie essen, für die Kräfte, die sie von ihnen übernehmen dürfen. Es lohnt sich, darüber nachzudenken.

Ausgerechnet ein Züricher Polizeimeister – und Hobbygärtner – führte mehrmals der Öffentlichkeit vor, welche Gemüsegiganten er zu ernten pflegt, und gab offen zu, daß er mit seinen Pflanzen rede ... Sehr viele Menschen fühlen wohl unbewußt, daß von Pflanzen etwas Geheimnisvolles ausgeht, was sie glücklicher macht. Dazu müssen sie diese beileibe nicht immer ›zum Essen gern‹ haben – aus gutem Grund werden auch viele Pflanzen und Blumen als Zeichen von Liebe und Freundschaft verschenkt.

Dieses Buch ist dankbar – und ohne daß eine (maßvolle) tierische Kost verdammt wird – vor allem den Nahrungspflanzen gewidmet, die uns Mutter Erde in verschwenderischer Fülle schenkt.

Sie sind unsere wichtigste Überlebensnahrung!

Einleitung
Ein neuer Mensch in 17 Tagen

Eigentlich hatte ich gar kein Übergewicht – ich war nur ein bißchen zu klein geworden im Verhältnis zu meinen Pfunden. Wäre ich zehn Zentimeter größer, so wäre alles ›ideal‹ gewesen. Und eigentlich war auch mein Cholesterinspiegel nicht zu hoch; vor wenigen Jahren hatte er noch gestimmt. Nachdem aber die Experten die Toleranzgrenze so weit herabgesetzt hatten, galt nun auch ich als reif für den Herzinfarkt.

Eigentlich habe ich auch immer ungeheuer gesund gegessen in der Vergangenheit, fast nie Schweinshaxe oder Buttercremetorte. Nur diese paar Flaschen Wein in der Woche, das Dutzend Sherrys, die Ölsardinen. Und natürlich schon Käse, Wurst, Eier, Sahne satt. Dann bloß noch hier und da ein paar Chips und Pralinen und halt viele Puddings – ich brauchte sie als Trost bei meinem Arbeitsstreß.

Doch was dabei herauskam, ließ mich beim Blick auf Spiegel und Waage erschaudern. Massenhaftes, wohin das Auge blickte! Hosen und Röcke kniffen allesamt, sogar die Schuhe waren zu eng geworden. So entschloß ich mich, jetzt wirklich ernsthaft etwas für Figur und gesundheitliche Fitneß zu tun!

»No problem«, sagte meine Freundin Carla Kufner, denn sie war gerade aus Amerika, ihrer zweiten Heimat, zurückgekehrt. »Da sind noch so ein paar nette Leute, die wie du abnehmen und entgiften wollen und die neue Vitality brauchen.«

Es sei eine göttliche Fügung, daß wir gerade jetzt zusammenfänden, zu dieser Runde. Denn sie habe aus dem berühmten Hippocrates Health Institute von Dr. Ann Wigmore wieder die neuesten tollen Rezepte aller Art mitgebracht, für Antibiotika-Suppen und Enzym-Soßen und Vitalitäts-Brühen und Power-Obstsalate. Am nächsten Montag gehe es los. Und: Es gebe nur Rohes, während der ganzen Kur von 17 Tagen!

Voller Erwartung trafen wir uns. Carla hatte zauberhaft gedeckt, mit weißen Rosen, weißem Porzellan, mit Kristall und Silber – und mit chinesischen Eßstäbchen. »Weil man damit nicht so viel auf einmal in den Mund schiebt und alles schön langsam kaut.« Doch zunächst durften wir frischgepreßten *Weizengrassaft* trinken, den in Amerika und Japan Millionen Gesundheitsbewußte schon kennen: Er glühte fast, grün im Glas, er schmeckte süß und herb zugleich. Täglich dreimal wurde er nun unser kostbares Labsal, Reiniger, Energiestoß, unsere Kraftquelle – voller Vitamine, Mineralien, Aminosäuren und vor allem voll Chlorophyll, dem Stoff, aus dem letztlich alles Leben kommt.

Und dann tafelte Carla auf, daß sich fast die Tischplatten bogen: Immer gab es zuerst eine ihrer *ungekochten Suppen,* ohne die wir bald nicht mehr leben mochten. Zum Beispiel: büschelweise Petersilie, Grünes aller Art – Spinat, Mangold, Brokkoli, Lauch, Zwiebeln, und dazu Sonnenblumenkerne, die einige Stunden vorher in Wasser ›belebt‹ worden waren (damit die Enzyme munter wurden). Alles sehr gut abgeschmeckt, im Mixer püriert, nur erwärmt – also roh gelöffelt.

Oder: Blaukraut, fein geraspelt, einige Stunden auf dem Herd heiß sitzengelassen – nicht gekocht! –, mit einem Apfel, auch mit Nelkenpulver und Cayenne gewürzt. Schmeckte wie Weihnachten. Duftete auch so.

Dann kamen die *Salate* – Carlas Fantasie war da grenzenlos: Zucchini, fein gehobelt, mit Avocado- und Champignonscheiben. Rettich, sehr fein geblättert, mit Tomaten, Sellerie und viel Alfalfa. Eine chinesische Schüssel mit Mungbohnen-Sprossen, Lauchringen, Glasnudeln, Morcheln. Sauerkraut, grob gehackt, mit Äpfeln, Zwiebeln, etwas roten Rüben. Blattsalate aller Art, immer wieder anders kombiniert: Feldsalat, Rucula, Kopfsalat, Eissalat, roher Babyspinat. Und alles hinreißend garniert (»das Auge ißt doch mit«) – mit Koriandergrün, Radieschen, Cocktailtomaten, auch mal Chillies, Zwiebelringen, Baby-Artischocken oder marinierten Mini-Austernpilzen.

Die Dressings – stets separat serviert – sorgten fürs nötige Eiweiß und Fett: mit Nüssen und Mandeln, dazu etwas rote Rüben (wegen der herrlichen Farbe), Zitronensaft, Kelp oder Tamari und *nur das allerbeste kaltgepreßte Öl.* Oder: Mandeln, Ingwer, Zwiebeln, Petersilie, Apfel. Oder: Avocados, Zwiebeln, Kelp, Zitrone, Basilikum oder Sellerie mit viel Grün – alles immer im Mixer püriert. Und über allem schwebte stets eine Wolke von Knoblauch.

Wir aßen wie die Wölfe. Kein Radieschen, keine Berglinsen-Sprosse blieb übrig. Wir waren einverstanden mit Carlas Forderung: 17 Tage weder Salz noch Zucker, kein Brot, weder Fleisch noch Fisch noch Wurst, keine Eier, keine Milch, kein Alkohol. Die anwesenden Männer muckten am ersten Abend auf, sie könnten auf Haxen und Bier nicht ganz verzichten. Sie sagten es nie wieder.

Zum Frühstück gab's auch daheim Weizengrassaft. Tagsüber waren wahre Gebirge von *frischem Obstsalat* erlaubt, immer nur die reifsten Früchte, Birnen, Bananen, auch mal edle Mangos, viel Aprikosen, Nektarinen, Erdbeeren. Es wurde nie fad.

Wenn ich Besuch bekam in dieser Zeit, mußte er mit mir Obstsalat essen. Ich gab als Soße darüber Himbeeren oder Johannisbeeren, aus dem Garten frisch gepflückt, Aprikosen, etwas Honig, wenig feinstgeschnittenen Ingwer, im Mixer püriert. Der Gast war schon bald wieder da.

Carla empfahl, täglich beim Waschen oder Duschen mit einem Luffa-Schwamm die Haut tüchtig zu rubbeln – weil die jetzt wesentlich mehr Giftstoffe ausscheide.

Bei den abendlichen Treffs wurde unsere Laune immer besser. Wir flüsterten uns zu, was wir abgenommen hatten, 2, 3, 5 Pfund und mehr. Und verspürten weder Hunger noch Durst, weil ja alles so reichlich und so saftig war, die Salate, die Früchte, die rohen Gemüse.

Am Morgen des letzten Tages war ich beim Hausarzt, ließ *meine Blutfette* bestimmen. Der fiel fast vom Stuhl: Das Cholesterin war in nur 17 Tagen (nachdem es fünf Jahre trotz aller Bemühungen um 250 gedümpelt war) auf 204 gesunken! HDL, das ›gute‹ Cholesterin, hatte einen Traumwert von 73, die stets beargwöhnten Triglyzeride standen auf 99. Das hätte kein ›Lipid-Senker‹ aus der Apotheke in dieser Zeit geschafft! Dazu hatte ich *über 10 Pfund abgenommen,* völlig mühelos. Alles saß wieder ganz locker, kein Hosenbund, kein BH zwickte mehr ...

Auch bei einigen anderen war das Cholesterin um stramme 50 bis 60 Punkte gefallen, alle hatten zwischen 8 und 12 Pfund an Gewicht verloren, alle fühlten wir uns lässig, leicht und leistungsfähig.

Das ist jetzt weit über ein Jahr her. Die meisten von uns haben ihr Gewicht fast gehalten. Und die günstigen Blutfettwerte auch, vor allem das so herzfreundliche HDL-Cholesterin. – Natürlich essen wir heute auch wieder öfter Fleisch und sonst ›normal‹, aber gesund. Doch immer, wenn wir merken, wir legen wieder zu, dann schalten wir – mit Erfolg – ein oder zwei *Rohkosttage* ein. Und klopfen uns dabei selbst auf die Schulter. Weil wir so tolle Leute sind, mit unserer Eigeninitiative, die ich nur jedem empfehlen kann.

Gesundheit kann man oft auch selbst machen!

Und die Moral von dieser Geschichte? Gesundheit kann man oft auch selbst machen – nicht nur dieser geschilderte ›Selbstversuch‹ angenehmster Art beweist es. Das ganze Buch, das hier vor Ihnen liegt, liebe Leserinnen und Leser, möchte es Ihnen beweisen – vorausgesetzt, daß keine echte, behandlungsbedürftige Krankheit besteht, die selbstverständlich in die Obhut eines Arztes gehört. Sonst aber ist ›Die Küche als Apotheke‹ und die natürliche Nahrung als ›Arzneilieferantin‹ der Küchenmedizin unübertrefflich geeignet zur Gesunderhaltung!

Zunächst aber lade ich Sie ein, mit mir ein paar Minuten nachzudenken über die ›schöne zivilisierte Welt‹, in der wir leben.

Jeden Monat essen wir unser eigenes Körpergewicht

- Wir Menschen essen während unseres Lebens gute 100000mal. Wir Erwachsenen essen und trinken pro Monat unser eigenes Körpergewicht. Sterben wir, dann haben wir uns zwischen 60 und 70 Tonnen einverleibt.

- Seit Anno 1800 haben sich aber unsere Eßgewohnheiten total verändert: Unser Getreideverzehr ging um 70 % zurück, unser Verbrauch an Vollkornprodukten um 90 %, an Kohlenhydraten um 50 %, an Ballaststoffen sogar um 70 %.
- Zugleich stieg unser Fettverzehr um 10 % auf 40 %, der Anteil an tierischem Eiweiß um 20 % auf 65 % und der Verbrauch von Zucker sogar um satte 100 %. Auch ballaststoff*freie* Lebensmittel haben sich versechsfacht. Und: Im statistischen Durchschnitt ißt heute jeder Bundesbürger über 70 Kilo Fleisch im Jahr – der absolute Weltrekord!

Die Opfer der Fehlernährung

- Parallel dazu nahmen die ›ernährungsbedingten Gesundheitsstörungen und Krankheiten‹ gewaltig zu:
  - Unter Karies leiden heute 96 bis 100 % aller Deutschen,
  - an Übergewicht 30 bis 50 %, an Rheuma rund 30 %,
  - an Verstopfung 30 % und mehr, an Bluthochdruck 10 bis 20 %,
  - an Kropf etwa 13 %, an Gallensteinen rund 10 %,
  - an erhöhter Harnsäure (Gicht) 5 bis 9 %,
  - an Diabetes 3 bis 5 %. Und Alkohol liefert heute bis zu 12 % der gesamten Nahrungsenergie! (Nach Professor Dr. Claus Leitzmann.)
- Auch die *Todesopfer* der Fehl- oder Überernährung werden immer mehr: Alle sechs Minuten stirbt hierzulande ein Mensch an Herzinfarkt. Jeder zweite aus unseren Reihen fällt vorzeitig Herz-Kreislauf-Erkrankungen zum Opfer (einschließlich Schlaganfall). An ernährungsbedingtem Krebs erkranken jährlich Hunderttausende, viele von ihnen unrettbar. Und es werden immer noch mehr – trotz großer Anstrengungen der Medizin.

Die vergessenen Alten

- Andererseits werden Menschen immer älter: 105jährige sind heute keine Seltenheit mehr, 85jährige müssen um einen Platz im Altersheim kämpfen. Aber: Ist das Alter für viele noch lebenswert? Haben sie noch Lebensqualität und Lebensfreude? Oder werden durch die Fortschritte der Medizin oft nur ihre Leiden verlängert? Und vor allem: Könnte der letzte Lebensabschnitt vieler vergessener Alter nicht freundlicher und gesünder aussehen? In diesem Zusammenhang sei die Frage gestattet: Wie viele unserer hochdotierten Ernährungsexperten und Chefärzte haben auch nur ein einziges Mal in einem Alten-Pflegeheim mitgegessen? Und wenn ja – wie frustriert waren sie nachher?

Schon das Krankenhaus-Essen, darüber bin ich bestens informiert, ist auch heute noch oft ein Skandal: lieblos und geschmacklos und meilenweit entfernt von allen *Regeln für eine gesunde Ernährung,* wie wir sie in so schönen Hochglanzbroschüren finden. Dafür kann man aber in klugen Ernährungsbüchern immer wieder lesen, daß Kranke und Frischoperierte nachweislich *viel schneller Heilung und Erholung finden,* wenn sie frische, vitaminreiche, vollwertige Kost bekommen. Wo bleibt die bloß?

- Die Kosten für ernährungsbedingte Krankheiten sind mittlerweile schon bei weit über 60 Milliarden Mark jährlich angelangt.

Pauschal hat man uns Deutsche dafür auf die Anklagebank gesetzt. Immer wieder ertönt das alte Lied: »Ihr alle eßt zuviel, zu fett, zu süß, zu salzig.« Wir können es, ehrlich, nicht mehr hören!

Und forschen, forschen ...

Rund 300 Institutionen gibt es allein hierzulande, die summa summarum für Milliarden Forschungsgelder zum Thema forschen und forschen. Jemand schlüsselte sie zum Teil auf:
- 28 von ihnen forschen über Verdauung und Ernährung,
- 27 über Allergien und Lebensmittelintoleranz, Infektionen und Ernährung,
- 24 über Ernährung und Körpergewicht,
- 25 über Informationsübermittlung (wie bitte?),
- 15 Institutionen forschen gar, wie ich las, *über die Forschung selbst,* nämlich über die »Methoden und Modelle zur Erforschung der Zusammenhänge zwischen Ernährung und Krankheit«.

Irgend etwas muß da total schiefgelaufen sein, denn die Ergebnisse all dieses Forschens sind doch recht kläglich und beklagenswert, gemessen am Aufwand. Und obendrein liegen sich oft genug die Forscher in den Haaren. Auch die Frage sei erlaubt: Wen haben viele dieser Institute – außer sich selbst – eigentlich gesund gemacht?

Hier der Riesenapparat mit all diesem Forschungs-Wissenschafts-Experten-Anspruch und dort die angeblich immer weiter rasant zunehmenden ernährungsbedingten Krankheiten: die hohen Cholesterinspiegel, der wuchernde Krebs, die ungehemmte Infarktrate, all die schmerzhafte Gicht, das quälende Rheuma, der Diabetes. Sind denn immer nur wir schuld, die wir ›falsch‹ essen? Oder laufen die Forschungs- und Aufklärungsaktionen (oft genug mit Steuergeldern finanziert) im Denkansatz in die verkehrte Richtung?

Oder ist es vielleicht ganz anders: Hat vielleicht die Nahrungsmittelindustrie mit all ihrem Müllmampf die Nase vorn, weil sie in ihre verlockende Werbung weit mehr investiert als die ›Forschung in ihre Forschung‹? Und arbeiten diese geheimen Verführer ungleich cleverer als unsere Ernährungsbevormunder?

Schließlich bleibt auch noch zu klären, warum und von wem die echte Vollwertkost auch heute noch fast in eine Außenseiterecke gedrängt wird – zusammen mit anderen ›Exoten‹ und ›Sektierern‹. Motto: »Mal chinesisch, mal vegetarisch, mal makrobiotisch, jetzt also auch noch vollwertig, na ja ...«

Die Gifte sind allgegenwärtig

Bleiben wir noch einen Moment bei den erschreckenden Statistiken ernährungsbedingter Krankheiten: Sollten da nicht – zumindest teilweise – auch ganz andere Ursachen dahinterstecken? *2 kg giftige Stoffe nimmt jeder von uns pro Jahr zu sich.* Rund 320 Einzelstoffe in fast 2000 chemischen Präparaten werden allein zum ›Schutz‹ unserer Nutz- und Ernährungspflanzen eingesetzt (und bestimmt nicht immer vorschriftsmäßig) – Unkraut-, Pilz- und Insektenvernichtungsmittel vor allem. Bis zu 3000 chemische Zusatzstoffe werden den (industriellen) Nahrungsmitteln selbst beigemischt – viele tatsächlich ganz überflüssigerweise. Als ob der Dreck in der Atemluft, den Gewässern, dem Boden nicht schon ausreichen würde ...

Aus einer Verlautbarung des Internationalen Süßstoff-Verbandes

»Industriell weiterverarbeitete Lebensmittel stoßen insbesondere in Deutschland auf Kritiker, wo die Diskussion über Umweltschutz und natürliche Lebensweise vergleichsweise weit vorangeschritten ist. Dabei wird oft verkannt, daß der Einsatz der modernen Lebensmitteltechnologien ja ganz und gar nicht die ›Denaturierung‹ der Rohstoffe bewirkt, sondern in den meisten Fällen sogar zu einer Qualitätssteigerung in Geschmack, Haltbarkeit und Nährwert beiträgt – man könnte also von ›hypernatürlichen‹ Lebensmitteln sprechen ...«

Zwar enthalten zum Beispiel laut Lebensmittelüberwachung 40 % der untersuchten Obstproben Rückstände, »aber die *Höchstmengen* werden nur in 1 % der Proben überschritten«, bei Gemüsen sind es 2 bis 3 %. Wie schön! Und das waren auch alles nur Stichproben, denn unsere Lebensmittelüberwachung ist personell katastrophal unterbesetzt. Im Ausland sind sowieso noch vielfach Schmuddeleien erlaubt, die bei uns offiziell längst verboten sind (und die durch die EG nun wieder ins Land kommen – immerhin beziehen wir fast 60 % unseres Gemüses aus Importen).

Dazu ein Zitat aus dem Ernährungsbericht 1988: »Bei bestimmten Importprodukten wie Salaten und Gurken gaben überhöhte Restmengen *bromhaltiger Begasungsmittel* vielfach Anlaß zu Beanstandungen ...« In der Bundesrepublik darf Gemüse erst wieder drei Jahre nach der letzten Anwendung von Methylbromid angebaut werden!

Bei tierischer Nahrung gibt es übrigens kaum Höchstmengenregelungen. So finden die buchstäblichen ›Sauereien‹, die man uns in vielen Hühner-, Schweine- und Rinderställen zumutet, fast unbehelligt unter den Augen des Gesetzes statt. Es sei denn, es platzt mal eine Kälberhormonbombe ...

20 Jahre dauert das Zerstörungswerk

Längst ist auch bewiesen, daß viele krankheitserregende Substanzen und Wirkstoffe über 20 Jahre brauchen, bis sie im Körper des Menschen ihr zerstörerisches Werk vollendet haben, und daß mancher Krebs 30 Jahre braucht, bis er ausbricht. Multiplizieren sich aber – wie das heute oft der Fall ist – die Krankmacher tagtäglich, dann eskaliert auch der Krieg in unserem Körper, und die Abwehr schafft es nicht mehr. Umgekehrt braucht ›heilende Nahrung‹ Jahre, um einen vorgeschädigten Körper wieder zu reinigen und zu regenerieren.

Wir wollen hier nicht wegreden, daß auch viel fahrlässige Selbstzerstörung am Werk ist, mit falscher, ungesunder Lebensweise. Wenn aber schon so viele Experten und Forscher ›zu unserem Wohle‹ tätig sind, warum setzen sie nicht dort an, wo es am einfachsten wäre – bei der Qualität der Nahrung? Warum werden nicht die *natürlichen* Lebensmittel gefördert statt all der klebrigen Kunstprodukte einer Großindustrie, die uns mit Sturzbächen von ständig neuer, verlockender Fabriknahrung überschwemmt?

Warum wird immer noch weiter auf Massenproduktion in der Landwirtschaft gesetzt – statt auf die Pflege von sauberen, wertvollen Produkten, wo wir ohnedies vor all diesen Butterbergen, Fleischhalden, Milchseen sitzen und jeder Abc-Schütze heute schon weiß, daß die Massenproduktion mit brutaler Bodenausbeutung und Tierquälerei verbunden ist?

Das Bio-Wortgeklingel

Jene, die hier immer wieder versuchen, mutig Initiativen zu ergreifen, fühlen sich in der Regel allein gelassen und meist nicht einmal ernst genommen. Denn die Umsatzorientierten sind immer die Mächtigeren. Es lohnt sich, genau hinzusehen, wem all die Nahrungsmittelkonzerne gehören und was sie sonst noch produzieren. Und was sie jährlich allein für die Werbung ausgeben, die uns für dumm verkauft. (Ein berühmter Arzt sagte einmal: »Kaufen Sie nichts zu essen, wofür Werbung gemacht wird ...«)

All dieses ›Bio‹-Wortgeklingel, all diese neuen Pseudo-›Natur‹-,

›Vital‹-, ›Alternativ‹- und ›Ur‹-Produkte. Noch nie wurde auch soviel spekuliert mit der Farbe Grün und den Raubkopien der Blauen Umweltengel.

Ernährung zu verkaufen in einem satten Land, d. h. also mitnichten, Gesundheit zu verkaufen, sondern Umsatz zu machen. Denn Ernährung wird Tag für Tag neu gebraucht und gekauft und ist deshalb ein unerschöpflicher Goldesel. Ernährung zu verkaufen, das hat heute absolut nichts mit Menschenliebe zu tun, doch um so mehr mit Politik, Geschäftemacherei und Lobby.

Gefragt ist ein Netzwerk der Vernünftigen

Dagegengestellt werden kann nur ein Netzwerk jener kritischen Vernünftigen, die sich zusammenschließen, zur Aufklärung ›von Mund zu Mund‹. Und es gibt Grund zur Hoffnung: Schon wird aus Kindergärten berichtet, wo die Kleinen ihre ›Kübelkost‹ verweigern. Schon gibt es diese und jene Universitätsmensa, wo unter dem Druck der Studenten Vollwertmenüs vieler Art angeboten werden. Schon tun sich viele Mütter und Hausfrauen zusammen und kaufen *gemeinsam* beim Bio-Bauern, -Gärtner, -Metzger oder -Bäcker, im Naturkostladen oder Reformhaus ein, tauschen Erfahrungen und Rezepte aus, betreiben konsequent die Umstellung der häuslichen Ernährungsweise. Weil sie verstanden haben, worum es geht.

Du bist, was du ißt

Fassen wir zusammen: Gute Ernährung ist vor allem *Prävention,* ist *Vorsorge* für gute Gesundheit. Das Motto lautet: »Du bist, was du ißt.« Will heißen: Es geht letztlich nur dich an, wie du dich ernährst. Dich und deinen Körper. Dich und deine Familie. Bereite dir täglich die Freude, für deine eigene Gesundheit zu sorgen – mit vielem, was frisch ist, einfach, möglichst naturbelassen und unbearbeitet, den Jahreszeiten entsprechend und vor allem immer sehr wohlschmeckend.

Laß diese Torheiten und Tätlichkeiten dir selbst gegenüber. Sei kritisch anderen gegenüber. Fall nicht rein auf Trick und Trug, auf schönen Schein. Ob *du* scharf denken, gut lernen, dich ausdauernd konzentrieren kannst, ob *du* körperlich widerstandsfähig und kräftig oder ewig schlapp bist, ob *du* froh oder traurig bist, ob *du* anpackst oder dich gehenläßt, ob *du* Mut hast oder ängstlich bist, ob *du* eine straffe Haut und glänzendes Haar hast oder wie eine graue Maus aussiehst, ob *du* den Tag taufrisch beginnst oder schon beim Aufstehen müde bist, ob *du* mit kleinen körperlichen Beschwerden fertig wirst oder ob diese dich fertigmachen – all das hängt auch davon ab, *was du ißt und wie du ißt!*

Setze diese einzigartige Chance, Tag für Tag deine Gesundheit zu stärken, mit dem, was du ißt, in die Tat um. Fange jetzt damit an!

Wer richtig krank ist, der muß zum Arzt!

Über Nähr-, Wirk-, Schutz- und Heilstoffe in unserer (Pflanzen-)Nahrung wurde in diesem Buch so ziemlich alles zusammengetragen, was an neuen Erkenntnissen zugänglich und für gesundheitsbewußte Leser wissenswert, beherzigenswert und in der Küche nachahmenswert ist. Eines aber sei hier ausdrücklich festgestellt: Dieses Buch kann und will in allen Fällen ernsthafter Befindlichkeitsstörungen nie den Arzt ersetzen. Diagnose und Therapie von *Krankheiten* aller Art bleiben ihm vorbehalten.

Die umfangreichen Ernährungstips in diesem Buch aber können sehr wohl dem Gesunden helfen, gesund zu bleiben, dem Schwachen helfen, wieder stärker zu werden, dem Anfälligen helfen, Widerstandskräfte zu entwickeln. Kinder und Jugendliche, Berufstätige und Rentner und ganz Alte – sie alle können von den Tips profitieren.

Die Informationen in diesem Buch wurden in Jahren sorgfältig zusammengetragen – dazu hat kein Arzt Zeit. Abgesehen davon, daß die meisten Ärzte offen zugeben, daß sie von Ernährung keine Ahnung haben. Leider gibt es auch bei uns viel zuwenig allgemein zugängliche Ernährungsberatungen. In den USA steht fast in jedem Supermarkt jemand, der Laien praktische Ratschläge zu Ernährungsfragen geben kann.

Auch das noch: Ob diese(r) oder jene(r) Leser(in) *allergisch* auf bestimmte Lebensmittel reagiert, die empfohlen werden, das ist von Autorin und Verlag nicht vorauszusehen.

Und schließlich: Wiederholungen im Buch sind beabsichtigt. Und wenn von ›Hausfrau‹ oder ›Köchin‹ die Rede ist, sind natürlich auch alle Männer angesprochen, die begeistert kochen und sich für Naturkost interessieren …

Wir wünschen Ihnen viel Freude in Ihrer ›Küche als Apotheke‹ – die wirklich die beste Quelle für eine stabile Gesundheit ist!

I.
Ernährung + Verdauung + Stoffwechsel = Energie + Gesundheit oder Krankheit

Alles, aber auch alles, was wir essen und trinken, und mag es noch so ›lebendige‹, vollwertige Nahrung sein, stellt für unseren Organismus einen Fremdkörper dar. Auch das allerbeste Stückchen Fleisch oder der feinste Fisch, die köstlichste Frucht oder der knackigste Salat, sie sind wie die Tiere und Pflanzen, von denen sie kommen, chemisch komplex aus körperfremden Substanzen aufgebaut und müssen in körpereigene umgewandelt werden.

Das heißt, das Nährstoff-Puzzle, aus dem sie zusammengesetzt sind, muß von unserem Organismus in kleinste Einzelteile zerlegt und mit vielerlei spezifischen Verdauungssäften und Enzymen durchmengt und für uns verwertbar gemacht werden. Denn erst diese Teilchen (Moleküle in einfachen chemischen Formeln) können die Wände unseres Verdauungstrakts durchdringen und vom Blutstrom in alle jene Zellen, Gewebe und Organe befördert werden, in denen sie gerade gebraucht werden. Diese von der Schöpfung so wunderbar durchdachten Vorgänge nennt man Verdauung, Resorption und Stoffwechsel.

Die ganze Verdauung, von der Mundhöhle bis zu den Körperausgängen, vollzieht sich in einem einzigen, endlos langen, vielfach gewundenen und höchst dehnbaren Rohr, dem Verdauungskanal. Immer wieder helfen andere Verdauungssäfte, deren aktive Flüssigkeiten man ›Enzyme‹ nennt, unsere Nahrung chemisch weiter zu zerlegen (Enzym = Ferment = griech. Sauerteig, Hefe).

In der Regel hat *jedes* Verdauungsenzym nur *eine* ganz bestimmte Aufgabe zu erfüllen. So kann z. B. ein Enzym, das für Fett zuständig ist, keine Kohlenhydrate zerlegen. Und deshalb haben wir allein Hunderte von Enzymen als Verdauungshelfer – über sie gleich noch mehr.

Damit die Verdauungs- und Stoffwechselvorgänge ›wie geschmiert‹ ablaufen, brauchen wir natürlich auch *Energie.* Weshalb wir sogar etliche Kalorien verbrennen, wenn wir schlafen. – Auch feinste Sinnesnerven sind beteiligt an der Verdauung. Sie bewirken, daß für uns eine Speise gut (oder weniger gut) riecht, schmeckt, ›auf der Zunge zergeht‹ usw.

Die Verdauung beginnt, ganz klar, im Mund: Essensduft steigt uns in die Nase, und schon haben wir ›Pfützchen auf der Zunge‹, schon beginnt der Speichel herbeizuströmen. Die Zähne haben nun die Aufgabe, jeden Bissen angemessen lange und gründlich zu kauen. Dies ist ein bewußter Vorgang, bei dem wir tüchtig mithelfen können und müssen, während die Speicheldrüsen reflektorisch in Aktion treten.

Ihr Hauptenzym, die Amylase, spaltet die stärkehaltigen Kohlenhydrate, die wir essen (aus Brot, Kartoffeln, Reis, Nudeln etc.), z. T. schon in einfache Zuckermoleküle. Deshalb schmeckt Brot, auf dem wir eine Weile herumkauen, plötzlich süß. Die im Speichel auch enthaltenen Schleimstoffe, die Mucine, machen dazu den gekauten Bissen schön schlüpfrig und schluckfähig. Dann schlucken wir, und von diesem Augenblick an hat unser Wille keinen Einfluß mehr auf die Verdauung. Klammheimlich wird der Nahrungsbrei geknetet, mit Säften vermischt und später mit der Muskelbewegung des Darmschlauchs, der ›Peristaltik‹, wellenförmig-rhythmisch weitergeschoben.

Prinzipiell ist die gesamte Verdauung sehr effizient. Unter günstigen Umständen können 95 % von allem, was wir essen, dem Körper später in Form von Kraftstoffen und Energie jeder Art zur Verfügung stehen. Wird jedoch nicht anständig gekaut, essen wir hastig, rauchen wir beim Essen oder trinken zuviel Alkohol dazu, sind wir gestreßt, nervös, ›schlingen‹ wir aufgeregt die Speisen hinunter oder sind Verdauungsorgane bereits gestört, dann ›bleibt uns die Spucke weg‹, und auch der weitere Fluß der Säfte stockt, und viel Nahrung verläßt den Körper, ohne daß die wertvollen Wirkstoffe – zu unserem Nutzen – herausgelöst worden wären. Was wieder klarmacht, wie wichtig es u. a. ist, daß wir unsere Mahlzeiten entspannt, in einer ruhigen, harmonischen Atmosphäre einnehmen.

Die ›chemische‹ Verdauung

Jetzt haben wir also glücklich den letzten Bissen geschluckt, und er ist im *Magen* gelandet. Hier beginnt die eigentliche aktive ›chemische‹ Verdauung, und der Mageninhalt wird sauer: Während unser robuster Magen den Speisebrei kurz und klein mahlt und knetet, werden reichlich Salzsäure, Schleim und Wasser hinzugemischt. Dazu kommen neue Enzyme, von denen die Pepsine die wichtigste Aufgabe erfüllen: Sie kümmern sich darum, daß verschiedene Nahrungsproteine, z. B. von Fisch und Geflügel, schon ›angedaut‹ werden. Pepsine bringen auch die Milch zum Gerinnen.

Bei all dem sorgt ein feinstabgestimmter Mechanismus dafür, daß weder zuviel noch zuwenig Magensäure fließt. (Sie kann immerhin Kupferpfennige auflösen und tötet eine Menge unerwünschter Bakterien, die wir ungewollt und unbewußt mit dem Essen schlucken.) Der Magen darf sich aber auch nicht etwa selbst ›verdauen‹ mit seinen aggressiven Säften.

Gerät hier etwas außer Kontrolle, wird z. B. der natürliche Schutzwall aus Schleim an den Magenwänden beschädigt oder gar zerstört, dann kann sich leicht ein Magengeschwür bilden oder eine Entzündung (Gastritis) entstehen. Dies steht meist in engem Zusammenhang mit *Alkohol* oder *Nikotin* sowie mit unserer *seelischen Verfassung,* aber auch mit schlechten Eßgewohnheiten, wie hastigem Schlingen etc. Dazu der – wie immer – kluge Volksmund: »Es hat sich mir auf den Magen geschlagen« oder »Ich bin stocksauer«.

Wer einen empfindlichen Magen und die Chance hat, sich nach dem Essen hinzulegen, der sollte sich merken: Liegen auf der *rechten* Seite beschleunigt, auf der *linken* Seite verlangsamt die Entleerung des Magens!

Der Zwölffingerdarm als Verkehrsregler

Vom Magen, in dem die Speisen je nach Zusammensetzung zwischen 30 Minuten und sechs Stunden verweilen (man spricht tatsächlich von der ›Verweildauer‹), wird der Nahrungsbrei schubweise durch den Pförtner (Pylorus) weiterbefördert in den *Dünndarm.* Auf unglaublich raffinierte Weise, minuziös aufeinander abgestimmt, spielen nun der oberste Teil des Dünndarms (Zwölffingerdarm), die Leber mit ihrer Gallenblase und die Bauchspeicheldrüse zusammen, wobei der Zwölffingerdarm eine Art ›Verkehrsregler‹ ist. Er weist jedem seine ganz spezifischen Aufgaben zu.

Wenn wir gesund sind, eine gutfunktionierende Verdauung haben, läuft das alles wie am Schnürchen ab. Die Reihenfolge dieser biochemischen Arbeit ist streng geregelt, das wissen alle Enzyme und Hormone: Immer werden zuerst die Kohlenhydrate aufgespalten, dann die Proteine und zum Schluß die Fette, deren Verdauung die längste Zeit und Mühe in Anspruch nimmt.

Je nachdem, wie fett das Essen ist, tritt die Gallenblase schwächer oder stärker in Aktion und liefert die von der Leber hergestellte Gallenflüssigkeit zum Nahrungsbrei. Das Gallenenzym kann zusammen mit Cholesterin, das die Fettsäuren durch die Darmwände schleust, Fett in lauter kleine Tröpfchen trennen. Sie werden dann als feine Emulsion von den zuständigen Enzymen der Bauchspeicheldrüse (den Lipasen und Trypsin vor allem) weiter aufgespalten, damit sie so ins Blut übergehen können.

Die Bauchspeicheldrüse (Pankreas) sorgt auch mit dem Zwölffingerdarm dafür, daß der vormals saure Mageninhalt wieder neutralisiert und schwach alkalisch gemacht wird, und ihre Enzyme setzen die Eiweiß- und Kohlenhydrataufspaltung weiter fort. Eine unglaubliche Leistung unseres Körpers!

Merke: Weil ›schweres‹, fettes Essen lange im Magen liegenbleibt, während stärkehaltige Kohlenhydratmahlzeiten am leichtesten und schnellsten ins Blut gehen und von da aus z. B. in Muskeln und Gehirn, leuchtet jedem sofort ein, warum Sportler vor dem Wettkampf besser in Form kommen, wenn sie statt einer schweren Fleischmahlzeit fett*arm* und sehr kohlenhydrat*reich* essen. Sicher erinnern Sie sich an den Kampf um die Nudel-und-Salat-Kost in der Küche unserer letzten WM-Fußballmannschaft? Auch Langstrecken-Autofahrer sollten darauf achten.

Die Verdauungsfläche – so groß wie ein Fußballfeld

Allein der Dünndarm, dieser über fünf Meter lange Wunderwurm, der in vielfachen Windungen in unserer Bauchhöhle liegt, hat so viele Aufgaben zu erfüllen, daß Experten ihn gern mit einem Chemie-Großwerk vergleichen. Sein Inneres ist mit einer Schleimhaut ausgekleidet, die vieltausendfach gefältelt ist. Und auf all diesen Falten befinden sich millimeterhohe Zotten und winzige Mikrozotten, ›Villi‹ und ›Mikrovilli‹ genannt. Diese fantastischen kleinen Dinger (auf einem Zentimeter Darmwand sitzen über 3000 Zotten und rund 1,5 Millionen Mikrozotten!) vervielfachen die Oberfläche der Dünndarmschleimhaut auf die Größe eines Fußballfeldes.

All diese Villi – Zotten und Zöttchen – sind durchzogen von feinsten Gefäßen, winzigen Lymphkanälchen und Kapillaren (Haargefäßen), die jeweils verschiedene, für sie ›mundgerecht‹ zerlegte Nahrungsbestandteile aufnehmen und einsaugen (resorbieren), um sie dann wie die Postboten am Zielort in unserem Körper wieder auszutragen in die schon wartenden Zellen jener Organe und Gewebe, die gerade Bedarf haben, und vor allem in die Leber.

Der Darm – ein Organ unseres Immunsystems

Nun müssen Sie auch noch wissen, daß der Darm, die größte Kontaktfläche des Menschen mit seiner Umwelt, in seinen Schleimhäuten eine Art antiseptischen Anstrich hat, eine Immunbarriere, die als Schutzwand den gesunden Menschen vor dem Eindringen von krank machenden Erregern schützt.

Viele Abwehrzellen des Immunsystems werden auch in dieser Schleimhaut, vor allem des unteren Dünndarms gebildet. (In meinem Heyne-Buch *»So stärken Sie Ihr Immunsystem«* habe ich darüber ausführlich berichtet.)

Lebenswichtig ist deshalb, daß die Darmschleimhaut von uns *mit Hilfe der Ernährung* so pfleglich wie möglich behandelt und keinesfalls unnötig angegriffen oder gar beschädigt wird, wie dies z. B. bedrohlich geschieht durch aggressive Abführmittel und Appetitzügler, durch Antibiotika, durch zahlreiche Schmerzmedikamente und auch wieder durch Alkohol.

Merke: Bei schlechter Verdauung Rohkost mit vielen Vital- und Ballaststoffen und bei Durchfall Hefepräparate, dazu Bitterstofftees, die entzündungswidrig, schleimhautschützend und immunologisch stimulierend wirken – das sollten immer die Mittel der Wahl sein. Und die ›scharfen‹, sprich chemischen Geschosse sollten nur in Notfällen bei Darmbeschwerden zum Einsatz kommen, und dann kurzfristig und unter Kontrolle des Arztes!

Die Leber – unser Zentrallabor

Zurück zur Leber: Ein Großteil der von den Villi aufgeschlürften Nahrung wird zur Leber transportiert. Denn die ist das Zentrallabor unseres Körpers (eine im Idealfall lebenslang gewissenhaft und unermüdlich arbeitende biochemische Fabrik). Die Leber hat ›erste Hand‹ dabei, Nährstoffe auszuwählen. Sie baut gezielt die verschiedenen Nahrungsbestandteile so um, daß sie später ihren ganz bestimmten Aufgaben und ganz bestimmten Zellen gerecht werden. Manche Stoffe braucht die Leber selbst, andere, um sie bei akutem Bedarf wohldosiert freizugeben. So lagert sie z. B. Zucker ein (als Glykogen) und gibt ihn bei Bedarf dorthin ab, wo er gerade nötig gebraucht wird.

Sie spielt eine Schlüsselrolle in der Kontrolle der gesamten Nahrungsaufnahme und der Verwertung der Nährstoffe und hat eine Auslesefunktion im Zusammenhang mit dem Fluß der Energie- und Nährstoffgrundlagen.

Merke: Überschüsse an Zucker aus der Nahrung speichert die Leber in Form von Fett – dies sei den Leuten mit dem ›süßen Zahn‹ ins Stammbuch geschrieben. Und selbst überschüssige Aminosäuren, die nicht zur Deckung des Eiweißbedarfs gebraucht werden, verwandelt die Leber in Glukose – oder Fett. *Und so wird am Ende alles, was ›Überfluß‹ ist, in Fett umgeformt und deponiert!*

Die Leber legt auch noch andere Vorräte an, z. B. an Vitaminen und Spurenelementen, um sie später gezielt in den Körper zu schicken. Sie steuert die Blutgerinnung, und vor allem versucht sie zu *entgiften,* wo es nur möglich ist. Leider ist das jedoch heute vielfach eine Hauptarbeit der Leber geworden, alle Stoffe, die uns schaden können, herauszufiltern: Bakteriengifte, Fäulnisprodukte, aber auch all jene Gifte aus Fremdstoffen aller Art, die sich viele Menschen in immer größeren Mengen (bewußt oder unbewußt) einverleiben: Arzneimittel, Drogen, Alkohol, Nahrungsmittelzusatzstoffe, chemische Rückstände aus unserer Pflanzen- und Tierkost.

2 kg chemische Stoffe nimmt jeder von uns *pro Jahr* zu sich – von Autoabgasen und Umweltgiften bis zu vielen chemischen Zusätzen in der Nahrung und auch radioaktiver Belastung.

Die Leber tut wirklich, was sie kann, meist jahrzehntelang, mühevoll, aber klaglos. Mehr als 500 Funktionen erfüllt sie. Und wenn sie eines Tages erschöpft und verbraucht ist, nicht mehr richtig entgiftet, wenn ihre Zauberzellen langsam, aber sicher absterben, z. B. bei einer Zirrhose, dann gibt es kaum noch Hoffnung. Auf jeden Fall kommt die Reue des Leberkranken, der lange Zeit zu ihr rücksichtslos war, meist zu spät. Es stimmt schon sehr nachdenklich, daß die Zahl schwerer Leberleiden in den letzten Jahren steil nach oben ging!

Abfallprodukte, wie etwa Harnstoff und Harnsäure, die aus der Eiweißumwandlung entstehen, schickt die Leber als Stickstoff-Schlacken auf dem Weg über das Blut zu den Nieren, von wo sie meist mit dem Harn ausgeschieden werden.

Die gute Darmflora

Sonstige übriggebliebene, unverdaute Nahrungsreste aus dem Dünndarm werden in den Dickdarm weiterbefördert. Dort werden sie nochmals genau auf Verwertbarkeit ›durchgesehen‹. Und die gute Darmflora, ein weiterer unentbehrlicher Verdauungshelfer, der sich aus Myriaden von nützlichen Bakterien zusammensetzt, ist hoch begabt darin, aus den letzten Nahrungsresten noch verschiedene Vitamine, voran Vitamin K für die Blutgerinnung und mehrere lebenswichtige B-Vitamine, wie Biotin, B_{12} und Pantothensäure, herzustellen.

Die größten Feinde unserer Darmflora sind *ballaststoffarme Ernährung* und die unnötige Einnahme von Antibiotika. Wenn Antibiotika – bei schweren Entzündungen oder Infektionen beispielsweise – unumgänglich sind, dann muß so rasch wie möglich diese Darmflora wieder systematisch aufgebaut werden. Sonst kann es zu chronischen Verdauungsstörungen mit Durchfällen oder schwerer Verstopfung kommen – und in der Folge zu diversen Mangelerscheinungen im Körper.

Über die *Stuhlpassage,* d. h. die Zeit, in der unsere Nahrung ihren Weg ›vom Kochtopf zum Nachttopf‹ zurücklegt, ist schon viel gestritten worden. Bei gesunden Menschen, die sich vollwertig ernähren, dauert sie teilweise nur 16 Stunden. Aber sie *kann* auch 70 Stunden in Anspruch nehmen. Die körperliche Bewegung ebenso wie die *Art* der Nahrung sind hier vor allem ausschlaggebend. Einmal am Tag ist ideal, jeder zweite Tag gut tolerierbar, allerhöchstens jeder dritte Tag aber darf es sein, weil sich sonst zu viele giftige Abbauprodukte ansammeln.

Und wenn das Stuhlvolumen umfangreich genug ist, d. h. wenn mit den Mahlzeiten auch fleißig natürliche Faser- und Ballaststoffe gegessen werden (mit Obst, Gemüsen, Salaten, Vollkorn usw.) und reichlich Joghurt, Dickmilch, Mineralwasser als Flüssigkeit hinzukommen, dann wird auch die Verdauung ›fleißig‹ sein. Die *Ballaststoffe* regulieren im Dickdarm übrigens auch den Wasserentzug und sorgen dafür, daß der Stuhl weich und ›fortlaufend‹ bleibt.

Schließlich ist auch der letzte Akt der Verdauung wieder eine Frage der seelischen Verfassung. Im Alltagsgehetze gibt es viele Verdauungsbehinderte. Sobald sie sich aber entspannen, zur inneren Ruhe kommen, klappt es meist wieder mühelos. Das beweisen tausendfache diesbezügliche Erfolgserlebnisse im streßfreien Urlaub.

Deshalb: *Äußerste Zurückhaltung mit allen Abführmitteln!* Viel besser sind Entspannungsübungen, morgendliche Bauchdeckenmassagen (im Uhrzeigersinn) plus reichlich faserreiche Kost plus reichlich Mineralwasser. Und früh nüchtern ein Glas heißes Wasser, wie es die Chinesen trinken; eventuell auch eine kleine Tasse lauwarme Buttermilch mit einem Eßlöffel *frisch*geschrotetem Leisamen direkt nach dem Aufstehen. Und so oft wie möglich körperliche Bewegung – dann flutscht die Sache meistens schon bald!

Tee zur Belebung der Verdauung

Walnußblätter	20,0 g
Wacholderholz	20,0 g
Bohnenschale	10,0 g
Rhabarberwurzel	15,0 g
Stiefmütterchen	15,0 g
Bärlauch	10,0 g
Koriander	10,0 g
	100,0 g

Von dieser Mischung drei Finger voll in eine große Tasse tun, mit ¼ Liter kochendem Wasser übergießen, 15 Minuten ziehen lassen (zugedeckt), abseihen, am Abend warm trinken. (Von Apotheker Dr. R. E. Koch, Adler-Apotheke, München.)

Stoffwechsel, die große Zauberei

Die ins Blut aufgenommene Nahrung – sie besteht jetzt aus Stoffen, welche in den Zellen akzeptiert und benötigt werden – ist ›verstoffwechselt‹. Das heißt, die Nähr-, Wirk- und Schutzstoffe werden für uns nutzbar gemacht, und zwar auf folgende Weise:

- Erstens durch *Anabolismus:* D. h. durch chemische Reaktionen verschiedenster Art, denen die Nährstoffe ausgesetzt werden, um zum Baumaterial für all unsere Körperstoffe und -gewebe umgewandelt zu werden, damit sie für deren Erhaltung und ständige Erneuerung, für ›Aufbau, Neubau, Umbau, Abbau‹, z. B. von Blut, Enzymen, Hormonen und Glykogen rasch verfügbar sind.
- Zweitens durch *Katabolismus:* Das ist u. a. die Erzeugung von Energie für vielerlei biochemische Reaktionen, als da sind die Stärkung und Nährung unserer Muskeln, um körperliche Arbeit (auch Sport) leisten zu können, die Versorgung unseres Gehirns und Nervensystems (die sehr ›gefräßig‹ sind) und auch die Absicherung unserer stets gleichbleibenden Körpertemperatur.

- Drittens durch *Entgiftung:* Selbstverständlich steht – vorausgesetzt, daß wir gesund sind – jedem *An*transport von Nahrungsstoffen auch der minuziös geregelte *Ab*transport der Stoffwechselabfallprodukte durch unsere Körperausscheidungen gegenüber.

Damit der Ofen nie ausgeht

Bis an unser Lebensende sorgt der Stoffwechsel dafür, daß der ›Ofen‹ Mensch nie ausgeht, daß das Feuer in seinem Inneren stets gleichmäßig wie ein Kachelofen mit sanft wärmender Flamme brennt. Dazu muß es immer mit sauberem und genau bemessenem Brennmaterial, sprich Nahrung, versorgt werden. Die Impulse dazu geben – in enger Zusammenarbeit mit Hormonen und Vitaminen – wieder die Enzyme. Sie dirigieren sämtliche Verbrennungsvorgänge in unserem Körper (der zu fast drei Vierteln aus Wasser besteht!), und – das darf nie vergessen werden – sie brauchen dazu neben Wasser auch Unmengen von *Sauerstoff.*

Jeder weiß, daß ein Feuer erstickt, wenn die Sauerstoffzufuhr nachläßt oder gar ausbleibt. Die Sauerstoffversorgung im Körper ist vielleicht die allerwichtigste Aufgabe der Enzyme. Sie regeln den Sauerstofftransport aus dem Blut in die Zellen, und sie veranlassen die ›Entsorgung‹ in Form von Kohlendioxid über die Lungen und die anderer Abfallprodukte über Schweiß, Stuhl und Urin.

Je mehr Sauerstoff wir aufnehmen, z. B. durch reichlich körperliche Bewegung, frische Luft und Atemübungen, desto reibungsloser funktioniert das alles!

Die bei der Verbrennung freiwerdende *Energie,* sprich Wärmemenge, Energiebedarf und Verbrauch, wird in *Kalorien* berechnet.

- Wenn wir nun dem Körper ständig mehr Brennstoff, sprich Kalorien, zuführen, als wir verbrennen bzw. verbrauchen können, dann wird das Zuviel in Depots eingelagert und (siehe Abschnitt Leber) schließlich in Fett umgebaut. Und wenn das über längere Zeit geschieht, werden wir fett, und die Depots setzen sich in Form von ›Speckpolstern‹ an. Sie tun das bevorzugt an Brust, Taille, Hüften, Oberschenkeln …
- Essen wir außerdem statt ›*Lebens*‹-Mitteln, also lebendiger Frischkost, die relativ sauber im Körper verbrennt, uns kontinuierlich die optimale körperliche *und* geistige Energie gibt und deren Ballaststoffe den Darm reinigen, zu viele ›*Nur-Nahrungsmittel*‹ oder ›Müllmampf‹, dann hat der Körper größte Mühe, sich von den ›Schlacken‹ (Volksmund) wieder zu befreien.

Diese Abfallprodukte setzen sich dann, wenn das regelmäßige gründliche Ausräumen, sprich die innere Reinigung, nicht mehr klappt, über kurz oder lang in Blutgefäßen, Geweben, Muskeln, Gelenken, Organen fest. Und auf diese Weise entstehen langsam, aber sicher schwere Krankheiten wie Arteriosklerose, Diabetes, Rheuma, Gicht – und auch Krebs.

Die Enzyme, unsere guten Geister

Enzyme sind die Hauptbeteiligten an unzähligen biochemischen Prozessen, die unser Leben erhalten, wie Wachstum und Zellvermehrung, vor allem aber am ganzen Prozeß der Verdauung und des Stoffwechsels, der Verbrennung und der Herstellung von Energie aller Art. Enzyme werden von lebenden Zellen gebildet, und sie leben in Zellen als *der* Kontakt-Wirkstoff (Katalysator). Ohne Enzyme gibt es kein Leben.

Die Fähigkeit von Zellen, Enzyme aufzubauen und sie nach ihren Bedürfnissen zu nutzen, nennt Roger Williams, der geniale Ernährungsforscher und Entdecker der Pantothensäure und anderer B-Vitamine, »eines der großen Wunder«...

Noch weiß niemand so recht, wann, warum und wie Enzyme eigentlich wirken. Menschenaugen haben viele Enzyme auch noch nie gesehen. Aber die Forscher wissen, daß sie allgegenwärtig sind – nach Schätzungen von Williams wahrscheinlich mehr als 50000 verschiedene im Körper jedes einzelnen von uns. Man nimmt an, daß an der Oberfläche dieser Moleküle eine Art ›heißer‹ oder ›aktiver‹ Fleck sitzt, der im entscheidenden Moment reagiert. Die schier zahllosen Aktivitäten lebender Zellen erfordern ebenso zahllose Enzyme. Alle Enzyme bestehen aus zwei Teilen: dem sehr großen Proteinmolekül (›Apo-Enzym‹), das seinerseits wieder Zehntausende von Atomen enthält, und dem Koenzym. Und dieses Koenzym ist meist ein Vitamin oder ein Mineral.

Jedes Enzym hat, wie gesagt, eine andere, sehr spezifische Aufgabe zu erfüllen. Es braucht immer seine gewisse Portion Sauerstoff und Wasser, und es braucht seine ganz bestimmte richtige Temperatur sowie sein besonderes saures oder basisches Milieu. Nur wenn das alles stimmt, kann das Enzym optimal agieren – sonst funktioniert alles schon nicht mehr richtig, wie im ›großen Plan‹ vorgesehen. – Auch Enzyme können übrigens mal außer Rand und Band geraten und sich dann gegen den Körper wenden. Das geschieht beispielsweise häufig unter Einfluß von Alkohol oder bestimmten starken Medikamenten ...

Empfindlich gegen Kälte und Hitze

Weil Enzyme etwas Lebendiges sind, reagieren sie auch äußerst empfindlich auf Kälte und Hitze. Enzyme, die wir mit der *Nahrung* aufnehmen, werden z. B. *beim Kochen meist zerstört.* Und ihre komplizierten Verdauungsaufgaben erfüllen Enzyme am besten, wenn die Nahrung, die sie

›bearbeiten‹, so frisch und naturbelassen und vor allem *chemiefrei* wie möglich ist. Deshalb ist *Rohkost* aller Art (auch Sprossen und Keime etc.) so ungeheuer wertvoll als *Heilkost* bei bestimmten chronischen Leiden.

Erst eine sehr junge Forschung hat nachgewiesen, daß die meisten Enzyme neben Protein auch verschiedene Vitamine, z. B. etliche vom B-Komplex, aber oft auch Vitamin C, enthalten und daß andere Enzyme nichts leisten können ohne die Hilfe von Elementen wie Kalzium, Magnesium, Zink, Eisen, Kupfer, Molybdän. Es ist auch noch gar nicht lange wissenschaftlich anerkannt, daß unsere Nahrung diese Bestandteile der essentiellen Koenzyme liefern *muß,* wenn wir gesund bleiben wollen.

So ist Pantothensäure beispielsweise Partner des Koenzyms A, und nur mit bestimmten Enzymproteinen ist sie in der Lage, im Gehirn Cholin in Acetylcholin zu verwandeln. Dieses wiederum ist einer der wichtigsten Botenstoffe, die vielfältige *Hirnaktivitäten* beeinflussen. Wahrlich, ein unglaubliches Zusammenwirken!

Die Vitamine B_3 und B_6 sind unentbehrliche Koenzyme für *einige hundert Enzymsysteme.* Schon vor vielen Jahren äußerte der weltbekannte Ernährungsforscher Linus Pauling die Überzeugung, daß die *Menge der Enzyme* vermehrt werden kann durch Zufuhr jener Vitamine, die als bestimmte Koenzyme wirken.

Was nun mit unserem Enzymsystem geschieht, wenn wir uns mangelhaft oder einseitig oder unnatürlich ernähren, darüber gibt es viele kompetente Aussagen. So weiß man, daß ein maßgeblicher Anteil der Enzyme des Verdauungstraktes in der *Bauchspeicheldrüse* (Pankreas) geboren wird, und es gibt auch hier wiederum Hinweise, daß *langjährige* vitamin- und mineralreiche (Rohkost und) *Frischkost* den Pankreas vor Überanstrengung bewahrt. Damit können *wahrscheinlich* auch sehr ernste Stoffwechselstörungen, einschließlich bestimmter Diabetes-Formen, verhindert werden.

Daß manche Leute plötzlich ungewöhnlich an Gewicht zulegen, wird neuerdings ebenfalls auf einen Mangel an bestimmten Enzymen zurückgeführt.

Enzyme können das Leben verlängern

Neue Theorien sagen auch, daß Männer wie Frauen *länger und gesünder* leben können, wenn sie ihre Enzymversorgung im Körper immer sorgfältig erhalten, was wiederum durch vollwertige, natürliche Nahrung erreicht wird. Dr. Harold Rosenberg, ein US-Spezialist für Vitamin- und Enzymforschung, hat sehr präzise erklärt, was geschieht, wenn wir falsch essen:

»Eine Zelle, die mangelhaft ernährt wird (vitaminarm), wird vermutlich zunächst viele Enzyme ohne das eigentlich dazugehörige Vitamin-

Koenzym haben. Vielleicht werden noch für lange Zeit genug funktionierende Enzyme die Zelle aktiv erhalten. Aber diese Zelle wird ihre Aufgaben in immer langsameren Schritten erfüllen, so lange, bis sie ihre nötige Kraftnahrung wieder bekommt – oder bis sie schließlich stirbt. Das erklärt, warum sich kein Vitaminmangel über Nacht oder in wenigen Tagen auswirkt – im Gegensatz etwa zu Vergiftungen oder Infektionen. Nach einigen Wochen oder gar Monaten chronischer Unterversorgung zeigen sich langsam die Zeichen des Vitaminmangels. Die Zellen funktionieren zwar noch, aber mit geringerem Effekt – auf einem niedrigeren Enzymlevel. Und eines Tages verfallen sie – oder sterben –, und bestimmte Gewebe und Organe werden langsam, aber sicher schwer krank.«

Der betroffene Mensch welkt auch *sichtbar* dahin: Die Haut wird faltig, das Haar dünn und grau; Nerven, Muskeln, Drüsen, der ganze Körper wird schwach und schwächer. Denn gerade die Enzyme sind es ja auch, die immer wieder ›aus alt neu machen‹.

Weil dieser Verfall bei Vitaminmangel langsam und schleichend fortschreitet, geht es nach allen Erfahrungen auch sehr langsam mit der *Reparatur* solcher Mangelerscheinungen. Eine Vitamintherapie kann deshalb wochen- oder monatelang dauern. Oft ist die *Umstellung der Ernährung* auch hier die beste Medizin. Denn plötzliche Vitaminbombardements in Pillenform werden oft gar nicht richtig verwertet, mit dem Urin ausgeschieden oder in Speicher gepackt.

Ohne Vitamine als Koenzyme geht nichts in Gehirn und Nerven

Es gibt *keine* Funktion von Gehirn und Nerven ohne die Mitwirkung von Vitaminen, egal ob wasser- oder fettlösliche. Ein raffinierter Mechanismus sorgt dafür, daß die Vitamine jeweils nur in genau abgemessener Menge und Ration an ihr Ziel gelangen.

- Sind sie erst im Zellgewebe des Nervensystems eingetroffen, dann werden sie wieder über ein ausgeklügeltes System in ihren aktiven Faktor, die *Koenzyme,* umgewandelt, mit deren Hilfe dann alle möglichen lebenswichtigen biochemischen Reaktionen ausgelöst werden. Auch dieses wunderbare Zusammenspiel des Vitaminstoffwechsels wird empfindlich gestört durch Alkohol und andere giftige Substanzen, wie Rauschdrogen, Antibiotika etc.
- Funktioniert das geheimnisvolle Transportsystem, das die Vitamine aus der Nahrung über das Blut, über die Blut-Hirn-Schranke und z.T. auch über das Rückenmark ans Ziel befördert, nicht perfekt, wie von der Natur vorgesehen, so kommt es zu mehr oder weniger schweren neuropsychiatrischen Störungen des Menschen.

II.
Das Wunderwerk Mensch läuft erst mit 50 Makro- und Mikro-Nährstoffen

Tag und Nacht brauchen wir sie – neben dem absolut unentbehrlichen Sauerstoff –, die vier Makro-Nährstoffe Kohlenhydrate, Eiweiß, Fett und Wasser. Wir brauchen sie in relativ großen Mengen (deshalb der Name ›Makro‹), denn sie werden als unsere Energie- und Wärmespender ›verheizt‹ – siehe oben. Dazu brauchen wir aber auch noch zwischen 40 und 50 andere Substanzen, die Mikro-Nähr- und Wirkstoffe, lebensnotwendig. Roger Williams nennt sie »Wachstums- und Instandhaltungs-Chemikalien«. Das sind die Mineralien und Spurenelemente, die essentiellen Fettsäuren und essentiellen Aminosäuren.

›*Essentiell*‹ bedeutet: Der Körper kann sie nicht selbst herstellen – wir müssen mit der Nahrung immer für Nachschub sorgen. Alle diese Nährstoffe zusammen machen erst gesundes Wachstum, geistige und körperliche Entwicklung bei Kindern möglich, Zell- sowie Gewebeerneuerungen, Abwehr und Reparaturen aller Art bei uns Erwachsenen. Sie gleichen Verluste aus, sorgen für einen ausbalancierten Stoffwechsel, füllen leer gewordene Speicher wieder auf und stellen sicher, daß das ›Wunderwerk Mensch‹ stets reibungslos läuft …

Fast pausenlos entdecken Forscher immer noch neue Stoffe, Aminosäuren, vitaminähnliche Substanzen, Enzyme etc. Doch ganz gewiß stekken in unserer täglichen Nahrung auch weitere sehr geheimnisvolle Stoffe, die bisher nicht identifiziert sind. Da ist noch Abenteuerliches zu erwarten, vor allem in den ›*sekundären Pflanzenstoffen*‹, die für Vertreter der ›Vollwert-Nahrung‹ längst Tatsache sind, von manchen anderen Ernährungsexperten aber bis heute noch verleugnet werden, weil nicht sein kann, was nicht sein darf.

Jeder Mensch ist einzigartig

Fest steht auf alle Fälle eines schon jetzt: daß jeder Mensch, weil er einzigartig ist, eigentlich auch seine ganz und gar *individuellen* Ernährungsbedürfnisse hat, zumal in bezug auf die *essentiellen* Stoffe. Die Gründe:

- Erbanlagen (genetische Abhängigkeiten) können es nötig machen, daß der eine z. B. sehr hohe Dosen bestimmter Stoffe braucht, damit Körper und Geist voll funktionieren, der andere niedrigere.

- Eine unterschiedliche Verwertung der Nahrung ist auch unbestritten. Es scheint Menschen zu geben, deren Organismus die Nährstoffe nicht normal auswertet und deshalb in Defizite kommen kann, während andere sie voll ausnützen.
- Die Nahrungs*mengen,* die ein Mensch *braucht,* sind natürlich auch stark abhängig von Alter, Geschlecht, Körpergröße, von körperlicher und geistiger Aktivität und von der Umwelt. Und vor allem von der Art, wie er sich ernährt – ob *viel*seitig und wert*voll* oder *ein*seitig und wert*los.*
- Schließlich steht heute fest, daß *negativer Streß* und die Reaktion des einzelnen auf ihn nicht nur schwere Auswirkungen auf das Immunsystem hat, sondern erhebliche Konsequenzen auch darauf, wie ein Mensch seine Nahrung ausnützt!

Sind Kalorientabellen bald out?

Aus all diesen Gründen sehen etliche Experten der ›modernen Schule‹ es als ziemlich sinnlos an, daß wir weiter vorrangig mit Kalorientabellen operieren und mit der langen, für Laien völlig unverständlichen Liste des sogenannten ›täglichen Bedarfs‹, auch ›Empfehlungen für die Nährstoffzufuhr‹ genannt. Keinem normalen Menschen nützt es, zu wissen, daß er täglich 800 mg Kalzium, 350 mg Magnesium, 16,4 mg Eisen und 3 bis 4 g Kalium usw. essen soll – wenn er nicht genau erfährt, worin sie enthalten sind. *Diese* Art von Tabellen aber gibt es bisher noch nicht zusammengefaßt. Ich habe in diesem Buch *versucht,* einige wichtige Zahlen in ›Fleisch und Blut‹ bzw. in Nahrung des Alltags umzusetzen.

Ganz sicher ist auch dies wichtig: Statt ewig aufs Kalorieneinsparen zu schielen, sollte der Mensch der Zukunft vom Kindergarten an lernen, darauf zu achten, daß er nur ißt, was gehalt-, sprich wertvoll ist. Daß er ›leere‹ Kalorien möglichst meidet, zugunsten der sogenannten Nährstoffdichte. Die wird bürokratisch definiert als ›Nährstoffmenge plus Nahrungsenergie‹. Erklären wir's am Weizenmehl: Die Type 405, also feinstes weißes Mehl, hat je 1000 Kalorien nur 0,2 mg des ›Mangelvitamins‹ B_1. Vollkornmehl dagegen liefert uns je 1000 Kalorien die *fünffache* Menge des wertvollen Vitamins und dazu viele andere Vitalstoffe, und in Weizenkeimen steckt sogar die 25fache Menge B_1.

Neueste Umfragen (der Gesellschaft für Konsumforschung) haben ergeben, daß immer noch die überwältigende Mehrzahl der Menschen, sogar der stark Übergewichtigen, keine blasse Ahnung hat vom *Kaloriengehalt* dessen, was sie ißt und trinkt. Von der Nährstoffdichte aber haben, mal ehrlich, selbst die meisten Ärzte, die ihre Patienten ja beraten sollen, keinen Dunst!

Da hilft auch Ihnen, liebe Leser, nur eines: Bewußt die Tatsache zu verinnerlichen, daß vor allem die Wachstums-, Schutz- und Reparaturstoffe, *die nur aus frischer Kost und nicht aus Fabriknahrung kommen,* Ihre körperliche Lebensqualität ausmachen. Und wenn Sie diese Erkenntnis künftig beim Einkauf, bei der Nahrungsauswahl und beim Kochen in die Praxis umsetzen, dann wird das für Ihre Gesundheit optimal sein. Voraussetzung ist freilich, daß das, was Sie auf Ihrem Herd zaubern, auch zum Genuß wird!

Unsere wichtigsten Energiequellen

Unsere Energie beziehen wir aus diesen drei Nährstoffen:

- *Kohlenhydrate,* das sind Obst und Gemüse, Salate, Getreide und Kartoffeln und Hülsenfrüchte, aber auch alle Süßigkeiten, von Säften, Sirup und Honig bis zu vielerlei Zuckerzeug, Kuchen, Keksen, Pralinen etc. Sie sollten 60% unserer Nahrung ausmachen.
- *Eiweiß (Protein)* steckt vor allem in Eiern, Fleisch, Fisch, Milch und deren Produkten sowie auch wieder in Getreide, Soja, Hülsenfrüchten. Wünschenswert ist ein 10%iger Nahrungsanteil.
- *Fett* findet sich vor allem in Ölen, Rahm, Butter, Margarine, Schmalz, Speck, Mayonnaise, Nüssen, Nuß- und Samenbutter, aber auch in Oliven und Avocados. Höchstens 30% Fett sollten es sein.

Nun enthält natürlich Milch z. B. auch Kohlenhydrate, und Nüsse enthalten reichlich Eiweiß, ebenso wie Kartoffeln. Aus allen drei großen Energiequellen gibt es auch viele Gemische. Sehr wichtig ist aber zu wissen, daß grundsätzlich 100 g Fett über 900 Kalorien liefern, während 100 g Kohlenhydrate mit rund 415 Kalorien und 100 g Eiweiß mit rund 430 Kalorien, nicht mal der Hälfte also, zu Buche schlagen, und daß auch 100 g Alkohol satte 700 Kalorien haben. Wobei noch anzumerken ist, daß die deutschen Männer ca. 12% ihrer gesamten Nahrungsenergie aus Alkohol beziehen, sich also theoretisch an einem *von acht Tagen nur von Alkohol ›ernähren‹!*

Wichtig auch zu wissen: Kohlenhydratreiche Nahrung enthält sehr viel Wasser, Brot ca. 50%, Kartoffeln ca. 70% und Gemüse bis zu 90% und mehr. Reine Fette (Speck, Butter, Margarine, Öl) sind dagegen so gut wie wasserfrei. Praktisch bedeutet das, daß wir uns mit *kleinen Fettportionen* im Essen schon weit mehr Energie zuführen als mit *großen Kohlenhydratportionen!*

Der Energie*bedarf* hat in den letzten 100 Jahren um fast 1000 Kalorien abgenommen. Für Erwachsene, die nicht schwer körperlich arbeiten, liegt er heute bei 2200 bis 2500 Kalorien, während der effektive tägliche Kalorienverzehr im Schnitt *immer noch 3400* Kalorien überschreitet. Nur

Jugendliche im Wachstumsschub und Schwangere brauchen ein erhebliches Kalorienplus. Und bedauerlicherweise ernähren sich – aus Eitelkeit – heute viele 15- bis 18jährige Mädchen stark ›unterkalorisch‹ und erleiden damit oft einen schweren Mangel an Vitaminen und Mineralien.

DIE KOHLENHYDRATE sollten unsere Hauptnahrung sein

Sie sind die Hauptenergiequelle für unsere Körperaktivitäten, liefern uns den Treibstoff für die Muskel- und die Gehirnarbeit, und ohne sie geht nichts in Sachen Nahrungsaufnahme bzw. Verdauung. So regulieren sie auch verantwortlich den Eiweiß- und Fettstoffwechsel. Ohne Kohlenhydrate kann die Leber Fette überhaupt nicht aufspalten, und nur mit ihrer Hilfe ist z. B. der Transport von Magnesium, Kalium und Zink im Blut möglich. In Tierversuchen hat Kohlenhydratmangel Arteriosklerose und herzinfarktähnliche Zustände provoziert. Allesamt werden die Kohlenhydrate in den Pflanzen gebildet, unter Einwirkung unserer größten Energiequelle überhaupt, der Sonne!

Die wichtigsten Kohlenhydrate sind die Stärke- und Zuckerarten und Zellulose. Lange Zeit wurden *›die Kohlenhydrate‹* pauschal verteufelt als schädliche Dickmacher, ohne daß ein Unterschied gemacht wurde zwischen den *komplexen* Kohlenhydraten in *naturbelassenen* Lebensmitteln und den *isolierten* bzw. konzentrierten Kohlenhydraten, wie z. B. im Fabrikzucker, in Süßigkeiten und chemisch bearbeiteten Nahrungsmitteln.

Kohlenhydrate wurden auch – weil preiswert – oft als Arme-Leute-Essen verächtlich gemacht. Dabei deckt die überwältigende Mehrheit der Menschheit ihren Energiebedarf weitestgehend mit ihnen – Milliarden Menschen, z. B. in China, Japan, Korea, Thailand, Südamerika, sind dabei gesünder als unzählige ›Wohlstandsbürger‹ und große Eiweißesser der westlichen Welt.

Die komplexen Kohlenhydrate, die sich aus Vielfachzuckern zusammensetzen, sind die Lieblinge der Ernährungsexperten, weil sie zusammengebaut sind mit vielen wertvollen Begleitstoffen, wie Vitaminen, Mineralien, Schutz- und Wirksubstanzen und natürlich auch Ballaststoffen. Klar, daß hier die Rede ist von Getreide, Vollkornprodukten, frischem Obst und Gemüse, Kartoffeln, Hülsenfrüchten etc.

Viele Zuckerarten gehen direkt ins Blut

- *Einfache Zucker* (Monosaccharide), vor allem in Früchten und Honig, als Traubenzucker und Fruchtzucker, gehen fast direkt ins Blut, werden sehr rasch vom Körper aufgenommen.

- *Zweifachzucker* (Disaccharide), zu denen auch unser Haushaltszucker gehört, erfordern zwar schon eine kleine Verdauungsanstrengung, aber die ist nicht zu vergleichen mit der für die
- *Vielfachzucker* (Polysaccharide) benötigten, also die oben erwähnten ›komplexen‹ Kohlenhydrate. Nehmen wir z. B. das volle Korn: Da setzt sich die ganze Stoffwechselmaschinerie in Betrieb mit vielen Enzymen und Verdauungssäften – wie schon ausführlich beschrieben. Die Getreidestärke ist ein Polysaccharid und unser wichtigster Vielfachzucker (im vollen Korn macht sie 70 % aus). Im Verdauungsprozeß wird diese Stärke von bestimmten Enzymen herausgelöst und in Glukosemoleküle gespalten. Jetzt ist sie zum Super-Kraftstoff für Gehirn und Muskulatur geworden!

  Übrigens wird der ›Traubenzucker‹, den man uns anbietet, aus Maisstärke oder gar Holz und nicht aus Trauben gewonnen, und Fruchtzucker wird auch nicht aus Früchten hergestellt.

Hochinteressant ist nun, was Linus Pauling berichtet: Im Körper werden, wie Sie schon wissen, *alle* Zucker und Stärken, auch aus kompletten Kohlenhydraten, die wir essen, in einfache Zucker wie Glukose oder Fruktose aufgespalten, weil der Blutstrom nur diese über die Darmzotten aufnehmen kann. Und »menschliche Wesen und deren Vorfahren« sind laut Pauling seit Jahrmillionen daran gewöhnt, täglich etwa 300 g *Glukose* (meist aus *stärke*haltiger Nahrung) zu essen.

Fruktose aber haben sie einst nur in relativ geringen Mengen zu sich genommen – mit den süßen Früchten und dem kostbaren Honig, den sie fanden. *Bis vor rund 200 Jahren noch* betrug dieser Fruktoseanteil an der Nahrung nur etwa *8 g* täglich, denn Zucker war bis dato ein Gewürz, genau wie Salz. Nachdem man aber begann, den Zucker massenhaft aus Zuckerrohr und -rüben zu gewinnen, und er zum erschwinglichen (Volks-)Nahrungsmittel wurde, stieg der Tagesverbrauch von Fruktose um das Zehnfache auf rund 75 g am Tag an.

In den USA werden heute pro Person jährlich rund 100 Pfund Zucker gegessen, das sind fast 125 g Zucker oder 66 g Fruktose am Tag, mit Früchten und Honig sogar 74 g Fruktose. In der Bundesrepublik werden rund 100 g Zucker täglich konsumiert, also knapp 60 g Fruktose.

Unser Organismus aber ist – so der Nobelpreisträger Pauling – seit Jahrmillionen genetisch darauf programmiert, nur ca. 8 g Fruktose am Tag zu verarbeiten.

Kein Wunder also, daß die zuckersüße Überfracht, mit der viele sich heute beladen, Probleme verursacht. Nicht zuletzt, weil ja exzessive Zuckerüberschüsse, wenn die Speicher in Leber und Muskeln voll sind, in Form von Fett angehäuft werden!

Merke auch: Viele ›Snacks‹ – Knuspereien und Schleckereien aller Art aus Zucker und Stärke – lassen den Blutzuckerspiegel rasch ansteigen und in der Regel auch rasch wieder abfallen. Das führt zu einem Heißhunger nach ›mehr Zucker‹ und kann – wenn er nicht gestillt wird – Müdigkeit, Nervosität und Kopfschmerzen verursachen. Sehr wichtig zu wissen für Konzentrationsarbeiter und Autofahrer.

Überfüllen wir unseren Körper nun dauernd wieder mit Süßigkeiten und ›raffinierten‹ Kohlenhydraten, dann verdrängen wir auch oft die anderen Lebensmittel, die essentielle Stoffe enthalten. Denn ›raffinierte‹ Kohlenhydrate (Brot und Teigwaren aus Auszugsmehl, polierter Reis, allzu viele Puddings und Kuchen und sehr viele süße Säfte) enthalten z. B. nur sehr wenig B-Vitamine, und was von ihnen bleibt, wird zusätzlich zum Abbau des Zuckers gebraucht. Fehlen diese B-Vitamine, so kann das zu vielfältigen Verdauungsstörungen, zu Blähungen, Sodbrennen und unerklärlichem ›Bauchweh‹ führen, vor allem aber zu einer Beeinträchtigung des Eiweiß-Stoffwechsels und der Nervenernährung. (Darum sagt man manchmal, daß Zucker ein gefährlicher ›Vitaminräuber‹ sei.)

Die Forschung untersucht zur Zeit sogar, ob es nicht auch Zusammenhänge gibt zwischen exzessivem Verbrauch an raffinierten Kohlenhydraten und hohem Blutdruck, verschiedenen Herzkrankheiten, Anämie, Nierenstörungen und Krebs. Einen Hinweis gibt es schon: Im Fruktose-Stoffwechsel wird – im Gegensatz zum Glukose-Stoffwechsel, wo die Zuckerstoffe direkt zu den Zellen transportiert werden – auch *Azetat* produziert, das als Ausgangsstoff zur Herstellung von Cholesterin dient. Und Untersuchungen beweisen: *Übermäßiger Fruktoseverzehr läßt den Cholesterinspiegel ansteigen!*

Damit jetzt aber keine Mißverständnisse entstehen: Hier sollten *nicht* die gelegentlichen knusprigen Semmeln und Baguettes, der Kuchen in gemütlicher Runde und die kleinen harmlosen gelegentlichen ›süßen Sünden aus Lust und gegen Frust‹ geschmäht werden, die uns im Alltag erfreuen und trösten. Und auch das sei nochmals betont: Kein gesunder Mensch auf der Welt ist bis heute von *mäßigem* Zuckerverzehr ›zuckerkrank‹ geworden!

Doch von dem 55- bis 60%-Anteil an Kohlenhydraten in unserer Nahrung, welchen die Experten wünschen, sollten *höchstens 10%* der Tagesenergiemenge aus ›raffinierten‹ Kohlenhydraten und Schleckereien (Weißmehl, Zucker, Kuchen, Schokolade, Honig, Marmeladen, Limonaden, Cola etc.) bestehen, und alles andere aus den *komplexen,* hochwertigen Kohlenhydratträgern, die uns gleichzeitig meist auch noch Eiweiß und Fett und viele Wirkstoffe spenden.

Tatsächlich, o Graus, ist es jedoch oft gerade umgekehrt – will heißen: Auf 40% und mehr raffinierte Kohlenhydrate in der Gesamtnahrung kommen höchstens 10% der wertvollen!

OHNE EIWEISS
kein gesundes Leben

Von der Wiege bis zur Bahre ist unser Organismus einem ständigen Prozeß von ›Stirb und Werde‹ unterworfen. Ununterbrochen, von der Geburtsstunde an, entstehen Abnützungs- und Verbrauchserscheinungen, muß der Körper sorgen für Erneuerung, Wachstum, Erhaltung und Reparatur in Zellen und Geweben. Der unentbehrliche Reparatur- und Baustoff dazu ist, solange wir leben, das Eiweiß oder Protein.

Nehmen wir die roten Blutkörperchen: Nur etwa einen Monat lang tun sie ihre Arbeit perfekt, dann werden sie wieder in Aminosäuren, die Bausteine der Eiweißstoffe, zerlegt. Ein Teil von ihnen wird als Müll abtransportiert, ein anderer im Recyclingverfahren mit weiteren Aminosäuren (Nachschub aus der Nahrung) dazu verwendet, wieder neue rote Blutkörperchen herzustellen. Genauso ist es mit Hormonen, Enzymen und unseren tüchtigen Abwehrhelfern, den Antikörpern des Immunsystems.

Zehntausende von unterschiedlichen Proteinen, die Zehntausende von unterschiedlichen Pflichten zu erfüllen haben – welche Riesenaufgabe hat die Natur da dem menschlichen Organismus gestellt und wie reibungslos und unmerklich klappt das alles, wenn wir gesund sind!

Eiweiß ist der wichtigste Stoff zur Erhaltung unserer Gesundheit und Vitalität, zur Wiederherstellung von gebrauchtem oder geschwächtem Zellmaterial. Ohne das Protein Keratin wächst kein Haar und kein Fingernagel, Eiweißverbindungen (Kollagene) sind die Baustoffe für unsere Haut, Myosin und Actin für die Muskeln, weitere Proteine zuständig für Blut und Herz und Hirn und alle anderen Organe; ja sogar die Knochen und Zähne wären nicht stabil ohne die Hilfe dieses ›interzellulären Zementes‹.

Eiweißkörper verhindern, daß Gewebe und Blut zu sauer oder zu alkalisch werden, sie halten die Flüssigkeitsbalance des Körpers aufrecht. Sie sind auch mitverantwortlich dafür, daß unsere Blutgerinnung stimmt, und, und, und.

Natürlich ist Eiweiß auch als *Energiequelle* sehr wichtig. Es liefert etwas mehr als vier Kalorien pro Gramm und springt vor allem dann ein, wenn nicht genug Fett oder Kohlenhydrate ›reinkommen‹. Weil aber die Leber einen Überschuß an Eiweiß auch wieder in Fett verwandeln und im Körper lagern kann, sind z. B. sogenannte Schlankheitsdiäten unsinnig, die vorwiegend auf Eiweiß aufgebaut sind. Außerdem kann ein erhebliches Überangebot an Protein die Nieren und die Leber überstrapazieren und den Kalziumhaushalt im Körper durcheinanderbringen.

Das *Nahrungseiweiß* – es besteht aus Riesenmolekülen – wird während der Verdauung in viele kleine Untereinheiten, die Aminosäuren, zerlegt. Nur sie können durch die Darmwand ins Blut aufgenommen werden. Der menschliche Körper baut sich dann aus den nach einer Mahlzeit allmählich hereinströmenden Aminosäuren im Baukastensystem wieder sein körperliches Eiweiß, je nach Bedarf, zusammen. Er braucht dazu ständig 22 verschiedene Aminosäuren.

Viele kann er selbst herstellen, aber neun von ihnen (und zehn beim Säugling) müssen wir unbedingt regelmäßig mit dem Essen dem Körper wieder neu zuführen. Sie sind für uns lebenswichtig – essentiell. Denn nur, wenn alle essentiellen Aminosäuren *gleichzeitig* und in der benötigten Menge zur Verfügung stehen, kann ein Kind sich richtig entwickeln, bleiben wir gleichmäßig leistungsfähig, können Menschen perfekt denken, sich fortpflanzen, Krankheiten abwehren, und nur dann verläuft der Alterungsprozeß ganz langsam. Fehlt nur eine einzige essentielle Aminosäure, so gerät die gesamte Eiweißsynthese ins Stocken. Der Mensch ist geschwächt, seine körperliche und geistige Leistungskraft läßt nach, Kinder wachsen nicht richtig, ältere Menschen ›altern vor‹.

Bei Nahrung, die sämtliche essentielle Aminosäuren enthält, spricht man von ›biologisch hochwertigem Eiweiß‹. Lange Zeit wurde *nur* eine Ernährung, die auch reichlich tierisches Eiweiß, vor allem *Fleisch* enthält, als ›biologisch hochwertig‹ angesehen. Inzwischen wurde aber erkannt, daß *Vegetarier,* die sich auch mit Eiern und Milch ernähren und viel eiweißhaltige Gemüse, Hülsenfrüchte, Kartoffeln, Getreide etc. bewußt kombinieren, kerngesunde Menschen sind (siehe Aminosäuren-Liste). Noch mal zum Fleisch: *Gutes Fleisch ohne Chemie* ist ein edles und wertvolles Nahrungsmittel und eine sehr reiche Quelle für B-Vitamine und Eisen. Aber es sollte immer nur *die Beilage* zum großen Gemüse- oder Salatteller liefern – und nicht umgekehrt!

Kinder und Oldies brauchen mehr Eiweiß

In Entwicklungsländern ist die Eiweißversorgung ein Problem mit oft tragischen Folgen: Dem Eiweißmangel fallen dort unzählige Menschen, vor allem Kinder, zum Opfer, oder sie entwickeln sich nicht, wie es sein soll, oder ihre Abwehr wird derartig geschwächt, daß sie schon im Säuglingsalter sterben.

Man weiß heute auch, daß *Kinder und Oldies* wesentlich *mehr* Eiweiß brauchen als Menschen in mittleren Jahren: die Kleinsten zur Unterstützung ihres schnellen Zellwachstums und die Alten, damit vielerlei Reparatur- und Erhaltungsmechanismen noch richtig funktionieren.

In unseren reichen Industrieländern ist freilich der Eiweißkonsum meist erheblich höher, als Experten zum richtigen Maß machen. Wenn 10 bis 12% der Gesamtnahrung aus Proteinen bestehen, genügt das satt, wobei ein Kind und ein Teenager pro Kilo Körpergewicht 2 g Eiweiß brauchen, ein erwachsener Mensch im Schnitt aber nur 0,8 g pro Kilo Gewicht. Das sind ca. 50 bis 58 g reines Eiweiß. Schwangere brauchen täglich 20 g mehr, Stillende sogar 40 g mehr Eiweiß. Das alles bekommen wir heute mit unserer guten Mischkost, mit viel Gemüse, gelegentlich Fleisch und Fisch, dazu reichlich Milch, Milchprodukte und Eier, völlig problemlos (siehe auch die Liste der Aminosäuren).

Der (die) über 60jährige aber sollte unbedingt dafür sorgen, daß der Eiweißbedarf (im Alter 1,2 g pro Kilo, d. h. rund 70 g Gesamteiweiß) noch gedeckt ist! Gerade bei sozial schwachen, sehr alten und alleinstehenden Menschen besteht da häufig ein Defizit. Am einfachsten ist der Eiweißbedarf zu decken, wenn die Oldies pro Tag drei Tassen Milch trinken zum übrigen normalen Essen – das wirkt auch gleich der Osteoporose entgegen, wegen des hohen Kalziumgehaltes der Milch.

Bedenken Sie aber, liebe Leser, daß 55 g Eiweiß am Tag, die man uns zugesteht, schon mit einer einzigen *großen* Portion Fisch oder Fleisch gedeckt sind. Theoretisch sollten wir an solchen Braten- und Fischtagen dann kaum mehr anderes essen, was eiweißhaltig ist. Ernährungsfachleute empfehlen deshalb, die Fleisch- oder Fischportionen auf *ein Viertelpfund* am Tag zu beschränken!

Auch Menschen mit Nierenproblemen oder Neigung zu Gicht müssen sorgfältig darauf achten, daß sie nicht zuviel Eiweiß, zumal tierisches, essen und daß ihre Aminosäurenbalance stimmt. Aber dieser Aspekt gehört schon wieder in die Arzt-Sprechstunde.

Besonders wertvolle Eiweißquellen sind natürlich Eier, aber auch Hülsenfrüchte, Milchprodukte wie Quark, Dickmilch, Käse liefern viel Eiweiß, schließlich auch Vollkorn, Samen und Sprossen und Nüsse (siehe diese Abschnitte im Buch) und viele Gemüse. Schauen Sie sich die folgende Liste einmal genau an:

So kriegen Sie Ihre Aminosäuren auch ohne tierisches Eiweiß

Die *essentiellen Aminosäuren* stecken auch sehr reichlich in *pflanzlicher* Kost. Wie man diese ideal *ergänzt,* finden Sie am Ende dieses Abschnittes. Hier aber eine vegetarische Liste (nach US-Quellen, vor allem Ann Wigmore). Dazu ist zu bemerken: Arginin und Histidin sind halb-essentiell, d. h., der Körper kann sie teilweise selbst aufbauen. Kinder jedoch können sie nicht ausreichend ›erzeugen‹, brauchen aber gerade diese zwei Aminosäuren für Wachstum und gesunde Entwicklung.

- *Arginin* ist zuständig u. a. für die Harnstoffsynthese, für Muskeln und Knorpel. Kommt vor in Alfalfa, allen grünen Gemüsen, roten und gelben Rüben, Sellerie, Salaten, Lauch, Rettich und Kartoffeln.
- *Histidin* hilft der Leber, Glykogen zu bilden, ist Bestandteil der roten Blutkörperchen und des Spermas, kontrolliert Enzyme. Es wird uns

geliefert durch alle Rüben und Rettiche, Sellerie, Gurken, Löwenzahn und Salat, Spinat, Zwiebeln und Knoblauch, Äpfel, Ananas und Papayas.

- *Isoleucin* reguliert u. a. den Thymus und den Stoffwechsel, ist wichtig zur Stärkung der Abwehr und gegen Streß. Sie nehmen es zu sich in Oliven, Avocados, Papayas, Kokos- und den meisten anderen Nüssen (nicht Erdnüssen und Kastanien).
- *Leucin* spielt mit Isoleucin eng zusammen. Ein Mangel führt zu allgemeiner Schwäche und Anfälligkeit gegen Krankheiten. Vorkommen wie bei Isoleucin.
- *Lysin* sorgt mit für einen reibungslosen Fettstoffwechsel mit Hilfe von Leber und Galle, ist auch zuständig für die Geschlechtsorgane. Mit Lysin wird heute u. a. Herpes behandelt. Vorkommen: Sprossen von Alfalfa und Soja, alle grünen Gemüse und Petersilie, viele Rüben und Sellerie, orangefarbene Früchte, vor allem Aprikosen, sowie Birnen und Trauben.
- *Methionin* ist Bestandteil des Hämoglobins und vieler Körpergewebe. Schützt Leber und Bauchspeicheldrüse, sorgt für gute Wundheilung. Steckt in fast allen Kohlarten, Meerrettich, Knoblauch, Äpfeln und Haselnüssen.
- *Phenylalanin* ›entsorgt‹ Körperabfälle über die Niere, hilft der Galle arbeiten, ein Mangel kann u. U. zu Depressionen führen. In der Küchenmedizin: in Karotten, roten Rüben, Tomaten, Spinat, Petersilie, Äpfeln und Ananas.
- *Threonin* reguliert das Zusammenspiel vieler Aminosäuren, ist unentbehrlich für das Knochenwachstum. Zu finden in Alfalfa, grünen Blattgemüsen, Karotten und Papayas.
- *Tryptophan* regeneriert Zellen und Gewebe, auch in Gehirn und Nerven, regt Verdauungssäfte an und ist für die Sehkraft mit zuständig. Kommt vor in allem, was in der Erde wächst, wie Rüben, Rettichen etc., außerdem in Fenchel, Endivien, Löwenzahn, Spinat, Bohnen.
- *Valin* wird von kleinen Mädchen zur Entwicklung der Eierstöcke und Brustdrüsen gebraucht. Sie bekommen es mit roten, gelben und weißen Rüben, Salaten, Zucchini, Okra und Tomaten.

Sollten Sie irritiert sein, weil kürzlich die lange Zeit hochgepriesene Aminosäure *Tryptophan* in Verruf geriet (die vorher auch bei uns als Wundermittel gegen Schlafstörungen und Depressionen empfohlen wurde und die man in den USA in jedem Drugstore kaufen konnte), so kann ich Sie beruhigen: Tryptophan in der *Nahrung* – in den oben genannten Salaten und Gemüsen wie auch reichlich in Milch, Joghurt, Fisch, Huhn und Truthahn vorhanden – ist nach wie vor ein wertvoller und heilsamer Nährstoff auch für Gehirn und Nervenzellen und die Bildung von Serotonin.

Und *mit dem Essen* zugeführt (*nicht mit Pillen,* bei denen es eine gentechnologische Panne gab), ist Tryptophan absolut unschädlich!

Merke: *Streß* ist nach neuen Erkenntnissen ein Eiweißräuber! In Zeiten besonderer körperlicher oder seelischer Anstrengung, auch nach Operationen, Unfällen oder schweren Krankheiten, müssen wir *Extra-Eiweiß* essen, um abzusichern, daß verschlissene Gewebe sofort wieder repariert werden. Da sind auch mageres Fleisch und Fisch besonders am Platze. Und was *die Eier* angeht: Bei hohem Cholesterinspiegel lassen Sie einfach öfter *die Dotter* weg – drei Eiweiß und ein Eigelb geben auch ein köstliches Omelett!

So ergänzen Sie richtig

Besonders *guten* Ergänzungswert haben die folgenden Kombinationen, die uns damit eine vollwertige Eiweißnahrung liefern:

Fleisch, Fisch oder Milch	–	mit Brot oder Mehl (Nudeln, Pfannkuchen, Getreide etc.)
Milch, Quark oder Käse	–	mit Kartoffeln
Ei, Weizen oder Roggen	–	mit Gemüsen und Salaten aller Art oder Hülsenfrüchten (Ideal: Linsen mit Spätzle!)

Einen *schlechten* Ergänzungswert haben dagegen:

Mehl oder Brot	–	mit Kartoffeln
Soja, Gemüse oder Kartoffeln	–	mit Hülsenfrüchten
Hülsenfrüchte	–	mit Fleisch oder Fisch.

Bei diesen Kombinationen fehlen einige essentielle Aminosäuren!

FETT – die geballte Kraft

In unserem Inneren stecken 15 % Fett – wobei Frauen a priori 5 % mehr Körperfett ›enthalten‹ als Männer! Fett ist neben Eiweiß (20 %) der allerwichtigste Baustoff, aus dem das Gebäude Mensch errichtet ist und mit dem es lebenslang vor dem ›Einsturz‹ bewahrt wird. Völlig fettfrei ernährte Tiere müssen sterben.

Die Fette – auch *Lipide* genannt – sind geballte Kraft, unsere konzentrierteste Energiequelle. Sie haben schon gelesen, daß Fett 9,3 Kalorien pro Gramm liefert – mehr als doppelt soviel wie Kohlenhydrate und Eiweiß. Wegen seines hohen Brennwertes ist Fett besonders wichtig, wenn Wärmeenergie gebraucht wird. Deshalb essen die Menschen seit jeher in kalten Regionen mehr Fett als in warmen Ländern und im Winter mehr als im Sommer.

Nun hat sich da aber vieles in unserer Zivilisation verändert: Wir sitzen fast bewegungslos in geheizten Büros und Wohnungen und verbrauchen im Winter kaum mehr Wärmeenergie als in den Sommermonaten. Essen wir aber zur Winterszeit weiter genauso fettreich, mit viel Fleisch, Wurst, Speck, deftigen Suppen und Soßen, wie unsere Vorfahren (die keine Zentralheizung, keine Warmwasserversorgung, keine Thermoanzüge besaßen und obendrein körperlich schwer ran mußten bei der Arbeit), dann entsteht ein ständiger (Fett-)Kalorienüberschuß.

Und wir werden fett!

Doch zunächst zu den vielen positiven Eigenschaften des Fettes:

- Fett transportiert die fettlöslichen Vitamine A, D, E und K und die unentbehrlichen (essentiellen) Fettsäuren durch die Darmwand in den Blutstrom. Erst durch Fette wird das Vitamin D im Körper verfügbar und obendrein das Kalzium, was unsere Knochen stabil erhält. Fette machen u. a. aus Carotin das Augen- und Anti-Krebsvitamin A.
- Fett dient als ›weiches Bett‹ für alle Organe in unserem Körper. Es umgibt sie, hält sie fest an ihrem Platz und schützt sie – von den Augäpfeln und dem Herzen, den Nieren und der Leber bis zu den Geschlechtsorganen.
- Fast die Hälfte unseres Körperfettes liegt unter der Haut und sorgt dafür, daß wir starken Temperaturschwankungen gut standhalten.
- Dem Fett verdanken wir natürlich auch unsere ›wohlgefälligen‹ Körperrundungen.
- Bei der Verdauung bleibt Fett von allen Nährstoffen, wie schon erwähnt, am längsten im Magen liegen, es verlangsamt die Salzsäureproduktion und hat dadurch einen hohen Sättigungswert.
- Mit *etwas* Fett schmeckt das Essen erst richtig gut. Fett ›lockt‹ nicht nur z. B. Vitamin A und E heraus, sondern auch die Aromastoffe aus vielerlei Nahrung, es macht den Braten knusprig, den Salat würzig, den Kuchen saftig. Eine strenge Diät ohne Fett schmeckt schrecklich fade.

Delikatessen mit ›versteckten‹ Fetten

Gerade weil aber die Nahrungsmittel mit Fett besser schmecken, nutzt die Industrie das bedenkenlos aus und ›versteckt‹ Fett (das es auf dem Weltmarkt oft im Überfluß gibt) in großen Mengen in unzähligen Fertiggerichten und Zubereitungen. Und damit wird's gefährlich mit dem Fett. Wer schaut schon genau auf die Inhaltsangaben auf den Schachteln und Tüten von vielerlei ›Delikatessen‹? Ein Anhaltspunkt dazu: Je weiter oben auf der Liste Fett steht, desto größere Mengen sind drin!

Im übrigen gilt auch hier wieder: Wenn irgend möglich nur *Frisches* kaufen und selbst zubereiten, dann hat man Kontrolle über das, was man ißt, und es gibt keine versteckten Fette!

Denn wir *sollen* am Tag *höchstens 70 bis 80 g Fett* konsumieren, alles in allem. Das wäre ca. 1 g Fett pro Kilo Körpergewicht. Die Fettstatistik aber liegt im Schnitt bei über 140 g am Tag! Am besten – es wird auch an anderer Stelle darauf hingewiesen – *kontrollieren* Sie eine Zeitlang den Fettverzehr, indem Sie Butter oder Margarine in Hotel-Portiönchen verwenden. Da haben Sie aber schon mit einem Päckchen à 20 g und einem Eßlöffel Öl in der Küche *Ihr Tagessoll* erfüllt; denn das andere bekommen Sie mit all dem, was in Milch, Rahm, Käse, Nüssen, Fischen, Fleisch, Wurst, Eiern steckt, von ›fetten Süßigkeiten‹ wie Schokolade, Pralinen, Kuchen, Keksen etc. ganz zu schweigen. Da brauchen Sie nicht einmal zu den (besonders fettgefährlichen) Fabriksoßen, -suppen, Mayonnaisen, Fertiggerichten zu greifen.

Der alte Streit um gutes und böses Fett

Der Mann, der Anno 1820 die chemischen Formeln der Fette entschlüsselte, der Franzose Michel Eugene Chevreul, starb 1889 im Alter von 103 Jahren (vermutlich hatte er stets mäßig Fett gegessen). Chevreul entdeckte, daß *alle* Fette als chemische Verbindungen aus Kohlenstoff, Wasserstoff und Sauerstoff aufgebaut sind, sich aber aus ihnen durch Wasserabspaltung (Veresterung) Glycerin und Fettsäuren bilden. Der Glycerin-Anteil ist immer gleich, die Fettsäuren können jedoch ›gesättigt‹ oder ›einfach ungesättigt‹ oder ›mehrfach ungesättigt‹ sein.

Um es chemisch nicht zu kompliziert zu machen: In den meisten Nahrungsfetten kommen die Fettsäuren gemischt vor. Überwiegt aber der Anteil der *gesättigten* Fettsäuren, dann ist das Fett bei Raumtemperatur meistens hart und kommt (mit Ausnahme von Kokos- und Palmkernfett) von *Tieren.*

Ungesättigte Fettsäuren sind in der Regel weich oder flüssig und stammen vorrangig von *Pflanzen,* z. B. von Gemüsen, Nüssen, Samen und Oliven. Eine der Ausnahmen ist das herz- und gefäßfreundliche Fischöl. Weil wir Menschen ungesättigte (essentielle) Fettsäuren im Stoffwechsel nicht selbst herstellen können, müssen wir sie mit der Nahrung aufnehmen. Denn die ungesättigten Fettsäuren gehören zu den wichtigsten »Wachstums- und Instandsetzungs-Chemikalien« (Roger Williams).

Sie sind unentbehrlich für unsere körperliche Entwicklung, bilden Gewebshormone, halten die Zellwände elastisch, ›ölen‹ unsere Haut, verhindern, daß sie austrocknet, und halten sie glatt und straff. Essentielle Fettsäuren sind auch maßgeblich beteiligt an der Spannung unserer Gefäße und der störungsfreien Funktion von Nerven und Gehirn. Das Fehlen dieser essentiellen Fettsäuren kann bei Jugendlichen zu Wachstumsstillstand führen. Schließlich sind sie mit zuständig für den Transport von Cholesterin.

Der Buhmann Cholesterin

Lange Zeit durften ›Fettforscher‹ ungestraft behaupten, daß ungesättigte Fettsäuren (z. B. in bestimmten Margarinen und Speiseölen) automatisch den Cholesterinspiegel im Blut *senken* und damit Arteriosklerose und Herzinfarkt verhindern können. Das ist jetzt gesetzlich verboten. Da jedoch die ungesättigten Fettsäuren zum größten Teil aus Samen und Nüssen gewonnen werden, aus denen auch viele Margarinen gemacht werden, und die gesättigten Fette vor allem in Milchfett, fettem Fleisch aller Art, Speck und Schinken etc. vorkommen, entbrannte zwischen der einen und der anderen Lobby der sogenannte ›Margarine-Butter-Krieg‹, der bis heute noch schwelt. Cholesterin ist und bleibt im Zusammenhang damit der Buhmann Nummer eins.

Dabei ist Cholesterin mitnichten ›der Todfeind unseres Herzens‹, wie so oft behauptet wird, sondern in erster Linie eine Substanz, die absolut lebensnotwendige Voraussetzung ist: als Bestandteil der meisten Zellen und Gewebe, besonders jener in Gehirn und Nervensystem, in Leber, Blut und Geschlechtsorganen. Es wird gebraucht zur Herstellung von Sexualhormonen wie von Streßhormonen. Ohne Cholesterin kein Vitamin D und keine Gallenflüssigkeit (die wiederum zuständig für die Fettverdauung ist)! Erst wenn Cholesterin sich in Herz und Gefäßen anlagert, wird es gefährlich.

Mit der *Nahrung* nehmen wir rund 450 bis 600 mg Cholesterin auf. Bis zur *zehnfachen* Menge stellt sich der Körper selbst her, wenn er es braucht. Sollten wir also gar kein Cholesterin essen, dann steigt die körpereigene Fabrikation entsprechend an. Und wenn wir alles aus der Ernährung ausmerzen würden, was cholesterinhaltig ist, dann würden wir (so Roger Williams) »mit auf die besten wertvollen Nahrungsmittel verzichten, die wir haben«.

Natürlich ist die Pharmaindustrie und deren Lobby daran interessiert, ihre sündteuren ›Lipid-Hemmer‹ zu verkaufen, die starke Nebenwirkungen haben. Also hat ein Bombardement von Informationen aus den Interessengruppen (»Wes Brot ich esse, des Fett- oder Pharma-Lied ich singe«) in letzter Zeit zu einer wahren Cholesterin-Hysterie geführt. Dazu sei hier festgestellt:

- Es lohnt sich für jeden Menschen über 35 oder 40 Jahren, auch wenn er sich gesund fühlt, einmal den Cholesterinspiegel bestimmen zu lassen und alle Blutfettwerte – aber genau! Denn manche Menschen haben eine Erbanlage zu hohem Cholesterinspiegel, ohne es zu wissen.
- Entscheidend ist dabei weniger das Gesamt-Cholesterin (das bei über 250 mg% behandelt werden sollte, und zwar bis 300 zunächst *immer mit Diät* statt mit Medikamenten), sondern das Verhältnis des sogenannten ›guten‹ Cholesterins, sprich HDL, zum sogenannten ›bösen‹ Cholesterin, sprich LDL. HDL sollte nicht unter 45 sein, LDL über 170 muß behandelt werden. Auch die Höhe des ›Triglyzeridspiegels‹ ist wichtig ...
- Bei älteren Menschen über 55 bis 60 Jahren, zumal Frauen, gilt noch die alte Regel fürs Gesamt-Cholesterin: ›Alter plus 200 ist tolerierbar‹, vorausgesetzt, daß sonst *keine Risikofaktoren* bestehen, wie Bluthochdruck, starkes Übergewicht, Diabetes etc.

Lassen Sie sich bitte nicht verrückt machen mit dem Cholesterin-Gerede. Starren Sie nicht auf eine magische Zahl! Wenn Sie für regelmäßige Bewegung sorgen, nicht rauchen, wenig Alkohol trinken, wenn Sie Ihren Fettverzehr auf rund 70 g am Tag beschränken (wobei ein Drittel ungesättigte Pflanzenöle sein sollten), wenn Sie viel frisches Gemüse, Früchte, Ballaststoffe essen, Rohkost- und Obsttage einschalten, dann sollten Sie das Wort Cholesterin aus Ihrem Gedächtnis streichen!

Merke: Es ist heute ratsam, weniger nach dem Cholesteringehalt der Fette zu schielen und statt dessen – angesichts all der Manipulationen, denen unsere Nahrungsfette unterworfen werden – sehr genau hinzuschauen, welche Fette *naturbelassen* sind.

Bringen Sie lieber die auf den Tisch, und lassen Sie die Fabrikfette weitgehend links liegen!

Naturbelassene Fette sind vorrangig

- kaltgeschlagene Öle der ersten Pressung (›jungfräulich‹, italienisch ›vergine‹, wie z. B. auf den Etiketten der besten Olivenöle zu lesen), die Sie zu Salaten nehmen sollten.
- Butter,
- einige Reform-Margarinen,
- in *geringen* Mengen sind – bei bewußter Ernährung – auch Schweineschmalz und Schinkenspeck erlaubt.

Fabrikfette dagegen werden so vielen chemischen Prozessen unterworfen, daß man das Gruseln lernen kann. Die verschiedensten Rohöle und tierischen Fette, je nachdem, welche auf dem Weltmarkt gerade am billigsten sind, werden *entschleimt/entsäuert/raffiniert durch Laugen/gebleicht/desodoriert/gefiltert/geschönt/mit Geschmacksstoffen verschiedener Art wieder aromatisiert/gehärtet/emulgiert/evtl. mit Antispritzmitteln versetzt.*

Bei all diesen Verfahren gehen sämtliche Vitamine zum Teufel (sie werden oft künstlich wieder zugesetzt) und natürlich auch die (gesunden) hochungesättigten Fettsäuren.

Fett, das muß man wissen, kann auch nur ›verbrannt‹ werden, wenn genügend Energie verbraucht wird. Um aber diese Energie zu erzeugen, werden verschiedene *Vitamine* benötigt. So ist Vitamin B_6 ein unentbehrlicher Faktor bei der Energieumwandlung von Fett im Körper und auch mitbestimmend beim Cholesterinstoffwechsel. Es kommt u. a. vor in Lachs, Leber, Huhn, grünen Gemüsen, Kartoffeln. Auch ohne Pantothensäure geht kaum etwas mit der Fettverbrennung. Und wenn ausreichend Vitamin E zur Verfügung steht, verdoppelt sich die Fettausnutzung. Wird aber extrem *linolsäurereich* gegessen, dann wird auch extrem viel Vitamin E gebraucht, um das Ranzigwerden zu vermeiden.

Lob der Butter ...

Nicht nur besondere Feinschmecker wissen es: Butter schmeckt köstlich. Butter ist ein Stück Natur. Butter, vor dem Anrichten flöckchenweise zum Essen gegeben, macht viele Speisen aromatischer. Ein erstklassiges Butter-Öl-Gemisch zum raschen, kurzen Schmoren von Gemüsegerichten etc. hat sich auch in der Sterne-Küche eingebürgert. Butter ist leicht verdaulich und gut verträglich, selbst für Magen-, Darm-, Leber- und Gallenkranke. Auch Butter enthält eine beträchtliche Menge an einfach und mehrfach ungesättigten Fettsäuren und ist außerdem eine der besten Quellen für fettlösliche Vitamine.

... und zweimal wöchentlich Fisch

Entscheidend ist wohl dies:

- Erstens: Daß wir – von bisher ca. 140 g Fett am Tag – langsam, aber sicher zum echten Bedarf von 70 bis 80 g zurückkehren und daß damit Fett höchstens einen Anteil von 25 bis 30 % von unserer Nahrungsenergie hat, statt wie bisher 40 %. Das bedeutet: Fleisch, Wurst, Käse – wenn Sie nicht darauf verzichten mögen – in recht *magerer* Form essen.
- Zweitens: Frischen Fisch, wenn irgend möglich, zweimal wöchentlich auf den Tisch! Als *cholesterinsenkend* gelten Makrele, Hering, Lachs, Thunfisch und Sprotten. Sie enthalten jene ›wunderbare‹ Omega-3-

Fettsäure, die nachweislich Schutzwirkung auf Herz und Gefäße hat. Nach neuesten Erkenntnissen ist aber *Fisch als Nahrung* immer besser als *Fischöl in Kapseln* als Medikament!

- Drittens: Daß 2% unserer Nahrungskalorien – oder 10 g oder *zwei kleine Teelöffel* Fett – aus der ›herzfreundlichen‹, doppelt ungesättigten essentiellen *Linolsäure* bestehen. Die ist konzentriert in naturbelassenem Sonnenblumen-, Maiskeim-, Distel-, Sesam- und Sojaöl enthalten. Natürlich bekommen Sie auch Linolsäure mit *Vollwert-Kost.* Sie steckt im vollen Korn ebenso wie in Nüssen und in viel guter Frischkost. Aber: *Überhöhte Dosen* von Linolsäure vermindern unter Umständen, nach neuen Untersuchungen, nicht nur das ›gute‹ HDL-Cholesterin, sie haben im Tierversuch auch *zu Tumorbildungen* geführt!

Denken Sie bitte im Haushalt auch immer daran, daß die kostbaren kaltgepreßten Öle möglichst in braungetönten Flaschen aufbewahrt werden sollen, kühl und dunkel, weil sie sonst leicht ranzig werden. Und vergessen Sie nie, daß bei *Erhitzung* auch die wertvollsten Fette und die fettlöslichen Vitamine A, D, E und K in ihrer Wirkung beeinträchtigt bzw. häufig zerstört werden.

So verstecken sie sich

70, höchstens 80 g Fett sind als Tagesmenge *empfohlen.* Nun schauen Sie sich einmal an, welche Fettbömbchen in je 100 g eßbarem Anteil verschiedener Nahrungsmittel stecken:

Speck, durchwachsen	82 g
Mayonnaise	bis 80 g
Knabbernüsse, 3 Handvoll	60 g
Mettwurst	52 g
Salami	50 g
Wammerl, Schweinebauch	42 g
2 Handvoll Kartoffelchips, Leberwurst	40 g
Vollmilchschokolade	33 g
Bratwurst	32 g
Schlagrahm	30 g
Schnitzel/Blätterteig/Aal	30 g
Camembert, 60% i. Tr.	30 g
Thunfisch in Öl	bis 25 g
Brathering, Matjes	23 g
Schinken, gekocht, Torte	20 g
Pralinen, Kuchen	ca. 16 g
2 kleine Eier	12 g

Dagegen: 100 g deutsches Corned beef = 6 g, 100 g Hähnchenbein = 3 g, 100 g magerer Fisch = 1 g, 100 g Magerquark = 1 g.

Und merke: Ob Butter oder Margarine, vom *Fettgehalt* her ist das gehupft wie gesprungen: Beide haben je 100 g zwischen 80,5 und 83 g Fettgehalt.
Merke auch: Ein gestrichener Teelöffel Fett, ob flüssig oder fest, entspricht 5 g = 45 Kalorien,
ein gestrichener Eßlöffel entspricht 15 g = 135 Kalorien.

Tee-Kur bei zuviel Cholesterin

Artischockenblätter	25 g
Queckenwurzel	25 g
Löwenzahnwurzel	25 g
Wegwartewurzel	25 g
	100 g

Drei Finger voll dieser Mischung mit ¼ Liter siedendem Wasser übergießen, drei bis vier Minuten kochen, dann fünf Minuten ziehen lassen, abseihen. Den Tee heiß trinken, evtl. mit Honig gesüßt. Eine Tasse morgens nüchtern, eine Tasse vor dem Schlafengehen (von Dr. Ralph-Eric Koch, Adler-Apotheke, München).

Fettarme, schnelle Mayonnaise

3 bis 4 Eßlöffel Magerquark, 2 Eigelb, 1½ Teelöffel milder Senf, 1 Teelöffel Zitronensaft, 3 bis 4 Eßlöffel kaltgepreßtes Olivenöl, Salz und Pfeffer nach Geschmack.

Eigelb und Senf mit dem elektrischen Rührgerät schaumig quirlen, nach und nach langsam das Öl dazugeben.

Alle Zutaten schön glatt rühren, mit Salz und Pfeffer abschmecken, mit frischgehackten Kräutern bestreuen.

Sehr gut zu allen Rohkostplatten.

Das große Abc der Nahrung
OHNE VITAMINE GEHT NICHTS!

Jeder von uns braucht Vitamine, und das jeden Tag. Und jeder von uns ist darauf angewiesen, die Vitamine zu ›essen‹, damit alle lebenswichtigen Stoffwechselreaktionen, Aufbau- und Reparatursysteme reibungslos ablaufen können. Unser Körper *muß* die Vitamine mit der Nahrung aufnehmen, denn er kann sie mit wenigen Ausnahmen (wie z. B. Vitamin

D, das er mit Hilfe der Sonnenbestrahlung ›fabriziert‹) nicht selbst herstellen.

Dabei sind die benötigten Mengen außerordentlich gering – der tägliche Bedarf an Vitaminen wird in hundertstel, tausendstel, ja sogar millionstel Gramm gemessen. Und dennoch ist jede dieser Substanzen in diesen winzigen Mengen für Wachstum, Stärkung und Erhaltung der Gesundheit absolut unentbehrlich, ›essentiell‹. Und mit einer vollwertigen Kost erhalten wir sie auch reichlich!

Noch einmal: Wir müssen die Vitamine fast ausnahmslos mit der *Nahrung* zu uns nehmen. Mit dem Essen aufzuhören, statt dessen Vitamine *schachtelweise* zu schlucken und zu erwarten, daß gesundheitlich alles ›läuft‹ – das würde nicht funktionieren.

Die natürlichen Vitamine sind organische Substanzen – wir bekommen sie nur von Lebewesen geschenkt – von den Pflanzen und den Tieren. Das unterscheidet sie von den Mineralien und Spurenelementen, die aber genauso essentielle Schutz- und Wirkstoffe sind. Wir haben es früher schon einmal festgestellt: Die Vitamine sind nicht nur untereinander untrennbar verbandelt und voneinander abhängig, sie können vom Körper auch gar nicht verwertet werden ohne die harmonische Zusammenarbeit mit Kohlenhydraten, Fetten, Eiweiß, Mineralien etc. Das alles gleicht einem großen Symphonieorchester, in dem jeder Musiker ein Virtuose ist!

Die meisten Nährstoffe sollen im Idealfall auch zur gleichen Zeit zur Verfügung stehen. Es geht nicht – um bei der konzertierten Aktion zu bleiben –, daß einige Musiker zwischendurch einfach rausgehen. Sie müssen alle auf ihren Einsatz warten.

Bei den Vitaminen erfolgt dieser Einsatz durch hochwirksame Regelmechanismen, die sich im Lauf der Evolution, der Menschheitsentwicklung, herausbilden mußten. Denn der Körper hat den Vitaminen gegenüber (im Gegensatz zur Nahrung im allgemeinen) keinen Mechanismus von Hunger und Sättigung, keine alarmierenden Sinne, die eine Aufnahme beschränken oder auch beschleunigen.

Sind wir ganz gesund, dann sorgt dieser ›Computer Körper‹ ganz automatisch, ohne unser Zutun, dafür, daß keine Vitamin-Überschwemmung stattfindet. Wenn das Angebot sehr reichlich ist, werden die körpereigenen *Speicher* aufgefüllt. Übrigens: Außer A und D gehören Vitamine zu den am wenigsten toxischen (giftigen) Nährstoffen, die wir kennen. So rasch passiert da bei *gelegentlicher* Überfütterung nichts. Aber: Die Speicherzeiten für Vitamine sind höchst unterschiedlich. Während z. B. bei Thiamin (B_1) zwei Wochen genügen, daß der Organismus ohne Nachschub verarmt, reicht der Vorrat bei Vitamin B_{12} rund fünf Jahre, ehe Mangelerscheinungen auftreten. Übrigens: Überdosierungen durch Nahrung gibt es praktisch nicht – höchstens mal mit Medikamenten in Mega-Dosen.

Auch die Aktivität der zahllosen vitaminabhängigen Enzyme und der Hormone ist ja von gutgefüllten Speichern abhängig. Sie haben das im Abschnitt Stoffwechsel schon gelesen.

Speichermöglichkeit für Vitamine

B_{12}	–	bis zu 5 Jahre
A	–	bis zu 2 Jahre
E	–	6 bis 12 Monate
D und Folsäure	–	2 bis vier Monate
C, B_2 und K	–	nur 2 bis 6 Wochen
B_1	–	höchstens 2 Wochen
		nach Prof. Dr. Werner Kübler)

13 Familien machen die Arbeit

Wir kennen heute 13 Vitamine, von denen jedes eigentlich wieder eine Gruppe, eine Familie von verwandten Stoffen mit ähnlichen Wirkungen, umfaßt.

Die Entdeckung der Vitamine gehört zu den aufregendsten Kapiteln moderner Forschung, und die Suche nach immer neuen Vitaminen beherrschte fast die ganze erste Hälfte dieses Jahrhunderts.

In den Entdeckerjahren und Pionierzeiten der Vitaminforschung kannten die Biochemiker aber noch nicht die – höchst unterschiedlichen – chemischen Strukturen der Vitamine. So gaben sie ihren Entdeckungen statt Namen zur Unterscheidung einen Buchstaben des Alphabets. Doch später fanden die Forscher immer mehr ›Familienmitglieder‹ der einzelnen Gruppen, und so entstanden – neben dem großen Abc – noch die Zusatzreihen (B_1, B_2 etc.). Heute neigen die Experten mehr dazu, den Vitaminen wieder chemische Namen zu geben. Schließlich kennt man mittlerweile allein 22 Vitamine der B-Gruppe, gibt es erhebliche Wirkungsunterschiede bei drei großen D-Vitaminen und auch ganze Heerscharen von sehr unterschiedlichen Beta-Carotinoiden, die früher nur als ›Vorstufe des Vitamins A‹ galten.

Außerdem existiert noch eine ganze Reihe anderer *vitaminähnlicher* Stoffe, die heute aber nicht mehr als Vitamine im eigentlichen Sinn anerkannt sind, obwohl auch sie wichtige Funktionen erfüllen. Zu ihnen gehören z. B.

- die Orotsäure (früher B_{13}), die in Milch enthalten ist und in allen Zellen gebildet werden kann,
- das Rutin (früher Vitamin P) ein wichtiges Bioflavonoid, das die Blutgefäße stärkt und antioxidativ wirksam ist; es kommt u. a. in roten

Rüben, Kirschen, Himbeeren und Orangen – zumal im weißen Fleisch unter der Schale – vor,

- das synthetische Procain (auch Vitamin H_3 genannt), das in bestimmten ›Verjüngungsmitteln‹ enthalten ist,
- den Anti-Ulkus-Faktor ›Vitamin U‹, ein Aminosäuren-Derivat, das man im Sauerkraut entdeckte und das auch in frischem Kohlsaft steckt, mit dem die Volksmedizin Magengeschwüre behandelt.
- Auch ›Vitamin F‹ – heute noch oft zu lesen – ist kein Vitamin, sondern ein Sammelbegriff für ungesättigte Fettsäuren, voran die Linolsäure, aus der die anderen essentiellen Fettsäuren im Körper hergestellt werden können.

Linolsäure steckt, wir erwähnten es schon im Abschnitt ›Fett‹, in fast allen kaltgepreßten Samen- und Pflanzenölen, in Nüssen, Gemüsen, guter Margarine etc. und gilt als ›Feind von Cholesterin und Arteriosklerose‹.

Ein bißchen Fett muß immer sein!

Jedes Vitamin hat seine ganz individuellen Aufgaben im menschlichen Organismus und auch seine ganz speziellen Eigenschaften und Wirkungen.

Gemeinsam haben sie aber die Unterteilung in zwei große Gruppen:

- Die fettlöslichen, aber wasserunlöslichen – das sind die Vitamine A, D, E und K.
- Die wasserlöslichen – also sämtliche B-Vitamine und das Vitamin C.

Fettlösliche Vitamine finden sich in der Natur ausschließlich in Fetten gelöst. D. h.: Eine *fettfreie* oder extrem *fettarme* Ernährung könnte zu schweren Vitaminmangelkrankheiten führen!

Weil der Körper sich bei vernünftiger Ernährung eine recht gute Reserve an fettlöslichen Vitaminen anlegt, müssen wir uns diese nicht unbedingt täglich reichlich mit der Nahrung zuführen.

Die wasserlöslichen Vitamine jedoch (B-Gruppe und C) sollten jeden Tag in dem, was wir essen, enthalten sein. Bei viel vollem Korn und reichlich Obst und Gemüse, Milchprodukten und etwas Fleisch ist das gar kein Problem.

Bei überreichlichem Genuß von praktisch vitaminfreier ›Fabriknahrung‹ wie Zucker, Weißbrot, poliertem Reis, raffinierten Fetten und auch alkoholischen Getränken kann das jedoch sehr rasch zum Problem werden. Es genügt schon, wenn einer sich zu 50% die Nahrung in Gestalt von Fertigkost und ›Müllmampf‹ einverleibt – da wird er langsam, aber sicher in Mangelzustände geraten. Es sei denn, er sucht sich die restlichen 50% mit allergrößter Sorgfalt aus!

Mangel im Überfluß

Gedankenlosigkeit und Leichtsinn sowie ›modische‹, trendbedingte Fehlernährung, aber natürlich oft auch soziale Probleme sind schuld daran, daß sogenannte ›versteckte Vitaminmangelzustände‹ heute weit verbreitet sind.

Fast jeder zweite in unserer Bevölkerung ist mit dem einen oder anderen Vitamin unterversorgt.

Die Folgen sind schlimm: Das reicht in ›harmlosen‹ Fällen von chronischer Müdigkeit und Schwäche, Schlafstörungen und hoher Schmerzempfindlichkeit bis zu schlechter Infektabwehr und Wundheilung, ferner zu Hautkrankheiten, Depressionen und Wachstumsmängeln.

Die Liste ist lang …

Die Risikogruppen

Zu diesen Risikogruppen gehören vor allem

- viele Kinder und Jugendliche, die einen erhöhten Bedarf an Vitamin B_6, C, D und E haben. Kinderärzte wissen das meist genau und geben Müttern Ernährungsanleitungen. Außerordentlich gefährdet sind aber jene, die der Kinderarzt meist nicht mehr sieht: junge Mädchen, die noch wachsen, aus Eitelkeit hungern und sich dann noch bei dem wenigen, das sie essen, einseitig ernähren. Laut DGE (Deutsche Gesellschaft für Ernährung) leidet ein Viertel aller 13- bis 14jährigen in unserem Land unter Vitamin-B_1-Mangel, und bei 40 % wird ein B_6-Mangel diagnostiziert!
- Und die Alten: Ihre Gewebe altern, und der Stoffwechsel erlahmt und verlangsamt sich. Die Zähne werden auch schlechter. Die Oldies essen deshalb weniger vitaminhaltige Rohkost, Salate, Gemüse, Früchte, sind auch oft appetitlos und haben obendrein weniger Gelegenheit, vitaminreiche frische Lebensmittel zu bekommen (Gehbehinderungen, Altersheim mit schlechter Küche etc.). Auch die Resorption der Vitamine funktioniert nicht mehr so gut wie in jungen Jahren.

  Wird der Ernährungszustand unter ärztlicher Aufsicht gezielt verbessert, z. B. mit den Vitaminen A, Folsäure, Vitamin B_{12}, C und D, dann berichten die Ärzte oft von ›wahren Wundern‹ bei den alten Leuten:

  Ihre Gewebe werden wieder fester und geschmeidiger, ihre Sinne (Sehen, Hören, Riechen) wieder schärfer, ihr Herz und ihr Kreislauf wieder stabiler!

So entsteht Vitaminmangel
›Unsichere Bedarfsdeckung‹

- Bei Schwangeren und Stillenden fehlt es oft an Vitamin A, an Folsäure und anderen B-Vitaminen.
- Bei Rauchern (!) zerstört Tabak die Vitamine A und C. Sie brauchen 150% des normalen Vitamin-C-Bedarfs.
- Bei übermäßigem und chronischem Alkoholkonsum – es fehlt B_1, B_6, B_{12}.
- Bei jungen Frauen, die der schlanken Taille zuliebe insgesamt zuwenig essen und dabei nicht auf ihre benötigten Vitamine kommen.
- Bei Menschen, die bewußt am Essen sparen müssen – leider zählen dazu nach neuen Untersuchungen auch viele Studenten und alleinstehende ältere Männer.
- Bei Frauen und Mädchen, die jahrelang ununterbrochen die östrogenhaltige ›Pille‹ nehmen – sie leiden oft an einem erheblichen Mangel an den Vitaminen B_2, B_6, B_{12}, C und Folsäure. Das macht sie depressiv und nervös. Die Hormone der ›Pille‹ stören auch den Stoffwechsel der Aminosäure Tryptophan,und die wiederum wird gebraucht zur Herstellung des Neurotransmitters Serotonin, der Anti-Streß-Wirkung hat.
- Bei Krankheiten, die allgemein mit Vitaminmangelzuständen einhergehen, wie chronische Erkrankungen des Verdauungssystems und Krebs. – Der Körper nimmt die Vitamine nicht mehr richtig auf.
- Sowieso haben Menschen keinen 08/15-Bedarf an Vitaminen, auch der ist individuell verschieden. Und übrigens sind Leute, die geistig-psychisch besonders aktiv sind, extrem hohe Vitamin-C- und -B-Verbraucher. Zu ihnen kann man ruhig auch Nachtarbeiter an der Schreibmaschine zählen, ferner die Hochsensiblen, die extrem Wetterfühligen, die sehr Temperamentvollen (also all jene, die besonders viel Nebennierenrindenhormone ausschütten).
- Diabetiker sind u. a. besonders gefährdet durch eine mangelhafte Aufnahme von Vitamin C im Körper und durch eine schlechte Mobilisierung von Vitamin A aus der Leber – aber auch durch eine erhöhte Bildung der gefährlichen ›freien Radikalen‹, auf die wir gleich noch ausführlich eingehen werden. Das kann bis zu Gefäßverengungen oder Katarakt oder auch gestörter Wundheilung führen.
- Auch sogenannte *›Antivitamine‹* können den Körper in einen Risikobereich bringen. Die Rede ist von Substanzen, welche den Stoffwechsel stören und damit die notwendige Aufnahme von Vitaminen: *rohes Eiweiß von Eiern,* aber auch von vielen *rohen Fischen* zersetzt Vitamin B_1 (Thiamin) durch ein Enzym, die Thiaminase. Deshalb: Möglichst Eiweiß immer nur erhitzt genießen!
  Auch eine ganze Reihe von Medikamenten wirkt als ›Vitamin-Antagonist‹ (Gegenspieler). Wir kommen in einem Extra-Abschnitt noch darauf.

Schutztruppe im Kampf gegen ›freie Radikale‹

Die Aufgaben der Vitamine im Körper sind unglaublich vielfältig und noch längst nicht alle enträtselt. Vitamine sind, wie schon erwähnt, unentbehrlich beim Aufbau der Enzyme, die im Körper überall und rund um die Uhr arbeiten, damit sämtliche Stoffwechselvorgänge, die Blutbildung, die Ernährung von Nerven und Gehirn, die Herstellung von Hormonen etc., reibungslos ablaufen und jede einzelne Zelle bekommt, was sie gerade braucht.

Nach neuen Forschungen haben Vitamine aber noch eine – oft lebensrettende – Bedeutung: als Schutztruppe im Kampf gegen sogenannte *›freie Radikale‹*. Das sind, vereinfacht gesagt, chemisch aggressive Zellgifte, sauerstoffhaltige Moleküle, die Zellen bzw. deren Membranen angreifen und zerstören können. Es gibt Hinweise dafür, daß jede Zelle unseres Körpers täglich rund 10000 Attacken dieser aggressiven ›Radikale‹ zu widerstehen hat.

Begünstigt wird deren Vernichtungswerk z. B. durch Strahleneinwirkung, Medikamente, aber auch durch Genuß- und Umweltgifte. Solch ›radikaler‹ Sauerstoff (nicht zu verwechseln mit dem unentbehrlichen Sauerstoff unserer Atemluft) läßt Fettsubstanzen in Zellen buchstäblich ›ranzig‹ werden, sie oxidieren. Zu unserem Glück kann er aber von den ›antioxidativen‹, sprich Schutz-Vitaminen E und Beta-Carotin gefangengenommen, unschädlich gemacht werden. Oder die Vitamine schützen die Zellen erfolgreich, indem sie den Angriff der Radikale abblocken. Zusätzlich benutzen unsere Abwehrzellen des Immunsystems den dritten ›Verteidiger‹, das Vitamin C, als Antioxidans. Die antioxidativen Vitamine wirken auch entzündungshemmend. Und sie bremsen die Alterung der Zellen.

Geschieht das alles aber nicht, weil nicht genügend Vitamine zur Verfügung stehen, dann läßt die gesamte Körperabwehr nach, bricht schließlich zusammen, und die Zellgifte können ihr Zerstörungswerk ungehindert vollenden. Im schlimmsten Fall erleidet der Betroffene dann einen Herzinfarkt oder einen Krebs.

15 Studien laufen zur Zeit weltweit, die *beweisen* sollen, daß die genannten Vitamine wirklich ›antioxidativ‹ wirken, d. h., vor den Sauerstoff-Radikalen schützen. Künftig könnten sie dann auch *vorbeugend* (präventiv) eingesetzt werden, als *›Radikalfänger‹*.

Aber dazu müssen wir uns auch wirklich genügend Vitamine einverleiben! Nach einer neuen Statistik sind jedoch in der EG schon 65% der Lebensmittel industriell bearbeitet (und damit arm an natürlichen Vitaminen). In den USA sollen sogar schon über 90% der Menschen ›Industriekost‹ essen.

Angesichts der Tatsache, daß unser Vitaminbedarf (und Mineralienbedarf) schon deshalb zu ›Reparaturzwecken‹ erheblich höher geworden ist, weil uns Umweltbelastungen aller Art, Gifte in der Nahrung, in der Luft, im Wasser, Abgase, Schwefeldioxid, Ozon, Nitrat, aggressive Lösungsmittel, Suchtgifte usw., schwer zusetzen, könnte sich da eine Katastrophe zusammenbrauen.

Nur wer sehr vollwertig und ausgewogen ißt, kann hier entstehende Mängel ausgleichen. Sobald jedoch eine Lebenskrise auftaucht, von der Infektion, dem Unfall und der Operation bis zum Verlust des Arbeitsplatzes oder eines geliebten Menschen (und dem damit verbundenen Superstreß), dann reicht die normale Schutzstoffversorgung bestimmt nicht mehr aus.

Die fettlöslichen Vitamine

VITAMIN A (Retinol) – empfohlene Tagesmenge: 0,9 bis 2,7 mg.

Wirkungsweise: Hilfreich bei Aufbau, Erhaltung und Schutz der ›umhüllenden‹ Zellen und der Membranen unseres Körpers – sorgt für eine gesunde, geschmeidige Haut und vor allem für widerstandsfähige Schleimhäute in Mund, Lungen, Verdauungstrakt, Nieren, Blase und Geschlechtsorganen. Wenn es in idealem Maß vorhanden ist, arbeitet der mit Schleimhäuten völlig ausgekleidete Verdauungsapparat um so besser, und auch die Körperhaut ist im Bestzustand. Vitamin A schützt vor Infektionen (auch Pilzbefall!) und vor Umweltschäden.

Unentbehrlich ist es für Kinder beim Aufbau von kräftigen Zähnen, Knochen und Geweben, wichtig auch für die Blutbildung und die Fruchtbarkeit und die Schilddrüsentätigkeit. Als Bestandteil des ›Sehpurpurs‹ in der Netzhaut unserer Augen essentiell für Bildschirm-Arbeiter, Leute mit hohem Fernsehkonsum und Berufskraftfahrer.

In enger Wechselbeziehung mit Zink ist das Vitamin beteiligt an der Stärkung der Abwehr.

Mangelsymptome: Wachstumsstörungen bei Kindern (sehr häufig in der Dritten Welt zu beobachten), schlechte Wundheilung, trockene, rissige Haut, Akne, Schleimhautdefekte. Ein Mangel an Sehpigment kann zu Nachtblindheit führen, zu Störungen in der Fettresorption und Vitamin-C-Bildung, Erkrankungen der Bauchspeicheldrüse, Altersschwerhörigkeit, Geruchsverlust, Depressionen, Konzentrationsschwäche.

Gesundheitsnutzen: Wahrscheinlich Schutzvitamin gegen bestimmte Krebsarten. Als ›Hautschutz-Vitamin‹ wirksam bei vielen Hautschäden – (Akne!), Schuppen, Haarausfall, Anfälligkeiten von Schleimhäuten, vor allem der Luftwege (Bronchitis, Asthma, Allergien, Erkältungen), aber auch bei Darmkrankheiten. Hilfreich bei Müdigkeit, Brennen und Trokkenheit der Augen und Nachlassen der Sehschärfe. Auch bei Migräne und Kopfschmerzen. Verkürzt die Folgen von Infektionskrankheiten, fördert die Spermaproduktion sowie die Fruchtbarkeit von Frauen, weil es beteiligt ist an der Hormonbildung.

Achtung: Eine Überdosierung durch (selbstverordnete) Einnahme von Vitamin A als Medikament kann vergiften! Exzeß kann zu Erbrechen, Hautschäden, Anorexie (Magersucht), Kopfschmerzen und evtl. zur Mißbildung eines Embryos führen. Und sogenannte ›Hautbräunungspillen‹, die Carotine – also Provitamin A – enthalten, können bei längerem Gebrauch zu kristallinen Ablagerungen in der Netzhaut führen.

Natürliche Quellen: Vitamin A kommt in seiner aktiven Form nur in tierischer Nahrung vor – in Lebertran, Fischen, in Leber, Milch, Butter, manchen Margarinen, Rahm, Käse, Eidotter. Aber seine Provitamine, die *Beta-Carotinoide,* sind weit verbreitet in allen grünen, gelben und orangefarbenen Früchten und Gemüsen, voran Karotten, Orangen, Pfirsichen, Aprikosen, Holunderbeeren, in Melone, Kürbis, Paprika, Tomaten, Brokkoli, Grünkohl, Spinat, in Petersilie, Feldsalat, Hülsenfrüchten und Getreidekeimen.

Achtung: Die Umwandlung von Beta-Carotinoiden in Vitamin A klappt nicht 100%ig, so muß in der Nahrung zur Bedarfsdeckung sechsmal mehr Carotin enthalten sein als Vitamin A – das geht vor allem die Vegetarier an!

Küchentips: Die Aufnahme durch den Körper funktioniert um so besser, je mehr die Gemüse oder Früchte zerkleinert werden (Karotten z. B. sehr fein raspeln oder pürieren). Zur besseren Verfügbarkeit sollte Carotin immer mit etwas Fett zubereitet werden. Wichtig: Die vielgepriesenen doppelt ungesättigten Fettsäuren zerstören das Carotin. Deshalb besser einen Stich Butter oder einen Eßlöffel Rahm bzw. Olivenöl statt Distelöl oder Sonnenblumenöl drangeben ...

Der Tagesbedarf von Vitamin A wird schon durch ein Glas Karottensaft oder 1 Liter Milch oder 125 g Grünkohl oder drei mittlere Tomaten oder 50 g Brokkoli oder 1 Portion grünen Salat oder 150 g Spinat gedeckt oder durch 300 g Aprikosen oder ½ kleine Cantaloup-Melone. Vitamin A ist licht- und sauerstoffempfindlich, aber hitzestabil. Geraspeltes nicht länger stehenlassen! Die Küchenverluste schwanken zwischen 10 bis 20%.

VITAMIN D (Calciferol) – empfohlene Tagesmenge schwankt von 0,005 mg bis 0,075 mg.

Wirkungsweise: Es wird das ›Sonnenschein-Vitamin‹ genannt, weil es unter der Einwirkung von UV-Strahlen des Sonnenlichts unter der Haut aus einer Form von Cholesterin gebildet wird. Aber auch als ›Anti-Rachitis-Vitamin‹ bekannt, weil es die Resorption von Kalzium und Phosphor aus der Nahrung fördert und den wohlbalancierten Einbau dieser Mineralien in die Knochen. Vitamin D existiert in verschiedenen Formen. Es ist lebenswichtig für Wachstum und Entwicklung und Erhaltung von kräftigen Zähnen, Knochen, Sehnen und Bändern. Deshalb ist es unentbehrlich für Babys, Kleinkinder, Schwangere, Stillende und ältere Menschen!

Mangelsymptome: Rachitis, Wachstumsstörungen, krumme Beine, Trichterbrust, Knochenerweichung, Neigung zu Knochenbrüchen, Skoliose, in zunehmendem Alter Osteoporose, schlechte Zähne, dicke Knie und Knöchel. Aber auch Bluthochdruck, Muskelschwund, Nervosität. Eine gestörte Balance des Kalzium-Phosphor-Haushalts stört auch das Nervensystem und eine normale Blut- und Kreislauffunktion.

Überdosierung hat gefährliche Folgen: Durchfall, Gewichtsverluste, Nierenschäden, Übelkeit und Kalkablagerungen in weichen Geweben, z. B. den Gefäßen und Nieren (Arteriosklerose!).

Gesundheitsnutzen: Vitamin D hilft vorbeugen gegen Rachitis und Knochenerweichung bei älteren Menschen. Es sorgt für die Bildung und Erhaltung gesunder, kräftiger Zähne. Das Vitamin – das eigentlich ein Hormon ist – erfüllt seine Aufgaben optimal in Zusammenarbeit mit Vitamin A. Nach neuen Forschungen haben die beiden gemeinsam Schutzfunktionen gegen Hauterkrankungen wie Akne und Schuppenflechte (Psoriasis) und fördern die Zellatmung zugunsten einer Abwehrstärkung – auch gegenüber häufigen schweren Erkältungen.

Natürliche Quellen: In tierischer Nahrung liegt das natürliche Vitamin D_3 vor allem in Fleisch, Leber und Fischölen, sprich Lebertran, vor (hier sind D und A gemeinsam enthalten). Ferner in Heringen, Lachs, Thunfisch, Sardinen, Aal, Makrelen, aber auch in Eigelb, Butter, Käse, Milch, Rahm, guter Margarine. In pflanzlicher Nahrung ist es als Provitamin Ergosterin zu finden in Weizenkeimöl, Spinat, Kohl, Pilzen, Hefe, Getreidesprossen und Sonnenblumenkernen.

Bei abwechslungsreicher Vollwert-Ernährung ist der Bedarf an Vitamin D leicht gedeckt, z. B. mit 50 g Hering oder einem Ei oder 300 g Kalbfleisch oder einem Teelöffel Lebertran. Als Medikament ist es toxisch und gehört in die Hand des Arztes!

Alten Menschen wird geraten, sich im Winter möglichst viel *am Fenster ins Licht zu setzen.* Für gesunde kleine und große Leute ist der Schneespaziergang die allerbeste Knochenmedizin. Stubenhocker können Defizite erleiden!

Küchentips: Beim Grillen und Braten von Fisch können bis zu 95 % des Vitamins D verlorengehen. Also besser im eigenen Saft dünsten oder in der Folie zubereiten.

Durch lange Einnahme der ›Pille‹ entsteht häufig ein Defizit, das bewußt mit der Küchenmedizin ausgeglichen werden sollte. Auch zu Beginn einer Erkältung kann es sehr hilfreich sein, auf einen Speisezettel zu achten, der Vitamin D, Vitamin A und Vitamin C reichlich enthält.

Wer zu einer Übersäuerung des Magens neigt, die im schlimmsten Fall ein Geschwür verursachen kann, sollte checken, ob er genug Vitamin D mit der Nahrung bekommt – das die Säure abzumildern vermag.

VITAMIN E (Tocopherol) – empfohlene Tagesmenge: 8 bis 15 mg. Der Bedarf steigt bei Schwangerschaft, Leistungssport, Schwerarbeit und im Alter stark an.

Wirkungsweise: Dieses ›*Antioxidations-Vitamin*‹ schützt die wertvollen mehrfach ungesättigten Fettsäuren (wie Linolsäure), indem es deren Abbau durch Sauerstoffeinwirkung – Oxidation – verhindert. Es wirkt als Schutzstoff bei unzähligen biochemischen Vorgängen in Zellen und Zellwänden, bewahrt sie vor Zerstörung. Es ist zur Zuckerspeicherung notwendig, unterstützt die ungestörte Bildung von Vitamin A, Proteinen, Enzymen und Hormonen.

Vitamin E gilt nicht nur als Fänger von freien Radikalen (siehe vorigen Abschnitt des Buches), sondern es unterstützt auch in Zusammenarbeit mit Selen die Bildung von Antikörpern und Freßzellen der Abwehr, z. B. bei Infektionen.

Es fördert den Energiestoffwechsel, sorgt für richtiges Gewebewachstum und die Gesundheit der roten Blutkörperchen, vor allem bei Babys. Deshalb wird Vitamin E heute therapeutisch eingesetzt bei Neugeborenen, deren rote Blutkörperchen nicht richtig ausgereift sind und deren Mütter nicht stillen können (die Muttermilch enthält bis zu viermal soviel Vitamin E wie Kuhmilch).

Auch der Vitamin-B-Komplex und Vitamin C sind vor Oxidation geschützt, wenn Vitamin E im Verdauungstrakt reichlich vorhanden ist. Weil das Vitamin E ein Überangebot an Fett forciert in Energie umwandeln kann, gilt unter Kennern z. B. das Vollkornbrot mit Butter als Idealnahrung für Sportler und Schwerarbeiter. Denn: Vitamin E im vollen Getreide hilft, das Butterfett beschleunigt in Energie (Kraft) umzusetzen!

Mangelsymptome sind zwar selten, können aber beispielsweise auftreten, wenn *zu große Mengen* der (so heftig gegen Arteriosklerose propagierten) mehrfach ungesättigten Fettsäuren, z. B. Linolsäure, gegessen werden – auch in bestimmten ›Gesundheits‹-Magarinen. Je mehr ungesättigte Fettsäuren, desto höher nämlich der Vitamin-E-Bedarf. Eine starke Erhöhung des Linolsäurekonsums, etwa zur Senkung des Cholesterinspiegels empfohlen, ist also nur zuträglich, wenn die Vitamin-E-Zufuhr ebenfalls entsprechend erhöht wird. (Bei ca. 12 g Linolsäureaufnahme besteht ein Vitamin-E-Bedarf von 12 bis 15 mg am Tag.) »Sonst fördert nämlich diese ›Herzprophylaxe‹ den Herzinfarkt eher, als daß sie ihn verhütet« (Dr. Felix Kieffer, Bern). Eine wissenschaftliche Erkenntnis, die dazu geführt hat, daß manchen Margarinen jetzt reichlich Vitamin E beigemischt wird ...

Mangel an Vitamin E kann bei Kindern, Jugendlichen und Alten, die sich nicht vollwertig ernähren, zu Wachstums- und Entwicklungshemmungen führen, zum Zerfall von roten Blutkörperchen. Und bei Erwachsenen zu Stoffwechselstörungen, die eine richtige Ausnützung verschiedener Aminosäuren sowie die Fettverdauung behindern.

In sehr seltenen Fällen kommt es zu Gallenblasen- und Pankreas-Entzündung, zu Sterilität bei Männern oder Neigung zu Fehlgeburten bei Frauen. Ein größeres Defizit an Vitamin E vermindert auch die Bildung von Antikörpern und Freßzellen im Immunsystem.

Gesundheitsnutzen: Weil der Rohstoff – Pflanzenöle – relativ preiswert ist, witterten die Hersteller von Vitamin E zu ›therapeutischen Zwecken‹ mit Recht ein immenses Geschäft.

Dem braven Vitamin werden so viele märchenhafte Eigenschaften angedichtet, daß es schwierig ist, Dichtung und Wahrheit um diese ›Wunderdroge‹ noch auseinanderzuhalten. Auf jeden Fall wurde es spätestens nach Tschernobyl zum Bomben-, sprich Milliardengeschäft. Denn Untersuchungen ergaben, daß Tocopherol nicht nur die schädlichen Wirkungen von oxidierten (ranzigen) Nahrungsfetten verhüten kann, sondern auch die Bildung von ›Fettperoxiden‹, die in den Zellen selbst entstehen können, z. B. nach Röntgenbestrahlungen, aber auch nach radioaktiver Belastung aus der Umwelt. Außer einem gewissen Strahlenschutz – der auch auf die Auswirkungen des ›Ozonloches‹ zutreffen soll – kann Vitamin E offenbar den *Alterungsprozeß* bei körperlich stark geschwächten Menschen aufhalten (Untersuchung von Prof. Volker Böhlau, Bad Soden). Das soll angeblich auch die ›Ernährung‹ der Keimdrüsen mit einbeziehen, so daß Vitamin E von der Werbung auch als ›Liebes- und Sexualvitamin‹ hochgejubelt wird.

Wenn man nur das Wichtigste aus vielen hundert Veröffentlichungen herauszieht, dann kann Tocopherol als Anti-Thrombose-Mittel wirken, weil es den Blutfluß beschleunigt. Es kann Herz und Gefäße stärken und sie durch seine antioxidative Wirkung vor Verkalkung schützen. Es senkt den Bedarf an Schmerzmitteln, bewährt sich gut bei Muskelkater und Hexenschuß und ›restless legs‹ (Krämpfen in den Beinen) und in hohen Dosen, von der Kasse leider nicht bezahlt, in der Rheuma-Therapie (nach Prof. Dr. Klaus Miehlke, Wiesbaden). Es unterstützt eine schnelle Wundheilung und wird mit Erfolg bei der Behandlung von Handkontrakturen eingesetzt. Nach neuen Erfahrungen kann Vitamin E den Verlauf des Altersstars verzögern und auch ein gewisser Infektionsschutz sein – offenbar auch gegen Viren.

Aber **Achtung:** Menschen mit *hohem* Blutdruck sollten Vitamin E keinesfalls in hohen Dosen (aus der Apotheke) eigenmächtig einnehmen, sondern nur mit der Nahrung zuführen. Denn das Vitamin kann den Blutdruck noch stärker erhöhen!

Natürliche Quellen: Kein gesunder Mensch, der sich vollwertig und abwechslungsreich ernährt, muß Vitamin E aus der Apotheke holen. Es kommt in Spuren fast in jedem Lebensmittel vor. Allerdings nur in relativ niedrigen Dosen in tierischem Fett, sprich in Fleisch, Fisch, Leber, Eidotter und Butter. Dagegen schenken uns viele Pflanzen den wertvollen Schutzstoff geradezu üppig: allen voran Weizenkeime. Dann Vollgetreide, Nüsse, Soja, grünes Gemüse, Hülsenfrüchte, besonders Linsen, Bohnen, Erbsen, Avocado, Sellerie, Lauch, Erbsen, Grünkohl.

Zur Deckung des täglichen Bedarfs reichen bereits 20 g Hafer im Müesli oder zwei Tagesportionen frisches Gemüse oder eine Handvoll Nüsse oder Mandeln – oder nur ein kleiner Eßlöffel Weizenkeim- oder Maiskeimöl – oder 100 g Mungbohnen-Sprossen.

Merke: Beim Keimen von Weizen oder Mungbohnen verdreifacht sich der Vitamin-E-Gehalt während des Sprießens.

Küchentips: Vitamin E ist empfindlich gegen Licht und Luftsauerstoff. Da es relativ instabil ist, geht es beim Raffinieren von Speiseölen verloren. Also: Ausschau halten nach kaltgepreßten ›Virgin‹-Ölen. Beim Tiefgefrieren wird Vitamin E zu einem hohen Prozentsatz zerstört und geht innerhalb von zwei Monaten um bis zu 77 % verloren! Nach der Organuhr ist für die Aufnahme von Vitamin E die beste Zeit der Abend. Deshalb: Zum Abendessen in Salate oder Gemüse einen Löffel kaltgepreßtes Weizenkeimöl geben!

VITAMIN K (Phyllochinon) – empfohlene Tagesmenge: 300–500 Mikrogramm – Mehrbedarf bei Schwangeren.

Wirkungsweise: Das ›Blutgerinnungsvitamin‹ kommt in der Natur in zwei Formen vor – Vitamin K_1 und K_2. Es ist noch nicht völlig erforscht – soviel aber ist gewiß, daß es bei gesunden Erwachsenen hauptsächlich vom Körper selbst durch Dickdarmbakterien gebildet und dann ins Blut aufgenommen wird. Kleine Säuglinge haben noch keine Darmbakterien, weshalb Vitamin K in der Muttermilch reichlich vorhanden ist. Im Fall von Blutungen brauchen die Babys Extra-Vitamin K.

Der Bedarf an diesem Vitamin ist zwar sehr gering – aber auch die Speicherfähigkeit im Körper. Schon wenige Tage nach einer Vitamin-K-freien Ernährung ist die Blutgerinnungszeit deutlich verlängert. Vitamin K ist durch die Bildung von ›Prothrombin‹, der Vorstufe des Gerinnungsenzyms ›Thrombin‹, unentbehrlich für die normale Blutgerinnung, stoppt Blutungen, schließt rasch kleine Wunden, löst spontane Heilkräfte bei Verletzungen aus. Das Vitamin ist auch beteiligt an der Kalkeinlagerung in den Knochen, also mitverantwortlich für deren Festigkeit, wirkt mit am Kohlenhydrat- bzw. Glukosestoffwechsel, und es ist von großer Bedeutung für eine normale Leberfunktion. Auch in Sachen Vitalität und Langlebigkeit soll es eine Schlüsselrolle spielen.

Mangelsymptome: Wenn die Darmbakterien geschädigt sind, zum Beispiel unter dem Einfluß von Antibiotika, Sulfonamiden oder langfristigem Mißbrauch von Abführmitteln, muß diese Darmflora möglichst rasch wieder aufgebaut und eventuell Vitamin K sorgsam zugeführt werden. Auch bei Gallen- und Lebererkrankungen (Gelbsucht!), wenn kein Gallensaft fließt, ist die Vitamin-K-Versorgung gefährdet, denn das fettlösliche Vitamin ist ja von der Fettverdauung (durch den Gallensaft) abhängig.

Bei einer Verlängerung der Blutgerinnungszeit (Gerinnungstest vor Operationen, Leberblindpunktionen, schweren Geburten, Schwangerschaftsunterbrechungen etc.) muß mit Vitamin K behandelt werden. Menschen, die nach einem Herzinfarkt ›Antikoagulanzien‹ bekommen, die das Blut verdünnen, müssen auch auf ihren Vitamin-K-Spiegel beobachtet werden.

Gesundheitsnutzen: In der ärztlichen Therapie wird Vitamin K z. B. eingesetzt bei schweren Menstruationsstörungen, bei Blutungsneigung im Auge, bei Anfälligkeit zu Schlaganfällen. **Achtung:** Vitamin K als Arznei ist in hohen Dosen giftig! Keine Selbstmedikation!

Wer sich gut ernährt (mit den untenstehenden Quellen) und außerdem für eine gepflegte Darmflora sorgt – mit Hilfe von Joghurt, Kefir, Dickmilch, Sauerkraut, kurz allem, was Milchsäure enthält – und seine Galle nicht durch übermäßig viel Fett strapaziert, der wird auch einen guten Vitamin-K-Spiegel haben.

Natürliche Quellen: Reichlich in allen grünen Blattgemüsen (Spinat, Mangold, Feldsalat, Lauch, grüne Salate, Brennesselspinat [!], Alfalfa), in Kelp-Algen, auch in Kohlarten, Tomaten, Hülsenfrüchten. Dagegen sehr gering nur in Wurzelgemüsen, Früchten und Getreiden, mit Ausnahme von Hafer. Weil die Tiere Grünes fressen, findet sich Vitamin K auch in fetthaltigen Milchprodukten, Vollmilch, Butter, Käse, Rahm, Quark, sowie in Fisch und Leber.

Küchentips: Gegen Hitze (bis ca. 120 °C) ist das Vitamin relativ unempfindlich, helles Tageslicht aber zerstört es. Deshalb die Gemüse und Salate immer abgedeckt im Dunklen liegen lassen. Auch Alkalien (Natron) und starke Säuren (zuviel Essig) zerstören Vitamin K.

Die wasserlöslichen Vitamine

Der Vitamin-B-Komplex

Der Name sagt es schon. Sie sind eine große Gruppe, ein Clan, der zusammenhält und immer zusammengehört. Sie unterscheiden sich von anderen Vitaminen u. a. dadurch,

- daß jede Zelle sie braucht;

- daß alle Mitglieder im Team verwandte Funktionen haben – nämlich als Bestandteile von Koenzymen lebenswichtige Stoffwechselvorgänge mitzusteuern;
- daß sie meist gemeinsam in den gleichen Nahrungsmitteln vorkommen. Die reichsten Vitamin-B-Quellen sind Vollkornprodukte und Bierhefe, Leber und mageres Fleisch.

Die B-Komplex-Vitamine sind hochaktiv damit beschäftigt, den Körper mit Energie zu versorgen. Sie verwandeln die Kohlenhydrate in Glukose und sind lebenswichtig am Fett- und Eiweißstoffwechsel beteiligt. Boris Becker z. B. sieht in Vitamin B_{12}, wie andere Spitzensportler auch, eine sehr gute Alternative anstelle der verbotenen Anabolika.

Alle gemeinsam sind die B-Vitamine unersetzlich für Gehirn und Nerven, ohne sie gibt es keine geregelte Verdauung, und nur mit ihnen sind Haut und Haare, Augen, Mund, Leber und rote Blutkörperchen richtig gesund.

Auch dies verbindet sie: daß in Streßsituationen und bei Alkoholmißbrauch mehr B-Vitamine gebraucht werden und daß sie kaum gespeichert werden können. Sie müssen ständig, am besten täglich, mit der Nahrung »nachgeschoben« werden – und zwar alle zusammen (was nicht schwierig ist). Es ist nur in Ausnahmefällen sinnvoll, einzelne B-Vitamine therapeutisch, etwa B_6 oder B_{12}, zu nehmen, *wenn der B-Komplex nicht dazukommt.* Fehlt ein B-Vitamin, dann wirken die Zellensysteme schon nicht mehr perfekt, und das kann bereits die Abwehr schwächen. Grundsätzlich sollte einer gesunden Darmflora zuliebe, die vielfach am Aufbau der B-Vitamine mitbeteiligt ist, für eine enzymreiche, regenerierende Vollwerternährung gesorgt werden mit viel Rohkost, Sprossen, Keimen und Milchsäure (aus Joghurt oder Sauerkraut etc.).

Wer sehr gut mit B-Komplex-Vitaminen versorgt ist, ist psychisch ausgeglichen, strahlt Optimismus aus, stellt sich auch Lebenskrisen mit mehr Mut und läßt sich nicht so leicht unterkriegen. Diese Erkenntnis nützen auch Geriatriker bei der Vitamin-B-Behandlung von Senioren gern aus.

VITAMIN B_1 (Thiamin) – empfohlene Tagesmenge: 1 bis 1,6 mg.

Wirkungsweise: Das ›Anti-Beri-Beri-Vitamin‹ (siehe auch Abschnitt über Reis) wird auch ›Gute-Laune-Vitamin‹ genannt, weil es die Seele aufhellt. Es ist unentbehrlich für die gut funktionierende Wechselwirkung zwischen Gehirn, Nerven und Muskeln, also für körperliche und geistige Leistungsfähigkeit. Es hilft Kindern, besser zu lernen, und älteren Menschen, einen Lebensabend in geistiger Frische und frei von Depressionen zu verbringen.

Aber Vitamin B_1 wird als Koenzym auch für den vollständigen Zuckerabbau in den Zellen gebraucht, d. h. für die Umwandlung von Kohlenhydraten in Energie. Und es spielt eine Rolle bei der Synthese von Fettsäuren und beim Cholesteringleichgewicht. Ohne Thiamin würde weder der Herzmuskel kräftig arbeiten noch die Verdauung richtig klappen.

Mangelsymptome: Da ist eine ganze Liste sogenannter ›Zivilisationskrankheiten‹: Müdigkeit, Nervosität, Migräne, Depressionen, Konzentrationsschwierigkeiten, Appetitlosigkeit oder Heißhunger auf Süßigkeiten, Neigung zu Infektionen, Haarausfall, Akne. Bei schwerem Mangel: stark verlangsamter Puls und Herzschlag, Herzschwäche, Bauchkrämpfe, Übelkeit, mangelnde Koordination von Beinen und Armen, geistige Verwirrung, Gedächtnisschwäche. Auch hohe Cholesterinwerte werden mit B_1-Mangel in Verbindung gebracht!

Die Symptome verschärfen sich vor allem, wenn sehr *einseitig* sogenannte *raffinierte* Nahrungsmittel gegessen werden. Das heißt, viel Zukker, Weißmehlprodukte, Kuchen, polierter Reis und wenig Vollwertkost. Auch das Fehlen von hochwertigem Eiweiß stört die Vitamin-B-Versorgung. Steil steigt der Thiamin*bedarf* außer bei hohem Verzehr von Zucker und Süßigkeiten auch bei Alkoholmißbrauch an. Vitamin B_1 wird dann vom Körper nicht mehr aufgenommen. Übermäßiger Kaffeegenuß ist auch B_1-schädlich.

Es ist nicht verwunderlich, aber doch erschreckend, daß laut DGE (Deutsche Gesellschaft für Ernährung) ein beträchtlicher Teil unserer Bevölkerung, zumal Kinder, Jugendliche und alte Menschen, regelrecht mit Thiamin unterversorgt sind! Dabei wäre der Mangel durch vernünftige Ernährung und die Reduzierung des Alkoholkonsums leicht zu beheben. Forscher berichten oft von kleinen Wundern, die sich bei Menschen vollziehen, wenn die geleerten Speicher von Thiamin (z. B. durch Alkohol, Magersucht oder Hungerkuren, aber auch nach schwerem Durchfall oder Fehlernährung) wieder aufgefüllt werden.

Gesundheitsnutzen: Ein guter Thiaminspiegel sorgt für eine ausgeglichene Psyche. In den USA wird das Vitamin in Nervenkliniken viel zur Therapie angewendet und auch bei zurückgebliebenen Kindern mit Lernschwierigkeiten. In der Alkoholentwöhnung wird Thiamin unterstützend eingesetzt; in Fachveröffentlichungen heißt es, Thiamin habe schon manchem früheren *Alkoholiker das Leben gerettet.*

Weitere Einsätze von Thiamin: Als Aufbauvitamin für Spitzensportler, zur Schmerzdämpfung bei Zahnbehandlungen, Lumbago und Neuralgien, bei mangelhafter Magensaftbildung und zur Behandlung von Herpes. Im Tropenurlaub haben sich *zur Abschreckung von Moskitos* täglich 300 mg Thiamin bewährt.

Natürliche Quellen: Schweinefleisch, Leber, Geflügel, Milch, Eigelb, Vollkorn (Haferflocken!) und Naturreis, Buchweizen, Kartoffeln und vor allem Weizenkeime und Bierhefe. Der *tägliche* Bedarf an Thiamin wird schon gedeckt durch 20 g – einen gehäuften Eßlöffel – Bierhefe oder eine gute Portion mageren Schinken oder kalte Hühnerbrust mit Vollkornbrot oder 45 g Sonnenblumenkerne oder 50 g Mungobohnensprossen oder 90 g ungeschälten Sesam. Bierhefe, ein Eßlöffel voll täglich zum Anreichern vor dem Servieren übers Essen zu geben (aber nicht kochen!), das reicht meist aus, um kleinere Mängel an B_1 auszugleichen, zum Beispiel bei schnell wachsenden Kindern, Schwangeren, Stillenden, Leistungssportlern.

Küchentips: Weil Thiamin wasserlöslich ist, geht es verloren, wenn die B_1-haltigen Nahrungsmittel gewässert oder blanchiert werden oder das Kochwasser weggeschüttet wird. Auch durch Sauerstoff oder Hitze gehen bis zu 50 % kaputt. Also immer alles schnell und schonend zubereiten und sofort auf den Tisch bringen. *Nie Natron verwenden!* – Enzyme in Austern oder rohem Fisch zerstören Thiamin.

VITAMIN B_2 (Riboflavin) – empfohlene Tagesmenge: 1,2 bis 3 mg. Sie erhöht sich bei sehr fettreicher Nahrung!

Wirkungsweise: Das Energie- und auch Hautvitamin ist Bestandteil von rund 60 Enzymen. Es hat große Bedeutung für den gesamten Stoffwechsel, für die Umwandlung von Kohlenhydraten, Fetten und Proteinen in Nährstoffe, die dem Körper Energie und jeder Zelle Nahrung und Sauerstoff zuliefern. Ist zuständig auch für die Zellatmung und maßgeblich beteiligt am Wasserhaushalt des Körpers. Die Flavin-Enzyme sind unentbehrlich für den roten Blutfarbstoff, das Hämoglobin, und damit für die Eisenverwertung. Zusammen mit Vitamin A ›pflegt‹ Bioflavin Haut, Haare, Augen (hohe Konzentration in der Netzhaut) und schützt vor Star. Vor allem Kinder brauchen es lebensnotwendig mit der Nahrung!

Mangelsymptome: Erste Anzeichen sind kleine Wunden um Augen, Lider und Nase, Lichtempfindlichkeit, Hautausschläge, Schlaflosigkeit, eingerissene Mundwinkel, geschwollene Lippen. Das kann sich steigern bis zum Anschwellen der hochroten, brennenden Zunge und Schluckbeschwerden, dazu kommen brüchige Fingernägel, Haarausfall, Schmerzen auch in den Schleimhäuten der Vagina, Juckreiz, Atrophie. Auch Wachstumsstörungen bei Kindern können mit Vitamin B_2-Mangel zusammenhängen. Tierversuche weisen daraufhin, daß schwerer Vitamin-B_2-Mangel Mitverursacher bei einigen Formen von Krebs ist.

Gesundheitsnutzen: Kinder, die unter Ekzemen litten, wurden erfolgreich mit Riboflavin behandelt. In vielen Fällen von Sehstörungen und Augenentzündungen durch Fehl- oder Mangelernährung leistet es beste Dienste, natürlich auch Schwangeren. Nach Verletzungen, Unfällen, Operationen, bei Schilddrüsenüberfunktion und allen Arten von negativem Streß besteht ein stark erhöhter Bedarf. Vitamin B_2 vermag auch den Blutzucker bei Diabetikern günstig zu beeinflussen.

Achtung: Vermutlich zerstört ein Bestandteil des Tabakrauchs das

Riboflavin, darum müssen starke Raucher für einen guten Vitaminausgleich mit B_2 sorgen, ebenso die ›Pillenfrauen‹ und chronische Alkoholtrinker.

Natürliche Quellen: Zum Glück ist Vitamin B_2 in vielen vollwertigen Nahrungsmitteln reichlich vorhanden: neben Rind- und Geflügelfleisch, rohem Schinken und Leber vor allem in Eigelb, Vollmilch, Käse, Joghurt, Quark, auch in Bückling und Makrele, erfreulicherweise auch in Bierhefe und Hefebier in relativ hohen Dosen. Außerdem in Erbsen, Bohnen, Kartoffeln, Karotten, Pilzen, Erdnüssen, Brokkoli, Pflaumen, Blaubeeren, Äpfeln, Grapefruit und Zitronen.

Der Tagesbedarf ist schon gedeckt mit 100 g gedünsteter Kalbsleber oder ½ Liter Milch plus zwei kräftigen Vollkornbroten mit Butter und Käse oder einer Portion Hering mit Pellkartoffeln oder einem Gemüseteller mit Ei – oder einem einzigen Eßlöffel Bierhefe.

Merke: 100 g Weizenkörner haben 13 mg B_2 – aber 100 g Weizenkeimlinge (-sprossen) haben 54 mg!

Küchentips: Riboflavin ist relativ hitzebeständig, aber äußerst lichtempfindlich. Beim Kochen in offenen Töpfen wird es fast restlos zerstört – also nur mit sehr wenig Wasser garen und Deckel drauf! Milchflaschen in den dunklen Kühlschrank stellen, Gemüse auch dort lagern. Nie Natron zum Kochen verwenden, auch für Hülsenfrüchte nicht!

Und **merke:** Die *äußeren* Blätter von Salat- und Kohlköpfen enthalten fünfmal soviel B_2 wie die inneren. Je mehr zellulosehaltige Nahrung gegessen wird (Gemüse, Salate, Rohkost, Vollkorn), desto mehr B_2-Vitamin wird von den Bakterien des Darms gebildet. – 100 g Sojabohnen liefern nur 0,12 mg B_2, aber 100 g Soja*sprossen* 1,0 mg, also fast das Zehnfache.

VITAMIN B_3 (heute meist Niacin genannt bzw. Nicotinsäureamid) – empfohlene Tagesmenge: 9 bis 25 mg.

Wirkungsweise: Das dritte ›Energievitamin‹. Es ist ein Bestandteil lebenswichtiger Koenzyme, die ›Zündkerze‹, ohne die es keinen ordentlichen Stoffwechsel und keine Resorption von Eiweiß, Fetten und Kohlenhydraten gibt. Insgesamt ist Niacin an über 200 enzymatischen Vorgängen beteiligt, deren Aufgaben von der Kontrolle des Cholesterinspiegels im Blut über die Zellatmung bis zum gut funktionierenden Verdauungsapparat und zentralen Nervensystem reichen. Es erhält uns die geistige Gesundheit, die gesunde Haut, die Geschmackssensibilität der Zunge und die Elastizität von Schleimhäuten und Geweben. Niacin wird auch gebraucht bei der Synthese von Sexualhormonen.

Im Körper wird das Vitamin aus der Aminosäure Tryptophan hergestellt. Deshalb sind alle Lebensmittel besonders günstig, die sowohl Tryptophan als auch Niacin enthalten (siehe ›Natürliche Quellen‹). Bekommt der Körper zuwenig Tryptophan, dann bildet er auch zuwenig Niacin. Die Folge können schwere neurologische und psychologische Störungen, auch chronische Schlaflosigkeit sein. Aus 60 mg Tryptophan wird 1 mg Niacin gebildet.

Mangelsymptome: Im Anfangsstadium Muskelschwäche, große Müdigkeit, Appetitlosigkeit, Hautirritationen und -schwellungen unter Sonnenbestrahlung. Bei erheblichem Mangel: schlechte Magensäurebildung, starker Mundgeruch, Gaumenentzündungen, Übelkeit, häufige Kopfschmerzen, zitternde Hände, starke Nervosität, Schädigungen der Darmschleimhaut, Herz- und Nervenschwäche, blutige Durchfälle. Die klassische Niacin-Mangelkrankheit war Pellagra (›rauhe Haut‹, siehe Abschnitt ›Getreide‹). In Industrieländern ist sie kein Problem mehr.

Doch manche Verdauungsschwäche, die mit Entzündungen der Mund- und Darmschleimhaut einhergeht, kann vom Niacinmangel kommen. Ein Exzeß im Zucker- und Süßwarenverzehr leert den Niacinspeicher, auch Antibiotika zehren das Vitamin auf.

Gesundheitsnutzen: Ein Pionier der Vitamintherapie bei Rheuma, Arthritis, Gelenkentzündungen, Dr. William Kaufmann, setzte Niacin schon in den 30er Jahren erfolgreich bei Tausenden von Patienten ein – übrigens auch gegen Alterssteifigkeit und Gelenkschmerzen.

Als Begleittherapie bei der Behandlung von Psychosen und Delirien war in vielen Forschungsreihen Niacin ebenso nützlich wie während der Alkohol- und Nikotinentwöhnung. Das Vitamin hat sich bewährt bei der Mitbehandlung von Bluthochdruck, gegen Schmerzen und Krämpfe in den Beinen und gegen verfrühte Alterstaubheit. Auch in der Akne-Behandlung leistet es zusammen mit Vitamin A gute Dienste.

US-Ärzte raten ihren Migränepatienten, bei den ersten Anzeichen einer Attacke Niacin zu nehmen. Auch bei Abmagerungskuren verordnen sie gern das Vitamin – allerdings nie isoliert, sondern, wie auch andere B-Vitamine, stets zusammen mit dem B-Komplex.

Achtung: Wer zu Gicht neigt, sollte mit tierischer niacinhaltiger Nahrung etwas zurückhaltend sein!

Natürliche Quellen: Wie schon gesagt, ist eine tryptophanreiche Kost, also hochwertige Eiweißnahrung, erforderlich zur Niacinversorgung. Das heißt: alles magere Fleisch, Hühnerleber, Fische (Thunfisch!), Wild, wie Hase, Kaninchen, Lamm, Geflügel (!), auch Milch und deren Produkte und Eier. Daneben sind Bierhefe und Weizenkleie reich an Niacin, aber auch Vollkorn, Naturreis, Buchweizen, Erdnüsse (!) Mandeln, Hülsenfrüchte, Sojabohnen, Champignons, Kartoffeln, Spinat und Tomaten sowie Aprikosen enthalten kleine Mengen an Niacin.

Der Tagesbedarf ist gedeckt durch ein Hühnerbein oder 100 g Vollkorn-Müesli mit Aprikosen, 120 g geschnetzelte Kalbsleber, eine Portion Champignons mit Naturreis oder einen kleinen Löffel Bierhefe.

Küchentips: Niacin ist verhältnismäßig beständig gegenüber Licht, Hitze, Luftsauerstoff. Weil es aber wasserlöslich ist, sollten Gemüse nur sehr kurz gewaschen, nur in wenig Wasser gedünstet oder »chinesisch« geschmort werden. Kochwasser immer mitverwenden!

PANTOTHENSÄURE (Früher Vitamin B_5) – empfohlene Tagesmenge: 6 bis 10 mg. Der Bedarf ist stark erhöht bei Schwangeren, im Streß, bei Infektionen oder Verletzungen.

Wirkungsweise: Das »Antistreß-Vitamin« aus der B-Gruppe, quasi ein »Allrounder«, ist noch lange nicht in seiner ganzen Bedeutung erkannt, bzw. es bleibt meist als bloßes »Hautvitamin« verkannt. Es wird im Körper von den Bakterien der Darmflora synthetisiert.

Pantothensäure steht in enger Beziehung zur Nebenniere, sorgt in Streßsituationen für die angemessene Produktion von Kortison, scheint auch unentbehrlich zu sein für viele Hirnfunktionen, denn fast nirgends kommt das Vitamin in so hoher Konzentration vor wie im Gehirn.

Weil die Pantothensäure ein Baustein des Koenzyms A ist, hat sie eine zentrale Bedeutung für einen ungestörten Ablauf aller Stoffwechselvorgänge. Sie ist beteiligt an der Umwandlung von Kohlenhydraten, Fetten und Proteinen in Energie und am Aufbau anderer Vitamine, wie des wichtigen Riboflavins. Pantothensäure ist essentiell für die balancierte Bildung von Cholesterin, Steroiden und Fettsäuren – die alle wieder eine Schutzwirkung gegen Arteriosklerose haben.

Sie sorgt für geregelte Abläufe in der Verdauung, hat vor allem Leberschutzfunktion, spielt eine Rolle für gesundes Wachstum und die Entwicklung unzähliger Zellen, von roten Blutkörperchen, Nervenzellen und Abwehrzellen (sehr reiches Vorkommen in der Lymphe).

Professor Roger Williams, der die Pantothensäure entdeckte, kam in jahrzehntelanger Forschung zu der Erkenntnis, daß (zumindest in Tierversuchen) das Vitamin unser Leben um bis zu 18% verlängern kann. Auf jeden Fall weiß man, daß die Pantothensäure gegen vorzeitiges Altern von Haut und Haaren hilft (gegen Falten und Ergrauen) und daß sie die Haut bei starker Röntgenbestrahlung beschützt.

Mangelsymptome: Weil Pantothensäure in Pflanzen und Tieren, die wir essen, weit verbreitet ist (panto = griechisch: ›alles‹), entstehen schwere Mängel selten. Weil aber allein beim *»raffinierten« Mehl über 50% der Pantothensäure verlorengehen,* sind manche Symptome vermutlich heute noch gar nicht erkannt. Zu den gravierenden Mangelerscheinungen zählen: Depression, hohe Streßempfindlichkeit, Müdigkeit, Kopfschmerzen, ›brennende‹ Füße, Neigung zu Rheuma, Arthritis, schlechter Abwehr, chronischen Entzündungen der Luftwege und des Verdauungskanals, frühzeitigem Ausfallen oder Ergrauen der Haare, Hautentzündungen, vor allem aber Schwächen in der Gehirnleistung.

Gesundheitsnutzen: Pantothensäure beschleunigt die Antikörper-Bildung bei Infektionen, die Wundheilung von Geschwüren, Brand- oder Schürfwunden (mit Salben). In den USA wird das Vitamin nach Darmoperationen eingesetzt, um Verdauung und Stoffwechsel wieder in Schwung zu bringen. Auch Wadenkrämpfe werden damit erfolgreich behandelt.

US-Ärzte geben bei Schüben von Rheuma und Arthritis Pantothensäure-Injektionen, nachdem festgestellt wurde, daß Rheumatiker extrem niedrige Spiegel des Vitamins im Blut haben. Wer Streßsituationen besser bewältigen möchte, sollte die pantothensäurehaltigen Hauptnahrungsmittel reichlich auf den Tisch bringen! Ein Zuviel scheidet der Körper aus.

Natürliche Quellen: Innereien, vor allem Leber und Herz vom Kalb, sowie Geflügel (Pute!), mageres Rind- oder Schweinefleisch, Lachs, Eidotter, Milch und deren Produkte, Champignons, Kartoffeln, grüne Erbsen und Bohnen, Brokkoli, Spinat, Wassermelone, Buchweizen, Bierhefe, Weizenkeime, vor allem aber alles Vollkorn.

Achtung: *Haferflocken* als sehr gute Pantothensäure-Lieferanten werden nach der Organuhr optimal ausgewertet, wenn sie nachmittags nach vier Uhr gegessen werden. Nicht kochen, nur mit Milch anwärmen!

Vollkornbrote mit einigen Scheiben Putenbrustaufschnitt, ein Glas Milch, ein Omelett mit Champignons, eine Scheibe Leber mit Kartoffelbrei und Spinat oder Brokkoli, jedes dieser Gerichte deckt voll den *Tagesbedarf.*

Küchentips: Mindestens ein Drittel der Pantothensäure im Fleisch geht beim Kochen verloren – also möglichst nur kurz braten. Vollkornprodukte haben von diesem Vitamin über die Hälfte mehr als Weißmehlgebäck. Gemüse nie im Wasser liegenlassen. Pantothensäure ist empfindlich sowohl gegen Säure (Essig) als auch gegen Alkali (Backpulver).

VITAMIN B_6 (Pyridoxin) – empfohlene Tagesmenge: 2 bis 3,5 mg.

Dieses ›Verdauungsvitamin‹ ist als Koenzym ein Hauptdarsteller im gesamten Stoffwechsel. Es hilft bei der Versorgung der Leber und Muskeln mit Glykogen und bei der Verwandlung von Tryptophan in Niacin (siehe oben). Es wirkt mit beim Auf- und Abbau der Aminosäuren und bei der Verwertung der ungesättigten Fettsäuren im Organismus. Es hilft entscheidend mit bei der Aufnahme von Eisen aus der Nahrung und der Bildung der roten Blutkörperchen. Es sorgt für die Aufrechterhaltung vieler normaler Funktionen im zentralen Nervensystem und besonders für den Thymus, in dem die Abwehrzellen »zur Schule gehen«.

Fehlt B_6 im Gehirn, dann kommt es leicht zu depressiven Zuständen. Das Vitamin wird gebraucht für gesunde psychische Reaktionen bei Streß, ist beteiligt an der Regulierung des Streßhormons Serotonin. Es sorgt auch mit für ruhigen Schlaf. Der US-Forscher C. C. Pfeiffer schreibt, daß fehlende Traumerinnerung durch reichlich Vitamin B_6 zurückgeholt werden kann.

Als Team-Worker arbeitet B_6 eng zusammen mit Vitamin B_{12}, Folsäure und Pantothensäure und sorgt für die Verwertung von Magnesium und Zink.

Mangelsymptome: Sie sind so vielfältig wie die Aufgaben des Vitamins und ähnlich wie bei Vitamin-B_2-Mangel. Das beginnt mit Entzündungen der Mundschleimhäute, dicker Zunge, eingerissenen Mundwinkeln und Hautausschlägen. Bei Kindern zeigen sich öfter Mängel, wenn sie sehr einseitig, mit wenig Frischkost und viel erhitzter Fertignahrung abgefüttert werden. Das kann bis zu Wachstumsstörungen, Erbrechen, Muskelschwund, schwerer Zappeligkeit, Blutarmut, Lernschwäche und Schlafstörungen führen. Schwangere können an Krämpfen in den Armen und Beinen leiden sowie an Wasseransammlungen. Weitere Mangelsymptome können Depressionen, periphere Nervenentzündungen und starke Nervosität sein und bei kleinen Kindern z. B. Schallempfindlichkeit und Schreckhaftigkeit.

Über 20 % aller Frauen, welche die *Pille* nehmen, haben ein Vitamin-B_6-Defizit. Antibiotika, Röntgenbestrahlungen, Alkohol und Nikotin stören schwer die Vitaminverwertung im Körper, auch übermäßiger Kaffeegenuß! Bei Streß erhöht sich der Bedarf erheblich. Und wichtig ist auch dies zu wissen: Im Alter wird B_6 generell schlechter aufgenommen.

Gesundheitsnutzen: Weil offenbar eine Beziehung besteht zwischen B_6 und dem Cholesterinstoffwechsel, könnte nach neuen Forschungen das Vitamin bei der Bekämpfung von Arteriosklerose wirksam sein. Es wird medizinisch eingesetzt bei der Behandlung von psychischen Auffälligkeiten sowie bei (Schwangerschafts-)Erbrechen. Es wird oft erfolgreich verordnet als Therapie beim »PMS«, dem Prämenstruellen Syndrom, also Befindensstörungen vor der Menstruation, mit depressiver Verstimmung, Reizbarkeit, Migräne, Ödemen etc. Auch das Bronchialasthma, das »Karpal-Tunnel-Syndrom« der Hand und das sogenannte »Chinarestaurant-Syndrom« mit einer Überempfindlichkeit gegen Glutamat, werden z. T. erfolgreich mit Vitamin B_6 behandelt.

Als »natürliches Diuretikum« wird das Vitamin zur Entwässerung bei Ödemen eingesetzt. Solange B_6 nicht genau erforscht ist, warnen einige Wissenschaftler allerdings dringend vor (medikamentösen) Megadosen, weil diese keineswegs ganz harmlos sind.

Natürliche Quellen: Vitamin B_6 ist weit verbreitet in vollwertiger Nahrung, besonders reich in allen grünen Pflanzen (Gemüsen, Salaten), in Leber, Geflügel, Lamm, Rind und magerem Schwein, in Seefischen (zumal Heilbutt, Hering, Lachs!), Makrelen, Sardinen, in Milch(-produkten), Eigelb, in allem Vollkorn, auch Zuckermais, in Soja, Hülsenfrüchten, Kartoffeln, Karotten, Walnüssen, Erdnüssen, Weizenkeimen, Bierhefe. Aber auch in Bananen, Trauben, Rosinen, Feigen, Johannisbeeren und Honig sowie in Avocados.

Der tägliche Bedarf ist gedeckt durch eine köstliche Scheibe Lachs mit Kartoffeln und Salat oder durch ein viertel Brathuhn mit Beilagen. Vegetarier müssen da mehr aufpassen. Gut wären z. B. Vollkornbrote mit Quark und Kräutern und einem großen Obstsalat oder einer bunten Gemüse- oder Salatplatte sowie Weizenkeimen und Nüssen als Quelle.

Küchentips: B_6 ist wasserlöslich – also vorsichtig die Gemüse und Salate waschen. Es ist sehr empfindlich gegen UV-Licht; wenn Sonne auf die Milchflasche scheint, zerstört sie in zwei Stunden die Hälfte des Vitamin-B_6-Gehaltes. Auch *Sterilisieren,* (nicht *Pasteurisieren*) von Milch schadet dem Vitamin sehr. Beim Kochen, Braten, Pökeln können über 50 % des Vitamins verlorengehen. Merke: Vitamin B_6 ist ein Rohkost-Star!

BIOTIN – empfohlene Tagesmenge zwischen 0,16 und 0,4 mg.

Wirkungsweise: Seine Entdecker nannten es Vitamin H = wie Haut. Denn mit dieser Substanz war es möglich, schweren Haarausfall und Hautentzündungen zu beheben, deren Ursache – wie man feststellte – der Verzehr von größeren Mengen an rohem Eiklar war. Das im Ei-Eiweiß enthaltene Avidin verbindet sich mit dem durch die Darmbakterien hergestellten Biotin zu einem Komplex, den der Körper nicht aufschließen kann. (Die Untersuchungen wurden übrigens an Ratten, Mäusen, Hunden, Katzen, Nerzen, Füchsen, Schweinen und menschlichen Versuchskaninchen vorgenommen.)

Heute weiß man in der Forschung, daß Biotin als Koenzym eine Schlüsselrolle im gesamten Stoffwechsel spielt, mit viel Power die verschiedensten Zellen stimuliert. In Spuren kommt es fast in allen Geweben von Mensch und Tier vor. Es ist notwendig für Haut und Haare und Schleimhäute, für gesundes Wachstum und eine perfekt arbeitende Leber.

Biotin hilft bei der Herstellung von Fettsäuren, beim Aufbau von Fetten aus Glukose, bei der Energiegewinnung und einer angemessenen Ernährung des Gehirns. In Zusammenarbeit mit Hormonen hat es Streßschutzwirkung. Die Forschungen sind noch lange nicht abgeschlossen.

Mangelsymptome: Mängel können entstehen bei langer Behandlung mit Antibiotika oder Sulfonamiden, schwerem Mißbrauch von Abführmitteln oder Infusionen mit Lösungen, denen das Vitamin fehlt. Sie zeigten sich früher gelegentlich bei Patienten, die mit hohen Dosen von rohen Eiern ernährt wurden, etwa nach Verbrennungen.

Die ersten Anzeichen für erheblichen Biotinmangel sind Muskelschwäche und -schmerzen, Hautentzündungen, Säuglingsseborrhö (Milchschorf), Schlafstörungen, Übelkeit, Depressionen, ein niedriger

Hämoglobin- und ein höherer Cholesterinspiegel. Schwangere, Leistungssportler, vor allem aber schlecht ernährte alte Menschen können in Biotinmangel geraten.

Gesundheitsnutzen: Biotingaben haben sich bei Dermatitis und bei starkem Haarverlust (Glatze) bewährt.

Natürliche Quellen: Bierhefe (!), Innereien, vor allem Leber, Fisch, gekochte Eier, Milch und Käse, Schokolade, Gelée royale der Bienenkönigin (!), viele Kohlsorten, voran Blumenkohl und Brokkoli, grüne Blattgemüse, Pilze, Vollreis, Vollkornbrot, Sojamehl, Mandeln, Erdnüsse, grüne Erbsen (!), Hülsenfrüchte, grüne Kräuter, Spinat. Obst und die übrigen Gemüse sind meist sehr arm an Biotin.

Der Tagesbedarf ist mit einer vernünftigen Ernährung eigentlich immer gedeckt – da genügt schon eine große Salatplatte mit harten bzw. eine Gemüseplatte mit verlorenen Eiern o. ä., auch z. B. Leber mit Vollreis und Spinat.

Küchentips: Biotin ist recht hitzestabil, aber – wie alle B-Vitamine – wasserlöslich. Deshalb möglichst oft Rohkost auf den Tisch! Gemüse schonend im eigenen Saft oder mit sehr wenig Wasser dünsten oder schmoren. *Eier möglichst nicht roh – in welcher leckeren Form auch immer – auf die Tafel bringen.*

FOLSÄURE – empfohlene Tagesmenge: 0,2 bis 0,4 mg, in den USA 0,8 mg.

Wirkungsweise: In den 30er Jahren wurde Folsäure als neuer Wirkstoff gegen Anämie aus Leber, Hefe und Spinat isoliert. Später erkannten die Forscher, daß Folsäure als ›Anti-Anämie-Vitamin‹ immer eng mit Vitamin B_{12} zusammenspielt: Beim Stoffwechsel (Eiweißverdauung, Ausnützung von Aminosäuren) und bei der Entwicklung und Reifung der roten Blutkörperchen. Folsäure sorgt mit für den Sauerstofftransport durch das Hämoglobin.

Die Folsäure ist eines unserer *wichtigsten* Vitamine überhaupt. Sie ist unentbehrlich bei Zellteilung und Zellneubildung und ist der große ›Macher‹ beim Aufbau von Zellkerneiweiß. Das heißt, sie ist essentiell für die Synthese von DNS und RNS, die Grundlagen der Vererbung sind und genetische Informationen in jede Zelle tragen. Auch beim Aufbau der Darmschleimhaut und der Organisation der Verdauung ist Folsäure eng verbandelt mit Vitamin B_{12}.

Mangelsymptome: In allen Lebensphasen mit beschleunigtem Zellwachstum wie Schwangerschaft, Stillzeit, Kindheit, Jugend, aber auch im Alter, wo Regeneration gefragt ist, wird vermehrt Folsäure gebraucht. Der Körper deckt zwar seinen *normalen* Bedarf mit Hilfe seiner Bakterienflora im Darm; wird aber viel mehr Folsäure als vorgesehen benötigt und nicht mit der vollwertigen Nahrung zugeführt, so kommt es relativ rasch zu Mangelerscheinungen: Blutarmut, Erkrankungen des Magen-Darm-Traktes mit Durchfällen, rote Zunge, Schleimhautschäden, vor allem im Mund und im Darm. Und was sehr bedenklich ist: Reifungsstörungen sowohl der weißen wie der roten Blutkörperchen. Die Abwehr ist geschwächt, die Regenerationskräfte lassen nach, es kommt zu Konzentrations- und Denkschwäche und zu rheumatischen Beschwerden. Auch die Entwicklung bestimmter Hormone wird mit dem Folsäurespiegel in Verbindung gebracht.

Kaum zu fassen: Zahlreiche Untersuchungen haben ergeben, daß ein Folsäuremangel in der Bundesrepublik in großen Bevölkerungsgruppen das *Haupternährungsproblem* darstellt. Dabei ist nichts einfacher als eine gute Folsäureversorgung mit dem, was auf den Teller kommt, weil die Natur sie uns in hundert guten Sachen schenkt (siehe unten).

Wie die WHO berichtet, ist ein Drittel bis die Hälfte aller schwangeren Frauen in den letzten drei Monaten vor der Entbindung mit Folsäure unterversorgt! Und viele von ihnen bekommen ›Mangel‹-Kinder.

Achtung: Chronischer Eisenmangel und die Antibabypille stören auch die Folsäure*verwertung* erheblich! Antibiotika und Sulfonamide sowie starke Schlafmittel (Barbiturate) machen die Bildung des Vitamins im Darm unmöglich.

Gesundheitsnutzen: Nach schweren Durchfallerkrankungen, wie Salmonelleninfektion, Ruhr etc., sollte unbedingt mit Folsäure nachgeholfen werden. Gute Erfolge haben US-Ärzte mit der Folsäure-Substitution bei Magen- und Beingeschwüren, bei Arteriosklerose und Menstruationsproblemen.

Bei Neigung zu Frühgeburt wird Folsäure therapeutisch schon vor Beginn der Schwangerschaft gegeben. Krebsgefährdete Frauen mit Schleimhautveränderungen an Muttermund und Gebärmutter werden erfolgreich mit hohen Dosen des Vitamins behandelt. – Mütter, deren Kinder blutarm sind und schlecht wachsen, nur mühsam lernen, sich nicht konzentrieren etc., sollten sorgfältig darauf achten, daß die Kleinen a) genügend Eiweiß und b) sehr reichlich Vollkornprodukte und viel frisches Grünes bekommen!

Natürliche Quellen: Nichts leichter als das! Folsäure ist reichlich enthalten in Weizenkeimen und Bierhefe, in Leber, magerem Fleisch, Milch, Käse, in allen dunkelgrünen Blattgemüsen und Salaten wie Spinat, Mangold, Feldsalat, Petersilie, auch in so gut wie allen Kohlsorten, voran Grünkohl, Brokkoli, Kohlrabi, Wirsing, Rosenkohl, in Kartoffeln, Hülsenfrüchten, Mandeln, Wal-, Para-, Hasel- und Erdnüssen, in Zitrusfrüchten und Bananen und ganz besonders reichlich im vollen Korn von Weizen und Roggen sowie in Sprossen und Keimen.

100 g Kopfsalat oder Romana, mit den grünen Außenblättern, soweit möglich, und mit Zitrone angemacht, liefern 1,9 mg – also fast das Zehn-

fache der erforderlichen *Tagesmenge* – an Folsäure. 10 g Bierhefe (ein kleiner Eßlöffel) reichen aus, um den Tagesbedarf zu decken, zwei Vollkornbrote mit Käse, dazu eine Portion Feldsalat mit Nüssen oder Chicorée mit Orangen – das sind ideale Folsäurespender!

Küchentips: Folsäure ist *sehr* UV- und lichtempfindlich. Bei Wässerung von Salaten und Gemüsen gehen bis zu 90% (!) verloren, durch Hitze 50%. Im Kochtopf wandert die Folsäure fast völlig ins Kochwasser. Also: Nur sehr schonend garen, Kochwasser mitverwenden. Am besten: Viel Rohkost aus den genannten Salaten und Gemüsen bereiten, direkt vor dem Essen herrichten und die knackigen Salate etc. immer im dunklen Kühlschrank aufheben, möglichst aber noch am Einkaufstag frisch verbrauchen!

CHOLIN und **INOSIT,** zwei Familienmitglieder des Vitamin-B-Clans, werden von den US-Forschern gern die ›Fettkiller‹ genannt. Sie sorgen dafür, daß Fette im Organismus flüssig bleiben und sich nicht anstauen und ablagern in lebenswichtigen Organen oder Blutgefäßen, sondern die letzten Zellen mit den für sie unentbehrlichen Fettsäuren versorgen.

CHOLIN und INOSIT arbeiten stets eng zusammen und finden sich beide in hoher Konzentration als Bausteine *in Lezithin.* Cholin ist vor allem enthalten in Leber und Galle, aber auch in Sperma. Es hat ›lipotrope‹ Wirkung und Schutzfunktion, d. h., es verhindert die Verfettung u. a. der Leber und übrigens auch die Bildung von Gallensteinen. Cholin sorgt darüber hinaus schützend für die ›heile Welt‹ in den Nervenzellen und im ganzen Netz der Nerven und im Knochenmark. Es ist entscheidend beteiligt an der Übermittlung von Nervenimpulsen.

CHOLIN wird nur ausreichend gebildet, wenn als Enzymträger auch Vitamin B_{12} und Folsäure anwesend sind. Therapeutisch wird es heute eingesetzt bei der Alzheimerschen Krankheit, bei sehr hohem Blutdruck und Arteriosklerose (weil es weiche Kapillarenwände festigt), auch bei Ohrensausen und bei Sehstörungen. Bei der unterstützenden Behandlung von Epileptikern mit Cholin hatten US-Experten gute Erfolge.

Natürliche Quellen: Cholin ist reich vorhanden in Bierhefe, Weizenkeimen, Eidotter, Leber, Getreide, Hülsenfrüchten und Frischmilch. Da der Körper Cholin mit Hilfe essentieller Aminosäuren aufbaut, ist auch eine ausreichende Eiweißversorgung wichtig – Milch ist dazu besonders gut geeignet. Und keine Angst vor einem *normalen* Konsum von Eiern – sie enthalten besonders viel Lezithin, das die Gefäße ›ausputzt‹ und nach Meinung vieler US-Forscher sogar eine Anlagerung von Cholesterin verhindert. Daß Eier ›am hohen Cholesterinspiegel schuld sind‹, ist ein alter Hut und durch viele Untersuchungen widerlegt.

INOSIT, der Zwillingsbruder, ist ebenso damit beschäftigt, Fette aus der Leber in die Zellen zu transportieren, Cholesterin aufzulösen und Arterien zu stärken und damit Herzinfarkt zu verhindern. Es schützt mit Cholin nicht nur die Leber, sondern auch die Nieren und das Herz vor ›Verfettung‹. Es nährt die Gehirnzellen, kommt dort in großen Mengen vor, ebenso im Rückenmark, und fördert das Wachstum von Blutkörperchen im Knochenmark. Einen genauen Tagesbedarf kennt die Forschung noch nicht, ein Eßlöffel Bierhefe scheint ihn aber schon zu decken.

US-Wissenschaftler schwören darauf, daß man mit diesen beiden ›Dioskuren‹ (oder – noch besser – mit Lezithin, das sie gemeinsam mit Phosphor aufbauen) sehr erfolgreich Arteriosklerose und überhöhte Leberfette, ja sogar Zirrhose behandeln kann. Und übrigens auch schwere Verstopfung, weil sie die Muskeln des Verdauungskanals stimulieren.

Als Grundstoffe für Neurotransmitter (siehe auch Abschnitt ›Gehirn‹) werden sie sehr ernst genommen in einer noch nicht voll erforschten Rolle als ›Anti-Angst-Therapeutikum‹. In den USA gibt man die beiden erfolgreich anstelle von Valium und Librium, zwei nicht ungefährlichen Tranquilizern, denn sie wirken beruhigend und fördern den Schlaf.

Auch INOSIT findet sich reichlich in Bierhefe, Leber, Vollkorn, Milch, aber auch in Melasse und Zitrusfrüchten. Täglich ein Eßlöffel Reinlezithin aus Soja gilt als vorzügliche Vorbeugungsmedizin gegen Arteriosklerose. Was natürlich keineswegs heißen soll, daß man beim Fett ›in die vollen greifen‹ darf. Achtung: Ein Übermaß an Koffein scheint die Versorgung des Körpers mit diesen beiden B-Vitaminen zu stören!

VITAMIN B_{12} (Cobalamin) – empfohlene Tagesmenge: 1 bis 4 Mikrogramm.

Wirkungsweise: Das jüngste aller bisher entdeckten Vitamine, eine äußerst komplizierte chemische Verbindung und immer noch ein bißchen geheimnisumwittert. Vitamin B_{12} ist lebenswichtig für die Bildung und Reifung von roten Blutkörperchen und für den roten Blutfarbstoff, für den Stoffwechsel der Nervenzellen, den Aufbau des Streßhormons Serotonin sowie den Zellkern bzw. die Erbsubstanz. Es ist unentbehrlich für das gesunde Wachstum von Kindern! B_{12} trägt als einziges Vitamin ein Metallatom, das Kobalt enthält. Kobalt wird von US-Forschern mit Langlebigkeit in Verbindung gebracht.

Das Vitamin wird nicht gleichmäßig aus der Nahrung gewonnen (vorwiegend im Dünndarm). Zu seiner Herstellung im Organismus und zu seiner Verwertung wird sowohl eine gesunde Darmflora gebraucht als auch – als ›Begleitschutz‹ – eine Eiweiß-Zucker-Verbindung, der sogenannte ›intrinsic factor‹, der in der Magenschleimhaut produziert wird. Außerdem arbeitet das Vitamin erst perfekt, wenn ihm Zink, Folsäure und Pantothensäure zur Seite stehen. Dafür hilft Vitamin B_{12} auch, daß die Eisenversorgung besser funktioniert und Carotine in Vitamin A umgewandelt werden.

Voraussetzung, daß dieses äußerst komplizierte Netzwerk zu unseren Gunsten ordentlich arbeiten kann, ist außer einer tüchtigen, gesunden Darmflora auch eine voll funktionsfähige Leber. Die hohe Speicherfähigkeit von Vitamin B_{12} im Körper – bis zu fünf Jahre – ist gefährdet, wenn z. B. durch akute Darmerkrankungen und -operationen oder durch Antibiotikagaben, durch den Mangel an Magensäure, Alkoholismus oder starkes Rauchen hohe Verluste entstehen. – Übrigens ist auch die Fruchtbarkeit des Spermas von Vitamin B_{12} abhängig.

Mangelsymptome reichen von neurologischen und psychischen Störungen wie Gedächtnisschwäche, Migräne, Sehstörungen, Schwindel, Apathie, fehlerhafter Koordination beim Sprechen und Gehen (Gliedersteifigkeit) bis zu Gehirnschäden. Weitere typische Mangelerscheinungen sind Blutarmut und im Extremfall eine perniziöse Anämie, bei der die Bildung von roten Blutkörperchen im Knochenmark gestört ist. Sie führte früher fast immer zum Tode, wenn nicht die Patienten regelmäßig rohe Leber zu sich nahmen. – Auch Veränderungen an der Zungenschleimhaut, schlechter Körpergeruch, starke Unregelmäßigkeiten in der Menstruation weisen auf eine Vitamin-B_{12}-Unterversorgung hin.

Gesundheitsnutzen: Bei den oben erwähnten Darmerkrankungen, z. B. nach Reiseruhr oder Salmonelleninfektionen, nach Hepatitis oder bei Blutarmut, können Vitamin-B_{12}-Spritzen die Patienten erstaunlich schnell wieder auf die Beine bringen. Zöliakie-Kranken und Magen- oder Darmoperierten muß das Vitamin periodisch injiziert werden.

Die Behandlung von Osteoporose (Knochenschwund) und Trigeminusneuralgien wird heute auch vielfach von solchen Injektionen begleitet. Wichtig ist aber, daß *Alkohol und Tabak* als zusätzliche Belastungen *völlig weggelassen werden* und daß die Betroffenen gleichzeitig für eine Ernährung sorgen, die nicht nur reich an Vitamin-B_{12} ist, sondern auch an Eisen, Zink, Vitamin C und Folsäure!

Natürliche Quellen: Muskelfleisch von Rind, Schinken, Leber, Zunge, Herz und Hirn, Seelachs, Austern, Sardinen, Milch, Quark, Käse, Eier, Bierhefe. In Pflanzennahrung ist Vitamin B_{12} nur in Spuren vorhanden, deshalb sollte mit jeder Mahlzeit, die kein tierisches Eiweiß enthält, etwas Vitamin B_{12} aufgenommen werden, etwa aus Bierhefe, Getreidekeimen, auch aus Sojaprodukten, die durch Fermentation (mit Hilfe von Bakterien) gewonnen werden (Miso oder Tempeh).

Die wohl beste Quelle für Vitamin B_{12} sind nach neuen Erkenntnissen gewisse Algen, z. B. Chlorella und die blaugrüne Süßwasseralge Spirulina, von der ein Teelöffel schon den fünffachen *Tagesbedarf* deckt. Ansonsten genügen bereits 20 g Hühnerleber oder 100 g Hühnchen, 100 g Rindfleisch oder ½ Liter Milch oder 150 g Heringe oder ein Krabbensalat oder ein Ei. Vegetarier – die weder Milch noch Eier zu sich nehmen – *können* unter ungünstigen Bedingungen in Vitamin-B_{12}-Unterversorgung geraten. Allerdings leben ganze Völker in Afrika, Asien, Indonesien etc. vegetarisch ohne jedes tierische Eiweiß.

Küchentips: Vitamin B_{12} wird zwar vorwiegend vom Körper selbst gebildet. Kommt es aus Lebensmitteln, so ist es sehr empfindlich gegenüber Licht und Hitze über 210 °C. Fleisch deshalb sehr schonend, nur kurz schmoren. Auch Säuren (Essig) können Vitamin B_{12} zerstören.

VITAMIN C (Ascorbinsäure) – empfohlene Tagesmenge: 60 bis 100 mg.

»Ich bin, ohne es zu wünschen, Vater eines Vitamins geworden. Solche Zufälle scheinen in der Wissenschaft vorzukommen.« Albert Szent-Györgyi, der das sagte, hatte viele Jahre lang wie ein Detektiv nach einer Substanz geforscht, die bei unzähligen Laborversuchen in der Lage war, Oxidationsprozesse in Zellen zu stoppen. Er fand die Substanz konzentriert in Nebennieren von Tieren und später in üppigen Mengen im roten Paprika seiner ungarischen Heimat.

Weil sich Skorbut damit heilen ließ – jene Mangelkrankheit, die schon im Mittelalter ganze Heerscharen von Seefahrern und Entdeckern niedergemäht hatte und die später eine typische Arme-Leute-Krankheit war –, nannte er seine Substanz A-scorbin-Säure. Es war das Vitamin C. Szent-Györgyi bekam 1937 dafür den Nobelpreis (er starb 93jährig). Ein anderer, zweifacher Nobelpreisträger, Linus Pauling, veröffentlichte 1970 das Buch ›Vitamin C und der Schnupfen‹ (deutscher Titel) und löste damit einen Riesenboom um diese und andere Vitamine aus. Denn Pauling empfahl Megadosen.

Er selbst schwört darauf, daß die tägliche Einnahme von mehreren Gramm vor Infektionen schützt und in vielerlei Beziehung zellverjüngend, abwehrstärkend und lebensverlängernd wirkt. Pauling nimmt Tag für Tag 12 g, und er ist ein überaus vitaler Mann geblieben – bis in die 90er Jahre seines erfüllten Lebens. Aber Vitamin C ist nach wie vor in der Schulmedizin äußerst umstritten, schon gar in solchen hohen Dosen. – Weil aber Vitamin C heute für die Menschen meist der Inbegriff für ›Vitamin‹ ist, soll hier versucht werden, nach eifrigem Durchforsten der Literatur, die neuen Erkenntnisse (und Pluspunkte für das Vitamin) zusammenzutragen.

Wirkungsweise: Ascorbinsäure ist an unvorstellbar vielen Schutzfunktionen beteiligt:

- Sie steht in engem Zusammenhang mit allen Wachstumsvorgängen, ist lebensnotwendig für die Bildung von Kollagen, einem Gerüsteiweiß, das Haut, Gewebe, Knorpel, Knochen, Bänder und Zahnbein als ›Kitt‹ zusammenhält und auch die Röhren unserer Gefäße kräftigt und abdichtet. All das hilft den Geweben, einem möglichen Eindringen von Infektionserregern zu widerstehen.
- Vitamin C hat aber auch Reparaturcharakter. Es spielt eine entschei-

dende Rolle bei der Wundheilung und ist direkt beteiligt bei der Bildung der roten Blutkörperchen und bestimmter Abwehrzellen.

- Es ist wichtig für den Eiweißstoffwechsel, steht in enger Beziehung zu anderen Vitaminen, baut bestimmte Aminosäuren zusammen, verwandelt die Folsäure in ihre aktive Form und bewahrt zahlreiche B-Vitamine sowie die Vitamine A und E vor Oxidation.
- Es schützt Gehirn und Rückenmark vor der Zerstörung durch die gefährlichen freien Radikalen.
- Es ist notwendig bei der Eisenaufnahme im Darm und beim Transport von Eisen im Blut zu den Geweben und Zellen. Es kann damit für eine optimale Zellatmung sorgen (was möglicherweise auch Krebsschutzwirkung hat). Es verhindert auch die Bildung der krebserregenden Nitrosamine im Verdauungstrakt.
- Es ist beteiligt an der Herstellung verschiedener Hormone (in den Keimdrüsen, in der Nebennierenrinde etc.), die für unser körperliches Wohlbefinden und unsere seelische Ausgeglichenheit sorgen.

Mangelsymptome: Erste Anzeichen von Vitamin-C-Mangel sind Kurzatmigkeit, Zahnfleischbluten, Neigung zu Blutergüssen und deutliche Störungen im allgemeinen Wohlbefinden. Offenbar hat aber fast jeder Mensch, je nach Körpergröße, Gewicht, Alter, Lebensumständen, Umwelt etc., eine andere optimale tägliche Vitamin-C-Dosis nötig. Schon deshalb sind hier die strikten ›Bedarfszahlen‹ der Experten wohl recht fragwürdig. Mit 60 bis 100 mg Vitamin C kann man sicher Skorbut verhindern, aber es ist noch lange nicht gesagt, daß man Menschen in unserer Zeit damit optimal gesund erhalten kann. Das beweist schon die Tatsache, daß auch die DGE von einer weitverbreiteten Unterversorgung unserer Bevölkerung mit Ascorbinsäure spricht. Es könnte ja auch sein, daß viele Leute sich nicht nur – wie ihnen vorgeworfen wird – falsch oder mangelhaft ernähren, sondern daß sie a priori mehr Vitamin C brauchen als die mit dem Rechenschieber ermittelte Menge!

Es gibt ja heute nicht nur *Risikogruppen,* wie die vielzitierten fastenden Teenager und Fast-Food-Fans, die Schwangeren und die appetitlosen Senioren, die Raucher und Alkoholiker – es gibt auch unzählige Menschen, die Dauerstreß ertragen müssen, alte wie junge, die in einer verschmutzten Umwelt leben, auch in der Freizeit Giftstoffen aller Art aus der Atemluft und der Nahrung, ja auch aus dem Nitrat im Trinkwasser und vielem anderen mehr ausgesetzt sind. Sie alle brauchen vermutlich, weil sie Mangel an Vitamin C erleiden, wesentlich höhere Dosen. In den USA wurde z. B. festgestellt, daß Vitamin C den schädlichen Effekt von Kohlenmonoxid, Cadmium, Blei und einigen Pestiziden wesentlich reduziert.

Eine große Rolle spielt auch, welche Medikamente man einnimmt, ob man zu Allergien neigt – vor allem zu Heuschnupfen – oder ob ein Diabetes vorliegt. Antibiotika, Kortison und Aspirin sind Vitamin-C-Killer.

Bei Sulfonamidgaben steigt die Vitamin-C-Ausscheidung mit dem Urin auf das Dreifache der Norm. Raucher brauchen etwa die Hälfte mehr als Nichtraucher. Chronisch Kranke und Frühjahrsmüde haben auch einen erhöhten Bedarf. Bei starkem Streß leeren sich die Speicher blitzartig! Auch Leistungssportler benötigen hohe Zulagen.

Studien weisen unter anderem darauf hin,
- daß eine sehr gute Vitamin-C-Versorgung des Gehirns Schizophrenie-Patienten wirksam hilft;
- daß es in der Drogenentwöhnung unterstützend wirkt;
- daß ein Zusammenhang besteht zwischen dem Vitaminlevel und der Hormonproduktion der Sexualdrüsen. Also kann Vitamin C *wahrscheinlich* in zunehmendem Alter die Freude an der Liebe aufrechterhalten.

Ferner wurde festgestellt,
- daß Vitamin C nach Hepatitis hilft, die Leber zu regenerieren;
- daß es akute allergische Reaktionen abmildert;
- daß es mit Kalzium zusammen auch günstig bei beginnender Osteoporose wirkt;
- daß prophylaktisch gegebene sehr hohe Dosen erfolgreich vor Operationsschocks schützen;
- daß Ascorbinsäure bei Arthritis die Schmerzen mildert;
- daß eine sehr gute Vitamin-C-Versorgung Attacken durch Viren und Bakterien abwehren kann, weil dadurch die Produktion von Interferon stimuliert wird. Das betrifft u. a. Herpes, Kinderlähmung (Polio), Masern, Gehirnhautentzündung, Lungenentzündung, Tuberkulose, Wundstarrkrampf (Tetanus) und Diphtherie.

Manche Forscher bringen auch die extrem lange Lebensdauer einiger Tiere (Elefanten, Schildkröten) mit deren hoher Eigenproduktion von Ascorbinsäure in Verbindung.

Natürliche Quellen: Der Mensch ist nicht fähig, Vitamin C selbst aufzubauen, im Gegensatz zu allen Pflanzen und vielen Tieren. Es muß ständig mit der Nahrung zugeführt werden, weil es aber so weit verbreitet ist, besteht beim *gesunden* Menschen, der sich bewußt gut ernährt, kaum eine Gefahr, daß er Mangel leidet. Das ändert sich aber schlagartig in jeder Krise – siehe oben.

Vitamin C kommt in *höchster* Konzentration in Acerola-Kirschen vor sowie in rotem Paprika und schwarzen Johannisbeeren, in Erdbeeren, Kiwis, Hagebutten, Sanddorn, Cantaloup-Melonen und Mangos. *Gute* Mengen sind in *allen* Kohlsorten, zumal im Sauerkraut, enthalten, in Kartoffeln (!), grünen Salaten, rohem Meerrettich, Tomaten, frischen Küchenkräutern (Petersilie!), verschiedenen Früchten, Nüssen, vor allem aber in Sprossen und Keimen. – Und natürlich in allen Zitrusfrüchten –

aber die meiste Ascorbinsäure steckt hier im weißen Fleisch direkt unter der Schale – also möglichst viel davon dranlassen! Auch Leber und Nieren sind gute Quellen.

Hier die *Superstars:* Der Tagesbedarf an Vitamin C ist schon gedeckt durch 60 g (eine Handvoll) schwarze Johannisbeeren oder zwei Orangen bzw. Äpfel, mit 100 g rohen Fenchelknollen oder einer rohen roten Paprikaschote oder einer Portion Sauerkrautsalat, durch 100 g Brokkoli oder Grünkohl oder eine Kiwi, 150 g frischgepreßten Orangensaft oder 120 g roh geraspelten Blumenkohl oder mit drei mittelgroßen Kartoffeln oder einer kleinen Tasse Mungbohnen-Sprossen.

Merke: Wenn Sie meinen, *Ascorbinsäure als Pulver* nehmen zu müssen, weil Sie sich im Streß, nach Krankheit, Infektion, Überanstrengung etc. kraftlos fühlen, dann sollten Sie wissen, daß *mehrmals am Tag* eine gute Teelöffelspitze voll besser ist als die ganze Portion auf einmal. Denn der Körper kann immer nur eine bestimmte Menge aufnehmen. Nach Untersuchungen ist das Vitamin C schon nach zwei bis drei Stunden im Blut, und ein großer Teil wird nach vier Stunden wieder ausgeschieden.

Wer eine erblich bedingte *Anlage* zu Nierensteinen hat, sollte mit Vitamin-C-Gaben *als Medikament* vorsichtig sein. Laut Linus Pauling werden übrigens selbst bei Höchstdosen (entgegen anderen Aussagen) nur 62% des Vitamins wieder ausgeschieden, während 38% – also mehr als ein Drittel – im Körper bleiben, um ihre heilsame Wirkung auszuüben.

Küchentips: Vitamin C ist hochempfindlich gegen Hitze, Luftsauerstoff, helles Licht, Wasser und langes Lagern. Schon im Gemüseladen und der hell beleuchteten Supermarkttheke (!) können bis zu 80% verlorengehen. Frischgepreßter Orangensaft verliert in einer Stunde schon 30% seines Vitamingehaltes. Frühjahrskartoffeln enthalten nur noch Bruchteile von Vitamin C.

Übrigens: *Säure* konserviert Vitamin C, Backpulver zerstört es, aber auch das wieder schick gewordene Kochen im Kupfergeschirr!

Merke: 1 Glas Orangensaft vorm Essen kann die *Eisenresorption* um das Zwei- bis Dreifache steigern und damit Eisentabletten ersetzen. Hemmstoffe, z. B. in Getreideerzeugnissen oder im Tannin des schwarzen Tees, werden von Vitamin C neutralisiert. Also – Tee öfter mit Zitrone trinken!

Tatort Küche

Tag für Tag geschehen schauerliche Untaten in den Supermärkten, Tante-Emma-Läden und beim Gemüsemann, in Kantinen und Gaststätten, vor allem aber in Millionen Haushalten. Abgemurkst werden die Vitamine und Mineralien, unsere guten Lebensgeister.

Deshalb hier noch einmal wichtige Küchentips:

Beim Einkauf fängt alles an. Auch ›Frischgemüse‹ im Laden ist so gut wie nie erntefrisch. Es hat meist schon lange Transportwege zurückgelegt und kann auch bei falscher Lagerung schon hohe Vitaminverluste erlitten haben. Kopfsalat z. B. verliert bereits in zwei Tagen nach der Ernte bei Zimmertemperatur fast die Hälfte des Vitamin-C-Gehalts, bei Spinat sind es sogar rund 80%. Eine Expertin: »Die falsche Lagerung von Obst und Gemüse – natürlich auch zu Hause – kann bereits alle Bemühungen um eine vitaminschonende Zubereitung zunichte machen; denn es gibt nicht mehr viel zu schonen.« Also,

Rat Nr. 1: Nehmen Sie möglichst nur ganz frisches Obst und Gemüse mit nach Hause, das *reif und fest* ist, *keine* braunen Stellen oder gelben Blätter hat. Achtung besonders bei Kohlrabi, Radieschen, Brokkoli, Rosenkohl. Lassen Sie Salat, der mit ›hängenden Ohren‹ herumliegt oder bei dem die dunklen Deckblätter entfernt wurden, um Frische vorzutäuschen, links liegen. Fertigen Schnippelsalat zu essen, zumal mit braunen Schnittflächen, das grenzt an Leichenfledderei.

Rat Nr. 2: Waschen Sie Obst und Gemüse im Chemie-Zeitalter immer gründlich, aber stets möglichst unzerkleinert, und putzen Sie es auch, soweit machbar, erst unmittelbar vor der Zubereitung. Lassen Sie diese wertvolle Nahrung niemals im Wasser liegen. Da schwimmen die wasserlöslichen Vitamine B und C nur so weg – in Richtung Ausguß. Vitamin C kann schon nach einer Stunde zur Hälfte spurlos verschwinden!

Rat Nr. 3: Licht, Luft und Hitze greifen Vitamine an. Also: Geputztes, was nicht sofort gebraucht wird, gleich in den Kühlschrank. *Zerkleinern* immer erst unmittelbar vor dem Zubereiten. Das Messer ist ein Haupt-Vitaminkiller!

Rat Nr. 4: »Vitamin C mag es sauer und kühl.« Ist es also unvermeidlich, geputzte Gemüse oder Salate länger vor dem Verzehr vorzubereiten, dann vermischen Sie diese mit etwas Weinessig oder Zitronensaft und stellen sie sofort kühl und dunkel.

Rat Nr. 5: Fast alle Gemüse brauchen sehr wenig Salz; sie enthalten selbst viele Mineralien.

Rat Nr. 6: Dünsten oder Schmoren auf ›chinesische Art‹, mit wenig Wasser und Fett, oder das Zubereiten in Folie sind die schonendsten Garmethoden. Auch der Dampfdrucktopf ist nicht grundsätzlich vitaminschonender: Bei Kartoffeln und Sellerie z. B. ist der Vitaminverlust geringer, wenn sie in siedendem Wasser gegart werden. Aber auch bei schlecht schließendem Topfdeckel lösen Vitamine sich in Dunst auf. Und immer nur ganz kurz erhitzen, dann die Hitze zurückdrehen.

Rat Nr. 7: Fertige Gemüsegerichte warm zu halten, für spät heimkehrende Schulkinder z. B., sollten Sie sich abgewöhnen. Sie verlieren nach drei bis vier Stunden bis zu 70 % des Vitamin C. Viel besser ist es, Speisen zugedeckt kühl zu stellen, erst im letzten Moment wieder zu erwärmen.

Rat Nr. 8: Tiefkühlgemüse und -früchte, die auf dem Feld schon eingefroren werden, sind oft vitaminhaltiger als ›abgestandene‹ Frischware vom Händler. Konserven aber haben kaum Vitaminwert.

Rat Nr. 9: Heben Sie vorbereitete Salate und Gemüse, die nicht gleich gegessen werden, in Polyäthylenbeuteln im Kühlschrank auf. Dort halten sie sich dreimal so lang wie bei Zimmertemperatur.

Rat Nr. 10: Frische Gemüse und Früchte sind auch nach der Ernte noch ›Lebewesen‹, deren Stoffwechsel weiterläuft. Werden sie *gemeinsam gelagert, dann können sie sich gegenseitig negativ beeinflussen:* Äpfel, Tomaten, Paprika vor allem bilden Äthylen, ein Gas, das andere Gemüse u. a. schneller ›altern‹ läßt und sie auch geschmacklich schädigt. Darum: Tomaten nie neben Gurken, Paprika nicht neben Grünkohl, Äpfel nie mit Kartoffeln aufbewahren. Äpfel und Tomaten nicht neben Karotten (die werden bitter), nicht neben Kohl aller Art (der welkt), auch nicht neben Kopfsalat, Dill oder Petersilie. Deren grüne Blätter vergilben sonst und faulen rasch.

Tauschen – der einfache Trick!

Eine hübsche Geschichte: In einer Münchner Oberschule pflegen die Schülermütter alljährlich beim Sommerfest mit Selbsthergestelltem fürs leibliche Wohl der Kinder und Eltern zu sorgen. Eine junge Mutter, die meinem Herzen nahesteht, beschloß eines Tages, statt der ewigen Platten voller Kuchen und Torten große Schüsseln mit hübsch hergerichteten Karotten, Kohlrabi, Radieschen, Zuckerschoten usw. (aus biologischem Anbau!) anzubieten, zusammen mit würzigem Quark-Dip.

Wie immer rannten die Kinder zuerst fast ausnahmslos zur großen Tortenschlacht, und die knackige Rohkost blieb vorerst liegen. Je weiter der Nachmittag aber fortschritt, desto mehr Buben und Mädchen umringten die Karotten- und Kohlrabischüsseln und langten tüchtig zu. Der Vorrat an ›Hasenfutter‹, wie die Mutter es auf einem Plakat angepriesen hatte, war viel zu rasch weggeputzt. Enttäuscht fragten Kinder: »Warum hast du nicht mehr gebracht?«

Im Jahr darauf war das ›Hasenfutter‹ dann schon der große Hit, und andere Mütter schlossen sich der gesunden Aktion an, mit rotbackigen Äpfeln, Früchtespießchen, selbstgebackenen Dinkelsemmeln und Vollkorn-Kraftschnitten aus eigener Erzeugung.

Heute sind bei Festen der Schule die Gemüse- und Obstschüsseln und Platten mit Schnittlauch- und Quark-Kresse-Broten zur Selbstverständlichkeit geworden. Und auf einmal fragen die Kinder auch immer mehr zu Hause danach, nach dem Sport am Nachmittag oder am Abend vor dem

Fernseher, und selbst mancher ›große‹ Schüler geniert sich überhaupt nicht mehr, in der Schulpause Karotten zu knabbern, statt Cola zu süffeln ...

Was in jener Schule geschah, diese Initialzündung, nennen hochkarätige Wissenschaftler ›Umstimmung der Ernährungsweise‹, im Sinne der Anliegen, die auch dieses Buch hat: weniger Fett, weniger Süßes, überhaupt weniger von vielem – aber wesentlich mehr ›komplexe Kohlenhydrate‹. Wenn Hänschen das schon lernt, dann ist Hans bestimmt gesundheitlich o. k.!

Man ißt ›anstatt‹

Im Grunde ist es die einfachste Sache der Welt: Man ißt ›anstatt‹. Anstatt von vielem Fetten und Süßen etwas Wertvolles, was genauso satt macht (und oft auch genauso lecker schmeckt). Es geht also wieder nicht darum, nur auf Kalorien herumzureiten, sondern um die Schutz- und Wirkstoffe in der Nahrung, die bei wenigen Kalorien genauso vorhanden sein können.

Dabei ist ›Tauschen‹ der einfache Trick! Professor Dr. Hans-Jürgen Holtmeier von der Universität Stuttgart-Hohenheim hat es mal auf den Punkt gebracht: »Ißt man ein Pfund Gemüse oder Salate (300 g tischfertig), so wird man satt. Von 10 g Fett bleibt man hungrig. Aber in beiden Fällen hat man 100 Kalorien zu sich genommen.«

Tatsächlich haben folgende Gemüsemengen nur 100 Kalorien:
300 g Blumenkohl, Kohlrabi, rohe Champignons,
400 g Spinat, Weißkohl, Gurken, Sauerkraut, Spargel,
500 g Feldsalat, Kopfsalat, Kresse, Chicorée.

In den USA haben die großen nationalen Ernährungs- und Gesundheitsinstitute, von der Diabetes-Gesellschaft bis zum Gesundheitsministerium, lange Listen zusammengestellt, aus denen man sich bei gleichem Kohlenhydrat-, Eiweiß- und Fettgehalt und gleicher Kalorienmenge ganz nach Gusto sein Essen auswählen kann. (Schade, daß es statt der unzähligen Kalorientabellen bei uns nicht etwas Ähnliches gibt!) Auf jeden Fall ist dieses ›Tauschen‹ eine interessante Sache – nicht nur für die Gesundheit, sondern auch, weil's Abwechslung in den Küchenzettel bringt und obendrein den Geldbeutel schont. Denn – wie schon mehrfach bemerkt – die komplexen Kohlenhydrate sind durch die Bank auch preiswerter als die tierische Fleisch- und Wurstkost!

Nicht nur für die vielen »Nebenbei-Esser«, vorm Fernseher, in der Skattrunde, beim Damentreff oder auch am Büroschreibtisch, sind die Tauschangebote sehr gute Alternativen, wie Experten seit langem predigen, sondern auch für den Hausfrauenalltag:

- So können Sie schon ein *Drittel* Kalorien sparen, wenn Sie dem Sonntagskuchen statt der Buttercreme eine aparte Joghurt- oder Quarkfüllung einverleiben.
- Wenn die jungen Kartoffeln in der Pelle auf den Tisch kommen (200 g = 170 Kalorien), ist das kein Vergleich gegenüber einer einzigen Portion Pommes frites (200 g = 440 Kalorien).
- Wird das Salat-Dressing mit Magerjoghurt statt mit Rahm angerührt, so lassen sich bis zu 300 Kalorien pro Mahlzeit sparen.
- Thunfisch, in Wasser eingelegt, enthält nur halb soviel Energie wie der in Öl eingelegte.
- 100 Kalorien sind in nur 10 g Schweineschmalz enthalten – aber in 300 g, einem Riesenglas, Buttermilch.

Hier nun noch viele Anregungen aus den amerikanischen »Tauschlisten«.

Es stecken jeweils 15 g Kohlenhydrate, 3 g Eiweiß, nur 80 Kalorien sowie lediglich Spuren von Fett in folgenden Speisen:

½ Tasse gekochte Nudeln oder Spaghetti / je ⅓ Tasse Frühstücksflocken ohne Zucker, ⅓ Tasse gekochter Reis oder gekochte Linsen / ½ Tasse grüne Erbsen, einer kleinen gebackenen Kartoffel, ½ Tasse Kartoffelbrei, ¾ Tasse Zucchinigemüse, eine Scheibe Pumpernickel oder Weizenvollkornbrot, nur 25 g Salzbrezelchen, aber drei Tassen Popcorn, nur sechs Stück Buttercrackers – oder zehn Pommes frites!

Bei Gemüsen nehmen Sie nur jeweils 25 Kalorien zu sich sowie 5 g Kohlenhydrate, 2 g Eiweiß, Spuren von Fett mit:

½ Artischocke / einer großen Tomate oder einer großen Tasse rohem, bzw. ½ Tasse gekochtem Gemüse wie Spargel, grünen Bohnen, Sojasprossen, Brokkoli, verschiedenen Kohlsorten, Karotten, Lauch, Okra, Zwiebeln, Paprika, Sauerkraut.

Jeweils 55 Kalorien, 0 g Kohlenhydrate, 7 g Protein und 3 g Fett stecken aber in nur *30 g* magerem Rindfleisch, Steak, rohem Schinken, Geflügel ohne Haut, frischem Fisch, sechs Austern, zwei mittleren Ölsardinen, ¼ Tasse Hüttenkäse oder zwei Eßlöffeln geriebenem Parmesan. Dabei ist zu bedenken, daß schon eine kleine Fleischportion mindestens 120 g, also die vierfache Menge, erfordert!

Schließlich können Sie folgende Früchte gegeneinander austauschen, die jeweils die gleichen 60 Kalorien haben und 15 g Kohlenhydrate sowie minimale Eiweißdosen, aber viele wertvolle Mineralien und Vitamine:

⅓ Tasse Ananas / ein frischer Apfel oder ½ Tasse Apfelmus / vier Aprikosen / ½ Banane / ½ große Birne / ¾ Tasse Blaubeeren / 1¼ Tassen Erdbeeren / zwei frische Feigen / ½ Grapefruit / eine Tasse Himbeeren / zwölf Kirschen / eine Kiwi / ½ Honigmelone / zwei Mandarinen / eine

Nektarine / eine Orange / ein großer Pfirsich / zwei Pflaumen / 15 Weintrauben oder jeweils ½ Tasse Apfel-, Grapefruit-, Orangen- und Ananassaft.

Merke: Je *farbiger* die Gemüse und Teile von ihnen sind, desto mehr Vitamine und Schutzstoffe stecken in ihnen!

MINERALIEN UND SPURENELEMENTE – die Zündstoffe des Organismus

Niemals wird ein noch so genialer Techniker erdenken können, was die Natur allein mit den Mineralstoffen schuf, von denen wir heute wissen: Sie sind für unsere geistige und körperliche Gesundheit und unser Wohlbefinden absolut lebenswichtig, wie die Vitamine – und fast immer in enger Zusammenarbeit mit ihnen! Während der Körper jedoch einige Vitamine selbst herstellen kann, muß er *alle* Mineralien und Spurenelemente immer wieder mit der *Nahrung* aufnehmen.

Noch längst nicht durchschaut die Forschung alle biologischen Aktivitäten und Schutzwirkungen dieser Stoffe, die ausnahmslos aus dem Schoß von Mutter Erde und aus dem Meer kommen. Erst in den letzten 15 Jahren haben Erkenntnisse über die vitale Bedeutung dieser Substanzen für den menschlichen Organismus sich stürmisch entwickelt. – Selbst im Ernährungsbericht der DGE von 1988, der immerhin 360 Seiten hat, fehlt bei den Nährstoff-Empfehlungen immer noch z. B. das Spurenelement *Selen,* obwohl in der wissenschaftlichen Welt gewiß schon Tonnen von Material existieren, die es als Krebsschutzfaktor und als Abwehrstoff gegen jene vorzeitigen Alterungsprozesse ausweisen, die als Folgen von Umwelt- und Innenweltvergiftungen anzusehen sind.

Die Zwerge mit der Riesenkraft

Sie kommen im Körper in jeder einzelnen Zelle vor, und doch machen sie nur knapp 5% unseres Körpergewichtes aus: die »Zwerge mit der Riesenkraft«, rund 20 an der Zahl. Folgende Elemente stecken in uns Menschen – die Aussagen variieren etwas:

Kalzium:	1000–1500 g
Phosphat:	700– 860 g
Schwefel:	135– 300 g
Kalium:	140– 180 g
Chlor:	74– 80 g
Natrium:	64– 100 g
Magnesium:	25– 35 g

Man nennt sie Mengenelemente. Wenn der Mensch weniger als 100 mg am Tag benötigt und auch nur sehr kleine Mengen in sich trägt, dann berechnet die Wissenschaft diese Vitalstoffe als Spuren- oder auch Oligo-Elemente (oligo = klein, wenig). Viele von ihnen werden nur in winzigsten Mikrogramm-Tagesrationen gebraucht. Entscheidend ist aber keineswegs nur die Menge dieser »Lebenselemente«, die wir mit der Nahrung aufnehmen, sondern

- ihr Verhältnis zueinander,
- ihr Verhältnis zu den Vitaminen und Koenzymen und
- ihr Verhältnis zu den Nährstoffen, z. B. zu Trägerproteinen, mit denen sie oft eine innige Verschmelzung eingehen, um mit dem Blutstrom überhaupt an bestimmte Ziele – Wirkungsstätten oder Speicherorgane – gelangen zu können.

Leider nimmt aber der Körper all diese Elemente auch längst nicht so gut mit der Nahrung auf wie Vitamine (Ausnahmen: Kalium, Salz und Chlor). Das meiste wird sehr rasch wieder ausgeschieden und muß deshalb *ständig* ersetzt werden!

Spurenelemente, die hat der Körper wirklich nur in allerkleinsten Rationen vorrätig:

Eisen	=	4,5–5,5 g
Fluor	=	2,6 g
Zink	=	2–3 g
Kupfer	=	0,1 g
Selen	=	0,013–0,015 g
Mangan	=	0,012–0,02 g
Jod	=	0,011 g
Molybdän	=	0,009 g
Chrom	=	0,006–0,02 g
Kobalt	=	0,0015 g

Baustoffe und Impulsgeber

Auch nach ihren Aufgaben lassen sie sich einteilen: Die Makro-, sprich Mengenelemente sind vor allem als *Baustoffe* tätig, für das Wachstum, für die Bildung und Härtung von Knochen und Zähnen zum Beispiel. Und sie kontrollieren die Körperflüssigkeiten.

Die Mikro- oder Spurenelemente aber spielen meist eine lebenswichtige Rolle als *Impulsgeber* und ›Starter‹ für Enzyme (meist zusammen mit Vitaminen), aber auch für Hormone, die eine stimulierende, kontrollierende und wachende Funktion im Körper haben. Fehlt auch nur einer der Stoffe, den z. B. ein Enzym zur Erfüllung seiner ganz bestimmten Aufgabe in ganz bestimmten Zellen braucht, dann geht's nicht mehr – zumindest *diese* Aktivität, für die das Enzym zuständig ist, gerät ins Stocken. Der US-Professor Roger Williams, von dem schon öfter die Rede war, spricht ja ausdrücklich von »Wachstums- und Erhaltungschemikalien«.

Was sie alles können

Mineralstoffe haben eine Unzahl von sehr verschiedenen Aufgaben: Sie bauen, wie gesagt, die Knochen und Zähne auf, aber auch Bindegewebe, Muskeln, Blut- und Nervenzellen kräftigen sie und erhalten sie vital.

In gelöster Form, als sogenannte *Elektrolyte,* sind sie verantwortlich für die Physik und Chemie in unseren Körperflüssigkeiten und Zellen. Sie sorgen u. a. für die Elektrizität, die die ›Batterie Mensch‹ immer wieder auflädt, versorgen die Reizleitungen der Körperströme, die zuständig sind für Verdauung und Stoffwechsel, für den osmotischen Austausch zwischen Lymphe, Blut und Zellen. Sie sind die Vehikel oder ›Gepäckträger‹ für den Sauerstoff, von dem alles Leben in den Zellen abhängt, kümmern sich als Müllabfuhr um den Abtransport von Verbrauchtem, von Zellabfall aus Organen und Geweben, und wirken damit als Ordnungshüter.

Mineralien und Spurenelemente sind aber auch unentbehrlicher Inhalt unserer Verdauungssäfte. Als Bestandteil von Enzymen sind sie aktiv tätig, damit Nährstoffe durch die Darmwände ins Blut und in die Leber gelangen können. Und soweit möglich, verhindern sie das Eindringen von Giften. Sie helfen auch, im Immunsystem Abwehrstoffe aufzubauen.

In der Mutterbrust sammeln sie genau in der richtigen Zusammensetzung jene Stoffe, die das Baby beim Stillen braucht.

Zusammen mit den *Vitaminen* sind die Mineralien essentiell für die Herstellung der sogenannten ›Neurotransmitter‹, das sind Überträgersubstanzen, feine Botenstoffe, welche die Nervenimpulse erst ermöglichen und pausenlos Verbindungen schaffen zwischen Gehirn, Nervenbahnen und allen Organen und die uns überhaupt erst lebens- und reaktionsfähig machen. Sie regulieren unseren Herzschlag, unsere Atmung, die Verdauung und die Bewegung jedes kleinen Fingers, auch den Lidschlag unserer Augen – und all das meist ganz ohne unser Zutun. Zu den wichtigsten Voraussetzungen fürs reibungslose Funktionieren der Neurotransmitter zählen die B-Vitamine, Kupfer und Zink – wiederum in enger Verbindung mit der Aminosäure (dem Eiweißbaustein) Tryptophan.

Schutzfunktion gegen die zwei großen Killer?

Gegen die zwei größten Killer unserer Zeit haben sie – wahrscheinlich – Schutzfunktionen:

- Zur Vorbeugung gegen *Arteriosklerose* gilt eine vermehrte Zufuhr von Magnesium, Chrom, Mangan, Kupfer, Zink, Selen, Silizium und Vanadium als Therapie der Zukunft.
- Zur Prophylaxe gegen *Krebs* bewährt sich in immer mehr Testreihen eine kontrollierte Zufuhr von Selen, Magnesium und Kupfer, teilweise auch in enger Zusammenarbeit mit den Vitaminen A, C und E.

Zum Beispiel *Selen:* Entgegen den Aussagen deutscher Ernährungsfachleute sind unsere Ackerböden durch Intensivanbau derart ausgelaugt (und andererseits wieder einseitig überdüngt), daß das Bundesgebiet als eines der selenärmsten Länder der Welt gilt, als ›Mangelgebiet‹. 96 % der Bevölkerung unseres Landes sollen – nach einer Studie der Universität Mainz – schon mehr oder weniger in ein Selendefizit geraten sein.

In Spanien hat man die auf rätselhafte Weise lange Zeit total ›abgeschlafften‹ Kampfstiere mit Selenbeigaben im Futter wieder zu vollen Kräften und zu Kampfeslust gebracht.

Bodenanalysen ihrer Weiden hatten krasse Selenmängel enthüllt (siehe auch ›Selen‹).

Das große Netzwerk

Wieder einmal sei daran erinnert: Im großen Kreislauf unseres Lebens, all unserer vitalen Körpervorgänge – die Psyche eingeschlossen – ist alles vernetzt, bestehen *Wechselwirkungen* auf sämtlichen Ebenen. Das gilt auch für Mineralien und Spurenelemente, Vitamine, Enzyme und Hormone sowie die großen drei Nährstoffgruppen.

Nur ein paar Beispiele: Einige Vitamine des B-Komplexes werden vom Organismus nur aufgenommen, wenn sie mit Phosphor verbunden sind. Vitamin C – wir berichteten schon – verbessert wesentlich die Eisenresorption. Zink arbeitet allein mit rund 200 Enzymen in Verdauung und Stoffwechsel zusammen, und es holt das Vitamin A in den exakt benötigten Mengen aus der Leber heraus.

Manche Makro- oder Mikro-Elemente sind sogar ein Teil eines Vitamins: So enthält Vitamin B_1 Schwefel und Vitamin B_{12} vorwiegend Kobalt.

Die Mineralien sorgen auch pausenlos dafür, daß die Balance des Wasserhaushaltes im Körper genau stimmt (davon hängen wieder unzählige körperliche und geistige Prozesse ab), und sie kümmern sich um das optimale Gleichgewicht im Säure-Basen-Haushalt.

- Elemente, die alkalisch sind und Säure *binden:* Kalium, Natrium, Kalzium, Magnesium, Eisen, Mangan, Aluminium.
- Elemente, die Säure *bilden:* Phosphor, Schwefel, Chlor, Fluor, Jod, Arsen. (Auf das Säure-Basen-Problem kommen wir noch mal.)

Die Gemüse sind Mega-Mineralstoffquellen

Wie kommt man nun, werden Sie sich fragen, am besten an die nötige Portion an Mineralien? Prof. Dr. Claus Leitzmann, Vollwert-Experte, Uni Gießen, sagt: *»Ganz einfach, durch viel Gemüse!«* Denn Gemüse ist die Lebensmittelgruppe mit der höchsten Dichte sowohl an Vitaminen als auch an Mineralstoffen, und obendrein bekommt unser Körper mit Gemüse auch noch jede Menge der zur ständigen »inneren Reinigung« äußerst wünschenswerten Ballaststoffe. Allerdings setzt die sanfte »Gemüse-Therapie« viel Rohkost voraus und daß das Essen äußerst schonend zubereitet wird!

Wie Mängel entstehen

Leider gehen, das ist ein offenes Geheimnis, bei der *industriellen Verarbeitung* von Lebensmitteln, beim sogenannten ›Raffinieren‹, ungeheure Mengen an Vitaminen und auch an Mineralien verloren: beim Mahlen von Getreide zu Weißmehl, ohne Mitverwendung von Randschichten und Keim; beim Schälen und Polieren von Reis; bei der Stärke- und Zuckerraffination; beim Blanchieren von Gemüse für Konserven und Gefrierkost; beim Raffinieren von Fetten und Ölen; beim Zusatz von viel Zucker zu Getränken, Fruchtkonserven und Backwaren. Der Schweizer Experte für Spurenelemente Dr. Felix Kieffer nennt Beispiele: Beim Mahlen vom vollen Weizenkorn (100 g) zum handelsüblichen Weißmehl verringert sich der Kaliumgehalt von 502 mg auf 108 mg, der Magnesiumgehalt von 43,7 mg auf 15 mg, der Phosphorgehalt von 960 mg auf 170 mg. Allein die Verluste beim Ausmahlen betragen also je nach Mineralstoff 50 bis 85 %.

Auch können bestimmte Mineralstoffe *andere inaktivieren:* So hat z. B. die Zugabe von Phosphaten in vielerlei Fertignahrung fatale Wirkungen auf die Resorption anderer lebenswichtiger Mineralien – allen voran Kalzium. Streichwurst, Fertig-Kartoffelbrei, Schmelzkäse, Colagetränke etc. haben oft hohen Phosphatgehalt. Auch von Kleie – in großen Mengen regelmäßig als ›Verdauungshilfe‹ geschluckt – weiß man, daß sie sich mit Kalzium, Eisen, Kupfer, Zink aus dem Körperreservoir so verbindet, daß diese Stoffe nicht mehr zur Verfügung stehen.

Der weitverbreitete Gebrauch – und Mißbrauch – von Diuretika (Entwässerungsmitteln) und Abführhilfen sowie Hungerkuren stören das Elektrolyt-Gleichgewicht empfindlich; die Elektrolyte werden ›hinausgeschwemmt‹, ohne dem Körper genützt zu haben. Und von Eisenpräparaten (die auch oft unkontrolliert eingenommen werden) weiß man, daß sie die Zinkresorption behindern.

Schließlich ist längst bewiesen, daß sowohl körperlicher *Streß* (Überanstrengung bei Arbeit, Sport, Intensivtraining etc.) als auch emotionaler Streß (beruflicher Leistungsdruck, Kummer, Angst, Verlassenheitsgefühle, Kündigung des Arbeitsplatzes oder Tod einer geliebten Person) einen hohen Verlust an Mineralien verursachen. Mancher Mensch, der durch Streß krank wurde (weil diese Überbelastung auch wieder eng mit dem Immunsystem zusammenhängt), wäre sehr rasch wieder auf den Beinen, wenn der Arzt ihm fehlende Mineralien verordnen würde – statt womöglich einen Krankenhausaufenthalt oder starke Medikamente mit vielen Nebenwirkungen ...

Schluck für Schluck Reinigung und Regeneration!

Gar keine Frage, daß *Mineralwasser* – im wahrsten Sinn des Wortes – ausgezeichnete Quellen für Mineralien und Spurenelemente, für Reinigung und Regeneration sind. Sie kommen ja ausnahmslos aus dem Schoß der Erde, werden in großen Tiefen gewonnen. Das Regenwasser, das sie gespeist hat, hat auf seinem Weg beim Durchdringen verschiedener Gesteinsschichten zahlreiche Mineralien herausgelöst und zur Quelle mitgebracht. In der Mineralwasserflasche finden wir diese Kinder der Erde wieder. Und je nach Bodenbeschaffenheit stehen die Mineralien und Spurenelemente in einem anderen Verhältnis zueinander.

Natürlich gibt es auch hohen und niedrigen Natrium- und Nitratgehalt. Wer also z. B. unter Bluthochdruck leidet, sollte seinen Arzt nach einer Liste fragen, welche Mineralwässer für ihn gut sind – denn jede Quelle ist »ein Individuum«. Der Nitratgehalt im Mineralwasser unterliegt gesetzlichen Verordnungen. Wässer, die den Aufdruck tragen »Geeignet für die Zubereitung von Säuglingsnahrung«, dürfen nur eine Maximalmenge an Nitrat enthalten.

Wer gutes *Leitungswasser* hat (Analysen liegen meist bei den Gemeinden vor), kann auch sein ›eigenes‹ Hauswasser trinken. Doch all dies schützt oft nicht vor Nitrat.

Im übrigen: Mineralwasser und Leitungswasser haben als Durstlöscher – im Gegensatz z. B. zu Limos und Fruchtsäften – null Kalorien. Und Trinken, etwa 2 Liter am Tag und besser noch mehr, ist lebensnotwendig!

Vorsicht mit Entkalkung!

Große Zurückhaltung scheint geboten bei all den angepriesenen Wasseraufbereitungsanlagen bzw. Entkalkungsmethoden: Erstens sind Kalzium und Magnesium, die dabei verschwinden, aus Gesundheitsgründen ja eher erwünscht; zweitens werden allein aus den privaten Entkalkungsanlagen in unserem Land jährlich 100000 Tonnen Natriumchlorid (Salz) über die Kanalisation und die Abwässer bis in die letzten Flüsse und Seen geleitet, außerdem kommen pro Haushalt (!) auch noch ca. 130 kg Phosphat hinzu; drittens aber ist nachgewiesen, daß Menschen, die in Gegenden mit sehr mineralreichem, ›hartem‹ Leitungswasser leben, weit weniger Herzinfarkte haben als jene, die mit ›weichem‹ Wasser versorgt sind.

Gute Mineralanalysen sind jetzt möglich

Seit einigen Jahren ist es nun relativ einfach möglich, im Labor nachzuweisen, ob ein Mensch Defizite an Mineralien und Spurenelementen in seinem Körper hat (falls gewisse Symptome darauf hinweisen). Und diese Defizite können therapeutisch abgebaut werden. »Aber Spurenelemente«, so bemerkt dazu der Experte Dr. Kieffer, »sind oft so billig, daß das kommerzielle Interesse fehlt.« Auch bestimmte Vitaminpräparate, davon habe ich mich selbst überzeugt, wurden vom deutschen Markt genommen, weil sie offenbar zu preiswert waren. So verschwanden z. B. die Vitamin-B_2-Tabletten, von denen in Frankreich heute die 20er-Pakkung nur ca. 1,20 Mark kostet!

Die Steckbriefe

Weil nicht einmal die Experten sich einig sind über den tatsächlichen Tagesbedarf an Mineralien, weil diese Elemente auch nicht jeden Tag – wie Vitamine – zugeführt werden müssen und weil es oft sehr umstritten ist, wann und wie Mineralmängel entstehen und mit welchen Extragaben sie zu beheben sind, machen wir's ziemlich kurz.

Sie lesen aber bei allen im Buch aufgeführten Früchten, Gemüsen, Getreiden, Hülsenfrüchten, Nüssen etc. noch genaue Angaben über ihren Mineralstoffgehalt.

Prinzipiell finden sich alle diese Elemente in einer guten, wertvollen Kost und decken den Bedarf jedes *gesunden* Menschen. Bei einem Überangebot wird die Ausnutzung reduziert, um den Körper vor ›Überflutung‹ zu schützen. Wenn aber schwere Mängel entstehen (siehe oben), greift der Körper die Reserven an und holt sich die Mineralien aus ihren Speichern, z. B. aus den Knochen. Und die Folgen können verheerend sein!

KALZIUM steckt zu 99 % in Knochen und Zähnen – das sagt schon alles. Kalzium ist unentbehrlich, um diese Gewebe aufzubauen, kräftig und gesund zu erhalten. Es bedarf dabei eines exakten Gleichgewichts mit Phosphor (im Verhältnis von 2,5 : 1). Die Resorption von Kalzium im Körper wird unterstützt durch eine gute Versorgung mit Vitamin D und Vitamin C und behindert von Oxalsäure (Spinat, Rhabarber etc.) und Phytinsäure (aus rohem Getreide und ungebackenem Fladenbrot) sowie überhöhtem Phosphatgehalt in der Nahrung.

In *weichen* Geweben ist Kalzium nur in sehr kleinen Mengen vorhanden, aber es beeinflußt maßgeblich die Erregbarkeit der Nerven, die Muskelkontraktionen und eine normale Herzarbeit. Ohne Kalzium gäbe es z. B. bei Verletzungen keine Blutgerinnung. Es aktiviert viele Enzyme und organisiert über die Nebennieren die Bildung von Hormonen.

Schwerer *Kalziummangel* kann zu Verkrampfungen (Tetanie) führen und zu Störungen der Blutgerinnung, vor allem aber zu einer ungenügenden Verknöcherung des Skeletts. Da im Alter der Tagesbedarf erheblich ansteigt, droht – wenn er nicht ausreichend gedeckt wird – Osteoporose, eine Verminderung des Knochengewebes.

Merke: Die weitverbreitete Meinung, man könne ›Arterienverkalkung‹ durch kalzium*arme* Kost aufhalten, ist falsch!

Natürliche Kalziumquellen sind vor allem Milch und deren Produkte (in Kindheit, Jugend und Alter sollten es mindestens drei Tassen täglich sein), ferner Hartkäse, Schaltiere, Sardinen und Sprotten (mit Gräten!), Eigelb, Haferflocken, Sojasprossen, Sesam, Mandeln, Nüsse, Algen, Hülsenfrüchte, Melasse, die Zitrus-Innenhaut, Datteln, Rosinen, Sonnenblumenkerne, Sellerie, Karotten, Okra und alle grünen Blattgemüse, vor allem Kohlrabiblätter.

PHOSPHOR kommt im Körper nur in der Verbindung mit Sauerstoff, als *Phosphat* vor, und zwar in relativ hohen Mengen. Zum großen Teil ist es zwar im Knochensystem als Baustoff fest an Kalzium gebunden, dennoch steckt es in jeder Zelle. Es ist für den ganzen Stoffwechsel mitverantwortlich, ist Bestandteil vom Zellkerneiweiß, das die Erbsubstanz trägt, und von so wichtigen Stoffen wie Lezithin; es transportiert die Fettsäuren.

Auch Enzyme baut es auf, und es ist beteiligt an der Energiegewinnung und -übertragung, also auch an der Muskel-, Gehirn- und Nerventätigkeit. Kein Hormon wird ohne Phosphor wirksam.

Weil in der heutigen Luxusernährung, die extrem reich ist an tierischem Eiweiß, meist ein Phosphatüberschuß besteht, liegt die Gefahr nahe, daß mehr Phosphor mehr Kalzium bindet, zumal Kalzium viel schlechter vom Körper resorbiert wird als Phosphor, von dem 77% verwertet werden.

Das bedeutet: Mehr Kalzium wird zur Erhaltung der Balance aus den Knochen und Zähnen mobilisiert, und die Knochen werden »dünner« – es kommt zu Brüchigkeit und Osteoporose und frühzeitigem Gebißverfall! Auch hoher Zuckerverzehr stört das Kalzium-Phosphor-Gleichgewicht. Außerdem ist Phosphor stark säurebindend. Als Gegenmittel hilft tatsächlich nur dies: Weniger Phosphat mit Fertigkost! Vorsicht mit Colagetränken, Fertigpuddings, Streichwürsten, Schmelzkäse etc., statt dessen reichlich Milch und andere wertvolle Kalziumnahrung.

Natürliche Quellen sind: Fleisch, Fisch, Geflügel, Eier, Milch, Vollkorn, besonders Hafer, Gerste, auch Mais und vor allem gekeimter Weizen, alle Sprossen, Hülsenfrüchte, Nüsse, Kastanien, Champignons, grüne Blattgemüse, Kohlsorten, Tomaten, Erdbeeren, Himbeeren, Pflaumen. Und all das reicht wirklich zur Deckung des Phosphorbedarfs!

KALIUM ist für Herz und Gefäße lebenswichtig; wie schon berichtet, reguliert es als Gegenspieler von Natrium unseren Wasserhaushalt, die Flüssigkeitsbalance, und ist beteiligt an den Reizleitungen der Nerven und Muskeln, besonders auch des Herzmuskels. Kalium ist zur Eiweißsynthese notwendig und aktiviert viele Enzyme, u. a. auch jene im Kohlenhydratstoffwechsel, die an der Verwandlung von Zucker in Fett beteiligt sind. Es wird gebraucht für viele Funktionen von Gehirn und Nerven.

Achtung: Bei Brechdurchfällen, der (oft unnötigen) längeren Einnahme von Abführmitteln oder Medikamenten zur Entwässerung und bei Abmagerungskuren wird sehr viel Kalium auch durch die Niere ausgeschwemmt. Die Folgen sind unerklärliche Erschöpfungszustände, Appetitlosigkeit, Muskelschwäche, auch Funktionsstörungen des Herzens.

Natürliche Kaliumquellen sind: Fleisch, Fisch, Austern, Muscheln, Algen, Milch, Käse, vor allem aber viele Früchte wie Aprikosen, Bananen, Äpfel, Erdbeeren, Honigmelonen und Trockenobst und ganz besonders Kartoffeln! Aber auch Kohl, Spinat und Avocados.

Küchentips: Eine ordentliche Portion Gemüse mit Kartoffeln oder eine Quarkspeise mit Obstsalat decken bereits unseren Tagesbedarf.

NATRIUM ist zusammen mit Chlorid (als NaCl = Natriumchlorid) unser *Kochsalz* und als Gegenspieler von Kalium verantwortlich für den osmotischen Druck. Es erhält die Gewebespannung der Körperflüssigkeiten, reguliert den gesamten Wasserhaushalt, transportiert Nährstoffe und führt verbrauchte Stoffe aus dem Körper weg. Natrium und Chlorid halten das Wasser im Gewebe zurück, während Kalium die Wasserausscheidung fördert. Natrium aktiviert aber auch viele Enzyme, baut lebenswichtige Verdauungssäfte mit auf, hilft bei der Eisenausnützung, wirkt Krämpfen entgegen.

Natrium ist säurebindend. Bei Natriummangel können unter Umständen Säureüberschüsse Rheuma, Arthritis und Neuritis verursachen. Unser Natrium- bzw. Salzkonsum liegt in der Regel zu hoch, zumal viele Fertigprodukte, inklusive Brot, meist zuviel ›heimliches‹ Salz enthalten (3 bis 5 g werden uns zugestanden). Viele Experten sehen darin eine Ursache für den weitverbreiteten Bluthochdruck. Andere Experten aber betonen: Wer gesund ist, dessen Körper hält auch eine gute Natrium-Kalium-Balance. (In der Nachkriegszeit gab es trotz eines extrem hohen Salzverbrauchs von 20 bis 40 g täglich viele Menschen mit sehr niedrigem Blutdruck.)

Natürliche Natriumquellen sind: Kochsalz, Fleisch, Geflügel, Wurst, Käse, Brot, Milch, Eier, Salzkonserven, Backpulver, Fische, Meeresfrüchte, Algen, Kelp (!), Sellerie, Kohl, Kartoffeln, Rettich, Rosinen.

Küchentips: Fleisch immer erst nach dem Kochen oder Kurzbraten etc. salzen, Gemüse sparsamst salzen, kein Salzfaß auf den Tisch. Man kann sich überhöhten Salzkonsum – ebenso wie hohen Zuckerkonsum – relativ rasch abgewöhnen und braucht dann weniger Salz. Unter Kennern gilt das *gutgesalzene* Frühstücksei, weil es die Gewebespannung verbessert, als Reizfaktor und guter Anreger für den Arbeitstag. Abends grundsätzlich weniger salzen. (Siehe auch letztes Buchkapitel – die INTERSALT-Studie.)

MAGNESIUM ist, zusammen mit Kalzium, Vitamin D und Phosphor, ein unentbehrlicher Baustein für den Aufbau von Knochen und Zähnen, aber auch lebenswichtig bei der Übertragung von Nervenimpulsen und zur Muskelspannung.

Es ist zuständig für die »Power«. Denn Magnesium aktiviert nicht nur rund 300 verschiedene Enzyme, es reguliert überall im Körper die elektrochemische Spannung, mit deren Hilfe Wirkstoffe überhaupt erst durch die Membranen, die Zellhäute, in die Zellen gelangen können. Diese »Pumpe«, die das bewerkstelligt, kann nur arbeiten, wenn sie ausreichend mit Magnesium versorgt ist. Bei vielen Menschen besteht ein leichter Magnesiummangel, der sich allerdings dramatisch verstärken kann, z. B. durch Alkoholmißbrauch. (Der Alkohol hemmt die Magnesiumresorption), aber auch durch starke Abführmittel oder durch körperliche Überanstrengung, die mit starkem Schwitzen verbunden ist, wie etwa Hochleistungssport, langes Joggen, stundenlanger Skilanglauf etc.

Bei Magnesium*mangel* kommt es zu Herz- und Kreislaufstörungen, starker Nervosität, Vergeßlichkeit, nächtlichen Waden- oder Fußkrämpfen, Lärmempfindlichkeit, Schwindel, Sehstörungen. Auch der kindliche ›Zappelphilipp‹ leidet oft unter Magnesiummangel. In Kliniken werden die Symptome oft fehlgedeutet – leider.

Magnesium gilt als ›Betriebsstoff des Herzmuskels‹ – bei Großuntersuchungen von Herzinfarkt-Patienten war die Heilungs- und Erholungschance um so größer, je besser die Magnesiumversorgung war. Magnesium ist auch mit zuständig für Stoffwechsel und Zellbildung in Lungen und Nervensystemen, beseitigt ›Abfall‹ aus dem Organismus und wirkt säurebindend.

Natürliche Magnesiumquellen: Hervorragend sind manche Mineralwässer, ferner Fleisch, Vollgetreide, Bierhefe, Weizenkeime, Nüsse,

Mandeln, Maroni, Hülsenfrüchte, Algen, Trockenobst, Datteln, Bananen (!), Kartoffeln und grüne Blattgemüse.

Küchentips: Professor Dr. Karl Heinz Schmidt, Tübingen, empfiehlt, zur Verhinderung von Magnesiumverlusten immer dann, wenn reichlich Alkohol getrunken wird (Fasching, Partys, Betriebs- oder Familienfeste), gleichzeitig reichlich Mineralwasser anzubieten. Das beugt dem Kater vor!

EISEN erfüllt im Stoffwechsel vielfältige lebenswichtige Funktionen. Dreiviertel des Eisens arbeiten für uns als Bestandteile des roten Blutfarbstoffes (Hämoglobin) und transportieren unermüdlich den Sauerstoff aus den Lungen ins Blut und in alle Organe, ganz besonders aber ins Gehirn und in die Muskeln.

Eisen ist aber auch Baustein vieler Enzyme, die an der Energiegewinnung beteiligt sind, und macht, zusammen mit Phosphor, einige B-Vitamine überhaupt erst verfügbar. Nach WHO-Berichten ist Eisen *das* große Mangelelement auf der Welt, natürlich vor allem in jenen Ländern, in denen wenig Fleisch – die reichste Eisenquelle – zur Verfügung steht. Aber leider herrscht auch hierzulande, zumal unter jungen Männern (durch Fehlernährung) und jungen Frauen (durch Blutverluste in der Menstruation), sehr viel ›versteckter‹ Eisenmangel! Dazu muß man wissen, daß Frauen zwischen 14 und etwa 50 Jahren einen um mindestens 50% höheren Eisenbedarf haben als Männer, und dann steigt wiederum in der Schwangerschaft und der Stillzeit der Eisenbedarf um noch mal mindestens 50%.

Typische *Mangel*erscheinungen sind Müdigkeit, Kopfschmerzen, Herzjagen, Schlafstörungen, brüchige Fingernägel, in schweren Fällen Anämie.

Natürliche Eisenquellen sind: Fleisch, Leber, Herz, Blutwurst (!), Eier, Schaltiere, Vollkorn, besonders Haferflocken, Vollreis, Hülsenfrüchte, voran Bohnen und Linsen, Kartoffeln, Trockenobst, Nüsse, Algen, Sesam, alle grünen Salate und grünen Blattgemüse, Spargel, Karotten, Pilze, Lauch.

Küchentips: Eisen tierischer Herkunft geht viel besser ins Blut als Eisen aus Pflanzen. Aber Vitamin-C-haltige Getränke vor dem Essen verbessern die Eisenausnützung grundsätzlich. Gerbstoffe in schwarzem Tee und Kaffee, Weizenkleie, Soja und Rotwein dagegen verhindern die Eisenaufnahme. Eier, zusammen mit Gemüse- oder Getreideprodukten gegessen, *sollen* auch die Eisenaufnahme erschweren.

KUPFER gehört zu den absolut lebensnotwendigen Spurenelementen, weil es im Körper eng mit Eisen und Vitamin C zusammenarbeitet, z. B. bei der Sauerstoffversorgung, der Ernährung von Nervenhüllen und der

Schaffung einer geschmeidigen Haut. Ein kupferhaltiges Enzym ist mit Eisen auch maßgeblich an der Bildung der roten Blutkörperchen beteiligt. Kupfer sorgt für die Elastizität der Gefäße, kümmert sich mit vielen Enzymen um wichtige Stoffwechselvorgänge in Leber und Galle, Blut, Lungen und Herz. Es ist äußerst wichtig für Entgiftungsfunktionen, auch von Sauerstoffradikalen. Es arbeitet eng mit antioxidativen Vitaminen zusammen, so auch bei Entzündungsvorgängen, etwa des rheumatischen Formenkreises, wo Sauerstoffradikale bestimmte Bindegewebe und Gelenkknorpel schädigen.

Im Tierexperiment hat eine optimale Kupferversorgung die *Krebsentwicklung* verzögert und auch eine Leberzerstörung (nach Gabe von krebsauslösenden Stoffen) aufgehalten. US-Forscher knüpfen daran die Vermutung, daß eine *Kupferunterversorgung* Mitursache für die Entwicklung von Krebszellen sein kann.

Weil Kupfer die Aminosäure Tyrosin in die dunklen Farbpigmente umwandelt, die für unsere Haut- und Haarfarbe sorgen, sind erste Anzeichen eines *Kupfermangels* oft fette oder früh ergrauende Haare und eine sichtbar ›alternde‹ Haut. Aber auch an Defekten in Gefäßen, die zu Narben und Ablagerungen in den Arterien führen, ist oft Kupfermangel schuld. Im Extremfall kann das zu hohem Cholesterinspiegel und Arteriosklerose führen. Bei schwerem Kupfermangel leidet auch die gesamte Immunabwehr.

Sehr vereinzelt gibt es auch Kupfer*überschuß,* z. B. durch Wasserleitungen aus Kupfer und sehr saures oder weiches Wasser, aber mitunter auch durch manche extrem kupferhaltigen Multivitaminpräparate. Als Folgen von Kupferüberschuß werden u. a. Bluthochdruck, Wochenbettpsychosen und frühzeitige Senilität genannt.

Natürliche Kupferquellen sind: mageres Fleisch, Leber, Fische, alle Meeresfrüchte, auch Algen, Vollkornprodukte, vor allem Hafer und Mais, Nüsse, Hülsenfrüchte, rote Rüben, Johannisbeeren und alle grünen Blattgemüse, aber auch Kakao und Schokolade.

Merke: *Mittel zur Entsäuerung des Magens,* die oft völlig unkontrolliert, ohne ärztliche Verordnung, genommen werden, können die Kupferresorption gefährlich hemmen!

ZINK ist im Körper mit mehreren Gramm vorhanden, was schon beweist, daß es eine äußerst wichtige Bedeutung für uns hat. (Im Gehirn und im Zentralnervensystem wird es in Pools gespeichert.) Erst 1939 wurde das erste zinkhaltige Enzym entdeckt – heute kennt die Forschung schon mehr als 200 Enzyme, die von Zink als Kofaktor abhängig sind.

Vor einigen Jahren hätte man den noch ausgelacht, der frühzeitigen Haarausfall oder Dermatitis mit *Zinkmangel* in Verbindung gebracht hätte. Heute ist es schon ein Kunstfehler, in solchen Fällen nicht danach zu fahnden. In der Behandlung von Leberzirrhosen wird erfolgreich Zink eingesetzt, auch die Heilung von offenen Beinen mit Zinksulfat ist »spektakulär« (Dr. Kieffer).

Zink ist unentbehrlich für den Aufbau der roten und weißen Blutkörperchen und für die Wundheilung sowie für die Zellteilung – also für normales Wachstum und die Entwicklung gesunder Kinder. Es ist beteiligt am Abtransport von Kohlendioxid aus der verbrauchten Atemluft im Organismus, Bestandteil des Proteinstoffwechsels (zuviel Eiweiß behindert Zink), wichtig für Schilddrüse, Leber und Nieren und das Gehirn: Es ist ganz unerläßlich für den geregelten Ablauf neurologischer Signale. Die Funktionen der männlichen Keimdrüsen bzw. Prostataleiden werden durch Zink sehr positiv beeinflußt. Ohne Zink wird im Körper kein Vitamin B_{12} gebildet – ohne das es wiederum kein Hämoglobin gibt. Neue Forschungen bringen eine Unterversorgung mit Zink und ›seinen‹ Enzymen in Zusammenhang mit Schlaganfällen.

Zink gehört laut WHO auch zu den Haupt-Mangelelementen. Die Folgen: Unfruchtbarkeit, Unfähigkeit zu stillen, Geschmacksverlust, schlechte Infektabwehr. Ein Zinkdefizit zählt wohl zu den häufigsten Symptomen bei Krankenhauspatienten. »Aber«, so Dr. Kieffer, »es wird nur selten erkannt und behandelt.« Jeder größere körperliche oder seelische *Streß* führt zu hohen Zinkverlusten, aber auch *hoher Alkoholkonsum* und die Gabe von Antibiotika.

Übrigens: *Ausdauersportler,* wie Skiläufer, Läufer, Wettschwimmer etc., haben fast immer Zink- und Eisenmangel und müssen bewußt ›nachschieben‹.

Natürliche Zinkquellen sind: Innereien, mageres Rindfleisch, Milch, Vollkornprodukte, vor allem Weizen und Weizenkeime, Bierhefe, Samen, besonders Sesam und Tahini (Sesampaste), Mandeln, Erdnüsse, Kürbiskerne (!), Miso, Heringe, Austern, Pilze, grüne Blattgemüse, Wurzelgemüse, Kohl, Champignons, Tomaten, Orangen, Pfirsiche.

Merke: Zink aus Fleisch, Eiern, Milch wird zu 30 bis 40 % aufgenommen, aus Pflanzen nur zu 5 bis 10 %. *Zinn* aus Konservendosen behindert die *Zink*aufnahme beträchtlich. Aus fast allen ›raffinierten‹ Nahrungsmitteln ist Zink so gut wie völlig verschwunden; im Weißmehl geht es zu 80 % verloren!

SELEN – früher galt es als hoch giftig – wird heute bei modernen Forschern als eines unserer wichtigsten Schutzelemente angesehen. Wie bereits erwähnt, ist die Bundesrepublik *Selen-Mangelgebiet.* Manche Vollwertbäcker, die etwas von Ernährung verstehen, mischen deshalb schon stark selenhaltigen US-Weizen in das Brotgetreide.

Wirklich ein Witz: Wie der Experte Prof. Dr. Gerhard Schrautzer mir berichtete, gilt Schweinefleisch heute als eine Haupt-Selenquelle – und zwar, »weil man heute dem Tierfutter Selen zusetzt, damit die Schweine nicht eingehen«.

Selen gehört zu den wichtigsten Schutzstoffen in der Krebs- und Infarktabwehr. Denn Selen wirkt eng zusammen mit Vitamin E als Antioxidans und aktiviert ein Enzym mit dem komplizierten Namen Glutathionperoxidase, das z. B. dem Herzen Zellschutz garantiert. In einer finnischen Großuntersuchung hatten Infarktpatienten weniger Selen im Blut als gesunde Menschen. Weil es in China Gebiete mit totalem Selenmangel im Boden gibt (was rund 100 Millionen Bewohner des Riesenlandes betrifft), waren Forscher in der Lage, weit über 20000 Menschen zu untersuchen. Sie stellten fest, daß schon zehnjährige Kinder in dieser Region an Herzkrankheiten starben!

Selen und seine Enzyme können offensichtlich helfen, daß Blutplättchen sich nicht zusammenklumpen, daß damit die Arterien sauber bleiben. Selen schenkt dem Herzen Energie, reguliert den Blutdruck, wirkt in den Zellen als »Altersbremse«, stärkt die Abwehr, weil es Antikörper aufbauen hilft. Es blockt vor allem auch die Zellwände ab gegen Umweltgifte wie Quecksilber, Blei, Cadmium, aber auch gegen radioaktive Strahlen.

Selen schützt die Augen vor grauem Star (Katarakt), die Nieren, die Leber und auch die Weichteile (vor bestimmten Rheumaformen).

Krebskranke haben oft sehr niedrige Selenspiegel.

International anerkannte Selen-Experten wie Prof. Schrautzer und Dr. Felix Kieffer berichteten mir, daß sie täglich *vorbeugend 200 Mikrogramm Selen einnehmen.* Der Tübinger Professor Dr. Karl Heinz Schmidt nimmt Selen zusammen mit Vitamin C, Beta-Carotin und Vitamin E: »Und zwar dann, wenn ich unter starkem Streß stehe, vor Langstreckenflügen wegen der Ozonbelastung im Flugzeug oder bei starker UV-Belastung.« Allerdings: Ab 800 Mikrogramm pro Tag kann Selen im Körper bereits toxisch wirken. In der Bundesrepublik gibt es Selen-Hefe-Präparate.

<u>Natürliche Quellen:</u> Es schadet auf keinen Fall, zur Verstärkung des Selenschutzes regelmäßig Bierhefe und Weizenkeime ins Essen zu rühren (und das hat keine Nebenwirkungen, wie Tabletten). Auch Muskelfleisch von Rind, Schaf und Schwein sowie Leber, Niere, Fische, Schaltiere, Vollmilch und Quark sind selenhaltig. Außerdem Vollkorn und Vollreis (ungeschälter Reis ist 15mal reicher an Selen als polierter!), Pilze, Brokkoli und ganz besonders Zwiebeln und Knoblauch. Achtung: Selen tritt bei der Zubereitung ins Kochwasser über – also nur wenig Wasser zum Garen nehmen und das mitverwenden.

MANGAN wird neuerdings viel diskutiert, als Aktivator wichtiger Enzyme, die u. a. bei der Knochenbildung, bei der Blutgerinnung (zusammen mit Vitamin K) sowie im Zucker- und Fettstoffwechsel eine wichtige Rolle spielen.

Mangan hilft bei der Ernährung von Gehirn und Nerven, beim Aufbau von Sexualhormonen und bei der Synthese der Vitamine Biotin, Thiamin und Vitamin C. Eine manganreiche Ernährung ist vor allem für bestimmte Diabetiker wichtig.

Eine hohe Kalzium-Phosphor-Aufnahme mit der Nahrung erhöht den Manganbedarf. Neuerdings wird Mangan auch als Chance in der Therapie von multipler Sklerose diskutiert.

Natürliche Manganquellen sind in vollwertiger Nahrung reichlich enthalten: Nüsse, Keime, Vollkornprodukte, auch Kakao und Tee und Eigelb (!), grüne Blattgemüse und Rüben – vorausgesetzt, daß der Boden, auf dem sie wachsen, manganhaltig ist.

Viel Mangan geht beim ›Raffinieren‹, z. B. von Zucker und Mehl, verloren und durch einen hohen Phosphorgehalt von Fertigprodukten (siehe Phosphor).

JOD wird zum Aufbau der Schilddrüsenhormone und für die gute Funktion der Schilddrüse gebraucht. Es reguliert die Körperenergie mit und hilft beim Stoffwechsel von Fetten und Proteinen, und es stimuliert den Kreislauf. Das alles funktioniert aber nur reibungslos, wenn kein Jodmangel besteht, sonst kann es zu schwerwiegenden Stoffwechselstörungen kommen. Deutschland gilt als Risikoland für die Jodversorgung, vor allem das südliche Bundesgebiet – zumal Bayern. Dort leidet etwa jede(r) Dritte an Jodmangel, der zum ›Kropf‹ führt. Schon Babys kommen dort oft mit Kröpfen auf die Welt! Die Ärzte und Ernährungsexperten raten deshalb dringend zur vorsorglichen Verwendung von *jodiertem Speisesalz* in der Küche. »Einmal (Salzwasser-)Fisch in der Woche« sollte es außerdem sein.

Natürliche Jodquellen: Alles, was aus dem Meer kommt – Seefische, Algen, Kelp –, aber auch Milch ist jodhaltig, sowie Kohl & Co., ferner Innereien, Eier, Spargel, Spinat, Rübchen, Knoblauch, Kresse, Salate, Artischocken, Tomaten, Erdbeeren, Blaubeeren, Birnen, Trauben.

Küchentips: Jod geht beim Kochen weitgehend verloren. Immer erst vor dem Anrichten mit (Jod-)Salz abschmecken und Fische möglichst schonend zubereiten – im eigenen Saft dünsten oder in der Folie!

CHROM unterstützt entscheidend das Insulin bei der Regulierung des Blutzuckerspiegels. Diese aktive Substanz heißt ›Glukose-Toleranz-Faktor‹ (GTF). Fehlt der, dann erhöht sich der Blutzucker, und es kann zu Diabetes kommen.

Chrom stimuliert die Aktivität von Enzymen, die im Glukosestoffwechsel Energie erzeugen, aber auch die Synthese von Fettsäuren und

Proteinen besorgen. Chrom gibt man heute Diabetikern zur Verbesserung des Zuckerstoffwechsels. Im Glukosestoffwechsel ist es aber auch von Bedeutung für die Leistungssteigerung von Sportlern.

Ein schwerer Mangel an Chrom kann hohen Blutdruck und einen hohen Cholesterinspiegel verursachen und damit die Gefahr der Thrombose, Arteriosklerose und eines Schlaganfalls steigern. – Auch leichter Chrommangel kann schwerwiegende Folgen im Organismus haben – von Diabetes bis zu Wachstumsstörungen. Besonders Schwangere müssen ein Chromdefizit vermeiden, weil der Fötus zu seiner gesunden Entwicklung sehr viel GTF braucht.

Bei Virusinfektionen, sportlicher Überanstrengung und einer sehr einseitigen Ernährung, vorwiegend mit viel Weißzucker, raffiniertem Mehl, Backwaren, Limonaden etc., entsteht ein Chromdefizit. Denn ausgerechnet das Vollkorn und der Rohzucker mit seiner Melasse sind die einzigen pflanzlichen Nahrungsmittel, die nennenswerte Mengen an aktivem GTF enthalten.

Natürliche Chromquellen sind neben Melasse die Bierhefe, Weizenkeime, Leber, Käse, rote Rüben, Karotten (!), Pilze, Hülsenfrüchte, Austern, Shrimps, Kresse und schwarzer Pfeffer, rote Johannisbeeren und Preiselbeeren. Auch tropische Früchte, die auf vulkanischen Böden wachsen, sind chromhaltig.

Esoteriker glauben, daß Chrom mythisch-mystische Bedeutung hat und mit dem Kehlkopf-Chakra in Verbindung steht.

KOBALT ist als Baustein untrennbar mit Vitamin B_{12} verbunden und damit – wie dieses – unentbehrlich für die Bildung der roten Blutkörperchen (siehe auch Vitamin B_{12}).

Kobalt aktiviert eine Reihe von Enzymen, die nicht nur für die Erhaltung und Funktion der roten Blutkörperchen, sondern auch vieler anderer Körperzellen zuständig sind.

Symptom eines schweren Vitamin-B_{12}- und Kobalt*mangels* ist die perniziöse Anämie.

Die natürlichen Kobaltquellen sind fast alle tierischen Ursprungs: Fleisch, Leber und Milch und vieles, was aus dem Meer kommt, wie Austern, Muscheln und Algen.

In Pflanzennahrung kann Chrom nur angereichert werden, wenn die Böden mit Kobalt bzw. Stickstoff-Knöllchen von Hülsenfrüchten gedüngt wurden.

Strenge Veganer (die keine Eier, Milch etc. essen) riskieren eine Anämie. – *Spuren* von Kobalt sind angeblich auch in Sauerkirschen, grünen Bohnen, Tomaten und Paprika vorhanden.

Vitalitätsbrühe für Erschöpfte
(4 Tassen)

2 weiße Gemüsezwiebeln, 3 bis 4 Selleriestangen mit Grün, 3 bis 4 Karotten, 2 mittelgroße Tomaten, 2 kleine Knoblauchzehen, 2 Kartoffeln

Alles kleinschneiden und in 1½ Litern Wasser auf 1 Liter einköcheln. Durchseihen, mit Kelp oder fermentierter Sojasoße oder Miso und Cayenne abschmecken, dazu ein paar Krümchen Kümmel und Thymian. 1 Eßlöffel Weizenkeimöl darunterrühren, gut warm trinken.

Bloody Mary ohne Alkohol
(1 großes oder 2 kleine Gläser)

¼ Liter Tomatensaft, wenn möglich frisch, sonst aus dem Glas, 1 Stange Sellerie, 1 Knoblauchzehe, 1 Eßlöffel Tamari (Sesampaste) ½ Teelöffel geriebener Meerrettich, Saft von ½–1 Zitrone, 1 Messerspitze Cayenne.

Alles zusammen in den Mixer und ein paar Minuten ins Tiefkühlfach stellen. Sofort trinken.

Schnelles Kalium
nach Sport oder Streß
(für 2 Personen)

100 g Spinat, 1 Strauß Petersilie, 2 Stangen Sellerie, 4 Karotten

Alles zusammen in den Mixer mit 1½ Tassen Wasser, abschmecken mit Kelp und etwas Cayenne. Im Kochtopf nur auf Trinkwärme bringen, in Tassen geben, 1 Löffelchen Rahm oder Weizenkeimöl einrühren, evtl. Vollkorn-Croutons darüberstreuen.

Das Salz des Lebens

Je 1 Eßlöffel grobes Meersalz, 1 Eßlöffel Salbei und 1 Eßlöffel Rosmarin, frisch oder getrocknet, gemahlen, dazu 1 Eßlöffel Parmesan und 1 Eßlöffel Bierhefe.

Alles sehr gut vermischen. Von dieser Mischung im Winter täglich ½ Teelöffel übers Essen streuen (nicht kochen). Bildet Wärme. Bei starker Erschöpfung, wenn der Natriumhaushalt unterversorgt ist, messerspitzenweise lutschen oder über ein Vollkornbrot mit Butter streuen.

Total verkrampfte Mädchen …

Bei Dr. H., einem praktischen Arzt in München-Schwabing, meldeten sich reihenweise attraktive junge Mädchen und Frauen, weil sie von häufigen nächtlichen Wadenkrämpfen gequält wurden. Der Doktor forschte und fand heraus: Alle diese krampfgeplagten Frauen hatten gerade eine radikale Schlankheitskur hinter sich. Sie hatten gefastet bzw. gehungert und z. T. auch ›Schlankheitskost‹ aus der Tüte gegessen und dabei schwere Verluste an Vitaminen und Mineralien erlitten. Bei insgesamt 110 Patientinnen ermittelte der Arzt ›*Magnesiummangel*‹. Er verordnete ein Magnesiumpräparat, und die nächtlichen Krämpfe verschwanden völlig …

Und noch eine alarmierende Tatsache:

Umweltgifte sind Zeitbomben für unsere Kinder!

Unsere Kleinen sind durch die Umweltgifte gefährdet wie nie zuvor: Weil ihr wachsender Organismus Schadstoffe (wie andere Nährstoffe) in seine Substanz einbaut – und diese immer mehr werden. Nach Untersuchungen von Prof. Dr. Ulrich Wemmer von der Städtischen Kinderklinik Darmstadt sind schon beim Säugling die Toleranzgrenzen weit überschritten, die eigentlich für Erwachsene festgesetzt wurden. Einige Beispiele:

- Kinder resorbieren fünfmal mehr Blei als Erwachsene – aus Autoabgasen ebenso wie aus Trinkwasser.
- Auch mit Cadmium sind Säuglinge und Kleinkinder fünfmal mehr als Erwachsene belastet. Cadmium, das vor allem aus Phosphatdünger und Klärschlamm kommt, kann jedoch kaum abgebaut werden. Es summiert sich im Körper, Spätschäden wie schwere Störungen der Nierenfunktion treten dann nach 40, 50 Jahren auf. *Fehlt es den Kindern an wichtigen Schutzstoffen wie Kalzium, Eisen, Zink und Selen, so wird die verhängnisvolle Wirkung des Cadmiums noch verstärkt!*
- Die Aufnahme von Blei und Quecksilber – auch sie liegt bei Kindern über der bei Erwachsenen – kann zu bleibenden Störungen der Nieren und des Gehirns führen.
- Blei und Quecksilber können sogar bis in die Gebärmutter vordringen und damit schon das Ungeborene schädigen.
- Zusätzlich zur Verseuchung der Böden kommt noch die Verschmutzung der Meere, z. B. der Nordsee, durch viele giftige Chemikalien, und das hat, wie das Deutsche Grüne Kreuz feststellt, auch seine Auswirkungen auf die Nahrungskette, sprich auf die Fische. Obendrein wird mit Cadmium oder Arsen belastetes *Fischmehl* auch an die Schweine verfüttert und gelangt mit dem Schnitzel oder der Wurst auf den Teller. Und Langzeitschäden sind auch hier noch gar nicht abzusehen!

TIP:

Sollten Sie – durch Krankheit, Superstreß, Operation o. ä. in ein offensichtliches Mineralien-Defizit geraten sein (was Sie mit Sicherheit spüren), dann fragen Sie Ihren naturheilkundlich orientierten Arzt oder Heilpraktiker ruhig mal nach der biochemischen Therapie »nach Dr. Schüßler«. Hier wird nur mit Mineralsalzen behandelt – und oft mit verblüffendem Erfolg!

III.
Gemüse und Früchte
Die Kinder des Paradieses

Laßt die Nahrung so natürlich wie möglich!

WERNER KOLLATH

Gemüse und Früchte, die Kinder des Paradieses, haben leider im Zeitalter der Überall-Chemie, des Intensivanbaues mit seinen Manipulationen und der monströsen Treibhäuser – wo sie nicht mal mehr auf Erde wachsen und eine künstliche Sonne auf sie scheint – auch ihre vollkommene Unschuld verloren. Doch bei bewußter, vorsichtiger Auswahl (weniger nach Schönheit als nach ›inneren Werten‹) bleiben sie neben den Getreideprodukten das Herzstück unserer wert-vollen, sprich ›Vollwert-Nahrung‹.

Chlorophyll – das grüne Blut

Es gibt heute viele triftige Gründe, gute, reife und möglichst schonend behandelte Pflanzenkost zu bevorzugen und tierische nur als ›Zugabe‹ zu essen: Auf dem Höhepunkt ihres Wachstums, unmittelbar bevor sie den Blütenansatz bilden, entwickeln die meisten grünen Pflanzen, die wir essen, einen Überreichtum an Vitaminen und Mineralien, auch an Stärke und Protein. Außerdem bilden sich in diesen grünen Pflanzen noch zahlreiche »unidentifizierte Faktoren«, die hohen Schutz- und Heilwert haben. Tiere sprechen in Fütterungsversuchen hervorragend auf diese geheimnisvollen Stoffe an.

Große Bedeutung hat aber nach neuen Erkenntnissen vor allem auch das ›grüne Blut der Pflanzen‹, das *Chlorophyll.* Die Pflanze stellt es aus dem Kohlendioxid (CO_2), aus der Luft plus dem Wasser (H_2O) mit Hilfe von Sonnenenergie und Bakterien durch »Photosynthese« her, während sie auch noch Mineralien aus der Erde aufnimmt. Gleichsam als Nebenprodukt wird dabei Sauerstoff für die Atmung aller Lebewesen frei.

Das Chlorophyll wurde in den USA sehr gründlich untersucht – nicht zuletzt im Zusammenhang mit dem dort vielgepriesenen Weizengrassaft. Zahlreichen Veröffentlichungen zufolge

- hilft es, Zellen zu reinigen, zu reparieren und neu aufzubauen;
- stärkt es die Leber, unterstützt ihre Entgiftungsarbeit;
- wirkt es mit bei der Bildung von roten Blutkörperchen;

- erweitert es die Kapillaren, die feinsten Blutgefäße, und senkt den Blutdruck;
- säubert es die Eingeweide und unterstützt die gesunde Darmflora;
- schützt es die Lungen, verringert negative Einflüsse der Luftverschmutzung und stärkt damit die Gesundheit vor allem der Großstadtbewohner;
- unterstützt es die Infektabwehr und
- hemmt es die Stoffwechselaktivitäten von Karzinogenen, sprich krebserregenden Substanzen im Körper.

Aber: Chlorophyll ist extrem hitzeempfindlich. Deshalb sollte alles Grüne zu einem erheblichen Anteil roh gegessen werden!

Hierzu ist anzumerken, daß in neuen Publikationen, z. B. der WHO und der US-Krebsgesellschaft, die grünen (Blatt-)Gemüse dringend empfohlen werden zur *Krebsprophylaxe.* Sie sind ja auch extrem vitamin- und mineralreich und mit unsere besten Quellen für Eisen und Kupfer – Mineralien, die wir für Blut und Gehirn lebensnotwendig brauchen.

Je bunter, desto besser

Doch nicht nur das Grüne, auch alles andere, was leuchtend farbig ist im Obst- und Gemüsekorb, bringt einen besonderen Reichtum an heilkräftigen Pflanzenstoffen mit. Weshalb neuerdings fortschrittliche Ernährungsexperten empfehlen, »je bunter, desto gesünder«! *Eine* Erklärung dafür sind die *Bioflavonoide,* von denen im Kapitel Vitamine (Rutin) bereits die Rede war. Antioxidativ und immunstärkend wirken außerdem das Vitamin A und dessen Provitamine, die Beta-Carotinoide sowie die Vitamine C und E. Sie alle werden uns reichlich durch Früchte und Gemüse geliefert, die dunkelgrün, gelb, orange und rot aussehen.

In einer Doppelblindstudie der Harvard Medical School, die Dr. M. Gaziano an 333 Ärzten (!) vornahm, konnte *natürliches* Beta-Carotin (also aus Obst und Gemüsen) das Sterberisiko durch Herzinfarkt um 44 % reduzieren und Gefäßkomplikationen einschließlich Schlaganfällen sogar um 49 %. Allerdings bedeutet das: 50 mg Carotin jeden zweiten Tag = rund ein Pfund Obst und Gemüse täglich!

Es gibt heute auch verführerisches Beweismaterial dafür, daß z. B. ein Zusammenhang besteht zwischen dem reichlichen Verzehr der Beta-Carotinoide und einem Rückgang von *Lungenkrebs.* Die Carotine scheinen auch protektiv zu wirken im Zusammenhang mit der tödlichsten Form des *Hautkrebses,* den Melanomen. Vitamin C scheint dagegen nach neuen Untersuchungen vor allem seine antioxidative Wirkung in *Körperflüssigkeiten* auszuüben und auch in Organen, die reichlich davon enthalten – zu ihnen gehört auch das Auge.

Vegetarier leben gesünder!

Noch ein triftiger Grund dafür, weniger in die Fleischschüssel zu langen und statt dessen viel mehr in die Gemüsetöpfe und die Salat- und Obstschüsseln: Vegetarier leben nachweislich gesünder! Zahlreiche internationale und nationale wissenschaftliche Untersuchungen haben das belegt. Unter anderem kamen zwei große deutsche Studien (des Instituts für Sozialmedizin und Epidemiologie beim Bundesgesundheitsamt in Berlin und des Deutschen Krebsforschungszentrums in Heidelberg) zu fast identischen Ergebnissen:

- Vegetarier haben nur selten Übergewicht;
- ihr Blutdruck und ihre Cholesterinwerte sind weitaus günstiger als bei eifrigen Fleischessern;
- sie haben viel niedrigere Harnsäurewerte, damit verringert sich ihr Gichtrisiko, und ihre Nieren funktionieren besser;
- unter ›Vegis‹ gibt es auch wesentlich seltener Diabetiker;
- die Gefahr, einen Herzinfarkt oder Schlaganfall zu erleiden, vermindert sich bei ihnen um 30 bis 80 %;
- sie haben weniger Gallensteine und weniger Divertikel, Verstopfung kennen sie meist nur vom Hörensagen;
- ebenso sind sie besser geschützt vor ›ernährungsbedingten‹ Krebsarten wie beispielsweise Dickdarm- und Brustkrebs;
- viele Allergiker und auch Neurodermitiker verloren ebenfalls ihre Allergie oder Hautkrankheit durch vegetarisches Essen.

Gemüse mit Fleisch statt Fleisch mit Gemüse!

Wenn Vegetarier Eier und Milch konsumieren, erleiden sie praktisch keine Mängel (was früher oft behauptet wurde). Und »zwischendurch mal Fleisch schadet nicht«, sagt Professor Dr. Claus Leitzmann, Gießen. Jene, die ihren Fleischverzehr auf *ein- bis zweimal pro Woche* beschränkten, schnitten nämlich fast ebenso gut ab wie die Nur-Vegis (weil sie sonst auch viel mehr Gemüse und Obst und Vollkorn aßen)! Und natürlich: Selten-Fleisch-Esser können sich dann auch die allerbeste, sprich magere, Qualität leisten!

Viele weitere Pluspunkte für die Vegis: Sie leben nach allen Erfahrungen vernünftiger. Sie haben offenbar meist eine gesündere Grundeinstellung zum Leben. Denn 95% der untersuchten Vegetarier waren (laut Prof. Dr. Helmut Rottka, Berlin) Nichtraucher, hatten wenig übrig für Alkohol, aßen weniger von Überflüssigem, Schädlichem. Sie bewegten sich mehr (in der Natur), und sie waren auch seelisch besser ausbalanciert.

Prof. Rottka bezeichnete die von ihm untersuchten Vegetarier als

»rüstig, munter und lebenskräftig«. Allerdings: Vegis werden offenbar nicht viel älter als der Rest der Menschheit – aber nachweislich werden sie ›besser alt‹. Und außerdem laufen die Studien noch nicht so lange.

Warum die Chinesen so gesund sind

Auch dies gab den Forschern lange Zeit Rätsel auf: Warum das Milliardenvolk der Chinesen, das sich recht karg ernährt, soviel weniger von ernährungsbedingten Zivilisationskrankheiten heimgesucht wird (wie Herzinfarkt, Diabetes, Osteoporose, Darmkrebs etc.).

Untersuchungen an vielen Tausenden im Reich der Mitte, z. B. von Prof. Colin Campbell, Cornell-Universität, Ithaca, ergaben nun Verblüffendes: Die Chinesen essen doppelt so viele Kohlenhydrate (aber komplexe) und nur ein Drittel soviel Fett wie die Menschen in der westlichen Welt. Sie nehmen zwar 25% mehr Kalorien zu sich, wiegen aber rund 25% weniger als die Durchschnitts-US-Bürger. Natürlich arbeiten sie auch mehr körperlich. Sie essen sogar ein Drittel mehr Eiweiß als die Leute in den Vereinigten Staaten, das stammt jedoch nur zu 7% von Tieren, während in den USA zu 70% tierisches Eiweiß verzehrt wird! Die Chinesen trinken übrigens keine Milch und kennen trotzdem fast keine Osteoporose.

Andererseits stellen sich bei Chinesen und Japanern, die auswandern und ›westliche‹ Ernährungsbräuche annehmen, auch die ›westlichen‹ Krankheiten – vom Herzinfarkt bis zum Darm- und Brustkrebs – sehr rasch vermehrt ein ...

Auch Boris und Steffi leben fast fleischlos

Noch etwas Überraschendes ist zu berichten: Sportlern, die (erstklassig) vegetarisch leben – fehlt nichts! Schon vor 1914 wurden in Nordeuropa bei Sportkämpfen, in denen sich Vegetarier und Fleischesser gegenüberstanden, die Vegis fast immer die Sieger – je länger die Strecken wurden und je mehr Ausdauer verlangt wurde. Kämpfe über 100 Kilometer, wie ein Marsch mit vollem Soldatengepäck (31 Kilo), wurden ausnahmslos von den Vegetariern gewonnen ...

Sowohl Steffi Graf als auch Boris Becker verzichten schon lange fast ganz auf Fleisch. Und an der Mainzer Universität schnitten bei einer großen Untersuchung jene Hochleistungssportler, die sich fleischlos nährten, glänzend ab.

Die Geschichte kennt übrigens – vom alten Pythagoras, von Sokrates und Plato über Leonardo, Darwin, Tolstoi, Benjamin Franklin, Nietzsche, Edison, Gandhi, G. B. Shaw und Albert Schweitzer – viele hervorragende Persönlichkeiten, die streng vegetarisch lebten!

Lobgesang auf die Gemüse

Wir Deutschen essen zwar mehr Gemüse als früher, jetzt im Jahr knapp über 80 kg pro Kopf, doch damit sind wir in der EG immer noch das Schlußlicht. In den Mittelmeerländern (wo die Infarkt- und Krebsrate wesentlich niedriger ist als bei uns) ist der Gemüseverzehr mindestens doppelt so hoch. Das sollte sich bei uns ändern! Denn Gemüse liefern zwar nur 8% unserer Energie (Kalorien), aber sie enthalten in konzentriertester Form eine Vielzahl von lebenswichtigen Nähr-, Schutz- und Wirkstoffen und dazu noch in ihrem natürlichen Zustand die überaus wichtigen Ballaststoffe.

Diese Ballaststoffe quellen im Darm auf, füllen ihn, fördern und beschleunigen damit den Stuhlgang und nehmen unterwegs noch Verbrauchtes, Unerwünschtes, ›Schlacken‹ (Volksmund) und Giftstoffe mit.

Sie können, liebe Leser, sehr große Mengen Gemüse oder Salate essen und damit richtig satt werden – aber Sie werden dabei garantiert nicht dikker. Gemüse schenken Ihnen auch gerade jene Vitamine, Mineralien und Spurenelemente, an denen Sie sonst oft ›Mangel im Überfluß‹ leiden. Abgesehen davon, daß Sie mindestens ein Drittel Ihres Vitamin-C- und Ihres Carotinbedarfs mit Gemüsen decken, bekommen Sie mit ihnen die Folsäure, die Sie vor Blutarmut schützt, ferner verschiedene seltene B-Vitamine (unentbehrlich für Nerven, Hirn und Haut) sowie wertvolles Eisen, Kupfer, Mangan, Magnesium, Kalium, Molybdän (siehe das ›Mineral‹-Kapitel).

Schließlich fördern die Aromastoffe, ätherischen Öle etc. Ihren Appetit, Ihre Verdauung und Ihren Stoffwechsel, wirken entgiftend und abwehrstärkend. Maßgeblich sorgen Gemüse auch für das Säure-Basen-Gleichgewicht im Körper. Verschiedene Gemüse dienen übrigens als *Rohstoff* für die *Herstellung von Arzneimitteln.*

Hier dazu eine Tabelle der russischen Forscher Rabinowitsch und Tchikov.

Gemüseart	*Anwendung gegen*
Knoblauch und Zwiebel	Magenschleimhaut- und Darmentzündung, Arteriosklerose
Dill	Das Kraut: Bluthochdruck. Die Samen: Angina pectoris
Kopfkohl, Kohlarten	Chron. Magenschleimhautentzündung, Magengeschwür
Paprika	Rheuma, Arthritis, Erfrierungen
Kürbis	Kerne: Entwässernd, Prostata

Gemüseart	*Anwendung gegen*
Karotten	Herzinfarkt (vorbeugend)
Fenchel	Entwässernd, hustenlösend, schmerzstillend, gegen Magenbeschwerden
Pastinake	Gefäßerweiterung, Herzinfarkt, Neurosen, schwacher Haarwuchs
Mais	Entzündung von Gallenblase u. Gallengang, Gelbsucht, Hautkrankheiten. Maisöl vorbeugend gegen Arteriosklerose

Doch das ist längst noch nicht alles. Gemüse enthalten *keinerlei Cholesterin,* dienen also dem Schutz von Herz und Gefäßen. Sie liefern uns *kaum Purine* und sind deshalb für Anfällige *nicht gichtgefährlich* (Ausnahmen: Hülsenfrüchte inklusive Soja, grüne Bohnen und Erbsen, Sellerie, Spargel, Steinpilze; übrigens auch Weizenkeime und Bierhefe). Einige Gemüse – voran Karotten – enthalten reichlich *Pektine,* die nach neuen Erkenntnissen den Cholesterinspiegel senken, der Arteriosklerose entgegenwirken.

›Null Chemie‹ gibt es nicht mehr

›Gemüse pur‹ – das sind völlig unbearbeitete Lebensmittel. Wenn Sie diese entsprechend schonend zubereiten und auch oft roh essen, bekommen Sie zur Belohnung lauter Gesundmacher aus der Küche. Essen Sie aber Gemüse aus Konserven oder Fertiggerichten oder zerkochen Sie die Gemüse (hoffentlich nur versehentlich mal), dann *ergänzen* Sie das Gekochte wenigstens am Schluß mit einem Drittel Rohem. (Siehe auch ›Tatort Küche‹ im Kapitel Vitamine).

Und noch etwas sollten Sie zur Kenntnis nehmen: ›Null Chemie‹ bei Gemüsen und Früchten gibt es heute nirgends mehr auf der Welt! Übrigens auch ›Null Radioaktivität‹ nicht. Was Sie aber wirklich vermeiden können, sind *zusätzliche Giftstoffe,* z. B. in grünen Kartoffeln und Kartoffelaugen, in grünen Tomaten, in rohen Bohnen, in bitteren Mandeln, in jeder Art von Schimmel (ausgenommen wenige Käsesorten), in rohen Holunderbeeren. Und auch in aufgewärmtem Spinat; hier sind vor allem die *Nitrate* gefährlich, die sich im Körper in krebsverursachende Nitrosamine verwandeln können. Die finden sich auch in manchen Wurzelgemüsen, wie roten Rüben und Rettichen. Sehr kleinen *Kindern* sollte man deshalb nur die *wurzelfernen*‹ Teile von Spinat und Blumenkohl geben.

Fragen Sie auch Ihren Gemüsehändler, woher seine Waren kommen. Wählen Sie möglichst der Jahreszeit gemäß das aus, was draußen in der

Sonne gereift ist und ganz frisch verkauft wird. Denn beim Reifeprozeß (übrigens auch von Sprossen) wird Nitrat abgebaut. Außerdem macht *Vitamin C* in gewissem Umfang Nitrate unschädlich. Also: Salate und Gemüse, die Ihnen verdächtig vorkommen, mit frischem Zitronensaft ergänzen!

Grenzenlose Vielfalt in der Gemüseküche

In der Küche sind der Fantasie bei Gemüse- und Salatkompositionen so gut wie keine Grenzen gesetzt. Noch ein großer Vorteil: Aufgrund der vielen Mineralien, die sie enthalten, brauchen Sie meist auch wenig Salz zum Abrunden des Geschmacks.

Und hier nun die *Steckbriefe* der wichtigsten Gemüse – es gibt mittlerweile in der EG über 3000 Sorten – wobei wir die »Stars« in der Küchenmedizin vorangestellt haben!

Die Kreuzblütler mindern das Krebsrisiko

Kohl und Kraut, Rettich, Radieschen und Rübchen

In den USA gibt es seit einigen Jahren keine einzige Broschüre zur Krebsprävention, kein Flugblatt, kein Plakat der Gesundheitsbehörden, auf dem nicht ausdrücklich empfohlen wird, die *»Cruciferen«,* sprich *Kreuzblütler,* reichlich in den Speiseplan einzubauen, weil sie das Risiko bestimmter Krebsarten wahrscheinlich verringern. (Bei uns hat man sich dazu noch nicht allgemein durchringen können.)

Zu diesen Kreuzblütlern gehört die riesige Kohlfamilie, gehören die Rettiche und Radieschen und Rübchen, der Meerrettich, die Kressen und der Senf (über letztere lesen Sie im Kapitel ›Küchenkräuter und Gewürze‹).

Kohl & Co. *(Brassica oleracea)*
»Der Arzt des kleinen Mannes«

Geschichte: Die wilden Stammformen dienten an den Küsten Europas, rund ums Mittelmeer und am Atlantik – aber auch in China – schon in der Steinzeit unseren Vorfahren als Nahrung. Durch Auslese und Kultur wurden im Lauf von Jahrtausenden schier unglaublich vielfältige Sorten entwickelt, denen man nicht mehr ansieht, daß sie alle Vettern und Cousinen sind. Sie breiteten sich über die ganze Erde aus und bewahrten mit Sicherheit unzählige Menschen vor dem Hungern.

Daß Kohl Heilkräfte besitzt und sie stark und gesund macht, das fanden die Menschen ebenfalls schon sehr früh heraus. Der Kohl hatte nur einen ›Nachteil‹ (den er bis heute hat): Er war immer ein billiges Gemüse und ist es geblieben, samt all seinen vielen Spielarten und Wandlungen. Er war nie ›fein‹.

Zwar sangen einige griechische und römische Dichter bereits lange vor der Zeitwende sein Loblied: Cato der Ältere pries ihn als Alleskönner und Allheilmittel quasi bei sämtlichen Krankheiten. Und der Schriftsteller Plinius führte gar den Niedergang des Römischen Reiches darauf zurück, daß die wohlhabenden Römer nur noch ›Besseres‹ essen wollten, statt sich mit der einfachen Lebensweise ihrer Vorfahren zu begnügen und den Feldfrüchten des Landes, voran dem Kohl ...

Im Mittelalter kam der Kohl dann in Deutschland in die Klostergärten und wurde auch bei uns als Allround-Medizin, als ›Arzt des kleinen Mannes‹ hoch gepriesen: gegen Geschwüre und Trunkenheit, gegen die Glatze sollte er helfen und sogar vor Pest schützen!

Inhaltsstoffe: Fast alle Kohlarten enthalten etwas Eiweiß sowie Schleim und Bitterstoffe und kaum Fett. Auch ihr Gehalt an Kohlenhydraten ist relativ gering (was Diabetikern guttut). Aber: Kohl liefert uns Vitamin A bzw. Carotin, die (raren) Vitamine B_1, B_2, B_3 und Folsäure – zusammen mit dem Chlorophyll ist das sehr günstig für unsere Blutbildung. Und eine mittlere Portion Kohl deckt bereits voll unseren Tagesbedarf an Vitamin C!

Wenn auch der Vitamingehalt der einzelnen Kohlsorten unterschiedlich hoch ist, so sind sie *alle* miteinander extrem reich an Mineralien und – zumal bei erschöpften Menschen – sehr gut geeignet zur Remineralisierung und Revitalisierung. Vor allem in den *Außenblättern* steckt viel Kalium (entwässert und stärkt Gefäße und Nieren), Kalzium und Phosphor (festigt Knochen und Zähne) und Eisen (ist blutbildend) sowie Zink (wirkt gegen Streß).

Von großer Bedeutung sind im Kohl – wie in allen Kreuzblütlern – auch die *Senföle,* schwefelhaltige Verbindungen, die *antibiotische,* keimtötende und ›reinigende‹ Wirkung haben und (nicht nur) im Tierversuch das Cholesterin senken. In den letzten Jahren haben US-Forschergruppen herausgefunden, daß in den Kreuzblütlern Substanzen stecken, die *der Krebsentstehung entgegenwirken.*

In der deutschen Übersetzung des US-Forschungsberichtes (einmal auch veröffentlicht von unserem Bundesministerium für Forschung und Technologie) heißt es, »... daß genügend Daten vorliegen, aus denen geschlossen werden kann, daß der Verzehr von Gemüse aus der Familie der Kreuzblütler (z. B. Kohl, Brokkoli, Blumenkohl und Rosenkohl) mit einem verminderten Auftreten von Krebs bestimmter Organe beim Menschen in Verbindung steht«.

Da einige dieser wirksamen Substanzen offenbar sehr hitzeempfindlich sind, wird auch der Rat gegeben, diese Gemüse möglichst oft *roh* zu essen ...

Nothing is perfect – nichts ist vollkommen: Hier muß noch erwähnt werden, daß Kohl und Rettich in *Riesenmengen* die Bildung des Schilddrüsenhormons hemmen. Dazu müßten aber pro Tag 5 Pfund Weißkraut oder 24 Pfund Rettiche gegessen werden ...

Apotheke: Auf mehreren Wegen haben, wie oben schon gesagt, Kreuzblütler eine *vorbeugende* Wirkung *gegen Krebs:*

- Erstens natürlich durch reichlich Ballaststoffe, die keine Ansammlung von Giften und Verdauungsmüll dulden.
- Zweitens durch die keimtötenden Senföle, die vor Infektionen schützen und damit evtl. die Zellen vor Krebs und Arteriosklerose bewahren können.
- Auch die Abwehrkraft, das Immunsystem allgemein, wird nach neuen Erkenntnissen durch biologische Wirkstoffe im Kohl gestärkt (Prof. Dr. Leitzmann, Gießen).
- Und nach Prof. Dr. Ernest Buelding, Baltimore, gibt es in Kreuzblütlern außerdem Substanzen, die den Gehalt der Zellen an entgiftenden Eiweißkörpern (Glutathion) erhöhen. Der Professor ist überzeugt, daß Kohl und Co. deshalb nicht nur vorbeugend wirken, sondern sogar die Risiken einer Chemotherapie und Rückfälle *nach* einer Krebsbehandlung verringern könnten. Das alles ist noch sehr neu und klingt fast unglaublich.

Uralt und tausendfach in der Volksmedizin erprobt und seit den 50er Jahren auch wissenschaftlich ›hart‹ bewiesen ist die Fähigkeit, mit Kohl *Entzündungen,* von den Mandeln bis zu Hämorrhoiden und sogar kleine Wunden *zu heilen.* Wer ein dickes Knie hat, sollte dies einmal probieren (auch von Dr. Veronica Carstens empfohlen): Von sauber gewaschenen Kohlblättern die dicken Rippen flach abschneiden, anschließend den Kohl mit dem Nudelholz oder einer Flasche abwalken, bis der Saft austritt, dann ein oder mehrere Blätter über die schmerzende Stelle binden.

Zur Stärkung der Atemwege, auch bei Asthma, empfehlen Naturärzte, ein kleines Gläschen Kohlsaft mit einem Teelöffel Honig und einer ausgepreßten Knoblauchzehe zu trinken.

Kur mit Kohlsaft: In den 50er Jahren erregten Prof. W. Shive (Universität Texas) und Prof. Garnett Cheney, Stanford-Universität, weltweit Aufsehen, weil sie nachwiesen, daß sich mit Kohlsaft allein, ohne alle sonstigen Medikamente, *Magengeschwüre ausheilen* lassen. Auch in einer Schweizer Klinik bekamen Kranke täglich 1 Liter dieses Saftes –

dazu noch etwas mit Rahm und Eiern angereicherten Bananenbrei –, und nach drei Wochen waren *Zwölffingerdarmgeschwüre* spurlos verschwunden. Im Dünn- und Dickdarm wurden mit der Saftkur ebenfalls hervorragende Wirkungen erzielt. Wem der Kohlsaft (Entsafter oder Mixer) pur nicht schmeckt, der kann ihn auch mit Karottensaft mischen. Wer ihn längere Zeit nimmt, sollte immer wieder einige Tage Pause machen.

Küchentips: Magen-Darm-Kranke sollten sich vor allem an die zartesten Sorten – voran Blumenkohl – halten. Wer ein robustes Gedärm hat, der ist klug, wenn er ›Kohl zur Vorsorge‹ soviel wie möglich roh ißt – oder als Sauerkraut. Gewürze wie Kümmel und Fenchel etc. verhindern Blähungen. Wenn Kohl wirklich mal *stark bläht,* ist er in der Regel überdüngt. Fragen Sie also nach biologisch angebautem Kohl.

Kohl wird immer nur ganz sanft gegart, nie verkocht, dann behält er die meisten seiner guten Wirkstoffe. Zum *Kochen* schneiden Sie einen Kohlkopf, weiß oder blau, zunächst nur in zwei Teile. Dann entfernen Sie den harten Strunk, und schließlich schneiden Sie den Kohl mundgerecht. Den Topf (der nicht zu groß sein soll, weil Kohl stark ›schrumpft‹) füllen Sie höchstens bis zu einem Viertel mit Wasser (evtl. Wasser nachgießen). Würzen Sie mit etwas Meersalz. *Kochen Sie ohne Topfdeckel* (damit die blähenden Stoffe entweichen können). Erst nach zehn Minuten geben Sie etwas gutes Fett – Butter oder Öl – dazu. In einer knappen Viertelstunde, wenn er noch ›Biß‹ hat, ist der Kohl meist schon fertig. Schmecken Sie nochmals ab. Ähnlich können Sie Wirsing zubereiten, zu dem Sie am Schluß etwas Rahm geben.

Achtung: Dicke, fette *Soßen,* womöglich Einbrennen, machen das Kohlgericht schwer. Optimal ist es, ihn ›chinesisch‹, rasch in der Pfanne, solo oder zusammen mit anderen Gemüsen zu schmoren. Und vor allem: Zu Kohlgerichten und -eintöpfen mit Kohl *nie Süßes trinken,* wie Apfelsaft, auch keine Milch! Sonst gären die Ballaststoffe.

Der Blumenkohl

Der Zarteste und Bekömmlichste

Wenn er nicht gespritzt oder zu stark gedüngt ist (was leider heute oft vorkommt), dann ist er der Zarteste und Bekömmlichste unter allen Kohlarten. Schauen Sie nach Bio-Sorten aus, auch wenn die meist kleiner sind als die Handelsklasse ›Extra‹.

Geschichte: Kreuzfahrer sollen im 16. Jahrhundert Samen nach Italien gebracht haben, die sie von Mönchen auf der Insel Zypern erhalten hatten. Als ›Karfiol‹ war Blumenkohl schon jahrhundertelang ein Lieblingsgemüse der Italiener, ehe er zu uns kam. Ganz langsam, durch unermüdliches Züchten, wurde die grüne Kohl-›Blume‹ strahlend weiß. (Heute zieht man, ein Witz, wieder grüne Köpfe.)

Inhaltsstoffe: Etwas Beta-Carotin, mehrere B-Vitamine, ganz frisch sehr viel Vitamin C. Neben Phosphor, Kalium, Kalzium, Magnesium, Natrium und Eisen auch so seltene Spurenelemente wie Zink, Kupfer, Jod, Fluor.

Apotheke: Weil die Zellstruktur des Blumenkohls viel zarter ist als die anderen Kohlsorten, eignet er sich besonders gut für Magen- und Darmempfindliche; auch für Diabetiker ist er eine geeignete Speise. Naturärzte halten den Blumenkohl für einen guten Reiniger, empfehlen ihn bei Asthma, Arthritis, Nieren- und Blasenleiden. Nur bei Schilddrüsen-Überfunktion soll er nicht zuviel gegessen werden wegen seines Jodgehalts. Roh gerieben soll er eine gute Heilwirkung auf blutendes Zahnfleisch haben.

Küchentips: Kaufen Sie Blumenkohl immer mit den grünen Blättern. Sie sehen dann besser, ob er frisch ist. Kenner benützen einen Teil des Grüns, um eine vitamin- und kaliumreiche Brühe herzustellen. (Vor dem Zubereiten den [ganzen] Kohl eine halbe Stunde in Salz-Essig-Wasser legen – dann kriechen unerwünschte ›Mitbewohner‹ heraus).

Roh geraspelt, mit Zitrone, etwas Sauerrahm, Senf, Dill oder viel Petersilie, macht der Blumenkohl jeder Rohkostplatte Ehre. Noch feiner ist er mit einem Apfel gemischt und mit Walnüssen dekoriert. Wird er gekocht, dann ist er, ohne die dicke holländische Soße, nur mit in Butter hell gebräunten Vollkornbröseln und gehackten Eiern bestreut, etwas Köstliches. Sehr gut paßt er zu Schinken. – Man kann ihn (mit Biß) auch gut süß-sauer zu Pickles verarbeiten.

Der Brokkoli oder Spargelkohl
Die grüne Schutznahrung

Es gibt Leute, die können ihn nicht ausstehen (dazu gehört auch unser hoch geschätzter Meister Wolfram Siebeck), und andere, die sind ganz verrückt nach ihm.

In der US-Ernährungswissenschaft steht er in der ersten Reihe der Gemüse, die zur Vorbeugung vor Arteriosklerose ebenso empfohlen werden wie als Schutznahrung gegen Krebs.

Geschichte: Er hat den gleichen Stammbaum wie der Blumenkohl und schmeckt auch ähnlich, nur ein bißchen würziger. Wer da glaubt, er sei bei uns ein ›neues‹ Gemüse, der irrt. Die Römer bauten ihn schon in deutschen Landen an, und in sehr alten Kochbüchern finden sich bereits Rezepte – allerdings meist unter dem Namen ›Spargelkohl‹. Nach dem Ersten Weltkrieg wurde der Brokkoli dann bei uns einfach vergessen – erst unsere Gastarbeiter und die Mittelmeer-Touristen brachten ihn wieder ins kulinarische Gespräch.

Inhaltsstoffe: Das schöne grüne Gemüse mit den hübschen ›Blumen‹-Köpfchen enthält bei gleichem Kaloriengehalt rund fünfmal soviel Kalzium, zweimal soviel Eisen, 15mal soviel Carotin und viermal soviel Vitamin C wie sein Vetter, der Blumenkohl. Wer Milch als wichtigste *Kalziumquelle* nicht so gut verträgt, der kann seinen Bedarf zum großen Teil auch mit Brokkoli (und Fenchel) decken.

Brokkoli liefert uns B-Vitamine, Folsäure (!), fast soviel Vitamin C wie Paprika und Petersilie; weil er besonders viel Kalium und sehr wenig Natrium enthält, ist er wertvoll für Herz- und Nierenkranke. Die Stiele kann man mitessen (ganz unten abschälen), sie sind extrem reich an Chlorophyll und an abwehrstärkendem Selen.

Apotheke: Das viele Carotin ist sehr gut für Augen, Haut und Nerven. Vitamin C stärkt die Abwehrkraft (es gibt große Laboruntersuchungen über die immunstimulierende Wirkung dieses Gemüses [u. a. Prof. Stickl, München]), das Kalzium macht die Knochen fest und wirkt der Osteoporose entgegen.

Brokkoli ist ideal zum Abnehmen. In vielen Veröffentlichungen wird von seiner entgiftenden, zellerneuernden Wirkung gesprochen. Er hilft durch sein Kalium, den hohen Blutdruck zu senken, und stärkt die Verdauungsdrüsen, weil er auch Bitterstoffe enthält.

Küchentips: Wer schlau ist, bereitet Brokkoli so zu: Größere Stiele halbieren, das ganze Gemüse mit den (geschälten) Stielen nach unten, Köpfchen aus dem Wasser, knapp zehn Minuten leise dünsten, ohne Deckel auf dem Topf. Anschließend höchstens noch mal fünf Minuten ›unter Wasser‹ garen, dann weiterverarbeiten. Für Gemüsepfannen, evtl. mit Fleischstückchen, wird er mit Champignons etc., goldgelb angerösteten Zwiebeln und etwas Knoblauch zubereitet. So lange immer wieder wenden, daß er noch einen Biß hat. Achtung – er kann in Sekunden zu Matsch werden!

Sehr fein schmeckt eine

Rohe Brokkoli-Creme-Suppe

½ Tasse Cashew-Nüsse, 1 Tasse grob geschnittener Brokkoli, ½ Avocado, geschält und klein gewürfelt, 2 Knoblauchzehen, ½ Tasse Alfalfa-Sprossen, 1 Eßlöffel Olivenöl, ½ Teelöffel Kelp (Algengewürz), ½ Tasse oder mehr Wasser.

Zuerst die Nüsse in etwas Wasser im Mixer fein pürieren. Dann langsam die anderen Zutaten hineingeben, ausgenommen die Avocado. Die Suppe auf Tisch-Temperatur aufwärmen, nicht kochen! Vor dem Anrichten die Avocadowürfel und reichlich feingehackte Petersilie (evtl. auch Champignonblätter oder gehackte harte Eier) über die gefüllten Teller streuen.

Der Chinakohl
der Unkomplizierte

Geschichte: Der ›Zahn des weißen Drachen‹ wie man ihn in seiner chinesischen Heimat nennt, wird dort seit über 2000 Jahren angebaut und in hundert Variationen auf den Tisch gebracht, gedünstet, gebraten, gedämpft, in der Suppe, in Teigtaschen, auf dem Reis. Zu uns kam er erst nach vielen und langen Umwegen – gegen Ende des 19. Jahrhunderts – über Amerika. Und dann hatte er es immer noch nicht leicht, sich durchzusetzen. Dabei ist er ein ebenso wertvolles wie unkompliziertes Gemüse und riecht und schmeckt kaum nach ›Kohl‹.

Inhaltsstoffe: Ein besonders hoher Vitamin-C-Gehalt, etwas Vitamin B, Natrium, Kalium, Kalzium, Magnesium, Eisen, Phosphor, sekundäre Pflanzenstoffe und nur 13 bis 16 Kalorien je 100 g – das ist nicht mal soviel wie 2 g Fett! Die besondere ernährungsphysiologische Bedeutung des Chinakohls liegt aber in seinen hochwertigen Aminosäuren – (Eiweißbausteinen) – das Blatt-Eiweiß macht gut 2 % aus.

Apotheke: Leute mit empfindlichem Magen vertragen Chinakohl gut; denn er bläht nicht. Seine Senföle fördern die Verdauung und stimulieren die Abwehr.

Küchentips: Weil er keinen starken Eigengeschmack hat, kann man Chinakohl sehr gut kombinieren mit anderen Gemüsen. Köstlich schmeckt er, wenn er mit Zwiebeln, Tomaten und etwas Kümmel mit einem Löffel Öl geschmort und mit Rahm verfeinert wird. Zum Salat aus Chinakohl sind grüne Kräuter, Melisse, Borretsch, Dill, Petersilie, Schnittlauch, sehr fein und gesund. Manche Chinakohl-Freunde kombinieren diesen Salat sogar mit Äpfeln und Kiwis und haben dann eine echte Vitaminbombe.

Wem der Kopf für eine Mahlzeit zu groß ist, der blättert einfach so viel ab, wie gerade gebraucht wird, und packt den Rest in Folie. Er hält im Kühlschrank eine Woche.

Der Grünkohl
voll innerer Werte

Ein Kraftprotz, der freilich in Norddeutschland mehr geschätzt wird als in Deutschlands Süden. Sobald der erste Frost übers Land gegangen ist, wird an Nord- und Ostsee zum Grünkohlessen gebeten, denn der Frost schließt – wie beim Rosenkohl – das Zellgewebe auf, macht es weich, die Stärke verwandelt sich in Zucker, und der Kohlgeschmack wird dadurch milder.

Geschichte: Grünkohl war immer ein ›Küstengewächs‹ und ist es eigentlich bis heute geblieben. Man nennt ihn auch die ›Oldenburger‹ oder ›Lippesche Palme‹. Tatsächlich sieht er ja aus wie ein kleiner Palmbaum. Einer seiner Riesen-Verwandten, der Baumkohl, wird auf der englischen Kanalinsel Jersey drei bis fünf Meter hoch, und sein Strunk wird zu Spazierstöcken verarbeitet.

Inhaltsstoffe: Grünkohl ist eines der wertvollsten Gemüse überhaupt, ein echter Star an Nähr- und Wirkstoffen! Sein Chlorophyll, das ja auch Magnesium enthält, macht ihn zur Rundum-Küchenmedizin. Er liefert sehr viel Beta-Carotin, mehrere B-Vitamine, darunter das seltene B_6 (wichtig für Frauen), und 100 g decken leicht den täglichen Vitamin-C-Bedarf. Kalium, Kalzium, Phosphor und Eisen sind wichtig für Aufbau und Wachstum, wären es besonders für Kinder.

Apotheke: Das viele Kalium im Grünkohl hilft, Wasseransammlungen aus dem Körper herauszuschwemmen, und kräftigt damit Niere, Blase und Herz. Auch bei Magengeschwüren hat er die klassische ›Kohlwirkung‹. Er fördert allgemein die Verdauung und gilt als innerer Reiniger bei Hautkrankheiten. Besonders gut ist Grünkohl für die Augen (gegen Nachtarbeit und Bildschirm-Müdigkeit), und er zählt zu den wichtigsten Krebsschutzgemüsen.

Küchentips: Für Rohkost ist Grünkohl nicht geeignet, weil er sehr hart ist. Wegen des Beta-Carotins muß er immer mit etwas Fett zubereitet werden. Grünkohl-Kenner geben dem fertigen Gemüse eine Prise Zimt bei. Falls er zu früh geerntet wurde und noch keinen Frost erwischt hat, kann man den fertig geputzten Kohl einfach kurz ins Gefrierfach stecken!

Der Kohlrabi

die Blätter sind am gesündesten!

Ob weiß oder blau – im Frühsommer werden die ersten Kohlrabi meist jubelnd begrüßt. Kinder mögen sie – dünn geschält – aus der Hand essen, wie Äpfel. Und so jung und zart sind sie auch roh wirklich am besten!

Geschichte: ›Caulorapa‹ nannten die Römer diese ›Stengelrübe‹ und aßen sie recht begeistert. Im Mittelalter kam Kohlrabi dann endlich auch zu uns und wurde ein ›deutsches Gemüse‹. Heute gibt es ihn – aus Treibhäusern – praktisch das ganze Jahr, was leider auch seine Nachteile hat, weil beim Anbau schon wieder so viel ›Künstliches‹ verwendet wird.

Inhaltsstoffe: Grundsätzlich ist der Kohlrabi sehr wertvoll, schon 150 g decken den Tagesbedarf an Vitamin C. Aber: Der Vitamingehalt (und auch der an Beta-Carotin und vielen Mineralien) ist in den *Blättern* zwei- bis dreimal so hoch wie in der Knolle! Deshalb: So frisch wie möglich kaufen und alle zarten Blätter kleingehackt mit verwenden – ganz zum Schluß dazugeben. Kohlrabi enthält reichlich Phosphor, Kalium, Magnesium, Jod und Kalzium (die Blätter auch dreimal mehr als die Knolle), und sein Eisengehalt kann sich mit dem von Spinat messen.

Apotheke: Das Magnesium im Kohlrabi ist sehr günstig für das Herz, die Blutbildung und zur Verhinderung von Arteriosklerose. Sein Kalzium kräftigt Knochen und Zähne (deshalb sollen ihn Kinder recht oft roh essen). Sein Eisen macht rotes Blut. Kohlrabi ist gut bei splitternden Fingernägeln, bei Zahnfleischentzündungen und Parodontose, roh gerieben soll er den Gallenfluß und die Nieren anregen.

Küchentips: Testen Sie ganz vorsichtig dort, wo die Wurzel sitzt, mit dem Fingernagel. Gibt der Kohlrabi nach, ist er zart: Merke: Weiße Knollen werden schneller holzig als blaue. Knollen mit Rissen lassen Sie links liegen – nur Knollen mit frischen grünen Blättern kaufen! Die Knolle vom Wurzelansatz zum Blattansatz sehr dünn schälen. Roh gerieben (für vier Leute zwei große oder vier kleine Knollen), mit etwas Zwiebel, Joghurt, Kräutern, Zitronensaft und wenig Kelp abgeschmeckt, sind die Knollen eine Super-Vorspeise, ein wahrer Vitaminstoß!

Kohlrabi vorgegart, dann ausgehöhlt, mit Krabben oder Lachsstückchen gefüllt oder mit feinem Wurstbrät (in der Form mit etwas Butter gedünstet und mit Rahm übergossen) sind ein köstliches Mahl. Dazu gehört Pfeffer aus der Mühle. Für vier Personen rechnet man 1 kg oder mehr Kohlrabi.

Der Rosenkohl

ein guter Eiweißspender

Er braucht, wie Grünkohl, *etwas* Frost, um dadurch sein volles Aroma zu entwickeln.

Geschichte: 1821 wird er in Brüssel zum erstenmal beschrieben (er heißt im Englischen auch ›Brüsseler Sprossen‹).

Inhaltsstoffe: Herausragend sind 4,7% wertvolles Pflanzeneiweiß mit Aminosäuren, die der Körper sehr gut aufnimmt, dazu sehr viel Vitamin C, besonders wichtig im Winter, auch die Vitamine A und B, Kalium, Kalzium, Eisen, Magnesium, Natrium, Phosphor. Achtung: Rosenkohl enthält *Purine,* ist also für *Gicht*kranke nicht geeignet!

Apotheke: Man sagt ihm eine ›tonisierende‹ Wirkung nach, d. h., er baut Schwächezustände und Spannungen ab. Er ist gut zum Abnehmen geeignet, gegen Verstopfung und Übersäuerung des Magens. Die kleinen Kohlröschen sollen helfen, Arteriosklerose und Krebs vorzubeugen, weil sie ›antioxidativ‹, also zellschützend wirken. Sehr fein geschnitten und etwas mariniert, können sie auch gut roh gegessen werden.

Küchentips: Rosenkohl nie kaufen, wenn die Außenblätter schon gelblich sind, beim vorsichtigen Dünsten (in wenig Wasser und ohne Topfdeckel) möglichst nicht umrühren. Hervorragend ist die Kombination mit Edelkastanien. Als Gewürz wird ein Hauch Muskat geschätzt.

Rotkohl *oder* ***Blaukraut***

vorzüglich zur Rohkost

Er kommt in fast all seinen guten (magenfreundlichen) Substanzen dem weißen Bruder nahe. Weil er ein ziemlich derbes Zellgefüge hat, ist er aber grundsätzlich etwas schwerer verdaulich. Kümmel, Bohnenkraut oder Majoran können da helfen. Zur *Rohkost* wird er fein gehobelt und mit etwas Salz glasig gestampft, mit Zitrone oder Weinessig, einem geriebenen Apfel und etwas Honig verfeinert. – Beim Kochen gibt man eine mit Nelken gespickte Zwiebel dazu.

Das Sauerkraut

Medizin für Darm und Nerven

Das ist fast reine Medizin! Es wird durch natürliche Milchsäuregärung hergestellt und ist somit quasi ›vorverdaut‹...

Geschichte: Als der mächtige Erste Kaiser Qin Shi ums Jahr 221 v. Chr. die große Mauer um sein chinesisches Riesenreich errichten ließ, erfanden die Arbeiter-Sklaven eine Methode, ihren Kohl als Wintervorrat in Reiswein einzulegen. Später entwickelten sie die Gartöpfe und vermischten den Kohl mit Salz. Im ganzen slawischen Raum machte diese Methode früh Schule. Auch in Schlesien füllte die ganze Dorfgemeinschaft im Herbst die Gartöpfe mit Gemüsen und Pflanzenteilen aller Art.

Heute kommt das Milliardenvolk der Chinesen sicher vor allem deshalb in Zeiten von Versorgungsengpässen über die Runden, weil in jeder Wohnung, auf jedem Balkon ein riesiger Tontopf mit eingesäuertem Gemüse steht. Unzähligen Seefahrern erhielt Sauerkraut Leben und Gesundheit. Captain Cook führte 60 Fässer davon auf seiner dreijährigen Weltumsegelung mit und bewahrte dadurch seine Seeleute vor Skorbut.

Inhaltsstoffe: Sauerkraut hat 2% wertvolles Eiweiß, enthält Vitamin A und mehrere B-Vitamine, die für die Blutbildung wichtige Folsäure und B_{12}, das in frischem Gemüse sonst kaum vorhanden ist. Sein hoher Vitamin-C-Gehalt macht es im Winter zum besonderen Abwehrstärker und Grippeschutzmittel. Die vielen Schutz-, Wirk- und Heilstoffe des Kohls sind durch die Milchsäuregärung erhalten.

Apotheke: Sauerkraut hat wenig Kalorien, eignet sich deshalb ideal zur Frühjahrs-Schlankheitskur. In roher Form ist es eine hochwirksame Enzymtherapie. Mit den vielen Ballaststoffen hilft es als ideales Nahrungsmittel bei Verstopfung!

Die Milchsäure regeneriert die Darmflora, verhindert Gärungen, entgiftet und reinigt die Verdauungswege, entlastet offenbar auch die Bauchspeicheldrüse und die Leber. Für Diabetiker ist Sauerkraut eine ›freie‹ Gemüsesorte.

Pfarrer Kneipp sagte: »Sauerkraut ist ein richtiger Besen für Magen und Darm, nimmt die schlechten Säfte und Gase fort, stärkt die Nerven und fördert die Blutbildung.« Tatsächlich hilft Milchsäure, unerwünschte Stoffwechselprodukte auszuscheiden, auch Harnsäure, was Rheuma- und Gichtkranken guttut – und den Blutdruck senkt.

Seine bakterientötende Wirkung wurde bei der Typhusepidemie 1952/53 in Stuttgart bestätigt. Typhuserreger, die in Sauerkraut eingeimpft wurden, gingen in sechs Tagen zugrunde. – An Labortieren mit eingepflanzten Tumoren wurde festgestellt, daß offenbar in einer ganz frühen Phase Milchsäurebakterien (in diesem Fall aus Joghurt) das Tumorwachstum hemmen können.

Die Milchsäure im Sauerkraut harmoniert auch mit der Säureproduktion des Magens und hilft gut gegen Sodbrennen. Das Azetylcholin im Sauerkraut wirkt beruhigend auf das vegetative Nervensystem. Roher *Sauerkrautsaft* hilft Menschen (zumal älteren), die wenig Magensäure haben, und auch bei der Behandlung von Magen- und Darmentzündungen. Aus gutem Grund lobten viele Dichter das Gemüse, bei dessen Verzehr wir Deutschen übrigens Weltmeister sind (obwohl schon 100 bis 150 g pro Mahlzeit, am besten roh, ihre volle ›medizinische‹ Wirkung tun).

»Sei mir gegrüßt, mein Sauerkraut, holdselig sind deine Gerüche«.
HEINRICH HEINE

Küchentips: Sauerkraut läßt sich weiß Gott nicht nur mit Kaßler oder Würsteln zubereiten, es paßt zu Fisch und Scampi, ja sogar zu Austern wird es serviert. (Der Münchner Sterne-Küchenmeister Otto Koch stellte sogar ein ›Sauerkraut-Sorbet‹ her.)

Übrigens: Bitte kein Sauerkraut waschen – dabei gehen zu viele Mineralien und Vitamine verloren. Lieber Sauerkraut beim Biobauern oder im Reformhaus kaufen. Dann haben Sie die Gewähr, daß es nicht mit zuviel Salz oder sogar (was in der Industrie oft üblich ist) mit Chemikalien hergestellt wurde!

Und dann können Sie es auch beruhigt roh essen. Im Kochtopf: höchstens 20–25 Minuten sanft garen – nicht ›verkochen‹. *Salate aus rohem* Sauerkraut lassen sich nach Lust und Laune zubereiten: mit Äpfeln oder

Ananasstückchen, mit Mandarinen, sogar mit rohen, fein geraspelten Rüben oder mit Sauerkirschen. Und immer ein wenig geriebene Zwiebel und ein Löffelchen Olivenöl dazugeben.

Der Rettich *(Raphanus sativus)* bringt die Galle in Fluß

Geschichte: Die Chinesen hatten auch hier wieder mal die Nase vorn – schon vor 3000 Jahren aßen sie Rettiche mit Genuß, und heute kennen sie Hunderte von Sorten, die sie freilich meist geschmort verspeisen. Für die Pyramidenbauer in Ägypten war Rettich – neben Zwiebeln und Knoblauch – *die* Nahrung, die sie vor Infektionen und Parasiten schützte. Auf Abbildungen in altägyptischen Tempeln und Grabstätten findet sich der Radi!

Griechen und Römer schätzten ihn (obwohl er als »unanständige Speise« galt, »weil er eine merkwürdige Kraft hat, Winde zu erzeugen und Rülpse loszulassen« (Plinius). Römische Soldaten brachten ihn über die Alpen, dort gedieh er so gut, daß neidisch berichtet wurde, es gäbe in Germanien Rettiche »von der Größe kleiner Kinder«. Schon damals sogen unsere Ahnen mit Honig den Saft heraus – gegen Husten und Heiserkeit.

Merkwürdigerweise hatte der Rettich im Volksglauben viel mit Kindern zu tun: Er soll sie schlau machen. Am ersten Schultag gab's immer einen Rettich aufs Brot, weil sie dann das Alphabet ›leicht vorwärts und hinter sich‹ aussprechen lernten. Und in bayerischen Biergärten pappt man heute noch das ›Radikapperl‹ nach altem Brauch kleinen Kindern aufs Hirn. Denn »wenn es haftenbleibt, sind die Kinder gescheit« (nach Sigi Sommer).

In der Volksmedizin ist der Rettich seit eh und je bekannt und gerühmt als Arznei bei Erkrankungen der Galle und Leber und der Atemwege sowie als ›Reiniger‹ bei Rheuma. Tatsächlich fand man schon in den 30er Jahren heraus, daß es in den süddeutschen ›Rettichländern‹ weniger Gallenleiden gibt.

Inhaltsstoffe: Ein normaler Bierrettich deckt den Tagesbedarf eines Erwachsenen an Vitamin C, er liefert etwas Eiweiß, Carotin, einige B-Vitamine, reichlich Kalium, Natrium, Magnesium, Kalzium, Phosphor, Eisen und Enzyme, vor allem aber ein schwefelhaltiges Öl, das Raphanol, sowie mehrere Senfölglukoside und Bitterstoffe, die eine antibiotische Wirkung haben, gallentreibend sind und in den Atemwegen Schleim lösen. Das Unangenehme: Sie riechen nicht gut, schon gar nicht, wenn man sie gegessen hat – weshalb der Volksmund sagt: »Wer Rettich ißt, der hustet unten und oben.«

Apotheke: Bei allen Gallenblasenerkrankungen, auch bei Grieß und Steinen sowie bei Leberleiden (nach Hepatitis etc.) wird Rettich empfohlen. Der *frische Saft* gilt in der Naturheilkunde heute als echte Medizin: Seine ätherischen Öle reinigen und regenerieren die Schleimhäute, regen die Verdauungsdrüsen an, erhöhen die Gallenproduktion der Leber, beseitigen Gallenstauungen, fördern damit auch den Stuhlgang. Auch Wasseransammlungen im Körper werden beschleunigt wieder ausgeschwemmt. Nur bei akuten Nierenentzündungen sind Rettiche verboten.

In den Atemwegen lösen die Wirkstoffe im Radi zähen Schleim und fördern das Abhusten. Auch der gute Pfarrer Kneipp war überzeugt davon, »daß Lungenkrankheiten durch Rettichsaft geheilt werden, solange die Lunge noch keine Löcher hat«. Wenn Ihre Lunge also noch keine Löcher hat, dann nichts wie ran!

Eine *Rettichsaft-Kur* wird mit 100 g täglich (nüchtern getrunken) begonnen, die Menge kann erheblich gesteigert werden. Naturärzte (wie Dr. Wolfgang May) betonen aber: Rettich zu Heilzwecken sollte nie mit Salz gegessen werden! Besser ist: mit etwas Honig gesüßt.

Rettich, ob weiß, ob schwarz, ob rot, im Frühjahr reichlich als Rohkost und zu Salaten in den Speiseplan eingebaut, hilft oft, ›einen klaren Kopf zu machen‹ und sogar Rheuma zu mildern. – Es gibt auch die These, daß Leute, die im Beruf viel Ärger haben, reichlich Rettich essen sollen. Weil er ja den Gallenfluß fördert. Er ›spült‹ den Ärger förmlich weg. Und, wie gesagt, als Kreuzblütler ist der Rettich sehr wichtig in der Krebsprävention!

Küchentips: *Rettichsaft bei Husten* ist leicht herzustellen. Höhlen Sie einige Rettiche aus, öffnen Sie diese unten und füllen Sie in die Höhlung Kandiszucker oder, besser noch, Honig. Fangen Sie den austropfenden Saft in einer Schüssel auf.

Wenn Sie unbedingt wollen, können Sie Rettich oder Radieschen auch mal als *Gemüse* bereiten. Dazu werden sie geputzt, und der Rettich wird in Stücke geschnitten. Dann kommt das Ganze mit etwas Butter in die Pfanne und wird fünf bis acht Minuten geschwenkt (etwas Wasser dazugeben). Zum Schluß mit Kelp und Rahm abschmecken, noch mal wenige Minuten in der Pfanne schütteln, wie es die Chinesen machen.

- Übers ***RADIESCHEN*** läßt sich fast ebensoviel Gutes sagen wie über den Radi. Nur ist alles halt ›eine Nummer kleiner‹...
- ***WEISSE UND TELTOWER RÜBCHEN*** sind sehr reich an den Vitaminen A, C, dem Vitamin-B-Komplex, an Magnesium, Kalzium, Eisen und Jod und gelten in der Volksmedizin immer schon als Krebsschutznahrung.

Sie wirken belebend auf die Nervenzellen, regen die Bildung von roten und weißen Blutkörperchen an. Ihr Saft soll Harnsteine und -grieß auflösen. In den USA zählen die Rübchen heute offiziell zu den ›Schutzgemüsen‹, auch gegen Herzinfarkt. Man kann sie roh raspeln, mit Zitrone, Zwiebeln und etwas Honig als Vorspeise essen oder den Saft sofort trinken.

Weil sie gewaltig entwässern, nennen die Bayern sie ›Soach-Ruam‹.

Die Doldengewächse putzen Gefäße und Gedärm durch!

Fenchel, Karotte, Pastinake, Sellerie

Fast die ganze Pflanzenfamilie der Doldengewächse zählt zu den guten Freunden des Menschen (eine der wenigen Ausnahmen ist der hochgiftige Schierling, der aber auch in der Homöopathie eine Rolle spielt). Zu den Doldengewächsen gehören etliche unserer wertvollsten Gewürze, wie Anis, Fenchel, Kümmel, Koriander, Dill und Petersilie. Im homöopathischen Arzneibuch finden sich 37 medizinisch verwendete Doldengewächse.

Die dazugehörenden Gemüse sind prallvoll mit gesunderhaltenden Stoffen: voran die Beta-Carotinoide, die nach vielen neuen Forschungen im Körper eine Krebsschutzfunktion haben, und zwar sogar dann noch, wenn die Erbinformation der Zelle schon geschädigt ist.

In einem US-Forschungsbericht heißt es, »daß Nahrungsmittel, die viel Carotine oder Vitamin A enthalten, mit einem reduzierten Krebsrisiko in Zusammenhang zu bringen sind ...«.

Doldengewächse enthalten meist auch Bioflavonoide (Zellschutz) und sehr viele ätherische Öle, die verdauungsfördernde, darmfreundliche Eigenschaften haben, die Tätigkeit der Drüsen anregen, oft auch schleimlösend und allgemein beruhigend wirken. Also sind sie Hausmedizin für Magen, Darm, Leber, Galle und Nerven, gegen Koliken, Husten, Erkältung.

Vielc dcr cßbarcn Doldcnblütlcr kommcn auch wild auf unscrcn Wiesen vor – aber da ist Vorsicht geboten, wir halten uns lieber an den Gemüsemann. – Noch eines haben diese Nahrungspflanzen gemeinsam: Man kann sie alle auch gut roh essen, dann sind sie sogar meist noch wirksamer.

Der Knollenfenchel *(Foeniculum vulgare)* erleichtert die Atmung

Die griechische Mythologie sagt, daß Prometheus den Menschen das Feuer vom Himmel auf die Erde brachte – in einem Fenchelstamm. Und es ist noch nicht lange her, da kämpften in Norditalien ›gute Hexen‹ mit

›bösen Zauberinnen‹ in öffentlichen Schaukämpfen um die kommende gute Ernte auf den Feldern. Die ›Waffen‹ auf beiden Seiten waren Fenchelstengel ...

Geschichte: Überall, wo es im Altertum Küchenkultur gab, wurde auch Fenchel gegessen – in China, Ägypten, Indien, Arabien, Griechenland. Albertus Magnus und Hildegard von Bingen priesen seine Vorzüge als heilkräftiges Mittel bei vielen Krankheiten, voran Erkältungen, Husten, Blähungen. Nach Deutschland kam er durch die Benediktinerinnen, damals wurde er auch ein ›Star‹ in den Klostergärten. Weil er aber frostempfindlich ist, wird er heute vor allem in südlichen Ländern angebaut.

Inhaltsstoffe: Fenchel hat einen relativ hohen Anteil an Kohlenhydraten/Zuckern, aber auch an Ballaststoffen, und nur 36 Kalorien je 100 g. Sein Carotin deckt in einer Portion mehr als den Tagesbedarf, und er hat fast zweimal soviel Vitamin C wie Orangen, reichlich B-Vitamine (Kochwasser nicht wegschütten!).

Dazu sehr viel Kalium, Kalzium, Phosphor und fast den höchsten Eisengehalt unter allen Gemüsen. Seine ätherischen Öle (2 bis 3 %) schlagen auch fast alle Gemüserekorde.

Apotheke: Die ätherischen Öle mit ihren Hauptbestandteilen Anethol und Fenchon wirken direkt und schnell auf die Durchblutung der Schleimhäute, nicht nur des Verdauungstrakts, sondern auch der Atmungsorgane, und sie beruhigen den nervösen Magen. Sie regen die Leber- und Nierentätigkeit an und wirken auch keimtötend, ›desinfizieren‹ von innen. Östrogenartige Stoffe sollen beim Stillen helfen.

Fenchel erleichtert bei Erkältung und Bronchitis die Atmung. Sein ganz großer Vorteil: Er ist ein Wintergemüse und kann, roh gegessen, oft teure und minderwertige Treibhaus-Salate ersetzen.

Küchentips: Damit die wertvollen Carotinoide sich in Vitamin A verwandeln, sollte Fenchel immer mit etwas gutem Fett – kalt mit Öl oder Rahm, warm auch mit Butter – zubereitet werden.

Für *Rohkost* wird er sehr vorsichtig geraspelt oder in hauchdünne Längsscheiben oder Ringe geschnitten und kurz mariniert, damit er nicht zu hart ist. So behält er seinen lieblichen, süßen Anisgeschmack. Man kann ihn aber auch sehr gut mit anderen Salaten mischen, z. B. mit etwas Zitronensaft oder Weinessig, Oliven, Schafskäse und Zwiebeln ›griechisch‹ servieren.

Warm, gekocht, schmeckt Fenchel wegen seines Eigenaromas eigentlich nur gut zusammen mit Tomaten und Zwiebeln.

Italiener lieben ihn kurz gedünstet und noch mit ›Biß‹, einfach mit Butter und Parmesan serviert.

Scheibenweise in (Vollkorn-)Pfannkuchenteig gewendet und gebakken, mit Zitronenschnitzen angerichtet, ist Fenchel köstlich – sogar ohne Fleisch-›Beilage‹.

Die Karotte oder **_Möhre_** *(Daucus carota)*
Heilnahrung für Herz und Bauch

Eigentlich sollte sie eine Königin unserer Gemüseküche sein, statt dessen ist sie häufig zum Rohstoff für fades Kindermus heruntergekommen. Die Franzosen, Italiener und Engländer wissen es besser: Prinz Charles zieht in seinem riesigen ›organischen‹ Gemüsegarten allein fast 20 Karottensorten, von weiß bis dunkelrot, und bringt sie heim in die Schloßküche.

Allerdings wird auch kaum ein Gemüse von Massenanbauern derartig vergewaltigt. Sowohl die geschmackliche Qualität als auch die arzneilichen Inhaltsstoffe variieren deshalb enorm. Von der chemischen Behandlung ganz zu schweigen. Es lohnt sich, nach Karotten aus biologisch-dynamischem Anbau Ausschau zu halten. Schon weil sie besser schmekken. In Schulkinder-Tests wurden diese *immer* richtig herausgefunden!

Geschichte: Die Römer mochten die ›Carota‹ sehr. Viele der frühen berühmten Gelehrten wie Plinius, Dioskurides und auch Galen lobten sie in ihren Schriften. Der königliche Leibarzt Matthiolus schrieb im Mittelalter, daß Karotten »eine freundliche und anmutige Speiß« seien, »die den Ehemann lustig machen, leicht verdauet werden und den Stuhlgang fertig machen«.

Inhaltsstoffe: Mit dem Vitamin C ist es nicht so weit her, doch enthalten Karotten mehrere wertvolle B-Vitamine, Folsäure (!) und Bioflavonoide, welche die Zellatmung unterstützen, und sogar auch etwas Vitamin D, E und K und dazu viele ätherische Öle, Eisen, Magnesium, Kalzium und Phosphor. Vor allem aber bergen sie zwei Schätze, die sie urgesund machen: In ihrem Gehalt an Beta-Carotin, der Vorstufe zum Vitamin A, sind sie *absolute Spitze.* Diese Carotinoide stehen auf der Liste der Krebsschutzstoffe ganz oben. Und zwar setzt ihre Wirkung gerade dann ein, wenn die Zelle bereits geschädigt ist. Sie unterstützen den Reparaturmechanismus, und sie stärken das Immunsystem. *›Cancer-Fighter‹,* ›Krebs-Bekämpfer‹, nennen Amerikaner das Gemüse.

Aber auch die große Menge an Ballaststoffen, vor allem der Reichtum an *Pektin,* der sonst nur in Äpfeln erreicht wird, sind wichtig für die Verhütung von Krebs (über den Darm) wie von Arteriosklerose (über die Arterienwände). Nur Diabetiker sollten wegen des relativ hohen Zuckergehaltes nicht zu viele Karotten essen.

Apotheke: Karotten sind unentbehrlich bei Vitaminmangelzuständen, z. B. bei der sogenannten Frühjahrsmüdigkeit. Eine Portion deckt schon den doppelten Tagesbedarf eines Schulkindes an Carotin – und soll sogar die Lernfähigkeit verbessern. Voraussetzung ist, daß das Essen mit Fett zubereitet ist. Wir erinnern noch mal: Erst dann kann das *fettlösliche* Vitamin A herausgelockt werden, das gilt für die gesamte Karotten-Küche!

Pektin-Tage als Heilnahrung haben sich seit langem auch in der Schulmedizin bewährt. Man gibt bei Durchfall pro Mahlzeit je 250 g geputzte Karotten, in ½ Liter Wasser gekocht und püriert. Ätherische Öle in der Karotte haben sich als wirksam gegen Staphylokokken und Kolibakterien erwiesen (Prof. Glatzel) – auch das verstärkt den Darmschutz! Die Pektine stehen aber auch im guten Ruf, den Cholesterinspiegel zu senken.

Das viele Vitamin A der Karotte macht sie zum ›Augen- und Haut-Gemüse‹. Die Sehkraft kann sich bessern (besonders bei Nachtblindheit), schuppige Haut wird elastischer, auch das Wachstum von Haut und Schleimhäuten wird gefördert (in Lungen, Gedärmen etc.). Die Leber speichert gewiß nicht ohne Grund relativ viel Vitamin A, damit nicht so rasch Mangel entsteht. Sehr bemerkenswert: Porphyrine, die eine (Sexual-)Hormonausschüttung über die Hypophyse anregen, finden sich besonders reichlich in den *Blättern* der Karotten. Deshalb sollten die bei jungen ›Waschmöhren‹ (die man büschelweise kauft und nie schält) ruhig fleißig mitgegessen werden. In der Volksmedizin macht man mit diesem Kraut (kurz gekocht) Umschläge auf Beingeschwüre.

Weiter gelten Karotten als gesund bei Vergiftungen, Asthma, Streß, Erkältung und Kolitis (weil sie die Schleimhäute günstig beeinflussen). Abführmittel können sie oft völlig ersetzen!

Küchentips: Das Gemüse möglichst wenig schälen. Besser ist: nur sauber schrappen, denn das Beste sitzt unter der Haut. Es ist erwiesen, daß die ›Arznei‹-Wirkung bei *rohen* Karotten größer ist als bei gekochten. Voraussetzung: daß diese *möglichst fein* geraspelt und mit etwas Fett gegessen werden. Optimal ist *frischgepreßter* Karottensaft, aber der darf nicht stundenlang (z. B. in großen Flaschen auf Märkten) herumstehen. Er soll *gleich* getrunken werden! Karottensaft ist wohltuend für Galle, Leber, Magen, Darm und für überanstrengte Augen. Er hilft bei Sodbrennen. Noch gesünder: mit etwas Zitronen- oder Orangensaft gemischt.

PS: Immer wieder hört und liest man von Menschen, die sich oder ihre Kinder nur von Karotten ernährten und die dann ›Vergiftungserscheinungen‹ bekamen. Solche Menschen sind meist seelisch – nicht körperlich – krank!

Karotten-Soufflé

2 Tassen pürierte gekochte Karotten, 3 Eigelb, 1 Tasse heiße Milch, 3 Eßlöffel weiche Butter, Salz bzw. Zucker oder Honig und Vanille, je nach Geschmack

Arbeiten Sie alle Zutaten in einer Schüssel zusammen. Wenn die Masse abgekühlt ist, ziehen Sie den Schnee der 3 Eier, sehr steif geschlagen, vorsichtig unter. Geben Sie das Soufflé in eine leicht ausgefettete Form, stellen Sie die im Rohr in eine Pfanne mit heißem Wasser und backen Sie bei höchstens 180 Grad Celsius 40–45 Minuten.

Die Pastinake *(Pastinaca sativa)*
hilft gegen Bauchweh

In Feinschmecker-Restaurants sind sie neuerdings wieder aufgetaucht, diese Wurzeln, die man früher auch ›Hammelmöhren‹ nannte, die aber ganz anders, viel würziger, schmecken als Karotten. Es ist ein Verdienst unserer Biobauern, daß Pastinaken heute auch in Deutschland wieder angebaut werden, denn sie sind gesundheitlich besonders wertvoll – die Engländer und Amerikaner wissen das schon lange.

Geschichte: Unsere Urahnen haben sie schon geschätzt – Samen des aromatischen Gemüses wurden in Pfahlbauten der Stein- und Bronzezeit gefunden. Später galten sie – mit Recht – als Heilpflanzen, und lange Zeit waren sie, zusammen mit Karotten, ein Lieblingsgemüse der Deutschen, zumal im Rheinland. Der Kartoffelanbau verdrängte sie dann fast völlig.

Inhaltsstoffe: Wertvolle Kohlenhydrate (bis zu 18%, darunter reichlich herzschützendes Pektin), mäßig Vitamin-B-Komplex und C, aber viel Kalium, Kalzium, Magnesium und Phosphor, dazu extrem viel ätherisches Öl, reichlich Ballaststoffe.

Apotheke: Das Hauptöl der Pastinake hat Ähnlichkeit mit dem Kümmelöl und die gleiche Wirkung: Es lindert Magen- und Darmbeschwerden, regt die Verdauungstätigkeit an und erleichtert die Atmung, stimuliert auch das Nervensystem. In der Volksmedizin wurde die Pastinake schon immer bei Bauchweh, Nieren- und Blasensteinen, bei Fieber, Rheuma und Lungenleiden empfohlen. Wegen der Cumarine soll jemand, der viel Pastinake ißt, nicht in die pralle Sonne gehen, sonst kann er Ausschlag bekommen.

Küchentips: Pastinakwurzeln sind in vielen Fertigsuppen enthalten. Es lohnt sich, sie zu Hause in Gemüseeintöpfe oder Irish Stew zu geben, dann blähen diese weniger. Auch geraspelt in Salaten (Feldsalat!) schmecken sie sehr gut. In ›besonderen‹ Restaurants werden sie heute (ca. 40 Minuten bei 200 bis 250 Grad Celsius) im Ofen gebacken und z. B. mit Sahnemeerrettich serviert. Man kann sie aber auch, dünn geschält und in zwei Millimeter dünne Scheiben geschnitten mit etwas Öl in die Pfanne geben und wie Bratkartoffeln zubereiten. So schmecken sie zu Fisch oder Fleisch gleich gut.

Der Sellerie *(Apium graveolens)*
Reiniger, Schlankmacher und Antistreß-Medizin

»Freu' dich, Karlchen, heute gibt's Selleriesalat.« Ob als Knolle mit Blättern oder als knackiger Stangensellerie, immer genießt er den Ruf, ein

›Männerfreund‹ zu sein, die Liebeskraft zu stärken. Obwohl ebenso allgemein bekannt ist, daß durch seine entwässernde Wirkung die ›untere Etage‹ beim Mann auf ganz natürliche Weise angeregt wird. Was aber zu überlegen ist: Sellerie übt einen ausgezeichneten Anti-Streß-Effekt aus, entspannt, beruhigt. Und ein entspannter, entstreßter Mann ist gewiß auch ein besserer Liebhaber ...

Geschichte: Die Ägypter schätzten den Sellerie so sehr, daß sie ihn den Toten ins Jenseits mitgaben und ihn selbst beim Totenschmaus aßen. Die Griechen machten ihn zum Symbol des Sieges und Triumphes, krönten nach sportlichen Wettkämpfen ihre Sieger mit Sellerielaub, und der römische Dichter Plutarch berichtet, daß man den im Kampf Gefallenen seine Stiele und Blätter ins Haar flocht. Der Sagenheld Achilles soll mit Sellerie sein lahmendes Pferd kuriert haben, und schon der so erfahrene Hippokrates pries den Sellerie für Fälle, »in denen deine Nerven flattern«, als heilende Nahrung.

Inhaltsstoffe: Der Vitamingehalt fällt nicht aus dem Rahmen. Beim Knollensellerie ist aber zu beachten, daß in den *grünen Blättern* ein Vielfaches an Vitaminen und Mineralien ist gegenüber der Knolle. Allein der so wichtige Kalziumgehalt ist elfmal so hoch, weshalb Naturköchinnen die frischen Blätter gern zu fantastischen grünen Suppen verarbeiten. – Ansonsten sind das ätherische Öl, Appiin, die Bitterstoffe des Selleries und insulinähnliche Hormone von besonderer Bedeutung. Sie haben eine überaus anregende Wirkung auf das ganze Verdauungssystem, aber auch auf die inneren Drüsen – damit u. a. über die Nebenniere auf das Nervensystem, das Gehirn und den gesamten Stoffwechsel.

Apotheke: Sellerie regt den Speichel und den Gallenfluß an, er hilft verdauen und wirkt stark harntreibend, ist gut bei Venen- und Lymphstauungen. Naturärzte empfehlen ihn daher für alle Leiden, bei denen eine Verbesserung der Ausscheidungen, des Stoffwechsels – eine ›innere Reinigung‹ also – erwünscht ist: Dazu gehören Bluthochdruck, Wasseransammlungen im Körper, Fettsucht, Verstopfung, Rheuma, Arthritis, Gallenstauungen, Diabetes, aber auch Stockschnupfen, starke Verschleimungen und Menstruationsstörungen. Weil er ausgesprochen alkalisch ist, hilft er, überschüssige Magensäure zu neutralisieren. Nur *akut* Nierenkranke sollten nicht zuviel Sellerie essen.

Wegen des hohen Kalziumgehalts ist er sehr wichtig zur Kräftigung der Zähne (Kinder) und der Knochen (Osteoporose im zunehmenden Alter). Auch bei starker Nervosität und geistiger Überanstrengung kann *Selleriesaft* als Tonikum sehr gut helfen. Dazu treibt man die geschälten Knollenstückchen und Stiele und Blätter durch den Mixer und drückt den Saft durch ein Mulltüchlein. Ein bis zwei Schnapsgläser am Tag, jeweils eine Stunde vor dem Essen, am wichtigsten frühmorgens.

Sellerietee: Eine Handvoll geschnittenes Grün in 1 Liter Wasser aufkochen, fünf Minuten zugedeckt ziehen lassen, dann abseihen. Das hilft bei Magenschmerzen. Täglich eine Tasse *nach* einer Hauptmahlzeit trinken. Bei Stockschnupfen soll man diesen Tee über den Kopf gießen, den Kopf einbinden und so ins Bett gehen.

Italienerinnen, die sich vor Falten fürchten, zerhacken eine Stange Bleichsellerie, mischen den Brei mit einem Eßlöffel Milch, gießen das Ganze durch ein Sieb und betupfen immer wieder ihr Gesicht mit einem in dieser Mixtur getränkten Wattebausch. – Das Kochwasser der – geschälten – Knolle gilt als ausgesprochenes Heilmittel bei Rheuma.

Küchentips: Obwohl sie ›kulinarisch‹ sehr unterschiedlich zu gebrauchen sind, vom ›inneren Wert‹ her sind Knollen- und Stangensellerie gleich wichtig. Es gibt nur ein Handicap: *die Allergie!* Die häufigste Nahrungsmittelallergie – man schätzt rund 40% – wird nämlich durch Sellerie ausgelöst. Deshalb doppelte Vorsicht bei Fertigsoßen und -suppen, meist ist der aromatische Sellerie drin versteckt! Ansonsten: *Stangensellerie* wird in viele Salate roh geschnippelt, und man kann ihn auch füllen, z. B. mit Kräuterquark als Vorspeise. Geschmort schmeckt er herrlich zusammen mit Tomaten.

Die *Knolle* ist unentbehrlicher Bestandteil des Waldorfsalats, für den, in Stifte geschnitten, 40% Äpfel, 30% Sellerie, zum Schluß 10% Walnüsse und 20% leichte Mayonnaise oder Dressing vermischt werden. – Man kann Sellerieknollen auch in Scheiben schneiden und panieren oder in Pfannkuchenteig herausbacken, dann sind sie – mit viel grünem Salat – schon ein komplettes Essen.

Nicht nur für Taillenbewußte, sondern auch für Nervöse, die relaxen wollen, ist es klug, vor dem Fernseher, aber auch untertags, z. B. im Büro, immer wieder mal ein bis zwei Selleriestangen zu knabbern.

Die Liliengewächse wirken gegen Infektionen und Infarkt

Zwiebeln, Knoblauch, Lauch und Spargel

»Ich bin ein kleines Zwiebelchen, nehmt mir das nicht übelchen.« So sangen Münchner Kabarettisten in den 60er Jahren – sie wußten, warum. Ihr scharf beißender Witz – wenn er richtig verstanden wurde – hatte eine wohltuende, reinigende, klärende Wirkung ...

Zwiebeln und Knoblauch sind – auf der ganzen Welt – neben Salz die meistgebrauchten Küchengewürze und ganz gewiß viel gesünder als dieses. Wer auf sie verzichtet, weil sie ›stinken‹, versteht nichts von guter Küche und schon gar nichts von Gesundheitsküche. Er verzichtet auf die beste und billigste Naturmedizin!

Inhaltsstoffe: Diese Gewächse sind einzigartig in der Konzentration und Vielfalt ihrer Inhaltsstoffe: Neben Eiweiß und den A-, B-, C- und E-Vitaminen, vielen Mineralien und Enzymen enthalten sie das immunstimulierende Selen und in mehr oder weniger hoher Konzentration stark schwefelhaltige ätherische Öle sowie mehrere natürliche Hormone. Noch sind längst nicht alle Wirk- und Schutzstoffe genau analysiert, aber man weiß, daß sie als ›natürliche Antibiotika‹, antiseptisch und entgiftend wirken, daß sie Blutverklumpungen in den Gefäßen verhindern, daß sie alle Schleimhäute und inneren Drüsen stimulieren, krank machende ›Bewohner‹ in Verdauungs- und Atemwegen abtöten, die Gärung, Fäulnis, Entzündung verursachen – und daß sie dadurch auch der Entstehung von Krebs vorbeugen können.

Geschichte: In China, Indien und Persien beheimatet, wurden sie dort seit prähistorischer Zeit im Kampf gegen Keime und Parasiten verwendet. In Ägypten wurden sie wie Äpfel gegessen (wenn das nur heute noch Brauch wäre!). Sie nährten die Pharaonen und Pyramidenbauer ebenso wie deren Arbeiter und retteten beide vor vielerlei Krankheitserregern. Die Ägypter trugen Knoblauchzehen auch als Amulett, und wer schwören mußte, legte vor einer Zwiebel den Eid ab.

Bis weit ins 19. Jahrhundert waren Zwiebeln und Knoblauch in der Volksmedizin ein Hauptmittel gegen bakterielle Krankheiten (auch die Pest) und ihre entzündlichen Folgen. Und noch im Ersten Weltkrieg benutzten (nach Prof. Dietrich Fritz) Militärärzte bei Operationen Knoblauch als Ersatz für Desinfektionsmittel. – 1923 machte die Akademie der Wissenschaften in Paris erstmals offiziell auf die Heilwirkungen des Knoblauchs bei Arteriosklerose aufmerksam.

Lauch und Spargel waren immer schon hochgeschätzt bei Nieren- und Blasenleiden. Vom edlen Spargel abgesehen (der ja auch nicht ›stinkt‹), ist die Welt seit den Tagen der alten Griechen und Römer in zwei Lager geteilt: in jene, die unter den Liliengewächsen Zwiebel und Knoblauch hassen, und in die anderen, die sie lieben. Halten wir's aus gutem Grund mit den letzteren ...

Die Zwiebel *(Allium cepa)*
die Unentbehrliche

Mag sie noch so unterschiedlich aussehen und schmecken, weiß, rot, blau, braun, klein oder kindskopfgroß, länglich oder kugelrund daherkommen, mag sie sehr scharf oder ganz mild, sogar süß schmecken – immer kann sie bei der passenden Gelegenheit und zur passenden Speise ein idealer Küchenhelfer sein, und seit ewigen Zeiten hat sie ihren Stammplatz in der Küchenapotheke – die neuerdings wissenschaftlich glänzend bestätigt wird.

Inhaltsstoffe: Genau das, was in der Zwiebel ›riecht‹ (und uns beim Schneiden die Tränen in die Augen treibt), macht sie neben reichlich Vitaminen, Kalium, Kalzium, Phosphor, Eisen, Jod und Selen so gesund: die scharf beißenden, schwefelhaltigen ätherischen Öle, die Phytonzide. Weit über 20 Bestandteile sind aus ihnen isoliert worden, und jeder einzelne hat eine besondere Wirkung. Dazu enthält die Zwiebel u. a. natürliche Hormone (eines, das dem Insulin ähnelt) sowie Prostaglandin A, einen biologisch hochaktiven, hormonähnlichen Stoff, der blutdrucksenkende Wirkung hat.

Apotheke: Die Zwiebel, ›Stern der Armen, gütige Fee‹, schüttet in unsere Speisen so viele Schutz- und Heilmittel, daß man gar nicht weiß, wo man anfangen soll: Ihr Kaliumgehalt (genauso wie bei Kartoffeln) schwemmt überflüssiges Wasser aus, ihr Kalzium und ihr Phosphor kräftigen Knochen, Zähne und Nägel.

Ihre Senföle (die unsere Tränendrüsen reizen) regen alle inneren Schleimhäute und die Verdauungsdrüsen gewaltig an. Sie verbessern den Appetit, steigern die Magentätigkeit und die Darmfunktion, unterstützen Leber, Galle, Bauchspeicheldrüse, Nieren und Blase.

Die Säfte ›fließen‹, überall. Lassen wir mal die gängigen Sprüche von ›Entschlackung‹ oder ›Blutreinigung‹ beiseite – die Zwiebel tut genau das: Sie wirkt antiseptisch, verjagt, tötet Bakterien, Viren, Pilze, baut eine gesunde Darmflora auf. Weil ihre Öle in die feinsten Haargefäße, auch des Herzens, der Lungen und Bronchien, dringen, lösen sie Schleim und fördern das Abhusten, erleichtern das Durchatmen, sogar bei Asthma. Die Volksmedizin weiß das alles – seit Jahrtausenden!

Aber auch hochkarätige Wissenschaftler in West und Ost bestätigen es (das Material ist überwältigend): Die Zwiebeln

- sind eine wirksame Arznei gegen hohen Blutzucker und Blutblättchenverklumpungen;
- helfen gegen Bluthochdruck, hohe Cholesterinwerte und Arteriosklerose;
- ordnen und fördern die Verdauung, desinfizieren die Eingeweide, helfen gegen Würmer und Darminfektionen bis hinauf zu Ruhr und Cholera;
- wirken gegen Entzündungen, innerlich und auch äußerlich;
- entgiften und durchbluten bei Gicht, Rheuma, Arthritis;
- beruhigen die Nerven, fördern Schlaf, machen den Kopf klar.
- Sogar Männern mit sexueller Schwäche sollen sie wieder auf die Beine helfen.

Prof. Dr. Hildebert Wagner, München, gab Kindern, die allergisch gegen Hausstaubmilben waren, frischen Zwiebelsaft (100–150 ccm). Sie blieben von ihren bisherigen Asthmaanfällen verschont.

Der Allergologe Prof. Dr. Johannes Ring, München, bestätigt, daß bei Insekten- (auch Wespen-)Stichen eine durchgeschnittene Zwiebel, mit der Schnittfläche an der Stichstelle verrieben, sehr wirksam ist. Bei Wespenstichen im Mund oder Rachen kann das sofortige Zerkauen einer frischen Zwiebel – ehe der Arzt kommt – lebensrettend sein. Zwei Tropfen frischer Zwiebelsaft, die mit der Pipette ins Nasenloch gebracht werden, können die Nase ›mit explosiver Kraft‹ frei machen. Zwiebelauflagen auf Stirn und Nebenhöhlen haben schon manche Sinusitus kuriert.

Bei starker *Erkältung mit Halsweh* einen *Wickel* mit feingehackten Zwiebeln: Wer's tapfer aushält, ist bald geheilt. Bei Migräne und steifem Genick hilft auch, ein Gemisch von Zwiebel und Zitrone einzureiben.

Bei hohem Fieber mit glühendem Kopf machen italienische Bäuerinnen einen Umschlag aus 1 kg feingehackten Zwiebeln um die Füße und lassen ihn mindestens eine Stunde wirken. Er ›zieht‹ das Fieber heraus.

Der Zwiebelsirup ist ein uraltes bewährtes Mittel bei Husten und Heiserkeit (nach Prof. Dr. Erich Gladtke, Kölner Universitäts-Kinderklinik): Eine große – oder mehrere – dicke Zwiebeln ganz fein hacken, mit je drei Eßlöffeln Zucker oder Honig vermischen, in einem verschließbaren Glas 24 Stunden aufheben, dann teelöffelweise den Sirup nehmen.

Küchentips: Am besten wirken die Zwiebeln roh. Sie sollen aber nie vorzeitig geschält oder zerkleinert werden (nach Dr. Wolfgang May) auch nie gleichzeitig mit Knoblauch gegessen werden, weil das schmerzhafte Gärungen im Darm geben kann. Im Salat werden Zwiebeln mild, wenn man die rohen Scheiben mit Zitronensaft mischt. Sehr gut schmekken Zwiebeln, wenn zum Kochen Rot- oder Weißwein verwendet wird. Kleine Zwiebelchen lassen sich köstlich karamelisieren oder glasieren.

›Zwiebelschneiden, ohne zu weinen‹ – das Patentrezept ist noch nicht erfunden. Die Ratschläge reichen von der Sonnen- bis zur Taucherbrille, dem Kerzenlicht, dem offenen Fenster. *Schlecht* beraten ist, wer sie ›unter Wasser‹ schneidet. Es macht aber nichts, beim Schneiden zu weinen, im Gegenteil – das Inhalieren der Senföle ist vorzüglich für die Atemwege. Fabrikarbeiterinnen, die Zwiebeln ›hauptberuflich‹ schneiden, sind nie erkältet. Wie auch immer: Ein Tag ohne Zwiebeln ist kein guter Tag! Wer anständig kochen kann, der wird das schon aus Geschmacksgründen bestätigen.

Der Knoblauch *(Allium sativum)*
schützt das Herz, klärt das Hirn

Weil diese bescheidene Zwiebel, die jeder kennt und mancher nur naserümpfend nennt, ja kein eigentliches Gemüse ist, sondern mehr ein Gewürz (zumindest hierzulande), taucht sie auch im Abschnitt ›Gewürze‹

auf. Doch muß noch einmal festgestellt werden: Sie ist in unserer Küche – richtig verwendet – ein einzigartiger Aromaspender, und sie ist in der Küchenapotheke ein fast unerschöpflich vielseitiger, nimmermüder Freund unserer Gesundheit! (Ein Büchlein über ihre Heil- und Schutzwirkung haben sogar die deutschen Internisten und niedergelassenen Ärzte herausgegeben.)

Man weiß heute ganz sicher, daß Knoblauch abwehrstärkend, keimtötend, also desinfizierend, krampflösend, vor allem aber blutverdünnend wirkt. Merkwürdigerweise helfen seine Wirkstoffe im gesamten Bauchraum gegen pathogene Keime, respektieren aber dabei die unentbehrliche Mikroflora des Darms. Auch der Talmud stellt ausdrücklich fest: »Er macht das Gesicht strahlend, er vermehrt das Sperma, und er tötet Kleinwesen in den Därmen.«

Der *frische* Knoblauch bringt die Säfte im ganzen Körper zum Fließen. Er enthält *Selen,* das ›Antikrebselement‹. Seine fantastische ›blutverdünnende‹ Wirkung haben die US-Forscher M. K. Jain und R. Apitz-Castro gründlich untersucht. Sie stellten fest, daß *wäßrige* Extrakte, wie sie auch *beim Kochen* entstehen, diesen Effekt besonders stark haben – nicht aber (im Labor mit Dampf gewonnene) *Destillate.* Die Forscher isolierten aus Knoblauch das *Ajoen,* von dem man sicher noch viel hören wird: Es verhinderte nicht nur die Blutgerinnung (wichtig z. B. für Infarktpatienten), sondern konnte sogar eine beginnende Blutplättchenverklumpung rückgängig machen. Ajoen scheint auch direkt in den Zyklus der Zellteilung einzugreifen, was enorm wichtig für die Krebstherapie werden könnte.

Bei Untersuchungen von Prof. Dr. Karl Wagner in Braunschweig wirkte sich die Knoblauchsubstanz im Experiment sogar etwas stärker auf krebsartig veränderte Zellen aus als sogenannte Zytostatika der bisher bekannten Chemotherapie! Übrigens gelang es in neuen Untersuchungen auch, mit Hilfe von Knoblauch die Aktivität der Killer-Abwehrzellen bei Aids-Patienten zu stärken.

Das Fazit aus alledem: Reichlich frischen Knoblauch essen – und wenn es alle täten, würde keinen mehr der unangenehme Geruch stören! Hier noch ein paar ausgefallene *Rezepte* aus der Küchenapotheke: *Knoblauchbrei* hat sich – in der Volks- oder Naturmedizin – gut bewährt:

- auf Warzen oder Hühneraugen gerieben;
- auf lästige Fußpilzstellen zwischen den Zehen aufgetragen;
- Bei Bronchitis: Eine gepreßte Zehe mit einem Eßlöffel Zitronensaft und einem Eßlöffel Honig mischen und diesen Saft bis zu fünfmal täglich nehmen.
- Bei Ischias und Hexenschuß: Reichlich innerlich nehmen und außerdem die schmerzenden Stellen mit einem Brei aus gepreßtem Knofel und Olivenöl einreiben, Wollappen drüberwickeln und über Nacht einwirken lassen.

Aglista
(aus Italien, 13. Jahrhundert)

Man hackt zusammen (heute im Mixer) 1 Teil Knofel, 3 Teile Mandeln oder Nüsse, 4 bis 5 Teile Brotstücke, rührt alles mit guter Brühe zu einer Knoblauchsoße, schmeckt ab, z. B. mit Kelp und Zitrone. Das ist gebündelte Energie zu Salaten, Gemüsen, kaltem Braten usw.

Knoblauch-Dressing
(zu hunderterlei)

Je Person 1 Knofelzehe pressen oder zerdrücken, mit 1 rohen *oder* gekochten Eidotter vermischen und 1 Teelöffel Zitronensaft, ½ Teelöffel Senf, 1 Prise Meerrettich, etwas Salz und Pfeffer. Soviel Olivenöl dazurühren, wie gewünscht wird. Ist auch sehr gut mit gehackter Petersilie.

PS: Es gibt *kein* hundertprozentiges Mittel gegen den ›anstößigen‹ Knoblauchgeruch. Etwas helfen kann: Petersilie, Kaffeebohnen oder Kaffeesatz kauen oder Wein zum Essen!

***Der Lauch** oder **Porree** (Allium porrum)*
Medizin bei Rheuma und Gicht

Geschichte: Eine Lieblingsspeise schon der Ägypter, die ihn gern zum Brotfladen aßen. Mit Käse wurde er auch in Germanien hochgeschätzt: »Der König selbst ging aus dem Schlachtenlärm, dem jungen Helden edlen Lauch zu bringen«, heißt es in der Edda. Er galt als Mutmacher und wurde von Kriegern manchmal sogar am Helm getragen.

Geschmacklich ist er in allem etwas milder als Zwiebel und Knofel.

Inhaltsstoffe: Lauch enthält gutes Eiweiß, das ›rare‹ Vitamin B_1 und besonders viel Vitamin C, deshalb sollte man ihn ruhig öfter in die Rohkost mit einbauen.

Außerdem beschert uns Lauch neben seinen Senfölen Eisen, Magnesium, Kalzium und Phosphor – alles, was Kinder im Wachstum und ältere Menschen zur Stabilisierung brauchen.

Apotheke: Die schwefelhaltigen Stoffe des Lauchs sind sehr verdauungsfördernd und wirken ›regenerierend‹, verjüngend, aufbauend, innerlich desinfizierend. Seine Zellulose und seine Pflanzenschleime reinigen zusätzlich den Darm. Die Senföle steigern auch die Leistung von Leber und Galle, regen die Nieren an und wirken stark entwässernd. Deshalb sollte Lauch fleißig von Rheuma- und Gichtkranken gegessen werden und – weil er den Blutzucker nachweislich senkt – auch von Diabetikern.

Leider ist er heute vielfach stark überdüngt, dann bläht er. Bitte Ausschau halten nach biologischem Anbau (Demeter, Naturland etc.). **Merke:** Die dicksten Elefanten-Lauchstangen sind nicht immer die besten!

Küchentips: Lauch paßt zu vielen Gemüsen, mit ihm kombiniert schmecken sie oft sogar noch besser. Köstlich ist Lauch zusammen mit Äpfeln und Nüssen als Rohkost, auch mit geraspeltem frischem Fenchel. (Wegen der Nitratgefahr lieber Zitronensaft als Essig verwenden.)

Lauchgemüse kann man zum Fisch geben oder in Vollkorn-Pfannkuchen füllen, unentbehrlich ist Lauch natürlich in der Gemüsesuppe, im Eintopf, in der chinesischen Pfanne und als Suppengrün (er läßt sich auch gut trocknen und einfrieren). Pro Person rechnet man als Hauptgemüse zwei kleine Stangen. Garzeit höchstens zehn bis 15 Minuten.

Für Rohkost sieht er am hübschesten aus, wenn er in ganz schmale Ringe geschnitten ist. Damit keine Erde drinbleibt, werden die Ringe in einem Sieb unter fließendem Wasser sauber gewaschen. So schmeckt er auch fein zum Tomaten- oder Bohnensalat – oder im letzten Moment in eine Eierbouillon gegeben.

Der Bärlauch: An den Rändern lichter Buchenwälder duftet es im Frühjahr vielfach stark nach ›Knofel‹ – das ist der Bärlauch, der wie Knoblauch schmeckt und auch fast so gut wirkt. Man pflückt *vor der Blüte* die jungen Blätter und schneidet sie in feinen Streifen aufs Essen, aufs Butterbrot, in den Topfen (Quark). Aber bitte aufpassen – nicht mit Maiglöckchenblättern verwechseln, die giftig sind und *nicht* nach Knofel riechen!

Die Wirkung des Bärlauchs gegen Arteriosklerose und hohen Blutdruck ist verbürgt. In der Volksmedizin gilt er als ›Blutreiniger‹ und wird sehr empfohlen gegen chronische Hautausschläge. – Wer sich einen *Vorrat* anlegen möchte, kann Bärlauch, im Frühling kleingeschnitten zusammen mit feinstgewürfeltem Sellerie und gelben Rüben, leicht gesalzen, in einem Schraubglas im Kühlschrank aufheben – als ideales Suppengewürz.

Der Spargel *(Asparagus officinalis)*
Delikateß-Medizin für Herz und Nieren

Früher galt er auch bei uns als wichtige Heilpflanze, war im amtlichen Arzneibuch aufgeführt, mußte also in allen Apotheken vorrätig sein. Heute findet er sich nur noch als Bestandteil in wenigen Nieren- und Blasentees und ist ansonsten die wohl edelste Delikatesse aus Gottes grünen Gärten!

Geschichte: Schon vor rund 5000 Jahren, im alten China, wurde er gegen Husten, Harnverhaltung und Geschwüre verordnet. Die Ägypter, Griechen und Römer schätzten ihn hoch – in einer Pyramide sieht man bereits Spargelbündel abgebildet. Der alte Römer Cato nannte sie »eine

Schmeichelei des Gaumens« und Plinius »die zuträglichste Speise für den Magen«. Damals gab es in Ravenna schon Zuchtspargel, von denen drei Stück auf ein Pfund kamen.

Rund ums Mittelalter wurde er ursprünglich als Arzneipflanze gezogen. Erst im Mittelalter kam er zu uns und galt bald als »liebliche Speis für Leckermeüler« (Hieronymus Bock), und das ist er bis heute geblieben. Im 16. Jahrhundert hieß es, »Spargen in der Speis genossen, bringt lustige begirde den männern«. Mag sein ...

Weil Spargel so teuer ist, haftet ihm immer ein Hauch von Luxus an. Aber Medikamente sind ja noch viel teurer und schmecken nicht annähernd so gut!

Inhaltsstoffe: Spargel hat extrem wenig *Nähr*stoff – nur zwölf bis 20 Kalorien je 100 g, dafür viele Ballaststoffe. Dazu reichlich A, B-Komplex, C als Vitamine, besonders viel Eisen, ferner Kalium, Phosphor, Kalzium und auch Jod. Am interessantesten ist (neben Glykosiden, Flavonen und Saponinen) das ›Asparagin‹, eine Aminosäure, die äußerst wichtig im Harnstoffzyklus ist (und die sich beim ›Töpfchengehen‹ mit typischem Geruch bemerkbar macht; daß dieser Geruch schon etwa eine halbe Stunde nach dem Spargelessen auftritt, erklärt, wie enorm dieser Wirkstoff die Nieren anregt ...).

Apotheke: Da vor allem der weitverzweigte Wurzelstock *(Radix asparagi)* zahlreiche wertvolle Substanzen enthält, wird er in der Regel nach der Haupternte für Heilzwecke verwendet. – Auch der Spargel selbst galt seit alter Zeit als harntreibend und ausschwemmend, er löst sogar Harnsäurekristalle aus Nieren und Muskulatur. Nur chronisch Nierenkranke dürfen ihn nicht essen, weil er die Nieren reizt.

Indische Ayurveda-Ärzte sind überzeugt davon, daß ein bis zwei Teelöffel Spargelwurzelpulver, mit Milch 20 bis 40 Tage lang genommen, die männliche Potenz erheblich verbessern. Sie geben Spargelaufgüsse auch bei Herzklopfen, Nervenentzündungen und Lähmungen.

Gegen Ödeme kennt ihn jede Großmama, die unter dicken Beinen leidet. Seine vielen Ballaststoffe helfen gegen Verstopfung. Auch bei allen Gallen- und Leberleiden (Gelbsucht) ist Spargel die schiere Medizin. In der Rekonvaleszenz vertragen ihn auch Schwerkranke. Naturärzte empfehlen ihn Zuckerkranken, Rheumatikern, Gichtkranken. Auch bei schweren Hautunreinheiten, sogar chronischen Ekzemen, hat sich eine Spargelkur bewährt.

Achtung: Es hat bei Importspargel schon böse Allergien und sogar Arsenvergiftungen gegeben – und leider werden im Intensivanbau viel zu viele Pestizide verwendet!

Statt Spargeltees können Sie auch einfach das – ungesalzene – Spargel*wasser* trinken, zu dem Sie auch die gutgewaschenen Schalen nehmen. Der Spargelgeschmack wird noch intensiver, wenn Sie Ihren geschälten

Spargel in einem ›Bett‹ aus diesen Schalen kochen. Das hat Oma schon gewußt.

Küchentips: Der *grüne* Spargel, den wir heute auch bekommen, enthält mehr Vitamine und mehr Asparagin und vor allem mehr Chlorophyll. Relativ kurz gekocht, ist er köstlich als Salat. Und natürlich sehen Sie sich jeden Spargel genau an, wenn Sie ihn kaufen. Wenn die Schnittstellen trocken und holzig sind oder gar ausgefranst – oder etwa angeschimmelt, was auch vorkommt –, dann lassen Sie ihn bloß liegen!

Wenn Sie mal ›Spargel satt‹ für Freunde vorbereiten, können Sie die Stangen schon morgens schälen, in ein feuchtes Tuch einschlagen und gut im Kühlschrank frisch halten. Am köstlichsten schmeckt er natürlich, wenn er frisch vom Feld – in Spargelgegenden – in den Kochtopf kommt!

Die Korbblütler stärken die Abwehr, fördern den Schlaf

Artischocke, Blattsalate, Schwarzwurzel, Topinambur

Mutter Natur muß großen Spaß mit ihnen gehabt haben – denn sie schuf in dieser (nach den Orchideen) größten Pflanzenfamilie der Erde über 15000 Arten: vom Gänseblümchen bis zur Distel, vom Edelweiß bis zur Dahlie, von der Arnika bis zum Wermut. Besonders gut gelaunt muß die Natur aber gewesen sein, als sie sich daranmachte, einige unserer feinsten, schmackhaftesten und gesündesten Gemüse in die Korbblütler einzureihen – die Artischocke, die Schwarzwurzel und die große Sippe all der knackigen Blattsalate!

›Bitterstoffe‹ heißt hier das Zauberwort für unsere Küchen-Apotheke: Seit alters her ist ›bitter‹ ein Begriff für Heilkraft, und gerade in jüngster Zeit besinnt sich die Naturmedizin wieder darauf zurück. Denn alle Bitterstoffe regen die inneren Drüsen und den Fluß der Säfte an, lösen Gestocktes auf, regenerieren die Darmschleimhaut, heilen Entzündungen und stärken das Immunsystem. Dazu putzen sie Fette aus den Blutgefäßen und verbessern die Herztätigkeit. Und der Milchsaft, den viele Korbblütler enthalten, fördert auch noch den Schlaf!

Dann gibt es in manchen Korbblütlern noch sehr viel *Inulin,* ein stärkehaltiges Polysaccharid (nicht zu verwechseln mit dem Hormon *Insulin* der Bauchspeicheldrüse!). Inulin baut Harnstoff ab und wird deshalb in der Schulmedizin schon lange zur ›renalen Clearance‹, zur Steigerung der Nierenausscheidung, eingesetzt. Es hat aber auch – in vielen Untersuchungen belegt – *blutfettsenkende* Wirkung über den Cholesterinstoffwechsel. Dadurch wird die fatale Eskalation ›hoher Cholesterinspiegel = Arteriosklerose + Fettsucht + Gallensteine + Arthritis und im schlimmsten Fall Herzinfarkt oder Schlaganfall‹ abgestoppt!

Die Artischocke (*Cynara scolymus*)
Liebling der Leber

Wir essen genußvoll das ›Edelste‹ an diesem wunderbaren Gemüse: die Knospen- oder Blütenblätter und den Boden der Pflanze, die eine übermannshohe Distel ist. Aber eigentlich sind jene Teile, die wir wegwerfen – die Blätter und Wurzeln –, von besonderem Heilwert. Sie enthalten fast dreimal soviel Bitterstoffe wie das Gemüse. Gut, daß die Pharmaindustrie sie nutzt: Sie gewinnt aus ihnen u. a. das *Cynarin.* Es regt Leber und Galle an und fördert deren Durchblutung und Entgiftung. Mit Cynarin werden heute Übelkeit und Brechreiz ebenso bekämpft wie Gallensteinleiden (und es wird ein wertvoller Aperitif daraus hergestellt).

Geschichte: Funde in steinzeitlichen Töpfen enthüllen: schon damals aßen die Menschen gern die Blütenböden von Distelgewächsen. Aus dem alten Ägypten gelangte dann die Artischocke über die arabischen Länder im 14. Jahrhundert ans europäische Mittelmeer – wo sie heute in den meisten Hausgärten, aber auch auf großen Feldern gezogen wird. Bis zum Ende des 18. Jahrhunderts war sie ein exklusives Feinschmeckergemüse des reichen Adels. Durch die EG ist sie heute zum Glück auch bei uns billiger geworden. Und weil große Artischocken, z. B. mit einem nahrhaften Eier-Kräuter-Dressing, schon eine kleine Mahlzeit sind, lohnt sich's, ruhig tiefer in den Geldbeutel zu langen.

Inhaltsstoffe: Neben etwas Eiweiß die Vitamine Carotin, B, C und E sowie mehrere der heilsamen Flavone. Statt der sonst bei Gemüsen verbreiteten Stärke enthalten Artischocken hohe Mengen an Inulin (siehe oben). Sie sind deshalb für alle Cholesterinbelasteten und Leberkranken besonders zu empfehlen.

Italienische Mediziner raten, mit den Köpfen auch ein Stück des Stiels zu kochen und das – leicht bitter schmeckende – *Kochwasser* im Lauf des Tages zu trinken, zum Wohle der Leber, der Galle und der Nieren. Man kann es mit etwas Honig süßen. Denn gerade all die Bitter-, Schleim- und Gerbstoffe, die aus der Artischocke zum großen Teil ins Kochwasser gehen, sind von hohem arzneilichem Wert!

Apotheke: ›Rundherum gesund‹ ist das Gemüse also – es regt die Gallenbildung in der Leber an, fördert die Ausschüttung des Gallensafts in den Dünndarm (besonders wichtig für den Fettstoffwechsel) und hilft der Leber sogar bei der Regeneration ihrer Zellen und ihrer entgiftenden Arbeit (nach Prof. Schilcher). Bei allen Stoffwechselerkrankungen, wie Rheuma, Gicht, Fettsucht, Drüsenschwäche, aber auch bei chronischen Durchfällen, Magenübersäuerung, Blasen- und Nierenschwäche, ist die Artischocke beste Naturmedizin. Ihre vielen verschiedenen Enzyme stimulieren Schleimhäute und innere Drüsen.

Und nachweisbar *senkt* die Artischocke hohe Blutfettwerte, vor allem die Triglyzeride, und fördert durch ihre gallentreibende Wirkung die vermehrte Ausscheidung von Cholesterin.

Küchentips: Die großen Artischocken legt man kurz in Salzwasser, damit eventuelle ›Mitbewohner‹ herauskrabbeln. Dann werden sie so lange – mit Zitronensaft, damit sie hell bleiben – gekocht (gut ist der Dampftopf), bis sich die Blätter lösen lassen. In Italien füllt man die Böden, nachdem das ›Stroh‹ herausgenommen wurde, in Frankreich ißt man sie am liebsten mit einer pikanten Kräuter-Vinaigrette, zu der auch Knoblauch gehört – eine echte Leber-Labe. Die in Öl eingelegt erhältlichen *Mini-Artischocken* werden am Ende der Saison als ›Resteverwertung‹ geerntet. Sie machen aus jeder kalten Platte und jedem großen Salat ein Ereignis.

Ganz köstlich ist das

Risotto ›Herz ist Trumpf‹

Dazu werden pro Person zur Hauptmahlzeit gerechnet:

80 bis 100 g Risotto-Reis, 2 Artischockenböden oder 2 frische Baby-Artischocken, in feine Streifen (ca. 3 bis 4 mm) geschnitten, 1 kleine weiße gehackte Zwiebel, ½ Büschel Petersilie und 1 Eßlöffel Öl.

Zwiebeln in Öl glasig werden lassen, Artischockenstücke kurz darin schmoren, nun den Reis dazugeben, tüchtig umrühren, dann unter weiterem fleißigem Rühren langsam immer wieder Brühe dazugeben. Immer wieder umrühren, damit's nicht anbrennt! Wenn der Reis noch ›al dente‹ ist, ebenso die Artischokkenherzen, wird die feingehackte Petersilie dazugegeben und abgeschmeckt. Nur noch wenige Minuten rühren. Bitte sparsamst Parmesan verwenden – und einen großen bunten Salat dazu servieren.

Achtung: *Gekochte* Artischocken schnell verbrauchen. Denn sie entwickeln zwei bis drei Tage nach dem Kochen Gifte!

Die grünen Salate
Gesundheit schüsselweise

Hier können wir Deutschen uns endlich mal stolz auf die Schulter klopfen; denn wir sind ausgesprochen tüchtige Salatesser geworden – von Jahr zu Jahr steigt neuerdings unser Verzehr an knackigem Grün um bis zu 10%.

Und das ist vor allem aus einem Grund wichtig: Auch wenn bei Tisch mehr oder weniger gesündigt wird – mit Fertiggerichten und Müllmampf, mit zu Fettem, zu Süßem usw. – gibt's vor der Mahlzeit einen großen grünen Salat, dann ist die ›Vollwertigkeit‹ fast wiederhergestellt.

Die grünen Blattsalate sollten *jeden* Tag, am besten zweimal, doch wenigstens einmal, am Abend (sie erfahren gleich warum) auf dem Tisch stehen!

Und die Auswahl ist unglaublich groß geworden: Über 50 verschiedene Sorten gibt es allein auf dem deutschen Markt. Voran der Kopfsalat, dann die Endivie, der Eissalat, Eichblattsalat, Frisée, Lollo rosso, Batavia, Romana, Chicorée, Zuckerhut – und wie sie alle heißen. Samt und sonders haben sie ihre inneren (medizinischen) Werte. Allerdings sind Salate nur dann gesund und vitaminreich, wenn sie wirklich frisch sind – und nicht schon tagelang irgendwo dahinwelken. Und wenn möglichst wenig Chemie in ihnen steckt!

Geschichte: So an die 3000 Jahre essen Menschen schon Salat, Nebukadnezar schätzte ihn, von Babylon kam er wohl nach Persien, von dort nach Ägypten und Griechenland. In der griechischen Mythologie war er eine Speise der Götter und Aphrodite geweiht. Die Römer aßen ihn schon als Medizin und nannten ihn wegen des weißen Milchsaftes in seinen Stengeln ›lactuca‹ (= Milchpflanze). Die Engländer gaben ihm den Namen ›lettuce‹ und die Franzosen ›laitue‹.

Inhaltsstoffe: Grüne Blattsalate enthalten fast ausnahmslos in ihrem Milchsaft einen opiatähnlichen Stoff, das *Lactucerol,* das beruhigend auf das vegetative Nervensystem wirkt, Erregungszustände dämpft (also auch gut ist gegen Streß) und den ruhigen Schlaf fördert.

Der berühmte Arzt Galen schrieb im 2. Jahrhundert n. Chr.: »... Als ich alt zu werden begann und dennoch tief schlafen wollte, ... war ich nur dadurch imstande, mir den wohltuenden Schlaf zu verschaffen, daß ich abends eine Portion Salat verzehrte ...«

Salat ist in der Tat die wohl unschädlichste Einschlaf- und Durchschlafhilfe – vorausgesetzt, daß er *mit Öl angemacht* ist, weil diese opiatähnlichen Stoffe *fettlöslich* sind!

Grundsätzlich besteht ein grüner Salat aller Art bis zu 95 % aus Wasser. Aber die restlichen 5 % sind sehr wertvoll: neben hochwertigem Eiweiß und vielen Ballaststoffen die Vitamine Carotin, B_1, B_2, Folsäure und C, dann reichlich Kalzium, Kalium, Natrium, Phosphor, Eisen, Kupfer, Jod und Spuren von Zink, Mangan und Selen und natürlich viel blutbildendes Chlorophyll. Ferner u. a. Asparagin, das wir schon vom Spargel kennen und das die Harnsäure austreibt, und besonders viele Bitterstoffe, die den Darm und das Immunsystem stärken.

Apotheke: Grüner Salat hat nur 17 Kalorien je 100 g. Er ist ideal zur Diät, ein hervorragender Durstlöscher im Sommer, er wirkt gegen Verstopfung, wird ärztlich empfohlen bei Diabetes, erhöhten Harnsäurewerten, Herz- und Nierenleiden, senkt den Blutdruck, stärkt den Herzmuskel und ist basenüberschüssig. Die besonders bitteren Sorten werden bei Gallenstauungen und Leberschwäche, z. B. nach Hepatitis, sehr gern »verordnet«.

DER KOPFSALAT ist und bleibt – trotz Riesenkonkurrenz – die Nummer eins. Er ist auch der beste Einschlafhelfer. Weil er aber so mild wirkt, sollen Nervenbündel ihn auch mittags essen. Maurice Mességué verordnet aufgeregten Klientinnen gern und mit großem Erfolg, abends drei sanft in Butter geschmorte Salatköpfe zu essen, »weil man völlig entmutigt wird, wenn man drei rohe Salatköpfe essen soll«. Konzentrate aus Kopfsalat wurden übrigens früher gegeben, um bei Tuberkulosekranken den Hustenreiz zu stillen und sie zu beruhigen. Und ein Bitterstoffkonzentrat des wilden Lattichs spielte bis zur Entdeckung des Chloroforms sogar eine wichtige Rolle als Narkotikum (nach Prof. Dietrich Fritz).

Küchentips: Weil Kopfsalat, wenn wir ihn kaufen, meist eh nicht mehr tagfrisch ist, ausgenommen wir holen ihn beim Gärtner direkt aus dem Beet, sollte er noch in den nächsten Stunden gegessen werden. Dann sind auch fast alle *äußeren* Blätter zu verwenden. Und damit gerade die wertvollsten! Viele Untersuchungen haben nämlich ergeben, daß 50 bis 60% des Vitamin-C-Gehalts in den *losen Außenblättern* stecken, dagegen nur etwa 5% im ›Herz‹ (der Rest dazwischen).

Umgekehrt, was mindestens so wichtig ist, wird in den Herzblättern fünfmal soviel Nitrat gespeichert und in Strunk und Rippen sogar zehnmal soviel wie in den Außenblättern! Weil Nitrat ein gefährlicher Stoff ist, der im Körper in krebserregende Nitrosamine verwandelt werden kann, raten die Experten der Bundesforschungsanstalt für Ernährung, unbedingt soviel wie möglich das *Grüne* mitzuessen. Auch, weil Chlorophyll, Carotin und Kalzium ›außen‹ viel reicher vertreten sind.

Übrigens haben Untersuchungen bewiesen, daß – natürliche – Kompostdüngung zu wesentlich niedrigerem Nitratgehalt führt als – künstlicher – Mineraldünger.

Schließlich gilt der dringende Rat: Möglichst Treibhaus-Salate links liegenlassen. (Weil sie zudem so *energieintensiv* angebaut werden.) Zurück zum Saisongerechten. Denn: Je mehr Sonne, desto weniger Nitrat! Und im Winter kann man heute gut ausweichen auf Chicorée, Radicchio, Feldsalat und (rohen) Freilandspinat.

Auf jeden Fall ist eine große Schüssel voll grünem oder buntem Salat, mit Joghurtmarinade, Eiern, Nüssen oder Avocadoschnitzen, evtl. mit Schinken-, Thunfisch-, Makrelen- oder Lachsstückchen angereichert, zusammen mit einem Butterbrot eine volle Abendmahlzeit – und garantiert obendrein den gesunden Schlaf!

DER CHICORÉE (Bleichzichorie) ist einer der bittersten, der gesündesten und der feinsten aus der großen Gesellschaft der Blattsalate. Er ist ein Verwandter der Wegwarte und wird aus Wurzeln meist in großen dunklen Kellern in Holzkistchen gezogen und ist sozusagen der neue Trieb einer alten Pflanze. Weil er so bleich ist, ist er chlorophyllarm –

aber sonst durch seinen Reichtum am Bitterstoff *Intybin* ein großer Helfer der Leber, der Galle und des Darms. Dieser Bitterstoff stimuliert auch Magen, Milz, Bauchspeicheldrüse und Blutgefäße, löst Verschleimungen auf, wirkt ›wie ein guter Magenbitter‹. Provitamin A

Weil es Chicorée vor allem im Winter gibt und er auch sehr reich an Vitaminen (B-Komplex und C) und Mineralien (Kalium, Kalzium, Magnesium, Phosphor, Eisen) ist, aber auch so gut wie keinen Abfall macht, soll man ihn in der sonst salatärmeren Jahreszeit reichlich essen. Bei der sogenannten ›Blutreinigungskur‹ nach dem Fasching ist er besonders wertvoll. Sein *Inulin-* und Kaliumgehalt regt Verdauung und Stoffwechsel an.

Küchentips: Chicorée soll immer kühl und dunkel aufgehoben werden, damit er nicht grün wird (am besten im Gemüsefach des Kühlschranks, wo er bis zu einer Woche liegen darf). – Waschen Sie ihn schnell, putzen Sie nicht mehr, wie früher empfohlen, den Mittelkeil am Wurzelende weg, dort sitzen die wertvollsten Bitterstoffe. Zitronensaft verhindert, daß die Schnittstellen bräunlich anlaufen.

Chicorée kann auch gedünstet mit Butter und Parmesan, mit Schinken umwickelt oder in einer Käsesoße bereitet werden. Am köstlichsten ist er aber doch als Salat, und da paßt er sogar mit Obst zusammen – wie Orangen- und Mandarinenschnitzen, Trauben, Bananen. Sehr schick ist es, die ganzen Chicoréeblätter aufrecht in einem kleinen, dressinggefüllten Pokal zu servieren, dann dippt und knabbert man Blatt für Blatt. Aber auch als ›Schiffchen‹, z. B. mit Kräuterquark gefüllt, paßt er gut zu kalten Platten.

DIE ENDIVIE (auch Eskariol) sollte – als zähe winterharte Pflanze – heute schon deshalb oft auf den Tisch gebracht werden, weil sie meist noch im Freien gewachsen ist und Wind, Regen und viel Sonne mitbekommen hat sowie eine Fülle von Mineralien aus dem Boden. Sie ist sehr reich an Eisen und Kalzium, ferner enthält sie Kalium, Natrium, Kupfer, die Vitamine A, B, C und natürlich massenhaft Chlorophyll.

Apotheke: Die Bitterstoffe Intybin und Lactucerol stimulieren die Sekretion von fast allen Verdauungssäften, machen Appetit, wirken galle- und harntreibend (gut gegen Gicht und Rheuma), stärken die Durchblutung von Magen, Darm und Leber, unterstützen die Körperabwehr. Wegen des relativ hohen Eisengehalts der Endivie sagt man in der Volksmedizin, daß sie »zu dickes Blut verdünnt und innere Hitze verteilt« und empfiehlt den Salat bei Blutandrang zum Kopf und Wallungen. Mit Zitrone soll er schon manchen Migräneanfall kuriert haben.

Küchentips: Die extrem starken Bitterstoffe in den äußeren Blättern können Empfindliche dadurch etwas abmildern, daß sie diese kurz in lauwarmes Wasser legen. Wer kräftige Zähne hat, soll Endiviensalat ruhig –

mit etwas mehr Öl angemacht – in größere Stücke geteilt essen (wie Frisée) und ihn nicht immer zu ›Gras‹ zusammenschneiden …

EIS(BERG)SALAT** und **CRISP sind krachend-frische Variationen des Themas Kopfsalat. Auch der Gehalt an Vitaminen, Mineralien und organischen Säuren entspricht diesem. Ihre Bitterstoffe regen wieder die Verdauungssäfte an, und ihr erheblicher Basenüberschuß ist gut als Ausgleich zu (säurebetonter) Fleischnahrung. Sie haben *nur 14 Kalorien* pro 100 g und den großen Vorteil, daß man sie im Gemüsefach vier bis fünf Tage aufheben und nach und nach ›entblättern‹ kann. Außerdem lassen sie sich sehr gut mit viel anderem Frischem – Tomaten, Kresse, Radieschen, Zwiebeln, etc. – kombinieren. Auch Schafskäse und Oliven schmecken sehr gut dazu und machen sie nahrhafter.

DER RADICCHIO – ebenso wie der Zuckerhut – ist auch eine Chicoréeart und wie dieser extrem bitterstoffhaltig und besonders gesund. Radicchio mit seiner schönen dunkelroten Farbe macht jeden gemischten Salat zu einer Augenweide. Man kann ihn aber auch allein essen. Dazu etwas ganz Besonderes:

Radicchiosalat mit Kapern
(für 4 Personen)

300 g Radicchio, mundgerecht bereitet, 2 harte Eier, kleingehackt, 2 rote Zwiebeln, in hauchdünne Ringe geschnitten, 1 Glas kleine Kapern (40 g), 1 Teelöffel scharfen Senf, 2 Eßlöffel Himbeeressig, Salz, 4 Eßlöffel kaltgepreßtes Olivenöl.

Salat in die Schüssel, mit Eiern, Zwiebelscheiben, Kapern hübsch belegen.
Aus Salz, Senf, Essig und Öl eine Marinade bereiten, über den Salat träufeln, am Tisch mischen.

DER ZUCKERHUT wird, wie Radicchio, auf dem Feld angebaut und im Herbst geerntet. Er ist haltbarer als Kopfsalat und gewinnt bei uns langsam mehr Freunde. Seine großen fleischigen Blätter (er wird auch ›Fleischkraut‹ genannt), lassen sich einzeln ablösen und in Streifen schneiden. Sie schmecken herzhaft-bitter und haben all die gute arzneiliche Wirkung wie die anderen Verwandten der Zichorie, der blaublühenden Wegwarte – von der Pfarrer Kneipp einst sagte: »Sie wartet wirklich auf jedem Weg auf dich, um dich gesund zu machen.« – Schon nach sehr alten Erfahrungen regt die ganze Wegwarten-Sippe die Leberzellen an.

DER FELDSALAT** oder **RAPUNZEL ist als einziger hier *kein* Korbblütler, sondern ein Baldriangewächs, aber dadurch womöglich noch mehr schlaffördernd. Von allen Salaten schenkt er uns *das meiste Eisen* (gut für die roten Blutkörperchen). Außerdem enthält er fünfmal soviel Vitamin A bzw. Carotin, dreimal soviel Vitamin C wie Kopfsalat. Er wurde früher immer im Freiland angebaut, ist aber heute leider auch vielfach eine degenerierte Treibhauspflanze.

Ganz köstlich schmeckt er – mit feingehackten Zwiebeln und geblätterten Champignons oder einigen knusprig gebratenen Speckwürfelchen – sofort auf den Tisch gebracht.

DER LÖWENZAHN ist überall, wo er wild wächst, seit Jahrtausenden eine hochwillkommene Volksmedizin. Er gilt mit seinen Bitterstoffen als klassischer Leberreiniger, stimuliert jedoch auch Galle, Bauchspeicheldrüse und Milz. Vor allem aber die Niere und die Blase: Er ist enorm harntreibend! Der schreibende Apotheker Mannfried Pahlow sagt: »Kein Tag ohne ihn!«

Wie alle dunkelgrünen Gemüse ist er eine sehr gute Quelle für Carotin (Krebsschutz), außerdem enthält er viel Kalzium, Magnesium, Phosphor, Eisen und Vitamin C. Im weißen Milchsaft sitzen Inulin und Cholin – die beide einen cholesterinsenkenden und gefäßstärkenden Effekt haben. Als Salat ißt man die zarten Frühlingsblätter, ehe die dottergelben Blüten hochschießen, die später zur ›Pusteblume‹ werden.

Aus Italien kommt heute auch Zucht-Löwenzahn. Er wird als Gemüse zubereitet, mit viel Zitrone, evtl. Knoblauch und reichlich Öl (Kochwasser mit verwenden).

Man kann Löwenzahn sehr gut im Frühling, mit anderen Kräutern zusammen gehackt, in den Quark mischen. Die Löwenzahnwurzel findet sich in vielen ›Blutreinigungstees‹.

JUNGER RUCULA, mit seinen kleinen grünen Blättern, hat sich bei uns auch in Feinschmeckerlokalen eingeschmeichelt. In Frankreich und Italien kennt man ihn schon lange – als Zugabe in andere Salate gemischt. Er schmeckt auch sehr gut zu Kartoffelsalat – wie Brunnenkresse. Er muß aber *sehr* frisch sein, welkt im Nu. Und man sollte es mit ihm nicht übertreiben – er ist mehr Würze als Salat!

Gorgonzola-Soße

(zu Endivien, Kopfsalat, Frisée)

Man rechnet für 8 Personen 2 Köpfe Frisée oder Kopfsalat oder 1 große Endivie oder 300 g Feldsalat, 5 Eßlöffel Olivenöl, 1 Eßlöffel roten Weinessig, 1 Teelöffel Senf, 1 Teelöffel Cognac, 50 g Gorgonzola, mit der Gabel zerdrückt, Salz, Pfeffer nach Geschmack.

Salat gut putzen, waschen, abtropfen. Alle Zutaten zur Soße mischen und in ein Schüsselchen geben, damit sich jeder selbst bedient. Wer es sehr herzhaft mag, kann die Käsemenge von 10–20 g erhöhen.

DIE SCHWARZWURZEL *(Scorzonera hispanica)* ist heute leider etwas verkannt; denn sie zählt zu unseren wertvollsten Gemüsen – voller Schutz- und Heilstoffe. Man nennt sie auch ›Winterspargel‹, ihr Geschmack ist fein, aber ihr Biß etwas fester als der von Spargel.

Geschichte: Ihre Heimat ist seit eh und je Europa – vermutlich Spanien. Die Germanen aßen schon gern Schwarzwurzeln. Im Mittelalter galten sie als Gegenmedizin bei Giften, man aß sie als Schutz vor Pestansteckung und setzte sie in der Heilkunde gegen Schlangenbisse ein. Ihre Heilkraft als ›treffliche Nahrung für Geblüte und Leber‹ wurde in vielen alten Botanikbüchern beschrieben.

Inhaltsstoffe: neben den Vitaminen A, B_1–B_3, C und E sehr viel Kalium, Magnesium, auch Kalzium und Phosphor und reichlich Eisen. Dazu Glykoside, Asparagin und der Wirkstoff Allantoin, der heute in viele Salben verarbeitet wird, weil er die Zellerneuerung beschleunigt, desinfiziert und die Wundheilung fördert. Und im dicken weißen Milchsaft stekken wieder reichlich Bitterstoffe und Inulin.

Apotheke: Die Bitterstoffe regen die innersekretorischen Drüsen an, Schwarzwurzeln gelten als schweiß- und harntreibend, werden in der Nierendiät empfohlen. Das Inulin macht sie zur Speise für Diabetiker, Eisen und Phosphor unterstützen die Gehirntätigkeit. Wieder machen Stoffe im Milchsaft die Schwarzwurzel zu einem Anti-Streß-Gemüse. Abends gegessen, versprechen sie Beruhigung, Entspannung und guten Schlaf. Wegen des manchmal hohen Nitratgehalts sollten Soßen mit Zitronensaft zubereitet werden.

Küchentips: Schälen Sie Schwarzwurzeln mit Gummihandschuhen und Kartoffelschäler im Wasser, dann gibt es keine fleckigen Hände. Legen Sie die geschälten Stangen sofort in Zitronenwasser, in das etwas Mehl gequirlt ist – dann bleiben sie weiß. Sie schmecken als Gemüse ebenso gut wie (gekocht) als Salat.

TOPINAMBUR *oder* ***ERDBIRNE*** *(Helianthus tuberosus).* Die Knollen einer Sonnenblumenart sind bei uns noch kaum bekannt, in den USA dagegen ein Gemüse-Hit (dort heißen sie aber ›Jerusalem-Artischocken‹). Sie sehen etwa aus wie mittelgroße Kartoffeln – weiß, gelb oder rot – und schmecken süßlich. Salatfans essen sie roh. Man kann sie aber sehr gut kochen oder backen. Es lohnt sich, auf den Märkten danach zu suchen – im Herbst und im Frühwinter –; denn sie haben weit überdurchschnittliche Arzneiwerte. Topinamburknollen enthalten – neben vielen Vitaminen, Kalzium, Eisen und Phosphor – bis zu 20% Kohlenhydrate, davon aber bis zu 16% *Inulin,* und deshalb können sie für Diabetiker zum Kartoffelersatz werden. In Amerika macht man sogar Diabetikernudeln daraus.

Das Inulin, von dem hier schon öfter berichtet wurde, ist ein starker

Nieren- und Gallenreiniger und aktiviert alle Ausscheidungen. In den USA ißt man Topinambur, wenn ein Schnupfen heraufzieht. Dort empfehlen Naturärzte auch zur allgemeinen Prävention, von Topinambur »jede Woche soviel zu essen wie die Menge eines Hühnchens«. Das Kochwasser sollte für Soßen oder Suppen mitverwendet werden, etwas Butter dazu …

Die Kürbisgewächse entlasten Herz und Nieren, reinigen die Haut

Gurke, Kürbis, Melone, Zucchini

Man nennt sie ›Mondgewächse‹, diese prall mit Wasser gefüllten Gemüse, denn es heißt, sie seien vorrangig zuständig für die ›Krankheiten des Mondes‹, der nach dem Glauben mancher Menschen die Flüssigkeiten im Körper beherrscht. Als da sind: Blut und Lymphe, Schleim und Schweiß, Drüsensekrete, Menstruation, Spermabildung, aber auch Ausfluß, Furunkel, Koliken u. a. Was wie Aberglauben klingt, haben moderne wissenschaftliche Untersuchungen bestätigt: Die Kürbisgewächse, selbst bis zu 97 % ›Behälter von Flüssigkeiten‹, eignen sich ausgezeichnet als Anreger im Flüssigkeitsstoffwechsel.

Allgemein werden sie empfohlen zur Ausschwemmung von Ödemen, als milde Abführmittel und zur Anregung des Stoffwechselgeschehens. Sie sind harntreibend, stuhlregulierend, hautreinigend und blutdrucksenkend. Und das sind sie vor allem durch ihren hohen Basenüberschuß, den höchsten von allen Gemüsen. Die Mineralien kommen in ihnen zwar quasi nur ›verdünnt‹ vor, aber sie liefern doch recht beachtliche Mengen davon, außerdem Vitamin C und vor allem wieder sehr viel Beta-Carotinoide. Weshalb sie in den Listen der US-Krebsgesellschaften auch weit oben stehen bei der Empfehlung der ›Nahrung für jeden Tag‹!

Die Gurke (Cucumis sativus)

wassertreibend und hautpflegend

Es gibt nichts Besseres, wenn man an heißen Tagen unterwegs ist, etwa auf einer Wanderung oder am Strand, als in knackige, safttriefende Gurkenstücke zu beißen. Wie keine andere Gemüsepflanze erfrischt die Gurke. Sie speichert jede Menge Wasser, und das ist auch noch mit unzähligen Elektrolyten angereichert – da können Sie jeden teuren Sportlerdrink glatt vergessen.

Nur eines ist zu bejammern: Kaum eine Planze wird heute so ungeheuer mit Chemie traktiert – Gurken werden, wie berichtet, z. B. oft mit

Brom begast –, so daß es eigentlich unverantwortlich ist, sie – zumal für Kinder – nicht zu schälen. Dies den Müttern, aber auch den Restaurantinhabern ins Stammbuch geschrieben. (Nur jede vierte Gurke bei uns kommt aus deutschen Landen.) Hier lohnt es sich besonders, Ausschau zu halten nach Gurken aus biologischem Anbau, auch wenn sie teurer sind. Doch auch die bitte immer gründlich waschen!

Geschichte: Früher glaubte man, sie käme aus Indien, aber vor einiger Zeit fanden Forscher der Universität Hawaii in einer Höhle an der thailändisch-burmesischen Grenze Gurkensamen, die aus der Zeit um das Jahr 9750 (!) vor Christi Geburt stammten.

Zumal in heißen Ländern waren diese grünen ›Wasserflaschen‹ immer besonders geschätzt als Durstlöscher. Bei den Germanen zählten sie zu den Opferspeisen, und der römische Kaiser Tiberius nahm auf seine Feldzüge gar fahrbare Treibhäuser mit, weil er auf seine erfrischenden Gurken nicht verzichten mochte. – Lange dauerte es, Gurken zu züchten, die nicht so bitter schmeckten – aber gerade die verbliebenen Bitterstoffe machen sie auch medizinisch wertvoll.

Inhaltsstoffe: Sie liefern nur 13 Kalorien pro 100 g, Gurken sind also ideal bei jeder Schlankheitsdiät, aber auch gut für Gicht- und Rheumakranke. Denn sie haben den höchsten Basenüberschuß (enthalten besonders reichlich Kalium und Magnesium) und wirken stark wassertreibend. Leider sitzen sowohl die guten Bitterstoffe als auch das Beta-Carotin vor allem in der grünen Schale. Gurken enthalten übrigens auch ein insulinähnliches Hormon.

Apotheke: Wer unter chronischer Verstopfung leidet, der kann das (so Dr. Ernst Schneider) »durch täglichen Genuß von Gurkensalat auf die einfachste und natürlichste Weise in Ordnung bringen«. Gurken treiben das Wasser nur so durch Nieren und Blase, sie entlasten dadurch das Herz und auch geschwollene Beine, ihre Pektine regen den Darm an, die Bitterstoffe die Leber und die Galle, und Gurken aktivieren auch den *Hautstoffwechsel.* Und ganz besonders intensiv tun sie das bei örtlicher Anwendung. Sie helfen gut bei leichten Ausschlägen und lindern Ekzeme.

Gurkensaft ist seit 4000 Jahren wegen seiner Wirkung als Hautreiniger und Faltenglätter vor allem bei den Damen beliebt. Wenn Sie große Gemüsegurken verarbeiten, sollten Sie immer die Gelegenheit nutzen, um sich eine *Gesichtspackung* zu machen. Sie können auch eine Gurke extra zu Mus raspeln und dieses durch ein Mulltuch pressen und dann den Saft mit einem Eiweiß und einem Spritzer Zitrone vermischen und als Gesichts*maske* auftragen. Sehr gelobt wird auch eine *Maske* aus zwei Teilen Gurkenbrei mit einem Teil Quark. Eine Viertelstunde sollte sie aber schon draufbleiben.

Der frische *Gurkensaft,* getrunken, kühlt gut bei Fieber und hilft gegen ›fliegende Hitzen‹ von Frauen in den Wechseljahren.

Küchentips: Ausgezeichnet ist (auch für Diät) Gurkengemüse, mit Tomaten und Zwiebeln und vielen grünen Kräutern zubereitet, mit etwas Buttermilch oder Sauerrahm aufgegossen. Weitere Küchentips finden Sie in jedem Kochbuch. Über saure Gurken und Gürkchen aller Art muß man nicht viel sagen. Sie sind appetitanregend – gerade oft auch für Kranke, dürfen dann aber nicht zu salzig sein.

Gurkensalat hierzulande, gehobelt, gesalzen, ausgequetscht, stundenlang als hellgrüner Matsch stehengelassen, ist eine Küchenschande. Wenn Sie ihn selbst machen, bereiten Sie ihn bitte ganz frisch, schneiden Sie die Scheiben auch nicht zu dünn, und machen Sie den Salat erst kurz vor dem Anrichten mit einer Marinade aus etwas Senf, Weinessig, einer Prise Zucker, Joghurt oder Sauerrahm und Dill oder Borretsch an.

***Der Kürbis** (Cucurbita maxima)*
Diätspeise für Nierenkranke

Man hat ihn hierzulande fast vergessen, dabei war er mal ein Liebling in Großmamas Küche, die ihn in 100 Variationen zuzubereiten wußte. Weil er viel billiger ist all die bunten exotischen Früchte und weil der ›große gelbe Zentner‹ im Einfamilienhaushalt, geschweige denn von Singles, praktisch nicht zu bewältigen ist, wird er leider viel zuwenig auf den Tisch gebracht. Dabei ist er sehr gesund, und man kann ihn heute oft auch stückweise kaufen.

Geschichte: Kürbisse wurden von Kolumbus in Amerika bei den Indianern entdeckt, die Eroberer brachten Samen heim, mit deren Hilfe die dicken Kugeln bald um die ganze Erde rollten – in unzähligen Variationen. Im Mittelalter wird er immer wieder als harntreibend empfohlen.

Inhaltsstoffe: Extrem viel Beta-Carotin (was man ihm ja schon ansieht), dazu vier B-Vitamine, ein ausgesprochen günstiges Natrium-Kalium-Verhältnis, Magnesium, Kalzium, Eisen, Phosphor und Kieselsäure.

Apotheke: Damit gilt der Kürbis nicht nur als besonders reizarm bei der Behandlung von Bluthochdruck, von Herz- und Nierenleiden (weil er auch ausgesprochen mild entwässert), sondern er neutralisiert auch Säureüberschuß, hilft gegen Verstopfung und schafft bei Hämorrhoiden Erleichterung.

Menschen mit starker Neigung zu Wasseransammlungen im Körper wird geraten, *›Kürbistage‹* einzuschalten, an denen sie 3 bis 5 Pfund (Rohgewicht) Kürbis essen dürfen: Das Fleisch wird mit wenig Milch oder Rahm – ohne Salz – zu einem Brei gekocht. Bestimmt nicht jedermanns Sache – aber sicher besser als die gefährlichen Entwässerungstabletten und nach Aussagen von Naturärzten sehr wirksam.

Über die phänomenale Wirkung von (grünen) Kürbis*kernen* bei Prostataleiden – die medizinisch vielfach nachgewiesen ist – lesen Sie im Abschnitt ›Nüsse und Samen‹.

Küchentips: Wenn Sie mehr probieren wollen als den ewigen ›Kürbis süß-sauer‹, dann schauen Sie mal in Großmutters Kochbuch nach – Sie werden staunen.

Als Gemüse schmeckt Kürbis sehr gut, wenn er in wenig Wasser mit etwas Kelp gar gekocht wird und der Saft dann in einer Käsesoße verwendet wird, die man mit frischem Dill abschmeckt und in die man die Kürbisstücke kurz vor dem Anrichten legt.

Die Melone *(Cucumis melo)*
regt die Galle an, gut gegen Gicht

Natürlich können Sie sich denken, daß auch diese kugelrunden Dinger – halb Frucht, halb Gemüse – auf der Empfehlungsliste der US-Krebsexperten stehen. Denn Melonen, schon gar die Cantaloup-Sorte, enthalten besonders viel Beta-Carotin. Im übrigen bringen *Wasser*melonen nur zwölf Kalorien je 100 g mit, *Honig*melonen 21 Kalorien.

Geschichte: Sie sind im Süden daheim, in tropischen Gegenden Afrikas und Asiens, wo jeder sie liebt, weil sie so belebend, honigsüß und erfrischend sind. Zu den besten Melonen, die ich aß, gehörten die von Chiwa und Taschkent, von wo sie früher auch in den Westen kamen.

Inhaltsstoffe: Man nennt die Melonen gern ›kleine Mineralwasserwerke‹, denn sie bescheren uns – neben ihren 95 % Wasser – eine Menge guter Elemente: Kalium, Kalzium, Phosphor, Magnesium und sogar Eisen, Zink, Nickel, Fluor und Jod sowie Zucker- und Bitterstoffe. Je nach Sorte – ob Honig-, Cantaloup-, Ogen-, Tendral- oder Netzmelone – sind sie mehr oder weniger zuckerreich.

Apotheke: Alle Melonen wirken harntreibend, spülen Harnsäure aus, reinigen die Nieren und sind deshalb sehr günstig für Rheumatiker und Gichtkranke.

Doch **Achtung:** Weil sie enorm galleanregend wirken, sollte man nicht zuviel auf einmal essen! Sonst kann es zu Magen- und Darmstörungen und Durchfall kommen. Der Internist Dr. Walther Zimmermann: »Ein großes Stück Melone regt die Galle fast so an wie ein Stück Schweinsbraten und strapaziert sie ganz schön …«

Vor den – oft fußballgroßen – *Wassermelonen* warnen Tropenmediziner heute oft, weil sie schon manch einen sahen, der sich im Urlaub mit ihnen üble Darmbakterien eingehandelt hatte. Sehr schade – denn gerade unter ihrer Schale sitzen besonders interessante Stoffe, voran Chlorophyll und Enzyme. Aber manchmal ist Vorsicht besser als Nachsicht.

US-Experten raten übrigens, Melonen immer ›solo‹ zu essen, nie in Kombination mit anderen Früchten.

Küchentips: Melonen ersetzen Erfrischungsgetränke. Aber sie sind auch köstlich als richtiges Getränk: im Mixer püriert, mit etwas Sherry oder Wein oder Sekt verdünnt und eisgekühlt, oder auch als Stückchen zum Aromatisieren einer Sommerbowle.

Die klassische Verbindung von Melone mit (Parma- oder San-Daniele-)Schinken ist zusammen mit einem guten Vollkorn-Butterbrot ein ideales Sommeressen. Melonen vor dem Aufschneiden immer – heiß – gut waschen!

Der Zucchino *(Cucurbita pepo)* stärkt das Immunsystem

Früher galten sie als ausgesprochen ›exotisches‹ Gewächs, heute wuchern sie zur Sommerszeit in vielen deutschen Hausgärten. Weil sie nur 14 Kalorien pro 100 g haben und weil bei ihrer Zubereitung der Fantasie fast keine Grenzen gesetzt sind, weil sie wirtschaftlich, (kein Abfall), pflegeleicht und fast das ganze Jahr zu haben sind, wandern sie heute sehr viel auch in deutsche Gemüsekörbe.

Geschichte: Der Zucchino stammt ursprünglich aus Westindien und Mexiko, heute wird er rund um die Welt angebaut (im Gegensatz zum ebenfalls köstlichen amerikanischen Squash).

Inhaltsstoffe: Zucchini sind wesentlich wasserärmer, vitamin- und mineralreicher als Gurken. Weil man sie immer – gründlich gewaschen – mit der Schale ißt, enthalten sie sehr viel vom Schutzvitamin Beta-Carotin. Nicht vergessen, daß einer der Hauptbestandteile der chlorophyllhaltigen Gemüse immer das Carotin ist. Aber auch reichlich Vitamin C liefern sie uns, Kalium, Kalzium, Phosphor, Schleim- und Bitterstoffe sowie Spuren vom kostbaren Selen.

Apotheke: Dieses Feingemüse vereint in sich alle guten Eigenschaften von Gurke und Kürbis. Mit seinen Bitter- und Schleimstoffen regt der Zucchino die Darmtätigkeit an, in Verbindung mit Selen, Vitamin C und Beta-Carotin ist er ausgesprochen gut fürs Immunsystem.

Küchentips: Weil es Zucchini heute so gut wie immer gibt, können Sie damit im Winter köstliche Rohkost zaubern: Hobeln Sie die (möglichst nicht zu großen) Zucchini und marinieren Sie die Scheibchen kurze Zeit, ehe Sie diese zu anderen Salaten geben. Im klassischen Ratatouille, in der Gemüsepfanne, dem chinesischen Schmortopf sind sie unentbehrlich. Wenn sie groß sind, kann man sie füllen. Sehr lecker: gehobelte Zuccini-Scheiben aufs Backblech gelegt, mit Öl beträufelt und 20 min bis zum glasigwerden gegart.

Zucchini-Kuchen

300 g Weizen-Vollkornmehl, 300 g Zucker, 200 ccm Öl (oder 125 g Butter), 3 Eier, 1 Vanilleschote, mit Zucker ausgerieben, 40 g gemahlene Nüsse, 1 Teelöffel Natron, 1 Messerspitze Backpulver, 1 flacher Eßlöffel Zimt, 1 Prise Salz, 400 g pürierte rohe Zucchini.

Zucker und Eier oder Butter schaumig rühren, die restlichen Zutaten nach und nach dazugeben. Bei 175 °C ca. 1½ Stunden in einer Kastenform backen.

Die Nachtschattengewächse bilden Blut, beleben, sind prallvoll mit Vitaminen

Aubergine, Kartoffel, Paprika, Tomate

Etwas unheimlich klingt ihr Name schon – und tatsächlich wird er abgeleitet von ›Nacht-Schade‹, was auf die Giftigkeit und Gefährlichkeit mancher Mitglieder aus dieser hochinteressanten Pflanzenfamilie hinweist. Die Nachtschattengewächse oder Solanaceen sind medizinisch seit dem Altertum von großer Bedeutung und es bis heute geblieben. Rausch-, Schmerz-, Betäubungsmittel und Mordgifte wurden einst aus ihnen hergestellt, und ihre unheimlichsten deutschen Vertreter, die Tollkirsche, das Bilsenkraut und der Stechapfel, waren unentbehrliche Bestandteile in Liebestränken und Hexensalben. Sie machten Menschen oft völlig willenlos – so wurden mit ihrer Hilfe in mittelalterlichen Prozessen sehr oft Geständnisse erpreßt.

Doch – wie immer: Wo viel Schatten ist, da ist auch viel Licht. Belladonna bzw. Atropin wird heute noch als Nachtschattenerzeugnis zu wichtigen Medikamenten verarbeitet, die eine krampflösende, schmerzstillende Wirkung haben, von Darmkrämpfen und Migräne bis zu Asthma und Schlaganfall (sie müssen ausnahmslos vom Arzt verordnet werden).

Auf der Sonnenseite dieser geheimnisvollen Gewächse aber stehen einige unserer besten und wichtigsten Gemüse, ohne die unsere Gesundheitsküche in jeder Beziehung viel ärmer wäre. Und ohne die Kartoffel z. B. hätte es mit Sicherheit noch viel mehr Hungersnöte gegeben.

Die Aubergine *(Solanum melongena)*

leberstärkend, verdauungsfördernd

›Eggplant – Eierfrucht‹ heißt sie auch. Denn ihre Vorfahren, die es immer noch im Fernen Osten gibt, sehen wirklich aus wie Eier. Durch viele Züchtungen entstanden unzählige Spielarten, die man auf exotischen Märkten bestaunen kann – sogar schlangenförmige und bis zu einem Meter lange. Doch mit ›unserer‹ gemütlichen, lackglänzenden Dicken sind wir bestens bedient.

Geschichte: Sie kommt aus Ostindien, verbreitete sich von dort über ganz Asien, zog über Ägypten und Nordafrika vermutlich im 16. Jahrhundert nach Europa. Später kam sie dann nach Amerika, sozusagen im Austausch gegen ihre Vettern Tomate – Paprika – Kartoffel. Langsam, aber sicher erobert sie sich den deutschen Markt. Unseren Gastarbeitern sei's gedankt.

Inhaltsstoffe: Sie schmeckt, ohne alles gekocht, sozusagen nach nichts. Aber täuschen Sie sich nicht, da steckt eine Menge Gutes drin: Carotin, die Vitamine B_1, B_2, B_3, C. Und vor allem Kalzium und Phosphor, Eisen, Kupfer, Magnesium sowie weit überdurchschnittlich viel Kalium. Dazu Bitterstoffe und *Spuren* von jenen geheimnisvollen Nachtschatten-Stoffen, die noch längst nicht alle erforscht sind, die sowohl anregend auf sämtliche Verdauungsorgane wirken als auch entkrampfend, entspannend.

Apotheke: Der indischen Naturmedizin zufolge sind Auberginen blutbildend, entwässernd, entzündungshemmend, vor allem im Darm. Sie fördern die Verdauung, verflüssigen zähen Schleim – auch bei chronischem Asthma- und Bronchitis – und beschleunigen die Stoffwechselvorgänge (nach den Doctores Udupa und Tripathi, Universität Benares). Nur bei zuviel Magensäure oder Magengeschwüren sollen sie nicht gegessen werden.

Zuckerkranken und Rheumatikern werden die Eierfrüchte sehr empfohlen, ebenso allen Leber- und Nierenleidenden. Bei Fettsucht sind sie ein vorzügliches Diät-Gemüse (100 g haben nur 24 Kalorien), ihre Bitterstoffe und ätherischen Öle wirken bei Erschöpfung auch nervenstärkend.

Küchentips: Weil gerade die guten Vitamine fast alle in der Schale sitzen, sollten Auberginen nicht geschält werden. Sie eignen sich auch nicht zum Rohessen. Am besten ist: sie in Längsscheiben zu schneiden und, mit Kräutern gewürzt, in der Pfanne sanft zu schmoren, bis sie weich sind und schön nußartig schmecken. Dann kann man sie auch noch weiterverarbeiten oder sogar kalt, als Salat, essen. Oder: Sie mit Hackfleisch bzw. Reis füllen und mit Mozzarella überbacken. Rund ums Mittelalter kennt man Hunderte von Rezepten. Berühmt ist

Der Kaviar des armen Mannes

Er steht sogar im Kochbuch der US-Herzgesellschaft:

1 große Aubergine oder 2 mittlere (für 4 Personen), der Fruchtansatz entfernt, 2 Eßlöffel Olivenöl, 1 Schalotte, fein gewürfelt, 1 Knoblauchzehe, zerdrückt, ¼ Tasse roher grüner Paprika, sehr fein gewürfelt, 1 Teelöffel Meersalz oder Kelp, 1½ Eßlöffel frischer Zitronensaft.

Die Eierfrucht der Länge nach halbieren, mit den mit Öl eingeriebenen Schnittflächen nach unten aufs Backblech legen, ca. 20 bis 25 Minuten bei ca. 200 °C backen. Wenn das Fleisch gerade weich ist, es mit einem Löffel herausholen und mit der Gabel zu Mus drücken. Zwiebel und Knoblauch mit Paprikawürfelchen in 1½ Eßlöffeln Olivenöl goldgelb werden lassen, mit dem Auberginenbrei vermischen, alles mit frischem Zitronensaft, Salz und etwas Cayennepfeffer abschmecken. 2 bis 3 Stunden kalt stellen. Zu Vollkorn-Toast servieren.

Die Kartoffel *(Solanum tuberosum)* schützt Herz, Nieren und vor Schlaganfall

»Schön rötlich die Kartoffeln sind und weiß wie Alabaster, und sind für Mann und Frau und Kind ein rechtes Magenpflaster«, so dichtete Matthias Claudius. *Damals* waren sie noch ein deutsches Grundnahrungsmittel. Ihrem hohen Vitamin-C-Gehalt ist zu verdanken, daß in Europa der gefürchtete Skorbut besiegt wurde.

Heute sind Ernährungswissenschaftler sehr besorgt, weil der Kartoffelverzehr von Jahr zu Jahr drastisch abnimmt: 1950 wurden pro Kopf 186 kg gegessen, und heute sind es nur noch knapp 70 kg, davon wird auch fast schon die Hälfte zu sogenannten ›Veredelungsprodukten‹ verarbeitet, die nicht mehr eine ›natürliche‹, vollwertige Nahrung darstellen und reichlich Chemie enthalten.

Die ›Veredelungen‹ unserer geduldigen Kartoffel, z. B. zu Pommes frites, machen zwar der Hausfrau das Leben leichter, bringen aber den Verlust fast sämtlicher Mineralien und Vitamine mit sich – dafür eine Überfracht an Fett. Nicht zuletzt ihrem Massenkonsum durch Kinder wird angelastet, daß viele Schüler heute schon Symptome einer Arteriosklerose haben!

Geschichte: Die ›dolle Knolle‹ fiel den goldgierigen Conquistadores zunächst kaum auf, als sie in die Inka-Städte in Perus Hochanden eindrangen. Dabei wurden Kartoffeln dort damals schon 3000 Jahre lang gegessen. Und kürzlich stellte der Anthropologe Robert Rhoades im ›National Geographic‹-Magazin fest, daß der Wert, den heute eine einzige Welt-Kartoffelernte hat (ca. 106 Milliarden Dollar!), weit höher ist als der Wert sämtlicher Riesenschätze an Gold, Silber und Edelsteinen, die von ›Pizzaros Rowdy-Bande‹ um 1530 aus dem Inka-Reich weggeschleppt worden waren. Die Einwohner Perus hatten damals auch schon eine Methode gefunden, Kartoffeln durch ein besonderes ›Gefriertrocknen‹ zu konservieren …

In Deutschland befahl der ›Soldatenkönig‹ Friedrich Wilhelm I. von Preußen den Kartoffelanbau und drohte sogar, jedem, der sich weigerte, Nasen und Ohren abschneiden zu lassen. Sein Sohn, der ›Alte Fritz‹, ließ die Saatknollen unter Polizeiaufsicht in die Erde legen. Damit rettete er im Siebenjährigen Krieg seine Untertanen vor dem Verhungern.

Inhaltsstoffe: Kartoffeln ›pur‹ machen überhaupt nicht dick: 100 g haben nur 85 Kalorien (100 g Zucker = fast 400 Kalorien). Sie enthalten rund 20 % Stärke und 2 % Eiweiß von besonders hoher Qualität. Mit nur einer kleinen Portion von 150 g können wir fast den gesamten Bedarf an essentiellen Aminosäuren decken (sogar komplett, wenn wir ein Ei dazu essen), außerdem bis zu 35 % des Vitamin-C-Tagesbedarfs, 40 % des Magnesiums und 17 % des Eisens, das wir brauchen. Kartoffeln sind auch reich an B-Vitaminen, darunter die wertvolle Folsäure und die Pantothensäure (gut für Denken und Merken). Sie bringen beachtenswerte Mengen an Fluorid (gegen Karies) mit, außerdem Phosphor (›kein Gedanke ohne Phosphor‹), Kupfer, Zink und Kobalt, das viele Enzyme und Vitamin B_{12} aktiviert. Kartoffeln sind also eine rundherum gesunde Sache!

Apotheke: Im Winter sind die Kartoffeln mit Sicherheit unsere billigste Vitamin-C-Quelle (der Vitamingehalt sinkt im Frühjahr stark ab). Allein über den Gesundheitswert der guten Knolle gibt es dicke Bücher. Hier das Wichtigste:

- Wegen ihres hohen Kaliumgehalts ist sie zur Entwässerung bei Herz- und Nierenerkrankungen Gold wert.
- Die klassische *›Kartoffel-Ei-Diät‹* ist seit langem bei bestimmten Nierenerkrankungen lebensrettend, zumindest lebensverlängernd, und mit ihrer Hilfe kann oft sogar die Dialyse reduziert werden (nach Prof. Dieter Hötzel, Bonn). – Die Ballaststoffe der Kartoffel fördern die Verdauung.
- Spuren des Nachtschatten-Stoffes Atropin, die sich in rohem *Kartoffelsaft* finden, helfen bei krampfartigen Magenschmerzen und Sodbrennen.
- Dr. Walther Zimmermann hat im Münchner Krankenhaus für Naturheilweisen viele Fettsüchtige, Rheumatiker, Gicht- und Stoffwechselkranke mit der von ihm entwickelten ›Kartoffel-Diät‹ abgespeckt und gesünder gemacht. Er hält zwar nichts von dem alten Volksmittel, *täglich* ein Glas rohen Kartoffelsaft zu trinken (schon wegen des giftigen Solanins, das sich in allen grünen Teilen der Kartoffel findet), rät aber z. B., bei *saurem* Magen eine *Zeitlang* den Saft von einer mittelgroßen Kartoffel (gerieben und ausgepreßt, etwa ein Schnapsglas Saft) morgens roh zu trinken, zur *Rollkur*. »Das macht garantiert innerhalb von einer Woche jeden sauren Magen neutral.«
- Dank des *Magnesium*gehalts der Knolle können Kartoffelesser auch besser schlafen. – Nach neuen US-Forschungen (Universität San Diego) kann übrigens der hohe *Kaliumanteil* der Kartoffel – zusam-

men mit anderen Gemüsen – einen Schutzeffekt vor tödlichem *Schlaganfall* haben. Von den Testpersonen, die reichlich kaliumhaltige Gemüse und Kartoffeln aßen, waren nach zwölf Jahren *um 40% weniger* an Schlaganfall gestorben!

- Die Volksmedizin glaubt an heiße Kartoffelpackungen, z. B. auf entzündete Ohren, bzw. kalte Breiumschläge (mit Buttermilch) auf Krampfadern und dicke Beine.

In einem Satz: Kartoffeln sind Schutz-, Schon- und Heilkost, krampflösend, verdauungsfördernd, säurebindend, entwässernd, gut bei Rheuma, Übergewicht, Gastritis, Nierenleiden. Und ›natürlich‹ gegessen machen sie überhaupt nicht dick!

Küchentips: Ungeplatzte Pellkartoffeln sind kleine Vitamin- und Mineralbömbchen. Schon in Salzkartoffeln werden die meisten Heilstoffe ausgelaugt und mit dem Kochwasser weggeschüttet. Auf jeden Fall auch immer *vor* dem Schälen waschen! Grüne Stellen und Keime an Kartoffeln sind giftig – weg damit. 100 g Pellkartoffeln haben, wie gesagt, nur 85 Kalorien, Kartoffelpuffer aber 247, Pommes frites 270 und Chips sogar 568! Und wie schnell sind die verputzt! Also: Kartoffeln gehören nicht in den Keller, sondern täglich auf den Teller, und zwar so *natürlich* wie möglich. Es gibt über 5000 Kartoffel-Rezepte ...

Der Gemüsepaprika *(Capsicum annuum)*
durchblutet Magen, Herz und Haut

Die Amerikaner nennen ihn ›Dr. Pepper‹, obwohl er mit Pfeffer überhaupt nichts zu tun hat. Wir nennen ihn ›Schote‹ – aber in Wirklichkeit ist er eine ›Beere‹. Über die exorbitante Wirkung seiner höllisch scharfen Verwandten, der Chillis, berichte ich ausführlich bei den Gewürzen. Von den vermutlich 7000 verschiedenen Pfefferschoten-Sorten geht's hier um den Gemüsepaprika. Und der ist wirklich super. Kaum eine Frucht übertrifft seinen Reichtum an Vitamin C!

Geschichte: Wie fast alle Nachtschattengemüse war er in Süd- und Mittelamerika eine Volksnahrung, schon lange, ehe die Eroberer kamen. Vermutlich brachte Columbus ihn nach Spanien, und bald breitete Paprika sich über die ganze Erde aus. Zu den Ungarn, die ihn zur Nationalspeise erhoben, kam er vermutlich mit den Türken. Jeder weiß aus dem ›Piroschka‹-Film, daß Paprika zweimal brennt: »wenn er reinkommt in den Körper, und wenn er rauskommt«.

Inhaltsstoffe: Vor allem der Scharfstoff Capsaicin, der so gut untersucht wurde, ist die Ursache für dieses ›Brennen‹. Dann enthält Paprika noch ätherische Öle und zahlreiche Farbstoffe, die Bioflavone, über die hier schon mehrfach das Allerbeste berichtet wurde: Sie dichten die Gefäße ab, fördern die Durchblutung und stabilisieren das Vitamin C – von dem in 100 g rotem Paprika sogar 140 mg vorhanden sind – das entspricht dem doppelten Tagesbedarf eines Erwachsenen und auch der doppelten Menge des C-Vitamins in der Zitrone.

Das krebsschützende Carotin (Provitamin A) ist in der *ausgereiften roten* Frucht auch doppelt so reichlich vorhanden wie in der unreifen grünen! An Mineralien ist Paprika gesegnet mit Kalium, Kalzium, Magnesium, Phosphor und Eisen.

Apotheke: Zusammengefaßt sind die Wirkungskräfte des Paprikas geradezu fantastisch, wobei zu bemerken ist, daß Paprika *roh* immer noch wertvoller ist als gekocht.

Die *›roten und grünen Teufelchen‹*
- erhöhen die Verdauungssekretion, die Bildung von Enzymen, bekämpfen die Schlaffheit der Gedärme.
- Sie fördern die Durchblutung von Herz, Magen und Haut, dichten die Kapillaren ab, sind gegen Thrombosen hilfreich.
- Sie sind harntreibend.
- Sie steigern die Abwehr gegen Infektionen. Über die Nebennieren wirken sie wie ein natürliches Kortison; sie dämpfen Schmerz- und Streßreaktionen, helfen auch gegen Muskelkater und Arthritis.
- Weil die Leistungsfähigkeit des Herzens und die Durchblutung der Haut verbessert wird, glauben die Menschen auf dem Balkan, daß der Paprika das Altern aufzuhalten vermag. Sogar die Psyche soll er positiv beeinflussen, die Lebensgefühle und die sexuelle Lust, aber auch die Konzentrationsfähigkeit stimulieren.
- Alkoholikern soll die Entwöhnung leichter fallen, wenn sie viel Paprika essen.

Maßlos übertreiben sollte man's aber auch nicht – denn bei *exzessivem* Paprikaverzehr kann es zu Leber- oder Nierenschädigungen kommen!

Küchentips: Weil reife, rote Paprikaschoten 70 % mehr Vitamin C enthalten und auch mehr Zucker, also süßer schmecken als unreife grüne, sollten sie besonders im Winter oft roh gegessen werden. Wenn man sie ihnen richtig anbietet, knabbern Kinder die Paprikastücke (ohne ihre Kernchen!) liebend gern aus der Hand. Auf Platten sieht es sehr schick aus, wenn sie dreifarbig – rot, gelb, grün – angerichtet werden.

Ein doppelter Vitaminstoß: mehrere Tomaten mit einer roten Paprikaschote im Mixer mit Zwiebeln und Kräutern püriert, gut abgeschmeckt und nur noch kurz tischwarm gemacht, als *ungekochte Suppe*. Und immer etwas Rahm oder Öl dazu – wegen des A-Vitamins! Stets auf Frische achten – Paprika muß ganz prall und glänzend sein, und der Stiel darf nicht braun sein. Schlaffis haben nicht mehr viel Wert. Ob als Gemüse, ob geschmort als Beilage oder im Ratatouille, gefüllt mit Reis bzw. Hackfleisch oder türkisch – mit Schafskäse –, wichtig ist vor allem eines: nie zu lange kochen, sonst verlieren sie zuviel von den guten Vitaminen. Nur dies gehört polizeilich verboten: der grauenhafte Mißbrauch von sauren Paprika-Pickles – als Dekoration auf Wirtshaus-Salaten!

Die Tomate *(Solanum lycopersicum)*
regt Verdauung, Abwehr, Blutbildung an

Eine Zeitlang hat man ihnen ganz übel nachgeredet – sie seien krebsfördernd und bei Gicht sehr gefährlich. Mittlerweile sind sie von der Forschung glänzend rehabilitiert und zu einem unserer vielseitigsten Küchengemüse avanciert – die ›Paradiesäpfel‹ oder Tomaten. Wenn die Spekulanten sie nicht teilweise in ihren Massentreibhäusern zu ›Plastikwaren‹ denaturiert hätten, wären sie ein Superstar unter den Heil- und Schutzpflanzen.

Geschichte: Auch bei der Tomate hat es Irrtümer gegeben: Sie wurde in Südamerika, in Peru, entdeckt und bald nach Europa gebracht – wo sie allerdings fast 300 Jahre lang nur als Zierpflanze in vornehmen Gärten blühte und reifte. Verächtlich nannte man sie bei ihrem mexikanischen Namen ›tomatl‹ (= stinkender Geruch, Geschmack). Dann hieß sie plötzlich Liebesapfel, weil man glaubte, daß sie die Liebeslust und -kraft stärke. Weshalb die Kirche sie zeitweise zur ›Pflanze des Satans‹ erklärte.

Inhaltsstoffe: In den USA nimmt der Tomatenanbau heute nach der Kartoffel Platz zwei ein. Megatonnen werden zu Juice, Tomatenmark und Ketchup verarbeitet. Weil sie gegen manche Mikroben und Pilze sehr anfällig sind, wird ihre Anbauerde zum Teil sterilisiert (heute oft auch in Holland und Belgien). Damit gehen der Frucht natürlich wertvolle Stoffe verloren. Nehmen wir aber den günstigsten Fall an, nämlich, daß unsere Tomaten sonnengeküßt sind und auf guter Erde wuchsen, womöglich im eigenen Garten, dann sind sie so randvoll mit Vitaminen (A, B, C, E) wie kaum ein anderes Gemüse. Ihr Kaliumgehalt ist höchst beachtlich, auch an Magnesium, Eisen, Kalzium, Phosphor, Kupfer und den Raritäten Kobalt, Zink und Nickel sind sie sehr reich. Und weil sie natürliche Hormone, Kortisone sowie ätherische Öle und organische Säuren enthalten, gibt es ein ganzes Spektrum von arzneilichen Wirkungen.

Apotheke: Tomaten sind sehr kalorienarm, entwässern, wirken blutdrucksenkend, sind also sehr heilsam für Herz und Nieren, auch für Rheuma und Arthritis und Gicht. (Rheumatiker sollten täglich ein Glas *frischen* Tomatensaft trinken.)

– Ihre Mineralien sind ein wichtiger Faktor bei der Blutbildung, aber auch bei Durchblutungsstörungen.

- Ihr Reichtum an organischen Säuren regt die Verdauungssäfte an, ihre Ballaststoffe unterstützen die Darmperistaltik.
- Sie vermehren den Gallenfluß, sollen sogar Grieß auflösen, helfen der Leber bei Reinigungsarbeiten.
- Sie lockern bei Bronchitis zähen Schleim, mildern mit ihrem Atropingehalt Krampfzustände.
- Sie haben extrem viele Krebsschutz-Vitamine,
- und sie wirken sogar tonisierend, sprich psychisch anregend, machen munter, optimistisch. Sie sind deshalb sehr gut zur Belebung bei Streß und in der Rekonvaleszenz. Das Brot mit dicken Tomatenscheiben am Abend entspannt, fördert die Schlafbereitschaft und baut obendrein Cholesterin ab.
- Nur wer Nierensteine hat, sollte mit ihrem Verzehr vorsichtig sein, weil sie etwas Oxalsäure enthalten.
- Weil Tomatenstoffe auch antiseptisch wirken, sind sie zur Entgiftung und gegen Fäulnisbakterien als ›Darmputzer‹ besonders gut.

Eine Drei-Tage-Tomaten-Kur, täglich 1 kg, und das drei- bis viermal im Jahr, wird von der Volksmedizin empfohlen. Im Tomatenland Italien gelten sie auch als sehr gute Altersmedizin.

Merke: Tomaten schmecken zwar säuerlich, sind aber alkalisch und neutralisieren sogar Säuren, sind heilsam bei kleinen Magengeschwüren.

Küchentips: Rezepte gibt es ohne Zahl. Wenn man Tomaten zur Hand hat, läßt sich im Nu eine Suppe, ein Omelett, ein Salat zaubern. Wichtig ist: Sie dürfen nie grün gegessen werden, dann enthalten sie nämlich das Gift Solanin, das im Reifeprozeß abgebaut wird. ›Natürliche‹, sprich im Freiland gereifte Tomaten erkennt man an einer *schwachen* Grünfärbung am Stielende – man läßt sie dann noch zwei, drei Tage liegen. – Nach neuen Untersuchungen des Bundessortenamtes haben die kleinsten, die Cocktail-Tomaten, um die Hälfte mehr Vitamin C als große.

Aufbewahrt werden sie *nie* im Kühlschrank. Wenn sie Faul- oder Schimmelstellen zeigen, bitte immer die *ganze* Tomate wegwerfen!

Die Gänsefußgewächse regen die Sekrete an, stärken die Abwehr

Spinat, Mangold und rote Rübe

Immer wieder gibt es Grund zum Staunen, welche unterschiedlichen Exemplare eine Pflanzenfamilie hervorbringt: Spinat und rote Rübe – wer hätte gedacht, daß sie Vetter und Kusine sind? Schaut man aber genauer hin, dann besteht eine große Identität wertvoller Inhaltsstoffe. Und nach neuesten Erkenntnissen und Veröffentlichungen des US-Departments für Gesundheit sind beide von hervorragender Bedeutung in der Krebsprävention!

***Der Spinat** (Spinacia oleracera)*
bildet rotes und weißes Blut

Es ist schon peinlich, wenn jahraus, jahrein hochangesehene Professoren in Interviews auf dem alten Gag herumreiten, irgendeine Sekretärin hätte irgendwann einmal beim Eisen im Spinat das Komma um eine Stelle zu weit nach rechts gesetzt, und seither gelte er als besonders gesund. Um noch gönnerhaft dazuzufügen, man solle doch die armen Kinder nicht immer damit quälen ...

Ein für allemal: *Spinat ist sogar sehr gesund!* Selbst sein Eisengehalt liegt samt berichtigtem Komma relativ hoch – aber in erster Linie enthält er extrem viel Folsäure, die maßgeblich an der Blutbildung beteiligt ist, und er hat auch ein sehr ausgewogenes Kalzium-Phosphor-Verhältnis, was wachstumsfördernd und knochenstärkend wirkt. Vor allem aber stehen der Spinat und sein naher Verwandter, der Mangold, als dunkelgrüne Blattgemüse in der ersten Reihe der neuerdings in den USA zum Krebsschutz empfohlenen Gemüse!

Und nebenbei: Kinder mögen Spinat deshalb oft nicht, weil er etwas bitter schmeckt und weil er ihnen in der Regel lieblos zerhackt und hoffnungslos zur Mehlpampe verkocht angeboten wird. Liebevoll zubereitet, ist Spinat eine Delikatesse, selbst für die meisten Kleinen.

Geschichte: Er stammt aus dem persisch-arabischen Raum und ist wohl über Spanien nach Europa gekommen. Aber erst in unserem Jahrhundert hat seine Popularität zugenommen – und sein Verzehr sich um das Zehnfache gesteigert. Vor allem die Möglichkeit, ihn tiefzufrieren, hat ihn zum Gemüse Nummer eins gemacht, das die Hausfrauen schätzen, weil es fertig ›bei der Hand‹ ist. Großuntersuchungen ergaben auch, daß Spinat, der vom Feld weg zur Tiefkühlkost verarbeitet wird, höchstens 20 % seines Vitamin-C-Gehalts verliert, während an einem einzigen Tag im warmen Gemüseladen (bei 20 °C) schon die Hälfte dieses Vitamins flötengeht.

Inhaltsstoffe: Spinat enthält hochwertiges Eiweiß, alles in allem zehn Vitamine und 13 Mineralstoffe, ist überdurchschnittlich reich an Carotin und Vitamin C. Er schenkt uns neben der lebenswichtigen Folsäure noch drei B-Vitamine und das Zellschutz-Vitamin E sowie Bitterstoffe und die hormonähnliche Substanz Sekretin und noch viel Kalium (entwässernd), Natrium, Kalzium, Phosphor, Magnesium, Jod, Schwefel und vor allem jede Menge Chlorophyll und Enzyme.

Apotheke: Das Sekretin regt die Sekrete, vor allem der Bauchspeicheldrüse an, die Bitterstoffe unterstützen die gesamte Verdauung. Außerdem wirken sie als Tonikum für Herz, Leber und Nerven. Zusammen mit Chlorophyll, Folsäure, Eisen, Kupfer und den Enzymen wird die Bildung sowohl der roten wie der weißen Blutkörperchen stark gefördert – das kräftigt auch das Immunsystem.

Das Carotin im Spinat hat Haut-Schleimhaut-Schutzfunktion, stärkt die Sehkraft. In der Volksmedizin wird Spinat seit eh und je empfohlen gegen Blutarmut, Ekzeme, bei chronischer Verstopfung und besonders für Kinder, die nicht recht wachsen wollen.

Küchentips: Da ist Spinat für vielerlei Zubereitungen zu gebrauchen, in denen vor allem die Italiener Meister sind: in Nudeln, Ravioli und Suppen, in Salaten und Aufläufen, vermählt vor allem mit Knoblauch, Zwiebeln und Parmesan und Rahm.

Wer Küchen-Fantasie hat, kann rohen Spinat mit Sherry-Dressing anmachen und dann mit geblätterten Champignons sowie in Butter gebratenen Lachsstücken oder Scampi belegen, ihn gedünstet in Rindsrouladen wickeln, in der Quiche oder in Pfannkuchen verstecken (immer die ganzen Blätter!), vor allem aber mit hohem Rohanteil als Suppe servieren und mit gehacktem Ei bestreuen.

Fast alles ist möglich – bloß bitte nicht ›nach deutscher Art‹ durch den Wolf gedreht und mit viel Mehl zu Brei verkocht!

Achtung: Weil Spinat überdurchschnittlich viel Oxalsäure enthält, was die Kalzium-Resorption blockiert, sollten Sie möglichst am gleichen Tag – nicht zur gleichen Mahlzeit – bewußt Kalzium zu sich nehmen, z. B. mit Milch oder Produkten aus ihr.

Der Mangold *(Beta vulgaris var. cicla)*
der Spargel des kleinen Mannes

Er hat fast alle Tugenden des Spinats, die Mineralien freilich etwas verdünnt – weil er noch mehr Wasser enthält. Im Hochsommer, wo Spinat rar ist, können seine grünen Blätter diesen gut ersetzen. Außerdem sind seine *Stiele* auf vielerlei Art als bekömmliches Gemüse zuzubereiten.

Inhaltsstoffe: Mangold enthält Saponine, Asparagin (wie Spargel) und Raphanol (wie Rettich). Außerdem Betain, eine Aminosäure, die wichtig ist für die Fettverdauung und die Leber entlastet.

Apotheke: Mangold gilt in der Volksmedizin als Therapeutikum gegen Bronchitis und Lungenentzündung und wird, weil er Leber und Niere anregt, auch bei Erkrankungen dieser Organe empfohlen.

Küchentips: Weil Mangold – wie Spinat – viel Nitrat enthält, besonders wenn er überdüngt ist, sollte man a) nach dem Gemüse aus Bio-Anbau

Ausschau halten und b) reichlich Zitrone in Gemüse oder Salate geben, um die Bildung der gefährlichen Nitrosamine zu verhindern.

Sehr fein schmeckt ein

Salat aus Mangoldstielen

Pro Person ca. 125 g Mangoldstiele, gehäutet und der Länge nach in schmale Stangen geschnitten, werden wie Spargel gekocht. Wenn sie noch bißfest sind, werden sie mit Zitrone, Öl, etwas Kelp, geschnittenen Frühlingszwiebeln oder Schnittlauch als Salat angemacht (marinieren lassen). Warm serviert man die Stiele mit einer Sauce hollandaise.

Die rote Rübe *(Beta vulgaris cruenta rubra)* regt die Zellatmung an

---

Wahre Wunder soll sie vollbringen, wenn man der Volksmedizin glauben will: Krebspatienten sollen durch das literweise Trinken von Rote-Bete-Saft wieder gesund geworden sein, und auch Leukämie soll geheilt worden sein. Es gibt viele ältere Veröffentlichungen darüber – vor allem von ungarischen Ärzten. Doch unsere Schulmedizin weist alle Hinweise auf die günstige Wirkung der roten Rüben bei Tumoren weit von sich.

Dazu ist zu sagen: Wer Krebs hat, wird verständlicherweise *alles* ausprobieren, was ihm vielleicht helfen *kann*. Außerdem kommt aber in jüngster Zeit immer mehr ans Tageslicht, daß gerade viele Inhaltsstoffe der saftigen roten Rübe zumindest unter die ›Krebsschutz-Stoffe‹ einzureihen sind!

Geschichte: Sie kommt aus dem Mittelmeerraum, wo heute noch viele wilde Stammpflanzen wachsen, und ist eine Verwandte auch der ›gemeinen Runkelrübe‹. In jahrhundertelanger Züchtung gelang es, aus der ursprünglich dünnen Wurzel eine dicke Knolle zu entwickeln. Schon der weise antike Arzt Galen pries ihre heilende Wirkung, und im ganzen Mittelalter galt sie als ›blutbildend‹.

Heute ist sie ein ausgesprochen ›billiges‹ Gemüse, ähnlich wie der Kohl – und es geht offenbar gewissen Leuten gegen den Strich, daß das, was man auf jedem Bauernmarkt kaufen kann, besonders gesund sein soll …

Inhaltsstoffe: reichlich Kohlenhydrate, zwar wenig Eiweiß, aber die besonders wertvollen Aminosäuren (Eiweißbausteine) Asparagin, Glutamin und Betain, auch viel Kalium, Magnesium, Natrium – und dadurch ein Basenüberschuß –, Eisen und Kupfer zur Blutbildung, dazu die Vitamine A, B, C und vor allem die kostbare Folsäure sowie Pantothensäure. Dazu Bioflavone, Betanidin und Rutin und Cholin.

Apotheke: Um nur die bedeutendsten Wirkungen der vielen guten Inhaltsstoffe aufzuzählen:

- Das *Cholin* – Bestandteil des Cholesterins – macht Fett flüssiger und verhindert damit seine Anlagerung an Arterienwände.
- Die *Bioflavone* sind antioxidativ. Wie Sie schon wissen, schützen sie die Zellen vor dem Angriff der Sauerstoff-Radikalen und verbessern die ›Zellatmung‹. Sie können angeblich sogar helfen, Strahlenschäden zu reparieren.
- Das *Betanidin* festigt zusammen mit dem Rutin die Wände und die Widerstandsfähigkeit der Kapillaren.
- Das *Betain* (nicht mit Betanidin zu verwechseln) regt Leber und Galle an, wirkt antibakteriell und stärkt zusammen mit Vitaminen und Mineralien vor allem das Immunsystem.

Und selbst wenn all diese Stoffe *nicht* Krebs *heilen* können (was noch nicht bewiesen ist), zählen sie doch zu den wirksamen Schutzstoffen, die den Körper weniger anfällig gegenüber Krebs machen.

Nicht nur die rote Bete selbst, sondern auch ihre *jungen grünen Blätter* (›beet greens‹) stehen in den USA als Abwehrstärker auf den Diät-Empfehlungen der Anti-Krebs-Kampagnen. Weitere ›Tugenden‹ der roten Beten: Ihr Saft gilt als gutes Anti-Grippe- und Fiebermittel, und nach neuen Untersuchungen senkt er den Alkoholspiegel!

Küchentips: Ein paarmal in der Woche kann also – sollte – ruhig die rote Rübe auf dem winterlichen Speiseplan stehen. Am besten roh geraspelt, als Salat (sehr gut mit Äpfeln und Orangen) oder als Saft (mit Zitrone und Honig). Aber auch in Suppen oder Gemüsen, für die es vor allem gute russische Rezepte gibt. Rote Rüben ergänzen Fisch (Heringssalat!) und können wunderbar mit Sauerkraut kombiniert werden.

Im Mixer – mit Kräutern, einer Avocado oder Sonnenblumenkernen, etwas Zwiebel und Knofel, Zitronensaft und Kelp vermischt – wird daraus eine köstliche *Soße* zu vielerlei Salaten. Wegen des *Nitratgehaltes* ist es wichtig, nach Rüben aus biologischem Anbau (Demeter, Naturland etc.) Ausschau zu halten. Und im Garten bitte auf den Kunstdünger verzichten!

Auch diese Gemüse haben Heilwirkung

Grüne Bohne, Gartenerbse, Okra, Olive, Pilze

Die Gemüsebohne (*Phaseolus vulgaris*)
gut für Zuckerkranke und Rheumatiker

Geschichte: Seit 6000 Jahren wurde sie angeblich schon in den Anden und Mexiko als Gemüse kultiviert und während des ganzen Altertums auch in Europa hochgeschätzt. Sie war eine Leibspeise von Lukullus. Die alten Germanen freilich bevorzugten mehr die getrockneten Sorten (über die ich unter ›Hülsenfrüchte‹ ausführlich berichte).

Heute gehört die Gemüsebohne zu den besten Sommergemüsen. Seit es die fadenlosen Sorten gibt, trauen sich auch junge Hausfrauen ran, und selbst die Haute Cuisine schätzt sie, weil sie so gut schmecken und so dekorativ sind. Leider werden hier aber auch gefährliche Fehler gemacht: Rohe oder nur blanchierte grüne Bohnen enthalten gleich drei Giftstoffe – und diese Toxine werden erst durch zwölf- bis 15minütiges Kochen oder Dünsten unschädlich gemacht!

Inhaltsstoffe: Viel Chlorophyll, sehr wertvolle komplexe Kohlenhydrate, mit denen wir Eisen, Kalium, Kalzium, Magnesium, Phosphor aufnehmen. Dazu Niacin und Pantothensäure und Vitamin C sowie Glukokinine, Stoffe, die eine insulinähnliche Wirkung haben, und Bioflavone.

Apotheke: Die grünen Bohnen (es gibt zahllose Sorten) fördern die Verdauung, werden bei Blutarmut empfohlen, denn ihr Reichtum an Nicotinsäure aktiviert viele Enzyme und regt – zusammen mit Eisen – die Blutbildung an, gilt als Zündstoff für Nerven und Gehirn. Die Pantothensäure ist auch ein Antistreß-Vitamin, außerdem gut für die Wundheilung. Da sie nach der Organuhr nachmittags ab 16 Uhr besonders gut aufgenommen wird, ist ein leckerer, frischgekochter Bohnensalat oder ein Grünes-Bohnen-Süppchen ideal zum Abendessen.

US-Forscher (Universität Kentucky) entdeckten kürzlich in Bohnen *pektin*ähnliche Stoffe, die den Cholesterinspiegel senken können. Naturärzte halten viel von den Glukokininen, die vor allem in den getrockneten *Bohnenschalen* konzentriert sind und eine insulinartige Wirkung haben. Sie sind stark harntreibend, auch bei Nierensteinen, Blasenleiden, Rheuma, Gicht. Aber auch bei Ekzemen und Akne wird der *Bohnenschalentee* sowohl zum Trinken wie zu Kompressen empfohlen. Von Schulmedizinern wird das freilich belächelt. Doch auch der Nestor der deutschen Heilpflanzenkunde, Prof. Rudolf F. Weiß, empfiehlt den *Tee* wegen seiner günstigen Wirkung auf den Blutzucker (schaden kann er nicht): 4 Eßlöffel getrocknete Bohnenschalen werden mit gut ¼ Liter Wasser kalt aufgesetzt, kurz aufgekocht. Dann läßt man sie fünf bis sieben Minuten ziehen, seiht ab und trinkt schluckweise, zwei- bis dreimal täglich eine Tasse.

Küchentips: Noch mal – Bohnen niemals als Rohkost! Das kann zu schweren Vergiftungen führen. Mindestens zwölf bis 15 Minuten in wenig Wasser garen. Am besten schmecken sie mit goldgelben Zwiebeln in Butter geschwenkt. Bohnenkraut macht sie *immer* schmackhafter und verdaulicher.

Bohnen aus Konservendosen sollten *immer* noch einmal aufgekocht werden.

Die Gartenerbse (Pisum sativum)
bekömmlich selbst für Magenkranke

Klein, süß, zart und extrafein oder dick, hart und knallgrün – so kommen sie daher, unsere Gartenerbsen – ein bevorzugtes Tiefkühlgemüse und ein unentbehrlicher Bestandteil des oft mißbrauchten ›Leipziger Allerleis‹. Über Erbsen in getrockneter Form wird in diesem Buch unter ›Hülsenfrüchte‹ berichtet – hier zumindest noch, was wichtig ist:

Geschichte: In der Antike, zur Zeit von Homer, galten Erbsen als Geschenk der Götter, und zwar soll sie Neptun den Menschen als ›grüne Perle‹ gebracht haben. In der deutschen Steinzeit scheinen sie – Funden zufolge – eine Leibspeise unserer Ahnen gewesen zu sein. Heute sind sie leider ziemlich heruntergekommen, zur Konservenkost. Wer macht sich noch die Mühe, frische Erbsen zu ›palen‹?

Inhaltsstoffe: Besonders lobenswert sind die Pflanzenzucker und das wertvolle Vitamin B_1 der Erbsen, sie enthalten aber auch Carotin, Vitamin C und E, die alle Schutzfunktion haben für unseren Zellstoffwechsel. Und natürlich wieder die wichtigsten Mineralien, wobei der Kalium- und Magnesiumgehalt und der Anteil an Lezithin in Erbsen besonders zu erwähnen sind.

Apotheke: Erbsen haben zwar keinen ausgesprochenen ›Arznei‹-Wert, sind aber leicht bekömmlich und wegen ihres Mineraliengehalts schon lange ein Bestandteil der Diät – sogar für Magenkranke (natürlich müssen sie *gar* sein).

Küchentips: Nie mit Mehlsoße servieren, sondern stets nur mit etwas Butter oder Rahm und frischen Kräutern. Wer ganz magenempfindlich ist und Angst vor den zellulosehaltigen Außenhäutchen der grünen Kugeln hat, der kann sich die frischen Grünen, durch den Mixer gejagt, als Süppchen einverleiben oder sie – etwas verdickter – als Püree essen.

DIE ZUCKERSCHOTE ist ein edles Gemüse, in Südostasien (Thailand, Indonesien) sehr beliebt, bei uns selten und teuer. Weil sie aber kaum Abfälle macht, rentiert sich's, sie zu kaufen.

Inhaltsstoffe: Diese können sich mit denen der grünen Schälerbse messen, der Chlorophyllgehalt der Zuckerschote ist sehr hoch. Es fehlt bei ihr aber die zähe Pergamentschicht, so wird sie im ganzen, mit der fleischigen Hülse, gegessen, nur der Blütenansatz abgeknipst. Und je kleiner und jünger, desto feiner.

Mit anderen Gemüsen (und evtl. Fleischstreifen und Pilzen) ist sie – in der Gemüsepfanne nach asiatischer Art gegart – eine echte Delikatesse. Solo, in wenig Salzwasser höchstens fünf bis acht Minuten sanft gedünstet, kann sie erkaltet auch als köstlicher Salat gegessen werden. Wer's nicht abwarten kann, darf auch ein paar Schoten ›krachfrisch‹ roh essen!

Die Okra *(Hibiscus esculentus)*
ein Super-Kalziumspender!

Wieder ein Gemüse, das wir hierzulande den vielen Gastarbeitern, zumal aus der Türkei, zu verdanken haben: die ›Ladyfingers‹ von einem Hibiskusstrauch. In den USA gehören sie längst zu den Gesundheitsgemüsen, stehen auch auf der Liste der grünen Antikrebsgemüse, von denen man täglich wenigstens einige essen soll.

Okras sind die Früchte einer Malvenart und werden schon vier bis sechs Tage nach der Blüte geerntet und möglichst gleich gegessen, denn später werden sie holzig. Sie enthalten Beta-Carotin, reichlich Vitamin B und viel Vitamin C sowie Kalium. Absolute Spitze aber ist ihr Kalziumgehalt, der laut Prof. Karl Hermann, Hannover, »in den meisten Gemüse- oder Obstarten unvergleichlich geringer« ist.

Weil sie beim Kochen (nach Entfernen des Stiels ca. zehn bis 15 Minuten, mit etwas Zitronensaft und Salz) einen starken Schleim entwickeln, wird meist geraten, diesen Schleim abzugießen und sie dann mit Butter oder Öl und etwas Zwiebeln bzw. Knoblauch zu schmoren. Wer aber unter Kolitis leidet, unter Hals-, Lungen- oder Magenentzündung, findet gerade in diesem Schleim eine hervorragende Medizin. US-Ärzte raten Patienten mit Angina oder Magengeschwüren, das Kochwasser wie Saft zu trinken und damit zu gurgeln.

Die Olive *(Oleo europaea)*
Gallen-, Leber- und Hautmedizin

Ganz sicher hat Gott sich auch hierbei etwas gedacht – als er die Taube ausgerechnet mit einem Olivenzweig im Schnabel zur Arche Noahs sandte – zum Zeichen der Versöhnung zwischen Schöpfer und Kreatur. »Und Noah jubelte laut« – seit biblischen Zeiten diente der Olivenbaum den Menschen und ihrer Gesundheit.

Geschichte: Homer und Herodot besangen sie, Virgil schwärmte von den schönen Olivenbäumen am Gardasee. Freilich verstanden die Menschen erst viel später, den bitter schmeckenden Olivenfrüchten das wertvolle Öl abzugewinnen. Und weil das dann noch recht mühsam war, wurde es zunächst fast nur zu religiösen Riten und zur Körperpflege verwendet. Heute dient der Olivenbaum den Menschen auf vielerlei Weise: durch die Früchte, die Blätter, das wertvolle Holz.

Inhaltsstoffe: Die grünen Oliven enthalten 13 % Fett, die Vitamine A, B_1, B_2, B_6, Pantothensäure und Folsäure und reichlich Vitamin C. Außerdem viele Mineralien, Kalium, Magnesium, Kalzium, Phosphor, Schwefel, Eisen und Chlor, ferner ein Glykosid, Oleosid und cholinähnliche Substanzen, die Leber- und Gallenschutzwirkung haben. 100 g Oliven haben knapp 200 Kalorien, 100 g Olivenöl 900. Schwarze Oliven sind übrigens keine eigene Sorte, sondern ›reife grüne‹.

Apotheke: Daß die Oliven*blätter* blutdrucksenkende Substanzen enthalten, weiß man schon ziemlich lange. Das Olivenöl ist in der Volksmedizin ganz und gar unentbehrlich: Gegen Verbrennungen und Verbrühungen haben viele italienische Frauen immer eine Flasche daheim stehen, die 1 : 1 gefüllt ist mit Wein und Olivenöl. Bei Bedarf wird geschüttelt und sofort behandelt. Sie nennen den Stoff ›Samariter-Balsam‹. Die Mischung sorgt auch für eine saubere Narbenbildung.

Olivenöl gilt in all seinen Ursprungsländern als Heilmittel für Leber und Galle. Denn es steigert den Gallenfluß und fördert damit die Verdauung. Zum ›Abtreiben‹ von Gallensteinen empfahl auch Pfarrer Kneipp die unter Naturärzten berühmte ›Ölkur‹.

Einfach zu befolgen ist der Rat, bei Gallenkoliken sofort, noch ehe der Arzt kommen kann, zwei bis drei Eßlöffel Olivenöl stündlich zu nehmen.

Bei Furunkeln und Abszessen, Nervenschmerzen oder Verstauchungen können *Umschläge* aus Knoblauch und Olivenöl wahre Wunder bewirken. Das stinkt zwar ein bißchen, hilft aber manchmal erstaunlich. Nach neuen Forschungen enthält Olivenöl auch reichlich Substanzen, die in der Lage sind, die Aufnahme von Nahrungscholesterin ins Blut zu verhindern.

Mit ihren B-Vitaminen und ihren Wirkstoffen nähren Oliven*früchte* auch unsere Nervenzellen. Werdenden Müttern wird geraten, immer wieder mal ein paar Oliven zu essen.

Küchentips: Grundsätzlich – siehe Abschnitt ›Fett‹ – sollen Sie nur Olivenöl kaufen, das frisch und kaltgepreßt, also nicht ›raffiniert‹ ist. Kaltgepreßte Öle, die man auch ›lebendige‹ Öle nennt, sind im Körper leichter zu verwerten und viel stoffwechselaktiver als die raffinierten. Die *Oliven* selbst sind überaus vielseitig zu verwenden: im Cocktail, im Salat, auf kalten Platten, auf der Pizza, im Spaghetti-Sugo, mit Tomaten und Auberginen, am Spießchen mit Käse als Snack, gefüllt mit Mandeln oder Perlzwiebeln, aromatisiert mit Knoblauch, Fenchel oder Oregano. Immer sind sie etwas Besonderes. Und sie haben einen hohen Basenüberschuß!

Die Pilze

Waldhüter, Wohlgeschmack und bald Wundermedizin?

Es gibt rund 100000 Pilze auf der Erde, und einige hundert sind eßbar. Manche gehören zu den edelsten Bodenschätzen, die für unsere Tafel geborgen werden – wie die schwarzen Trüffeln –, manche sind aber heute auch schwerst mit Umweltgiften und Radioaktivität belastet, wie Maronenröhrlinge, Steinpilze und Pfifferlinge aus unseren Wäldern. Und schließlich haben wir noch ein halbes Dutzend Zuchtpilze mit hohem Nährwert, die wir öfter essen sollten – einige von ihnen gelten sogar als ›Wundermedizin der Zukunft‹.

Wildpilze zu suchen und zu finden – diese Verbindung von Wandern, Wald und detektivischem Spürsinn war früher eine Freizeitfreude von großem Reiz. Es gab kaum ein größeres Erfolgserlebnis, als eine Kolonie von Pfifferlingen oder gar Steinpilzen zu entdecken – höchstens noch das Vergnügen, sie genießerischen Freunden nach allen Regeln der Kochkunst zu servieren. Damit ist es vorbei; zu den giftigen Schwermetallen, vor allem Cadmium und Quecksilber, die diese Pilze in den letzten Jahrzehnten angereichert hatten, kam nach Tschernobyl noch die höchste aller radioaktiven Belastungen in einem Lebensmittel.

So lernten die Vernünftigen zu verzichten auf *Wild*pilze. Und trösteten sich, daß sie dann etwas für die ökologische Lebensgemeinschaft Wald taten und damit wahrscheinlich manchen Baum vor dem frühzeitigen Sterben retteten, zu dem dieser und jener Pilz ›gehört‹ und dessen Wurzeln er nährt.

Weil die Pilze aber grundsätzlich eine köstliche Speise sind – auch im Sinne der Vollwert-Ernährung –, erlebten in letzter Zeit die Zuchtschwammerl einen regelrechten Boom. Das ist zu begrüßen.

<u>Inhaltsstoffe:</u> Champignons, Egerlinge, Austernpilze etc. sind sehr energiearm: 100 g haben nur 24 bis 27 Kalorien. Sie enthalten reichlich Eiweiß mit vielen essentiellen Aminosäuren, die Vitamine A, B, D und ungewöhnlich viele Ballaststoffe, u. a. Chitine.

Allerdings müssen Pilze besonders gut *gekaut* werden, sonst kommen sie voll und ganz wieder zum Vorschein – oder klumpen sich irgendwo im Körper gefährlich zusammen, was Ärzte erstaunlich oft erleben. Pilze enthalten auch Kalium, Natrium, Magnesium, Phosphor. Nur für Gichtkranke sind sie nichts – wegen des Puringehalts.

<u>Küchentips:</u> Champignons und Egerlinge, ebenso die neuerdings auch für den Normalhaushalt ›entdeckten‹ Austernpilze sind zwar kein Fleischersatz, aber doch zusammen mit Reis oder Nudeln, Kartoffeln, Kräutern, Zwiebeln, Rahm und Zitrone eine Hauptmahlzeit.

Dabei ist kritisch zu beachten:

- Sind sie gut gepflegt, haben sie etwa in der Sonne gestanden beim Händler? Sind sie schon ausgetrocknet bzw. schlapp? Dann Hände weg – und schon gar, wenn sie bereits braune Flecken haben!
- Pilze soll man nur ganz frisch kaufen, Champignons dürfen nur rosa (und nicht schmutzig-violette) Lamellen haben und einen noch geschlossenen Hut. So kann man sie auch roh essen, fein geblättert und

kurz mariniert. Sie passen sehr gut auf Spinatsalat und Feldsalat. Natürlich ergänzen sie viele Gemüse- und Reisgerichte mit ihrem wertvollen Eiweiß.

Austernpilze kann man sogar im ganzen wie Naturschnitzel in der Pfanne braten oder aber zusammen mit Bratkartoffeln, da läßt sich Fleisch wirklich vergessen.

WUNDERPILZ SHII-TAKE Er kommt aus dem Fernen Osten, wird dort in rauhen Mengen kultiviert, während er bei uns erst ganz am Anfang seiner Karriere steht. Er hat nach vielen wissenschaftlichen Untersuchungen in japanischen Kliniken mit seinen sekundären Inhaltsstoffen gleich eine dreifache Heil- und Schutzwirkung: antiviral, antithrombotisch und zytotoxisch. Das heißt:

- Er senkte in vielen Fällen das Cholesterin um über 10% und verhinderte Thrombosenbildung durch Zusammenballung der Blutplättchen.
- Weil er hilft, Interferon zu bilden, kann er derart die Abwehr stärken, daß Virusinfektionen unterdrückt werden.
- Und schließlich hat er bei Tieren wie bei Menschen in vielen Untersuchungen das Zellwachstum von Krebstumoren gehemmt und unterdrückt.

Das Polysaccharid ›Lentinan‹ (ein Mehrfachzucker) im Shii-Take-Pilz konnte bei Magen- und Darmkrebs zum Teil erfolgreich die Chemotherapie mit ihren vielen Nebenwirkungen ersetzen bzw. sie vorteilhaft ergänzen. Die Forschungen sind hier noch längst nicht abgeschlossen. Heute aber ist der Shii-Take-Pilz bereits bei uns eine hocharomatische Zuchtrarität und garantiert frei von Umweltgiften. Es lohnt sich, nach ihm Ausschau zu halten.

Übrigens werden jene chinesischen weißen Pilze ›White jelly fungus‹, deren schwarze Brüder Sie aus China-Restaurants als ›*Morcheln*‹ kennen, in China und Hongkong a priori als ›Medizin‹ verkauft – weil sie bei Erkältungen stark antiseptisch und schleimlösend wirken.

Küchentips: Wenn Sie *getrocknete* Pilze haben, die gekocht meist etwas ledrig sind, mahlen Sie sie einfach in der Kaffeemühle und streuen Sie das Pulver dann in Soßen, Suppen oder über die Pizza oder Aufläufe!

Früchte sind nicht alles – aber ohne sie ist alles nichts

»Eher mehr Gemüse als Obst.«
PROFESSOR CLAUS LEITZMANN

Früchte symbolisieren das Gute, das uns Mutter Erde schenkt. Früchte waren in allen Mythologien die Lieblingsspeise der Götter. Yoga-Anhänger betrachten sie als Nahrung, »die den Weg zur inneren und äußeren Reinigung bereitet«. Auch unsere konservativsten Medizinmänner geben zu, daß es zur Stärkung der Abwehr fast nichts Besseres gibt als regelmäßige Obsttage. In unserer Umgangssprache wimmelt es nur so von ›fruchtigen‹ Vergleichen: der Erdbeer- oder Kirschenmund, die Pfirsichwangen oder -haut oder das ›süße, saftige, knackige, appetitliche Mädchen‹, aber auch das ›saubere Früchtchen‹ ...

In der Bibel und in allen anderen großen Religionsbüchern gibt es viele Gleichnisse, die sich auf Früchte beziehen. In den Märchen spielen sie eine Hauptrolle, die ›Früchte des Guten‹, aber auch die ›Früchte des Zorns‹.

Warum haben gerade Früchte eine so bedeutsame jahrtausendealte Symbolik? Die US-Psychologin Barbara Walker deutet das sehr einleuchtend: weil zahllose Menschen früher fast nie genug zu essen hatten, so daß ›süße Früchte‹ die Erfüllung ihrer Wünsche und ihre Sättigung bedeuteten. – Heute ist Obstessen eine Art Alibi für ›Gesundleben‹, ist die Vorstellung, daß man sich nur dann vollkommen gesund erhalten kann, wenn man täglich Früchte ißt, weit verbreitet. Dazu ist einiges zu bemerken.

Wenig Kalorien, kein Cholesterin, kein Purin

Loben wir zunächst die vielen Vorzüge:

- Früchte gehören zu unseren edelsten und gesündesten Lebensmitteln. Geschmacklich geht fast nichts über einen reifen, saftigen Apfel, eine süße, gerade ausgereifte Banane, eine sonnengeküßte Traube, einen Pfirsich, der von herrlich aromatischen Säften nur so trieft.
- Mit Früchten gibt es kein Kalorienproblem, kein Cholesterinproblem, kein Purinproblem. Denn sie enthalten zwar wenig Eiweiß und Fett (ausgenommen die fette Avocado). Doch auch ihre wenigen Proteine sind wertvoll, weil sie nach Untersuchungen Leber und Niere von harnsäurebildenden (u. a. gichtverursachenden) Eiweißarten entlasten.
- Früchte sind zwar reich an Kohlenhydraten; weil ihre Zucker aber fast

keine Verdauungsarbeit voraussetzen, ›ins Blut schießen‹, ist Obst überall dort erwünscht und hilfreich, wo schnelle Energie und Leistung gefordert werden, etwa bei schwerer körperlicher oder geistiger Anstrengung und beim Sport.

- Früchte liefern uns auch Ballaststoffe, weshalb so gut wie jedes Obst die Verdauung sanft fördert und beschleunigt. Zwar enthalten z. B. 200 g Vollkornbrot fast dreimal so viele Fasern wie 200 g Obst, doch haben die Ballaststoffe des Obstes auch noch Begleitstoffe, von denen wir heute wissen, daß sie wertvolle Schutz- und Heilfunktion ausüben. Ganz vornean steht der Quellstoff *Pektin.* Der sitzt vor allem in Äpfeln (zumal in der Schale!), in Quitten, Bananen, Karotten, Johannisbeeren, Erdbeeren, Himbeeren und auch in Mispeln, die es leider bei uns viel zu selten gibt. Und dieses Pektin hat nachweislich Herz- und Darmschutzfunktion!

Mit Äpfeln heilten im Ersten Weltkrieg erfahrene Militärärzte schwerst Ruhrkranke; sie hatten erlebt, daß Pektin hervorragend den Darm entgiftet. Seither sind *Pektin-Tage* bei schweren Durchfällen gang und gäbe – selbst in der Schulmedizin (siehe auch Karotten).

Aber das ist nicht alles: Der US-Professor Ancel Keys (Minneapolis) riet schon 1961, *zur Vorbeugung gegen Arteriosklerose und Herzinfarkt* täglich zwei bis drei Äpfel zu essen, weil ihr Pektin (15 g sollten es am Tag sein) ausreicht, den Cholesterinspiegel im Blut zu senken. Neue Untersuchungen von Prof. Dr. Hermann Liebermeister, Neunkirchen, bestätigen diesen Effekt. Und nach Dr. Ernst Schneider, dem erfahrenen Ernährungsmediziner, wirkt Pektin sogar »vier- bis fünfmal stärker auf das Cholesterin als Kleie«.

- Früchte sind exzellente Lieferanten von Vitaminen und Mineralien und enthalten Substanzen, die unseren gesamten Stoffwechsel steuern – alle Verdauungsorgane, den Blutkreislauf, die Lymphe, das Nervensystem, das Gehirn. Sie stellen ein günstiges Natrium-Kalium-Verhältnis her (herzstärkend, wasserausschwemmend) und eine sehr wertvolle Balance zwischen Kalzium, Magnesium und Phosphor (die wir für feste Knochen und Zähne ebenso brauchen wie für das reibungslose Funktionieren des Blut- und Nervensystems). Im Obst stekken auch seltene Spurenelemente, wie Chrom, Kobalt, Mangan, Jod, Fluor, Selen.
- Früchte enthalten aber vor allem viel von jenen noch geheimnisvollen *Bioflavonoiden* (Flavonen), auf die ich schon hingewiesen habe. Sie geraten immer mehr in den Blickpunkt des Interesses: Das sind gelbe, rote, blaue Pflanzenfarbstoffe, deren Glykoside gegen Blutungen und Blutverklumpungen, Entzündungen und Allergien wirken und zum Teil sogar hormonelle Eigenschaften – ähnlich wie Kortison – haben.

Die Flavone wurden von ihrem Entdecker, dem ungarischen Biochemiker Albert Szent-Györgyi, der 1937 den Medizin-Nobelpreis bekam, ›Vitamin P‹ genannt (siehe auch ›Vitamine‹). Sie sind leider bis heute in der Lehrmedizin noch recht verkannt. Vielleicht werden sie aber in den nächsten Jahren im Zusammenhang mit der Infarkt-, Schlaganfall- und Krebsprophylaxe eine wichtige Rolle spielen. Neue WHO-Veröffentlichungen weisen darauf hin.

In einem US-›Nutrition Almanach‹ von 1990 sind wissenschaftliche Untersuchungen mit Flavonen seitenlang zu finden: im Zusammenhang mit Gefäßschutz und Strahlenschutz, Venenentzündung, Hämorrhoiden, Menstruationsstörungen, Rheuma, Geschwüren, Bluthochdruck und hohen Cholesterinwerten. Vor allem aber gelten sie als ›Entgifter‹ und Infektionsschutz gegen Pilze, Viren, Bakterien. So sollen sie z. B. das krebserregende Schimmelpilzgift Aflatoxin neutralisieren.

Die Erklärung für all diese phänomenalen Wirkungen: Bioflavone sind sehr potente *Antioxidantien,* und zwar immer *gemeinsam mit Vitamin C.* Ihre enge Bindung an die Ascorbinsäure ist die Voraussetzung dafür, daß das Vitamin im Organismus gut aufgenommen wird. Die Flavone kräftigen die Kapillarwände und dichten sie ab; zusammen mit Vitamin C fördern sie die gesunde Zellatmung und schützen die Zellwände vor dem Eindringen jener *giftigen Sauerstoff-Radikale,* über die wir am Anfang dieses Buches auch schon berichteten. Die Biochemie spricht da von ›Redox-Aktionen‹.

Wenn man bedenkt, daß unsere Kapillaren, die feinsten Haargefäße, die gesamte *Zufuhr* von Nährstoffen, Flüssigkeiten und Sauerstoff sowie die *Abfuhr* von allen Stoffwechselabfällen besorgen und daß das gesamte Kapillarnetz eines Menschen (wenn die Haargefäße aneinandergereiht würden) über 100000 Kilometer lang wäre, also zweieinhalbmal um die Erde reichen würde, dann braucht man nicht viel Fantasie, um sich auszumalen, wie wichtig die kapillarschützenden Flavone sind.

Besonders reich an diesen Wirksubstanzen sind außer den Zitrusfrüchten schwarze Johannisbeeren, Hagebutten, Trauben, Pflaumen, Heidelbeeren, Himbeeren, Holunder, Brombeeren, Kirschen und Mirabellen.

- Schließlich liefern uns die Früchte viele *Fruchtsäuren,* die nicht nur erfrischen und den Durst löschen, sondern darüber hinaus die Verdauungssäfte anregen, den Kreislauf beleben, auch schleimlösend und desinfizierend wirken – wie z. B. das warme Zitronenwasser bei Erkältung und Grippe. – Die Fruchtsäuren halten außerdem die Vitamine C und B_1 stabiler.
- Auch die *Gerbstoffe* in verschiedenen Früchten (Brombeeren, Heidelbeeren, Schlehen) wirken entzündungswidrig auf Schleimhäute und Verdauungstrakt und spielen eine große Rolle in der Naturheilkunde.

Zucker und Säure und Stärke vertragen sich nicht

Wissen müssen Sie noch eines: Die *organischen* Säuren der Früchte sind *basenüberschüssig.* Sie werden im Körper fast völlig zu Wasser und Kohlensäure abgebaut, die ausgeschieden werden. Zurück bleibt meist nur Kalium als Base, evtl. noch etwas Magnesium und Kalzium. Auch Milch ist basenüberschüssig. Fleisch, Fisch und Eier dagegen (daran sei hier noch einmal erinnert) sind *säureüberschüssig,* weil sie viel Schwefel und Phosphor enthalten. Nun gibt es da noch das wenig bekannte Phänomen der *›sauren‹ Früchte,* die sich mit *Stärke* schlecht vertragen:

Wie Sie schon im Abschnitt Verdauung gelesen haben, beginnt die Stärkeverdauung im Mund, durch den Speichel. Der Speichel mit seinen Enzymen hat die Kraft, Stärke in Zucker zu verwandeln. Er kann aber in seiner Arbeit gestört werden durch Säuren. Und die neue Forschung stellte fest, daß z. B. das Enzym Ptyalin aus dem Speichel in seinen Aktionen aufgehalten und die Verwandlung von Stärke in Zucker gestoppt wird, wenn *zusammen mit stärkehaltiger Nahrung größere Mengen von Früchten, zumal sauren, gegessen werden.*

Die Stärke wird geschluckt, ohne daß sie den ersten Verdauungsprozeß (im Mund) durchgemacht hat. Im Dünndarm ›fermentiert‹ nun die nichtverwandelte Stärke und gärt, dabei entwickeln sich u. a. Alkohol und Kohlensäure. Das aber bedeutet: Aus der ›Zuckerfabrik Verdauungstrakt‹ wird eine Gasfabrik und eine Destille. Das Gas steigt in den Därmen auf, kann den Bauch aufblähen wie einen Ballon, sogar auf Herz und Lunge drücken, Sodbrennen und Koliken verursachen.

Viele US-Ärzte geben deshalb ihren Patienten Tabellen mit heim, aus denen sie ablesen können, wie sie (um Gas zu vermeiden) Nahrung mit Früchten *richtig kombinieren* können. Diese Art von ›Food Combining‹ als Küchenmedizin ist in keiner Weise schädlich, im Gegensatz zu vielen einschlägigen ›Entsäuerungstabletten‹, die zum Teil reichlich Aluminium enthalten.

Obst lieber solo oder vor dem Essen!

Nehmen wir die Natur als Vorbild: Dort finden wir Säuren plus Zucker in Kombination, z. B. in Orangen, Ananas, Grapefruits – das ist gut.

Wir finden Stärke plus Proteine zusammen, etwa in Getreiden, Gemüsen, wie Weizen oder dicken Bohnen, das ist gut. Wir finden Proteine plus Fette zusammen, beispielsweise in Nüssen und Milch.

Nirgends finden wir aber die ›schädliche‹ Kombination von Säuren mit Stärken in reifen Früchten – nur in grünen harten Äpfeln, grünen Trauben, grünen Pfirsichen. Und diese Früchte schmecken nicht und bekommen auch nicht.

Falls Sie also keinen ausgesprochenen ›Roßmagen‹, kein gußeisernes Verdauungssystem haben, dann essen Sie doch künftig wenigstens das *rohe* Obst (und schon gar saures Obst) entweder ganz allein für sich, in jedem Fall aber *auf leeren Magen,* d. h. *vor* den Mahlzeiten! Denn (rohes) Obst mit seinen Fruchtsäuren hat fast keine ›Verweildauer‹, es eilt im Sauseschritt durch den Magen und wird von dort weiter in den Darm geschickt, wo das bißchen erforderliche Verdauung stattfindet.

Essen Sie jedoch Früchte *am Ende* einer Mahlzeit, dann versperren die gekochten Speisen den Früchten den Weg, es gibt ein heilloses Durcheinander, und der Darm – mit diesem Tuttifrutti konfrontiert – ist völlig irritiert. Es gärt und bläht, der Bauch tut weh! In der Regel wird schließlich nicht das Obst als ›Sündenbock‹ verdächtigt, sondern das Essen selbst ...

Das gleiche Drama vollzieht sich übrigens, wenn Sie *zum* Essen (statt eine Weile vorher oder nachher) in größeren Mengen Orangensaft, Zitronenlimonade oder Apfelsaft etc. trinken. Noch mal: Rohe Früchte und Fruchtsäfte möglichst *nicht* mit Hauptmahlzeiten kombinieren – auch nicht mit Gemüsen. (Als Ausnahmen vertragen sich Sellerie, Karotten, rote Rüben und Salat ganz gut mit Obst.)

Öfter mal Obst oder frischgepreßten Fruchtsaft – *als Vorspeise* –, das geht in Ordnung. Aber auch dann sollten Sie eine kleine Pause einlegen, ehe Sie den Hauptgang essen. Rohe Früchte als *Dessert,* eineinhalb bis zwei Stunden *nach* dem Essen, richten keinen größeren Bauchweh-Schaden mehr an. Und auf diese Weise können Sie sich meist die gefährlichen Magentabletten sparen.

Fabelhaft ist dagegen: öfter mal einen *großen Obstsalat als Hauptmahlzeit,* ganz für sich, am besten mittags, einzuschalten. Wobei die Erfahrung lehrt, daß es auch hier besser ist, *süße* Früchte (Feigen, Bananen etc.) nicht zusammen mit Zitrusfrüchten und Ananas zu essen. Auch etwas Eiweiß und Fett können Sie dazugeben, mit Mandeln oder Nüssen oder Nußmus und evtl. ein bißchen Schlagrahm.

Oder: Zum Abnehmen bzw. zur inneren Reinigung ab und zu ein ganzer *Obsttag.* Dabei sind ca. 3 Pfund *reifes* Obst erlaubt, über den Tag in fünf bis sechs Portionen verteilt und alles immer *sehr gründlich gekaut.* – Keine Avocado dazu, keine Trockenfrüchte, möglichst auch wenig Bananen, Trauben oder Süßkirschen. Kalorienfreie Kräutertees dagegen sind unbegrenzt erlaubt. Wasser ist hier problematischer.

Dieser Ratschlag ist übrigens uralt und nur in Vergessenheit geraten: In dem fabelhaften Buch der Ernährungsexpertin Elisabeth Wieloch aus der ehemaligen DDR, ›Gesund durch Obst‹, las ich, daß einer der ›Väter der Botanik‹, der italienische Arzt Pietro Andrea Matthioli, schon vor über 400 (!) Jahren schrieb: »Man soll allerley Obst/was dünne Schelet hat/als Trauben, Kirschen, Pflaumen, Pfersing und dergleichen/*vor* andre Speisen essen/auff daß es bald durchgeh/und der Bauch nicht blähe ...«

Das Kernobst

Apfel, Birne, Quitte

Sie sind enge Verwandte, gehören alle drei zu den Rosengewächsen und stammen aus dem eurasischen Raum. Bei der Geschichte und den Geschichten, die sich um sie ranken, ging allerdings einiges durcheinander: So war die ›verbotene Frucht‹, die im Paradies zum Sündenfall führte, mit an Sicherheit grenzender Wahrscheinlichkeit kein Apfel, sondern ein *Granatapfel,* denn Äpfel gab es nicht dort, wo vermutlich das Paradies war. Der Granatapfel spielte auch im Volke Israel eine große Rolle – weil er das Gesetz, die Thora, symbolisierte. Und auch der ›Reichsapfel‹ war eigentlich ein Granatapfel ...

Die berühmten ›goldenen Äpfel der Hesperiden‹ dagegen, mit denen sich die antiken Götter immer wieder verjüngten, waren vermutlich ebenso Quitten, wie jener ›Apfel‹ eine Quitte war, den beim ›Urteil des Paris‹ die Göttin Aphrodite erhielt (was schließlich zum Trojanischen Krieg führte). Seit einigen tausend Jahren sind Äpfel aber doch absolute Spitze: Schon der Pharao Ramses II. ließ im Nildelta Apfelplantagen anlegen, und die Pfahlbauern hierzulande aßen auch bereits (Wild-)Äpfel. Heute soll es weltweit rund 20000 Sorten geben.

Der Apfel *(Fructus malus)*

König der Gesundmacher, wenn kein ›chemischer Wurm‹ drinsitzt

Im Früchteparadies rangiert er ganz oben, für fast 90 % der Deutschen ist der Apfel das Lieblingsobst (Erdbeeren 43 %, Birnen 40 %, Kirschen 31 %). Der – gesunde – Apfel ist appetitlich sauber, nahrhaft, fördert die Verdauung, vernichtet Bakterien und putzt die Zähne.

Doch leider ist heute der ›Sündenfall‹ eher die Regel als die Ausnahme: Das sattsam bekannte Beispiel ist jener Apfel, der von der Blüte bis zur Frucht etwa 20mal gespritzt wird. Der andere aber, den man mit Chemikalien derart behandelt, daß sein Reifeprozeß beschleunigt und seine Haltbarkeit verbessert wird (damit alle Früchte von einem Baum an einem Tag geerntet werden können), der stellt schon einen massiven Eingriff in die Natur dar. Sind diese ›Reifechemikalien‹ wie das Mittel *Alar* dann auch noch in den Verdacht geraten, Krebs zu erzeugen, dann wird die Sache skandalös. In den USA wurde Alar übrigens 1990 vom Markt genommen. Hierzulande können Mütter nur beten, daß ihre Kinder in keine hormonbehandelten Schuläpfel beißen ...

Und dann noch der Wahnsinn mit den *neuen EG-Normen:* Ein Apfel mit einem Durchmesser von weniger als 55 Millimetern darf in EG-Ländern (eigentlich) gar nicht mehr verkauft werden, muß ans Vieh verfüttert oder vernichtet werden. Ob jedoch mancher Einheits-Riesenapfel überhaupt noch genug Vitamine hat – das ist eine ganz andere Frage. Mein Rat: Suchen Sie sich einen Bio-Obstbauern, fragen Sie ihn, ob Sie Obst vom Baum pflücken dürfen, das nicht der EG-Norm entspricht. Und freuen Sie sich über jeden Apfel, in dem ein Würmchen sitzt – da ist nämlich bestimmt kein Gift drin!

Dies vorausgesetzt, daß Sie *gesunde* Äpfel essen, in denen kein ›chemischer Wurm‹ sitzt, kann festgestellt werden, daß nichts bekömmlicher ist – in den Pausen am Arbeitsplatz und in der Schule, zu Hause und natürlich auch draußen, bei Sport und Freizeit –, als zwischendurch immer wieder mal ein bis zwei saftige, knackige Äpfel zu essen. (Zusammen haben sie nicht mehr als 100 Kalorien.)

Die Welt freute sich, als der Münchner Prof. Robert Huber 1988 anläßlich der Verleihung des Nobelpreises für Chemie das ›Geheimnis‹ seiner Fitneß trotz zwölfstündigen Arbeitstags preisgab: täglich insgesamt 20 km zum und vom Arbeitsplatz mit dem Fahrrad und täglich statt des Mittagessens ein paar selbstgezogene, ungespritzte Äpfel …

Inhaltsstoffe: Sie erscheinen auf den ersten Blick nicht so aufregend – etwas Carotin und Vitamin B, reichlich Vitamin C und Flavone, bis zu 12% Zucker, dazu Kalium, Kalzium, Phosphor, Eisen, Natrium. Doch schaut man genau hin, dann schlummern in dieser ›Handvoll Gesundheit‹ über 300 wertvolle Substanzen. Zu ihnen gehören organische Säuren, welche der Leber entgiften helfen, Gerbstoffe, ätherische Öle. Und vor allem das bewußte *Pektin* mit seiner Heil- und Schutzwirkung auf Darm und Gefäße. Leider liegen aber die besten Sachen direkt *unter der Apfelschale,* weshalb es sich hier besonders lohnt, Bio-Obst zu suchen, das man ›mit Stumpf und Stiel‹ essen kann.

Apotheke: Jeder Engländer kennt den Spruch »One apple a day keeps the doctor away« – frei übersetzt: »Ein Apfel am Tag, und du brauchst keinen Arzt.« Heute sollen es drei sein, der Schutzstoffe wegen. Tatsächlich ist der Apfel eine Mini-Hausapotheke: Morgens nüchtern ganz langsam gegessen, regt er Körpersäfte und Geist an und macht fit für den Tag. Abends, vor dem Zubettgehen, ganz langsam gegessen, wirkt er entspannend und beruhigend und leitet über in erquickenden Schlaf. Allerdings sagen erfahrene Heilpraktiker: »Wer viel Äpfel ißt, braucht mehr Salz.« Und sie sagen auch: Bei schwerer Erschöpfung seien Äpfel in größeren Mengen nicht zu empfehlen – das könne Migräne provozieren. Achten Sie einmal darauf, wie Sie reagieren.

Im übrigen gibt es zu den Äpfeln unzählige Tips:

- Bei Rheuma, Gicht, Nieren- und Blasenleiden kann es helfen, eine Zeitlang *vor* jeder Mahlzeit ganz langsam einen Apfel zu essen.

- Äpfel, z. B. im Bauch der Weihnachtsgans, bauen bei der Verdauung das Fett schneller ab.
- Schier unerträglichen Juckreiz, etwa bei Krebserkrankungen, haben Naturmediziner mit ›vier Äpfeln täglich‹ oft erfolgreicher beseitigt als mit Medikamenten. Notfalls hat sich hier sogar Apfel-Pektin (gibt es fürs Marmeladekochen) bewährt – ein Eßlöffel auf ein Glas Wasser, dreimal täglich.
- Das Apfel-Pektin quillt, wie berichtet, im Darm mächtig auf, neutralisiert Giftstoffe, stoppt sogar schwere Durchfälle, vernichtet unerwünschte Erreger, bindet aber auch Gallensäuren und fördert damit den Abbau von Cholesterin. Doch – Sie wissen jetzt: *drei mittlere Äpfel am Tag* sollten es dann schon sein. Und *rote* – keine grünen!
- Bei Erkältung, Fieber und Bronchitis ist *Apfelschalentee* sehr heilsam. (Mindestens zehn Minuten ziehen lassen!)
- Wer zuviel Magensäure hat, der soll in der Küche *Apfelessig* statt Weinessig benutzen.
- Äpfel haben eine ›reinigende‹ Wirkung nicht nur innerlich, sondern auch *auf der Haut:* Einfach einen saftigen roten Apfel aufschneiden und das Gesicht mit der Schnittfläche massieren. Oder eine Fünf-Minuten-Maske aus rohem Apfelbrei auflegen. Lady Hamilton, die schöne Geliebte von Lord Nelson, kochte täglich Äpfel und wusch sich mit dem Kochwasser.
- Wichtig: Experten wie Dr. Wolfgang May mahnen, *niemals Äpfel sehr kalt zu essen,* weil das Magen- und Leberbeschwerden verursachen kann.
- Dr. May rät auch, zur *Nikotin-Entwöhnung* zwei bis drei Tage lang etwa 20 Äpfel (!) am Tag zu essen, sonst keinerlei Speisen und Getränke. Da soll einem jede Lust am Rauchen vergehen. Vermutlich auch an Äpfeln ...

<u>Küchentips:</u> Wirklich *reife* Äpfel erkennen Sie an einer breiten und tiefen Kelchgrube (das ist die Stelle, wo die Blüte saß) und an den *braunen* Kernen. Fehlt der Stiel, so wurde der Apfel wahrscheinlich unreif gepflückt.

Viele Äpfel werden heute rein nach der ›Kosmetik‹ gezüchtet, d. h. auf Größe, Duft und leuchtende Farbe; der Vitamingehalt geht dabei weitgehend verloren. Der hochbeliebte ›Golden Delicious‹ z. B. hat nur ca. 8 mg Vitamin C pro 100 g, aber der Berlepsch, der Ontario, die Boskoops und die Kanada-Reinette, die haben alle über 20 mg Ascorbinsäure je 100 g!

Kleinere Äpfel (Güteklasse II) haben meist mehr ›in sich‹ – sprich mehr Vitamine, Mineralien, Wirkstoffe – und weniger Wasser. Außerdem sind sie billiger.

Schließlich: Einheimische – am Baum gereifte – Äpfel sind in jedem Fall unreif gepflückten Äpfeln von anderen Enden der Welt vorzuziehen. Und frische Äpfel sind weit besser als Lageräpfel. In Kühlhäusern werden die Stoffwechselaktivitäten der Früchte fast auf den Nullpunkt gebracht – auf Kosten vieler wertvoller Inhalts- und Aromastoffe. Die Äpfel werden buchstäblich ›geschmacklos‹ ...

Merke: Als ›Gegenwert‹ von einem Pfund Schokolade können Sie (theoretisch) 10 Pfund Äpfel essen!

Himmel und Erde
(Großmamas Lieblingsabendessen)

1 kg (mehlige) Kartoffeln schälen, würfeln und fast verkochen. 1 kg vorbereitete, in Stücke geschnittene Äpfel dazugeben, gut mischen. Beides zusammen fertig garen lassen. (Vorsicht, daß nichts anbrennt!) Mit Gemüsebrühwürfeln oder Kelp, wenigen Tropfen Essig und einem Löffelchen Zucker abschmecken. Goldbraune Zwiebeln (mit oder ohne Speckwürfel) beim Anrichten drübergeben, eventuell fränkische Bratwürstla dazu.

Die Birne *(Pyrus communis)*
gut für Gehirn und Nerven

Geschichte: Schon Homer besang die ›balsamischen Birnen‹. Die Römer brachten sie in unser Land, und die alten Germanen schätzten sie sehr. Später gehörte der Birnbaum (der bis zu 200 Jahre alt werden kann) zu den wichtigsten Schutzbäumen unserer Bauernhäuser. Birnbaumzweige über dem Stalltor sollten Hexen verjagen, und bei jeder Birnenernte wurden einige schöne Früchte an den Zweigen gelassen, um die Baumgeister, die in ihnen wohnten, bei guter Laune zu halten.

Inhaltsstoffe: Carotin, vier B-Vitamine, Vitamin C, fast 16% Kohlenhydrate, besonders viel Kalium, dazu Magnesium, Kalzium, Eisen, Phosphor, etwas Mangan, Kupfer und Jod, Fruchtsäuren, Aromastoffe, hormonähnliche Substanzen, Gerbsäure und knapp 60 Kalorien je 100 g.

Apotheke: Reife Birnen gelten als leicht verdaulich und bekömmlich, vor allem auch bei der Abspeck-Diät. Sie fördern die Darmperistaltik, mit ihrem Kaliumüberschuß entwässern sie, schwemmen Ödeme aus, stärken die Nieren, sind gut gegen hohen Blutdruck. Ihre Gerbsäuren wirken sich sehr günstig aus auf Entzündungen im Magen-Darm-Bereich. Mit ihren betont basischen Mineralien sorgen sie für eine gute Säuren-Basen-Balance. Ihre Kiesel- und Phosphorsäure macht sie zu einer Gehirn- und Nervenspeise, deshalb sollten Schulkinder sie oft essen.

Überall, wo *zuviel Schleim* ist, im Gedärm, aber auch in Brustraum und

Kopfraum, bei Erkältungen, ist der Verzehr von Birnen angezeigt, zur Reinigung der Schleimhäute. Kurz gekocht sollen sie auch helfen, Harnsäure auszuscheiden, und werden deshalb bei Gicht, Rheuma und Arthritis empfohlen. Leuten mit erheblichem Bluthochdruck raten Naturärzte, mehrmals im Jahr zwei bis drei *›Birnentage‹* einzulegen, bei denen sie je 1500 bis 2000 g essen dürfen.

Achtung: *Rohe,* noch harte Birnen können den Verdauungstrakt empfindlicher Menschen sehr belasten und den Bauch richtig quälen. Schon die heilige Hildegard notierte, daß rohe Birnen Blähungen und Beklemmungen verursachen können, und empfahl, Birnen zu kochen, weil die »nützlicher und wertvoller als Gold sind«.

Küchentips: Birnenkompott läßt sich fast ohne Zucker zubereiten, aber auch gebraten wie Äpfel oder im Rohr gebacken oder in Rotwein gedünstet (mit Zimt und Nelken) sind sie eine Köstlichkeit. Versuchen Sie mal, zu rohen Karotten eine Birne mitzuraspeln und das Ganze mit Zitronensaft anzumachen.

Wichtig beim Einkauf sehr harter, noch unreifer Birnen: Sie reifen bei Zimmertemperatur nicht nach – also kühl lagern.

Probieren Sie mal:
Birnen-Vollkornpfannkuchen oder -Schmarrn,
Birneneintopf mit je einem Drittel Birnen, Bohnen, Kartoffeln,
heiße Holundersuppe mit Birnenschnitzen und Grießklößchen.

Die Quitte *(Cydonia oblonga)*
gegen Entzündungen, Erkältungen und Mundgeruch

Glücklich, wer noch eine Freundin (Tante, Oma) hat, die das Know-how und die Geduld besitzt, Quitten einzukochen: den einzigartig-aromatischen Gelee, in dem winzige Vanillepünktchen schwimmen, und dann noch aus dem Mus eine Quittenpaste oder Quittenwürstchen zu zaubern, die (in Hagelzucker gewälzt) ein Hochgenuß sind! Schon vor Jahren forderte der kluge alte Dr. Brecht, die Quitte, ›das vergessene Obst‹, wieder für die Küche zu entdecken.

Geschichte: Vielleicht stammt sie aus Persien oder Mittelasien und gelangte von dort ans Mittelmeer. Schon lange vor der Zeitwende soll es auf Kreta große Quittenplantagen gegeben haben. Im Vorderen Orient wächst sie heute noch wild. Die Griechen machten die aromatische Frucht (es gab damals offenbar Sorten, die roh gegessen werden konnten) zum Mittelpunkt vieler Göttersagen – sie galt als Symbol für Glück und Liebe und langes Leben und spielte bei Hochzeitsriten eine Schlüsselrolle als ›Fruchtbarkeitsapfel‹.

Es gibt heute apfel- und birnenförmige Quitten – die Apfelquitte gilt als noch aromatischer.

Inhaltsstoffe: Sehr viel Vitamin C, Spuren von vielen anderen Vitaminen, dazu Kalium, Kalzium, Magnesium, Phosphor, Eisen. Ein hoher Anteil am Mangelvitamin Folsäure und Gerbstoffe und ein Rekordgehalt an Pektin.

Apotheke: Ihre Gerbsäure wirkt adstringierend, zusammenziehend, es heißt, sie ›trainiere‹ die schlaffen Darmmuskeln. Ihr reiches Pektin hat Herz- und Darmschutzwirkung. In der indischen Medizin spielt (aus 3000 Jahre alter chinesischer Medizin-Tradition übernommen) der Quitten*samen* eine große Rolle. Der Schleim, der aus ihm gewonnen wird, gilt als milde, kühlende, entzündungswidrige Arznei – bei Magenleiden, Halsentzündungen, Verschleimungen im Brustraum, Harnblasenleiden, auch bei Verbrennungen, Verbrühungen und Hautausschlägen. Im britischen Arzneimittelbuch ist dieser Pflanzenschleim auch heute noch registriert als Grundstoff zur Herstellung von Hautemulsionen.

Die Volksmedizin empfiehlt gegen Schlaflosigkeit und Nervosität einen Tee aus frischen, gekochten Quittenkernen und gegen Hämorrhoiden Umschläge mit dem Schleim. – Der Heilpflanzen-Experte Dr. R. E. Weiß rät, gegen Mundgeruch reichlich Quitten, im Kompott oder auch als Fruchtsaft in Form von Most, zu nehmen.

Küchentips: Kochen Sie doch öfter einige feingeschnittene Quittenschnitze mit dem Apfelkompott oder -mus, das gibt ihm ein köstliches Aroma. Oder geben Sie Quittenschnitze (oder etwas Quittengelee) an feine Fleischsoßen.

Das Beerenobst
Kleine Energiekugeln mit großer Wirkung

Erdbeere, Heidelbeere, Preiselbeere, Johannisbeere, Himbeere, Stachelbeere, Weintraube, Rosinen

Beeren haben eine große Reinigungskraft, innerlich wie äußerlich, deshalb galten sie von jeher überall dort, wo die Medizin eine sehr alte Tradition hat – in China, Indien, in den arabischen Ländern und im Mittelmeerraum –, gleichermaßen als Heil- wie als Nahrungsmittel. Und zwar wurden und werden durchweg nicht nur die Früchte, sondern auch die ganzen Pflanzen als Volksarznei verwendet. Noch sind längst nicht alle geheimnisvollen Wirkstoffe, die in vielen Beeren stecken, wissenschaftlich analysiert – da dürfen wir uns noch auf Überraschungen freuen.

Einstweilen genießen wir sie einfach – diese saftig-aromatischen »Früchte voller Süße« (Goethe) und sind überzeugt davon, daß sie unserer Gesundheit sehr guttun. Doch leider wird auch diesen lieblichen Kindern der Mutter Erde allerhand Gewalt angetan. Keine Erdbeer-Saison vergeht ohne das ständige Klagelied von den Pestizid-Rückständen in den roten Schönen, und die Katastrophe von Tschernobyl hat uns auch noch den Spaß genommen, mit den Kindern ›in die Beeren zu gehen‹: Bei Wildbeeren ist immer noch Zurückhaltung geraten.

Nehmen wir aber an: Sie wissen, wo Ihre Beeren herkommen, daß sie ›sauber‹ von Chemie sind (Sie pflücken sie vielleicht auch selbst und können sie superfrisch heimtragen), dann gibt es – neben einer fantastischen Bereicherung des Speisezettels über fünf Sommermonate – nur das Allerbeste aus der Küchenapotheke zu berichten.

Mit *einem Beerentag* können Sie Ihren Tagesbedarf an Mineralien und Vitaminen voll decken. Die ätherischen Öle, Farb- und Gerbstoffe schenken Ihnen Energie, Frische, Gelassenheit, Appetit, eine gute Verdauung und viel rote Blutkörperchen. Sie stimulieren den Stoffwechsel und die Abwehr, kräftigen die Lungen und Gefäße, stärken das Herz, regen die Nieren an, sind gut gegen Rheuma, Gicht, Diabetes. Die natürliche Salicylsäure hilft sogar, Fieber zu senken.

Auch in den *Blättern* der meisten Beerensorten finden sich wertvolle Schutzstoffe, die antiseptische und entzündungshemmende Wirkung haben (vielen Untersuchungen zufolge), krank machende Darmbakterien töten und äußerliche Hautleiden wirksam bekämpfen.

Achtung: Beeren, die beim Selberpflücken auf die Erde fallen, sollen nicht aufgehoben werden – sie gehören nach uraltem Brauch den ›armen Seelen‹.

Die Erdbeere (Fragaria ananassa)

Sie hat mehr Vitamin C als Zitronen und Orangen, 150 g decken schon den Tagesbedarf. Und mit nur 37 Kalorien je 100 g ist sie auch eine ausgesprochene ›Schlankheitsfrucht‹.

Geschichte: Zu Zeiten der Alchimie galt die Walderdbeere bereits als Schutzmittel gegen Gifte aller Art. Vor rund 200 Jahren hat sich der berühmte Botaniker Karl von Linné mit Erdbeeren von seinen schweren Gichtanfällen kuriert.

Inhaltsstoffe: Über 300 Substanzen wurden schon isoliert, Säuren und ätherische Öle, Schleim und Pektin, Flavone und Gerbstoffe, Kalium, Kalzium, Phosphor und Eisen.

Apotheke: Auch die *guten* Zuchterdbeeren sind damit Appetitmacher und Verdauungshelfer, Schleimhautreiniger, Fiebersenker, Durchfallstopper. Sie sind wundheilend, harntreibend, adstringierend (zusammenziehend) und stoffwechselanregend.

Indische Ärzte empfehlen, mit frischen Erdbeeren die Zähne einzureiben und hinterher gut nachzuspülen, das kräftigt das Zahnfleisch, hilft gegen Karies.

Vorausgesetzt, daß Sie nicht zu jenen armen Menschen gehören, die auf Erdbeeren *allergisch* reagieren – mit Nesselfieber und Bauchweh –, können Sie zum »Großputz des Körpers« (Pfarrer Künzle) im Frühsommer öfter einen *Erdbeertag* einlegen.

Und auch noch eine duftende *Gesichtsmaske* machen: Pürierte frische Erdbeeren mit Quark oder Süßrahm und etwas Honig mischen, zehn Minuten auf der Haut lassen, abwaschen. Die Erdbeermaske kann auch aus Früchten und Haferflocken gemischt werden.

Ein *Aufguß aus Erdbeerblättern* klärt und reinigt die Haut.

Frischen Erdbeer*saft,* auf Pickel getupft, über Nacht einwirken lassen, das ist ein Geheimtip für junge Leute.

Küchentips: Schon fünf Stunden nach dem Pflücken lassen das Aroma und der Vitamingehalt der Erdbeeren nach. Also: So schnell wie möglich verarbeiten – am besten: selbst pflücken!

Köstlich sind: Erdbeeren in der Quarkspeise oder mit Dickmilch, mit Kefir als Milchmix, natürlich auch ›pur‹, mit etwas Zucker und Schlagrahm. Aber am köstlichsten ›italienisch‹: leicht gezuckert, damit sie ihr Aroma entfalten, und dann mit etwas Zitrone beträufelt und mit reichlich Wein aufgegossen – eisgekühlt serviert.

Die Heidelbeere *(Vaccinium myrtillus)*

Sie ist quasi eine ›Geheimwaffe‹ – vordergründig eine erfrischend-wohlschmeckende Frucht, nach deren Genuß man sich die Zähne putzen muß, ferner ein Hausmittel gegen Durchfall und ein guter Kuchenbelag. Hintergründig aber viel mehr: Es gibt Chemiker, die flüstern nur, wenn sie vom »Geheimnis der Heidelbeere« sprechen. Einer sagte mir sogar, daß in ihr Wirkstoffe stecken, »die sonst nicht vorkommen«.

Ihre entgiftenden Gerbstoffe bei Durchfall (Heidelbeer-Muttersaft kaufen) sind zwar altbekannt, doch es ist möglich, daß sie auch Krebsschutzstoffe enthält: Jedenfalls ist sie reich an den Schutzvitaminen Carotin und C, besondere Beachtung verdient jedoch ihr blauer Farbstoff, das ›Myrtillin‹ (Anthozyan): Zusammen mit Vitamin C und Eisen ist dieses Flavon blutbildend. Und es sorgt für die Elastizität der Blutgefäße – ganz besonders übrigens im Auge, weshalb Heidelbeeren sehr gut sind für Menschen, die unter Nachtblindheit und Lichtempfindlichkeit leiden. Zusammen mit den Gerbstoffen sorgt das Myrtillin für ›innere Sauberkeit‹.

In vielen Untersuchungen (u. a. von Prof. Wilhelm Heupke) hat der

Heidelbeersaft eine abtötende Wirkung auf Kolibakterien. Gastroenterologen empfehlen deshalb, Heidelbeeren auch in gesunden Tagen regelmäßig zu essen. Heupke sagte einmal: »Getrocknete Heidelbeeren und Heidelbeersaft sollte jeder im Haus haben!«

In der Volksmedizin ist der *Tee* aus Heidelbeer*blättern* beliebt (Apotheke). – Bei Magenschmerzen, plötzlichem Durchfall, Blasenschwäche, aber auch für Kompressen bei entzündeten Augen und für Waschungen bei Hautausschlägen: 2 × 3 Finger voll Blätter mit ¼ Liter kochendem Wasser übergießen, zehn Minuten ziehen lassen, abseihen, morgens, mittags, abends eine Tasse.

Achtung: Nicht für den Dauergebrauch!

Die Preiselbeere *(Vaccinium vitis-idaea)*

Sie ist eine nahe Verwandte der Heidelbeere und wie diese ein Heidekrautgewächs. Man findet sie deshalb auch vor allem an jenen Plätzen, wo im Herbst die ›Erika‹ blüht. Je später die Beeren gesammelt werden, desto wertvoller sind die

Inhaltsstoffe: Carotin, B-Vitamine und Vitamin C, dazu Kalium und Natrium in einem sehr günstigen Verhältnis, das Wasseransammlungen im Körper entgegenwirkt, Magnesium und Eisen vor allem. Dazu ein hoher Gehalt an Fruchtsäuren, Gerbstoff, den heilsamen Farbstoffen und Benzoesäure, die Preiselbeeren zu einer Hausmedizin bei Rheuma und Gicht macht.

Apotheke: Die säuerlich-herben Preiselbeeren gelten seit alters her als ›Appetitwecker‹. Großmama wußte das genau: Wenn ihre Kinder morgens vor der Schule keine Lust aufs Frühstück hatten, gab sie ihnen gleich nach dem Aufstehen etwas Preiselbeermus mit Zucker …

Wer unter einer trägen Verdauung leidet oder unter einer chronischen Blasenentzündung (die berühmte ›Reizblase‹ älterer Damen), der sollte fleißig Preiselbeerkompott essen. Es schmeckt wunderbar, ob zu Vollkornpfannkuchen oder zu Rührei. Als Beilage zu Wild oder gekochtem Rindfleisch sind Preiselbeeren fast unentbehrlich. Und die Pektine haben auch noch eine cholesterinsenkende Wirkung!

Preiselbeer*blätter* enthalten reichlich Arbutin – den gleichen Stoff, der im Bärentraubenblättertee vorkommt, welcher ärztlich viel verordnet wird bei Nieren- und Blasenentzündung, Gries- und Steinleiden und Rheumatismus. Magenempfindliche Menschen vertragen aber Preiselbeerblätter wesentlich besser, hat Dr. Wolfgang May herausgefunden. Sie sind übrigens auch in vielen sogenannten ›Blutreinigungstees‹ enthalten.

Zum Mus- oder Kompottkochen eignen sich auch sehr gut die aus den

USA kommenden, fast kirschgroßen *Cranberrys,* die es im Herbst jetzt auch bei uns gibt. Sie haben dreimal soviel Vitamin C wie unsere heimischen Preiselbeersorten. Die Indianer Nordamerikas setzen sie schon immer als Medizin ein – vor allem bei Darmkatarrh, Fieber und Rheuma. Als Beilage zum etwas fetten Braten helfen sie verdauen.

***Die Johannisbeere** (Ribes)*

Sie sind der Stolz jedes Heimgärtners, die Sträucher mit den roten, weißen und schwarzen Beeren. Zur Erntezeit murren die Kinder, wenn sie pflücken helfen sollen – aber dann, wenn diese himmlischen Konfitüren, Säfte und Gelees auf den Tisch kommen, sind alle begeistert: Johannisbeeren sind unvergleichlich erfrischend und labend. Ganz bestimmt sollten sie – vollreif – immer auch *roh* gegessen werden, denn sie sind wahre Vitaminbomben. Und schon gar die schwarzen!

Inhaltsstoffe: 100 g von ihnen spendieren uns fast den doppelten Tagesbedarf an Ascorbinsäure, und mit den schon oft erwähnten Flavonen, den Farbstoffen und vielen hochprozentig vertretenen Mineralien (sehr günstiges Kalzium-Phosphor-Verhältnis) haben sie offenbar die Fähigkeit, unsere Kapillaren zu festigen.

Apotheke: Sie üben deshalb überall dort eine Schutzwirkung aus, wo es darum geht, elastische, widerstandsfähige Gefäße zu erhalten: gegen Arteriosklerose, Schlaganfall, Diabetes, aber auch gegen Erkältungskrankheiten und Darmanfälligkeit.

Werdenden und stillenden Müttern wird von Naturärzten dringend geraten, reichlich schwarze Johannisbeeren zu essen oder deren Saft zu trinken. Zusammen mit dem Kalzium in Milch, Dickmilch, Quark etc. soll das sogar Schwangerschaftsbeschwerden lindern, vor allem aber die Knochen stabil erhalten und das Wachstum des Babys unterstützen.

Schwarze und rote Johannisbeeren regen den Speichel, die Magensäureproduktion und die Darmperistaltik an und sind deshalb sehr gut bei Neigung zu Verstopfung (natürlich auch durch die vielen Kernchen). Die Beeren und ihr Saft wirken leicht harn- und stark schweißtreibend (sind ein gutes Fiebermittel). In Indien wird der Saft bei Gallen- und Leberleiden (Gelbsucht) empfohlen, Ayurveda-Ärzte sind überzeugt, daß selbst eine schon geschädigte Leber sich rascher regeneriert.

Die schwarzen Johannisbeeren enthalten auch einen Stoff, den ältere Ärzte ›Lungenvitamin‹ oder ›Vitamin J‹ nennen und der antibakteriell und entgiftend wirkt. Ein Aufguß der *Blätter* der schwarzen Johannisbeere kann bei Halsweh erfolgreich zum Gurgeln verwendet werden und auch Keuchhusten-Kindern, vor dem Einschlafen verabreicht (ein bis zwei Schluck genügen), Linderung und Schlaf bescheren.

Appetitlosen Kranken in der Rekonvaleszenz (nach Infektionen, Operationen etc.) wird geraten, eine gute halbe Stunde vor dem Essen früh, mittags und abends ein halbes Wasserglas voll schwarzem Johannisbeersaft (ungesüßtem Muttersaft) zu trinken.

Küchentips: Die Beeren immer erst unmittelbar vor der Zubereitung von den Stielen abribbeln – grundsätzlich sehr frisch verwenden, ob für Kuchenbelag, für Quarkspeise oder für die rote Grütze.

Merke: Wer sich *Flohsamenhüllen* besorgt (Apotheke), der kann die rote Grütze ganz *ungekocht* herstellen: Beeren und Saft im Mixer pürieren (einige Handvoll ganzer Beeren aufheben), mit Honig oder Himbeersirup oder Birnendicksaft süßen und je 300 ccm Flüssigkeit einen gehäuften Eßlöffel der Flohsamenflocken dazugeben, sehr gut durchrühren. In einer halben Stunde ist der Pudding steif. Viel dazu trinken.

Aber auch wer die rote Grütze kocht – mit echtem Sago oder Mondamin z. B. –, sollte zum Schluß *rohe* Beeren hineinstreuen oder die Schüssel mit ihnen garnieren.

Die Himbeere *(Rubis idaeus)* *und* ***Die Brombeere*** *(Rubis fruticosus)*

Sie sind Schwestern, und sie gehören beide zu den ältesten Arzneimitteln in Europa und Vorderasien. Auf der Iberischen Halbinsel, in Holland und Frankreich sind sie heute noch offizielle Heilpflanzen. Ihren hervorragenden Ruf in der Volksmedizin verdanken sie freilich vor allem ihren Blättern. Im Zweiten Weltkrieg, als Kinder, sammelten wir die auf Befehl von oben emsig als Schwarztee-Ersatz für Altersheime, und wir taten unbewußt den Oldies damit etwas ausgesprochen Gutes an. Der Sud aus den Blättern ist ausgezeichnet gegen vielerlei Entzündungen – des Zahnfleisches, der Darmschleimhaut usw. –, das wußten übrigens schon Dioscurides, Galen und Hildegard von Bingen (Rezept siehe unten).

Die Himbeere mit ihrem lieblichen Aroma vereint in sich vor allem jene Mineralien – viel Kalium, Eisen, aber auch viel Magnesium und Phosphor –, die den Stoffwechsel anfeuern, die Knochenbildung unterstützen und sehr wichtig sind für reibungslose Muskel-, Nerven- und Gehirnfunktionen.

Frische Himbeeren mit ihren vielen aktiven Säuren, ihrem Pektin und den Gerbstoffen helfen der Leber bei ihrer Entgiftungsarbeit und wirken fiebersenkend. Die Kernchen lassen die Verdauung ›flutschen‹, die Farbstoffe festigen die feinsten Blutgefäße. Neben den Brombeeren gehören sie zu unseren wertvollsten Früchten.

Die Brombeere selbst ist längst noch nicht genau erforscht – wie die Heidelbeere birgt sie offenbar noch Gesundheitsgeheimnisse. (Die Griechen nannten sie ›Titanenblut‹.) Wer sie im Herbst an staubfreien Plätzen findet, sollte sie unbedingt mit heim nehmen. Für Gärtner gibt es jetzt sogar eine menschenfreundliche, dornenlose Art!

Inhaltsstoffe: Wieder sind hier reichlich Flavone (Farbstoffe) im Spiel, denen eine gefäßabdichtende Wirkung nachgesagt wird. Der hohe Eisengehalt ist zusammen mit dem Kupfer gut für blasse Kinder und anämische Alte (auch als Brombeer-Muttersaft sehr zu empfehlen). Das reichlich vorhandene Kalium entwässert, der überdurchschnittliche Kalziumgehalt festigt die Knochen und ist wichtig für die Reizleitungen von Herz und Nerven. Beide Früchte sind deshalb auch günstig bei hohem Blutdruck.

Apotheke: Ein *Aufguß* aus Brombeerblättern – eine hohle Handvoll frische junge Blätter, die gerade entfaltet sind, oder zwei Teelöffel getrocknete mit ¼ Liter kochendem Wasser übergießen, fünf Minuten simmern lassen, abseihen (durch einen Filter). Das ist seit 2000 Jahren schon eine bewährte Medizin gegen ›Husten, Schnupfen, Heiserkeit, Katarrh‹, zum Gurgeln bei Halsweh, aber auch bei Durchfall und Monatskrämpfen. Abgekühlt gibt das, als Kompresse, ein sehr gutes Mittel gegen unreine Gesichtshaut. – Brombeer- und Himbeerblätter können Sie auch im Verhältnis 2 : 1 mischen.

Küchentips: Probieren Sie mal *Brombeer-Ketchup:* 1 kg reife Brombeeren werden mit 500 g Zucker, ¼ Liter Weinessig und je einem Teelöffel Zimt- und Nelkenpulver und etwas Piment ca. zwei Stunden bei ganz *schwacher* Hitze eingekocht. Heiß in sterile Schraubgläser füllen, sofort schließen.

***Die Stachelbeere** (Ribes grossularia)*

Auch sie ist ein ›Geheimnisträger‹. Da sie aber ›erst‹ etwa 350 Jahre in Europa bekannt ist, dürfen wir hoffen, daß sie noch näher erforscht wird. In der indischen Ayurveda-Medizin wird die Stachelbeere ausdrücklich zur Frühjahrskur empfohlen – weil sie »wertvoller als Rhabarber« sei. Sie regt den Fluß der Säfte an, und das reichlich vorhandene Pektin quillt im Darm, unterstützt die Verdauung und wirkt sich positiv aus, weil es auch Blutfette abbaut. Verstärkt wird dieser heilsame Vorgang noch durch Schleimstoffe, Fruchtsäuren und Fruchtzucker.

Inhaltsstoffe: Der Vitamin-C-Gehalt ist besonders hoch – 150 g Beeren decken den Tagesbedarf –, außerdem enthalten Stachelbeeren in einem sehr günstigen Verhältnis Kalium, Kalzium und Magnesium, sind dadurch stark basenüberschüssig und sorgen für feste Knochen und Zähne und ausreichend Elektrolyte. Allerdings muß hier ein Unterschied gemacht werden zwischen den grünen und den vollreifen Beeren: Die grünen, kurz in Zucker gekocht, sind himmlisch als Kompott oder als Belag auf Obstkuchen (mit Baiser-Häubchen) und für die grüne Grütze. Die wertvollen Vitamine, Mineralien, Schutz- und Heilstoffe aber sind erst in *vollreifen* Beeren ganz entwickelt. Und die können und sollen vor allem roh gegessen werden!

Apotheke: Frauen, denen Unterleibsschmerzen zu schaffen machen, die unter chronischer Verstopfung oder Periodenstörungen leiden, wird empfohlen, reichlich vollreife Stachelbeeren zu essen!

Küchentips:

Stachelbeer-Relish

2½ Pfund reife Stachelbeeren, geputzt, gewaschen, leicht zerstampft, mit 2 Pfund braunem Rohrzucker, 1 Tasse Weinessig, 1 Eßlöffel ganzen Nelken, je 1½ flachen Eßlöffeln Zimtpulver und Piment und ½ Teelöffel Meersalz mischen (den Topfboden mit Wasser bedecken) und ganz langsam unter Umrühren eindicken lassen. In sterile Schraubgläser füllen, sofort verschließen. Ist köstlich zu kaltem Braten, Hühnchen usw., aber auch zum Verfeinern von Fleischsoßen.

Die Weintraube *(Vitis vinifera)*

Ob gegessen oder getrunken, ob beim Obsttag oder bei der Traubenkur – immer haben die Trauben hohen Gesundheitswert, vorausgesetzt, daß sie optimal reif sind, wenn sie geerntet werden.

Geschichte: Weintrauben wurden als Muntermacher offenbar schon in der Eiszeit geschätzt – wie man in Fossilien entdeckte. Und die Weinkultur reicht zurück bis zu jenen Tagen, in denen Noah den ersten Weinstock pflanzte. Ägypter, Phönizier, Babylonier, Griechen und Römer liebten natürlich schon den Wein und die Trauben, wobei im alten Rom zeitweise den Frauen nur die Reben zugestanden wurden, nicht aber der gegorene Rebensaft!

Das hat sich gottlob bald wieder geändert. Doch »in vino veritas« (im Wein steckt die Wahrheit) – über dieses Statement darf heute, im Zeitalter der Massenerzeugung von Wein und der großen Weinpanscher-Skandale, heftig gestritten werden.

Hier bei uns geht es aber vor allem um die Reben*frucht,* und die ist in vollreifem und *chemiefreiem* Zustand über alles Lob erhaben, als edles Obst, Beere für Beere voll kostbarer Nähr- und Wirkstoffe und auch arzneilicher Substanzen!

Inhaltsstoffe: Der große Reichtum der Weintrauben an Glukose (= Traubenzucker) geht direkt ins Blut, und das ist überall da hervorragend, wo *schnelle* körperliche oder geistige *Energie* gefragt ist, besonders auch in Streßsituationen!

Apotheke: Schon lange gelten Trauben als ideale Medizin für Lungenkranke. Heute werden sie bei vielerlei Stoffwechsel- und Kreislaufstörungen, vor allem auch bei Nieren- und Blasenschwäche verordnet. Sie helfen (nach Hepatitis) die Leber und Galle zu regenerieren, bei Rheuma und Gicht Harnsäure abzubauen. Nur Diabetiker müssen leider weitgehend auf Trauben verzichten.

Der Vitamingehalt ist nicht aufregend, aber Trauben haben den höchsten Obst-Kaliumgehalt außer einigen Südfrüchten, und zusammen mit verschiedenen Fruchtsäuren bringen sie den Säuren-Basen- und Wasserhaushalt des Körpers ins Gleichgewicht. Sie kräftigen das Herz, verbessern mit ihrem Eisen und ihrem Kupfer die Blutbildung, senken hohen Blutdruck.

Die *blauen* Trauben mit ihrem Farbstoff Anthozyan fördern besonders die Durchblutung, kräftigen Venen und Kapillaren und werden vor allem Menschen mit Neigung zu dicken Beinen und Thrombose empfohlen. Zusammen mit dem Beta-Carotin und den Pektinen der Traube haben diese Bioflavone Krebsschutz-Funktion. Weintrauben enthalten auch viele Enzyme und sogar keimtötende Substanzen.

Zur Traubenkur: Experten sagen, wer abnehmen will, der solle *weiße* Trauben *essen,* zwei Tage lang, am besten am Wochenende, je 2 bis 3 Pfund Trauben, dazu morgens und nachmittags eine Tasse Kaffee oder Tee trinken und je eine Scheibe Knäckebrot mit etwas Quark oder Honig oder mittags eine kleine Pellkartoffel essen. Dann hat er knapp 1000 Kalorien zu sich genommen (100 g Trauben = 74 Kalorien), hat aber auch eine Menge Ballaststoffe mitbekommen.

Oder: Täglich 1¾ Liter frischgepreßten reinen Traubensaft – weiß oder blau, ohne Zuckerzusatz – *trinken* und mindestens 2 Liter Mineralwasser.

Wer zur Traubenzeit seine Verdauung ›auf Vordermann‹ bringen will, dem seien täglich die *ganzen* Trauben, mit Schalen und Kernen, empfohlen.

Küchentips: Alle Trauben müssen im Zeitalter der Chemie gründlich und heiß gewaschen werden. Denn oft werden sie auch noch für den Kühltransport geschwefelt.

- Wen Traubenkerne bei der Kur sehr stören, der sollte nach kernlosen Früchten Ausschau halten. Gut ist auch, möglichst lockere Trauben zu kaufen.
- Wer das Glück hat, Weintrauben in größeren Mengen mal billiger kaufen zu können, der hängt sie im trocknen, kühlen Keller buchstäblich an der Leine auf, und zwar mit der Spitze nach oben, damit die Beeren auseinanderfallen. So können sie nicht schimmeln oder faulen und halten sich gut vier Wochen.

- Trauben mit ihrer Fruchtsäure helfen nicht nur, schwere Fleischgerichte, Enten- oder Gänsebraten, Blaukraut, Käseplatten etc. besser zu verdauen, sie geben dem Essen auch eine ganz besondere Note. Die Hausfrau kann mit ihnen Staat machen!

DIE ROSINEN, getrocknete Trauben, enthalten bis zu 75 % Zucker und haben je 100 g 270 Kalorien, aber auch die meisten Wert- und Wirkstoffe der Trauben in konzentrierter Form, voran Kalium, Kalzium, Magnesium und Eisen. Allein oder zusammen mit Nüssen – z. B. als ›Studentenfutter‹ – sind sie in allen Wachstumsphasen eine fabelhafte Knochen-, Gehirn- und Fitneßnahrung, für Schulkinder und alle Lernenden, aber auch für Schwangere.

Halten Sie aber unbedingt Ausschau nach ungeschwefelten Rosinen, die als *›naturell‹* in den Handel kommen und oft ein bißchen fleckig aussehen. – Die kleinen schwarzen *Korinthen* dürfen übrigens nie geschwefelt werden und sind deshalb fürs Müesli oder zum Füllen von Bratäpfeln etc. vorzuziehen.

Die Wildfrüchte

Sie haben nach Tschernobyl durch ihre radioaktive Belastung ein geradezu ›gefährliches‹ Image bekommen. Bis auf jene, die ganz nah am Boden wachsen – wie Waldbeeren und -heidelbeeren –, ist für sie aber inzwischen Entwarnung gegeben worden: 10 Becquerel pro kg Holunderbeeren, selbst in Süddeutschland, das ist kein Grund mehr, auf diese ausgesprochen gesunden Beerenfrüchte zu verzichten, die im Herbst blau, rot und schwarz leuchten und locken. Wer also einen Geheimplatz kennt, wo er frei von Autoabgasen und Staub in der Natur ernten kann, der sei hier ausdrücklich ermutigt.

Aber eine Bitte:

Gehen Sie dankbar und schonend mit diesen wertvollen Gaben von Mutter Erde um. Reißen Sie keine Pflanzen aus, brechen Sie auch nicht (wie ich das oft sah) ganze große Äste ab – und teilen Sie mit den Vögeln: Lassen Sie an jedem Strauch etwas übrig!

Und dann freuen Sie sich über diese guten Gesundmacher:

Die *Berberitzen* sind an Hecken und Waldrändern zu finden, haben einen angenehm säuerlichen Geschmack, sind eine gute Medizin bei Leber- und Gallenleiden, fördern die Ausscheidung von Harnstoffen bei Rheuma, Arthritis, Gicht. Für Berberitzengelee kocht man die Beeren mit wenig Wasser weich, preßt sie durch ein Sieb. 2 Pfund Saft werden mit 1 Pfund Zucker verkocht.

Die *Vogelbeeren* oder Ebereschen sind in der Volksmedizin ein uraltes

Mittel gegen Erkältungen, Harnverhalten und Magenbeschwerden. Es gibt heute kultivierte, süße Sorten; die echte, ›wilde‹ Eberesche ist sehr bitter, beide enthalten aber ungewöhnlich viel Vitamin C. Wenn Sie von den bitteren Marmelade kochen möchten, legen Sie die Beeren einige Stunden in Essigwasser, dann spülen Sie sie gut ab, kochen und passieren die Beeren durch ein Sieb.

Ebereschenmark schmeckt weniger herb, wenn man's mit Äpfeln, Birnen oder Quitten mischt. Man rechnet dann etwa auf 5 Pfund Beeren 3 Pfund Äpfel und 2 Pfund Zucker, dazu kommt ein Teelöffel Zimt und ein halber Teelöffel Kardamom. Schmeckt sehr gut aufs Frühstücksbrot, zu Pudding und Wild.

Die *Hagebutten* sind äußerst mühsam zu pflücken und zuzubereiten. Auf Märkten gibt es im Herbst frisches Hagebuttenmark (ohne Zucker kaufen). Sie kochen diese Köstlichkeit zu Hause zu gleichen Teilen mit Zucker ein – ständig rühren! Eine Vitaminbombe gegen Erkältungen und Grippe, weil die Hagebutte alle Rekorde an Vitamin C schlägt, auch viel Carotin, Pektin und Flavone enthält. Wunderbar als Füllung von Pfannkuchen.

Der *Holunder* ist eine uralte, geliebte deutsche Heilpflanze, nach Frau Holle benannt. Der Tee aus getrockneten Blüten (›Flieder‹) ist schweißtreibend. Die Wirkung wird noch verstärkt, wenn Sie ›Fliedertee‹ in der Apotheke 1 : 1 mit Lindenblüten mischen lassen. Die *Beeren* dürfen nur ganz reif, richtig schwarz, gepflückt werden und *nur gekocht* gegessen werden. Denn die rohen Holunderbeeren sind giftig, können Erbrechen und Durchfall provozieren.

Reif sind sie äußerst reich an jenen Flavonen, von denen Sie schon wissen, daß sie die Wände der Kapillaren festigen und die Durchblutung verbessern.

Aufkochen, durchpassieren, den Saft entweder sterilisieren oder mit Zucker einkochen – auf 1 Liter Saft 500 g. Etwas Zimt und Zitronensaft dazugeben. Holundersaft wirkt gegen Erkältungen (auch vorbeugend gut in Glühwein), ist schweißtreibend und reich an Vitamin A, B-Vitaminen und C.

Für Marmelade rechnet man 3 kg Hollermus auf 1½ kg Zucker. Man kann das Mus auch mit Äpfeln, Zwetschgen oder Birnen mischen.

Die *Schlehen* sollen einen ersten Frost abbekommen. Wer sie pflückt, ehe die Vögel alle aufgefressen haben, kann sie einfach kurz in die Tiefkühltruhe legen.

Schlehen wirken reinigend auf Blase und Niere.

Reife, gefrostete Schlehen mit der gleichen Menge kochendem Wasser ca. 15 Minuten kochen lassen, den Saft durch ein Tuch pressen, 1 Liter Saft mit 1 Pfund Zucker wieder aufkochen. In Flaschen sterilisieren. Schlehensaft mit Wasser oder Milch trinken.

Pfirsich, Nektarine, Aprikose, Kirsche, Pflaume, Zwetschge

Auf rund 137 kg pro Kopf hat der Obstkonsum in Deutschland zugenommen, und er nimmt immer noch zu. Doch was hat man unseren Früchten angetan: Ihre Qualität steht oft leider in umgekehrtem Verhältnis zum Verbrauch: Umfragen zufolge ärgern sich gut zwei Drittel der Konsumenten über Obst (und Gemüse), das sie gekauft haben. Und ›sehr mangelhaft‹ lautet sogar oft die Note der Verbraucherzentralen für Importobst, voran Pfirsiche, Nektarinen, Aprikosen.

Sie werden viel zu früh gepflückt, sind oft noch steinhart, haben kein Aroma, reifen auch nicht richtig nach. Viele wertvolle Inhaltsstoffe haben sich überhaupt noch nicht gebildet. Gelegentlich schicken heute Grenzkontrollen solche Früchte sogar zurück. Es ist zum Weinen. Denn gerade die Steinobstsorten gehören eigentlich zu den kulinarischen Herrlichkeiten auf Erden.

Der Pfirsich *(Prunus persica)*
Medizin für die Nieren

Er war – und er ist in guter Qualität immer noch – ein König der Früchte: voller Saft und lieblicher Süße!

Geschichte: Die Chinesen wußten Pfirsiche schon vor 4000 Jahren zu schätzen. Und offenbar dachten sie damals bereits, daß er verjüngend wirkt: Denn im chinesischen Tao hütete die Himmelskönigin des Westens einen Pfirsichgarten, der nur alle 3000 Jahre Früchte trug. Und wer als Gast der Göttin einen dieser Pfirsiche essen durfte, der erwarb damit ewige Jugend und Unsterblichkeit ...

Pfirsiche waren im Taoismus übrigens Symbol weiblicher Genitalien – und auch in Europa nannte man sie später ›Frucht der Venus‹. Albertus Magnus sah in ihnen sogar ein Aphrodisiakum.

Inhaltsstoffe: Sie weisen auf jeden Fall darauf hin, daß Pfirsiche körperliche und geistige Kraft vermitteln: Sie sind reich an den Vitaminen A, B und C, an Kalium, Kalzium, Magnesium, Natrium, Eisen und dem Männerelement Zink, das zur Spermabildung notwendig ist. Wie alle tiefgelben und orangefarbenen Früchte enthalten die Pfirsiche reichlich Beta-Carotin und auch die Bioflavone. Beide gelten heute als Krebs- und Herzschutzstoffe.

Apotheke: Durch ein sehr günstiges Kalium-Natrium-Verhältnis von etwa 7 : 1 sind Pfirsiche bestens geeignet, die Nieren anzuregen. Sie wirken harntreibend und holen Wasseransammlungen aus den Geweben, entlasten damit auch Lunge, Herz und Kreislauf. Weshalb der Volksmund sie ›Blutreiniger‹ nennt. Naturärzte verordnen nierenkranken Patienten Obsttage, an denen sie bis zu 3 Pfund Pfirsiche (oder Aprikosen) essen sollen. Die milden Fruchtsäuren des Pfirsichs machen ihn auch zum Appetitanreger, zum Beispiel für alte Leute. Doch Sie wissen ja jetzt: das Obst immer *vor* der Mahlzeit oder *zwischen* Mahlzeiten essen! Offenbar haben dann auch noch spezielle Enzyme im Pfirsich eine günstige Wirkung auf Appetit, Verdauung und Stoffwechsel.

Im Wallfahrtsort weltberühmter Trinker und Genießer, ›Harry's Bar‹ in Venedig, gab es als Lieblingsapéritif vieler prominenter Gäste den ›Bellini‹ – gemixt aus weißem Pfirsichmark, schwarzem Johannisbeerlikör und Champagner ...

Küchentips: Als beste ›Qualität‹ werden heute die relativ raren französischen Pfirsiche gelobt. In Pescantina nahe der Etschklause bei Verona kann man nur bei Bauern gelegentlich jene Himmelspfirsiche bekommen, die sonst, Stück für Stück in Seidenpapier gewickelt, nach New York gehen. Hoch aromatisch sind auch die weißen rheinischen. Wem es beim Einkauf nicht erlaubt ist, vorsichtig zu prüfen, ob Pfirsiche reif und weich sind, der sollte wenigstens daran schnuppern. Unreif bildet dieses Obst keine Aromastoffe aus.

Vorsicht auch: Die sogenannten ›Kernspalter‹, deren Kern in zwei Hälften zerfällt, schimmeln rasch. *Angefaulte* Pfirsiche wirft man ganz weg, weil sie das Schimmelpilzgift ›Patulin‹ enthalten können, das im Verdacht steht, Krebs zu verursachen.

Pfirsiche schmecken in 100 Süßspeisen, aber auch sehr gut zu Fleisch. Probieren Sie einmal Pfirsichschnitze zusammen mit Rohkost, besonders geriebene Karotten oder knackiger Eissalat passen sehr gut dazu. – Frischen Pfirsichsaft können Sie ruhig mal auf die Gesichtshaut auftragen, er ist ein ausgleichendes Tonikum.

NEKTARINEN sind enge Verwandte des Pfirsichs, haben auch inhaltlich viel Verwandtes. Äußerlich unterscheiden sie sich durch die glatte Haut und ein meist festeres Fleisch. Wenn sie vollreif geerntet und gegessen werden, ist ihr Gehalt an Provitamin A, dem Beta-Carotin, sechs- bis siebenmal höher als der von Pfirsichen. Aber leider – gerade mit der Qualität der Nektarinen liegt manches im argen ...

Die Aprikose *(Prunus armeniaca)* entlastet Herz und dicke Beine

---

Sie gilt als ›weiblichste‹ aller Früchte. Bei vielen Völkern war sie *das* Symbol der weiblichen Genitalien, im mittelalterlichen Frankreich nannte man die weibliche Scham ›abricot‹, und so besang sie auch der Dichter Rabelais.

Geschichte: Wie der Pfirsich kommt sie aus China – unter einem Aprikosenbaum soll Konfuzius meditiert und Erleuchtung erlangt haben. Und am Ort seiner Geburt steht ein Aprikosenbaum-Altar. Über Armenien (woher die Frucht ihren botanischen Namen hat) brachten Soldaten Alexanders des Großen sie nach Europa. Vor allem die Araber kultivierten sie zunächst in Spanien und Frankreich.

Tatsächlich ist die Aprikose eine ›weibliche‹ Frucht – weil sie innere Werte hat, die besonders Frauen guttun.

Inhaltsstoffe: Herausragend sind die vielen Mineralstoffe und Spurenelemente, ist der hohe Eisengehalt, der gerade für Frauen so wichtig ist. Außerdem ist die Aprikose (neben der bei uns seltenen Mango) Weltmeister als Spender von Beta-Carotin. 150 g Früchte können schon den Tagesbedarf an diesem Provitamin A decken.

Apotheke: Beta-Carotin ist höchst heilsam für die Haut und alle Schleimhäute und für die Sehkraft und hat Leber-, Infektions- und Krebsschutzfunktion. Auch für alle Wachstumsstadien, einschließlich Schwangerschaft, sind Aprikosen besonders wertvoll. Der ebenfalls sehr hohe Kaliumanteil macht die köstliche Frucht zu einer hochwirksamen Entwässerungsmedizin (ohne die Nebenwirkungen von Tabletten), entstaut die Beine, entlastet Herz und Kreislauf und hilft beim Abnehmen, ist darüber hinaus heilsam bei Rheuma und Gicht.

Wer unter Husten, Bronchitis und trägem Stoffwechsel oder Menstruationsstörungen leidet, aber auch wer Pickel hat, soll fleißig Aprikosen essen. Übrigens enthalten die köstlichen Kugeln etwas Kieselsäure (sehr wichtig für Knochen, Zähne, Nägel, Haare und den ›Grips‹).

Küchentips: Obwohl sie himmlisch in Obstkuchen (z. B. mit Sahnequark) schmecken, sollen Aprikosen möglichst viel roh gegessen werden und erst, wenn sie ganz reif sind: Dann gibt ihr Fleisch einem leichten Fingerdruck nach. Hier lohnt es sich auch wirklich, lieber eine Mark mehr auszugeben und bei der Obstfrau erstklassige Früchte zu erstehen. Denn in steinharten, unreifen Aprikosen ist einfach noch nichts ›drin‹.

Probieren Sie mal: eine große Schüssel grünen Salat, hübsch belegt mit Aprikosenachteln und dazu ein süß-saures Joghurt-Dressing!

Die Süßkirsche *(Prunus avium)*
macht Kinder groß, stark und schlau

Wenn es die richtigen, ganz reif und von der Frühsommersonne erwärmten, vom Baum gepflückten Früchte sind, dann hat das abgedroschene Wort ›knackig‹ endlich einmal seine Berechtigung. In diese prallen Kugeln voll süßen Saftes hineinzubeißen – das ist schon ein Lustgefühl.

Geschichte: Nach indischem Glauben stand Maya, die jungfräuliche Mutter Buddhas, unter dem heiligen Kirschbaum Sala. Der beugte seine Zweige tief zu ihr herab, um sie mit seinen Früchten zu stärken und ihr für die Geburt Kraft zu geben ...

Ausgerechnet ein Feldherr und Sklavenhalter, der berühmt-berüchtigte Lucullus, brachte sie Anno 64 v. Chr. als Siegestrophäe aus Kleinasien nach Italien – und von da an ersetzten die ›edlen‹ Kirschen rasch in Süd- und Westeuropa die bisherigen Wildkirschen (die man schon in Keltensiedlungen fand).

Heute kennt man über 1000 Sorten, von schwarz bis rosa und gelb. Und gerade in unserem kalten Deutschland mit seinen langen Wintern ist der Ausflug ›in die Kirschblüte‹ alljährlich das Symbol fürs Frühlingserwachen, für Hoffnung und Wiedergeburt in der Natur. Auch zu den ›Barbarazweigen‹, die Weihnachten blühen sollen, gehört immer ein Kirschzweig.

Inhaltsstoffe: Neun von zehn Deutschen essen gern Kirschen – und sie tun recht daran. Aber sie sollten sich merken, daß die *dunkleren* Sorten für den Körper wertvoller sind: weil sie die ›Kirschenmineralien‹ Kalium, Kalzium, Eisen, Magnesium, Phosphor und Kieselsäure in noch höherer Konzentration enthalten als die hellen Sorten. Und zusammen mit den Kirschenvitaminen Carotin, B_1, B_2, B_3 und C wird daraus das *ideale Kinderobst* – weil all diese Substanzen den Aufbau von Knochen und Zähnen und Nervensystem und die Blutbildung unterstützen, zumal die Kieselsäure auch noch ›schlau‹ macht.

Apotheke: Eine *Kur* mit *vollreifen* Kirschen ist eine ideale Sache. In der Kirschensaison täglich ca. ½ Pfund Kirschen zu essen, das kuriert nicht nur jede Verstopfung, sondern hat schon manchem Gichtkranken sehr geholfen, weil es den Harnsäurespiegel senken kann. Kirschen mit ihren vielen guten Säuren und ihrem Fruchtzucker regen den Magen-Darm-Kanal und sämtliche Verdauungsdrüsen, ganz besonders aber die *Bauchspeicheldrüse* intensiv an. Weil Kirschen auch entwässern, werden sie zur Entlastung von Herz/Kreislauf sowie Leber und Nieren empfohlen. Kirschsaft ist sehr wirksam bei Fieber.

Die Kirsche kann, so meint der Experte Dr. Ernst Schneider, »viele Ernährungssünden wieder ausgleichen«.

Die Sauerkirsche *(Prunus cerasus)*

Sie hat den gleichen Fruchtzuckergehalt wie ihre süßen Schwestern, doch darüber hinaus wesentlich mehr reinigende Pflanzensäuren. Die kurbeln den Stoffwechsel an, desinfizieren von innen, töten krank machende Keime und stimulieren die Säftebildung der Drüsen. Sauerkirschen sollen nach einigen Veröffentlichungen eine besondere Form von Kobalt enthalten, das in enger Verbindung mit dem seltenen Vitamin B_{12}, einigen Enzymen und dem relativ hohen Eisengehalt der Früchte ein ausgesprochener Blutbildner ist. »Ein paar Sauerkirschen«, so las ich auch, »regelmäßig nachmittags oder abends gegessen, stärken den Herzmuskel und verbessern die Gehirnleistung.« Übrigens gibt es auch erstklassige getrocknete biologische Sauerkirschen.

Küchentips: Noch mal – nur ganz reife Kirschen kaufen, und die natürlich ohne Faulstellen.

- Madige Kirschen haben meist weniger Glanz. Bei Verdacht auf ›Einwohner‹ in den knackigen soll man diese 15 Minuten in lauwarmes Wasser legen – dann kriechen die Maden raus.
- *Nie* darf nach dem Kirschenessen Wasser getrunken werden – das kann vor allem Kinder sehr krank machen!
- Sauer- oder Süßkirschen schmecken sehr gut im Strudel, aber auch zu geschnetzeltem Fleisch, etwa von Pute oder Kalb.

Blitzschneller Kirsch-Schaum-Traum
(für 4 Personen)

300 g entsteinte Kirschen zerkleinern und nach Geschmack süßen, ⅛ Liter Schlagrahm oder mehr steif schlagen, beides vorsichtig mischen und in einer Schüssel auftürmen. Etwas Schokolade oder Nüsse drüberreiben.

Kirsch-Milchmix

Pro Person 50 bis 75 g entsteinte Kirschen, ¼ Liter Milch und 1 Teelöffelchen Honig schnell zusammenmixen, sofort trinken. Bei Sauerkirschen muß natürlich etwas mehr gesüßt werden – evtl. mit Süßstoff...

Die Pflaume *(Prunus domestica)*
menschenfreundlicher Verdauungshelfer

Hier haben wir eine Großfamilie mit weltweit 2000 Mitgliedern, zu denen vielerlei Pflaumen, Zwetschgen, Mirabellen und Reineclauden gehören, und die alle miteinander durch die besondere Mischung ihrer Inhaltsstoffe eine sehr menschenfreundliche Wirkung als *milde* Verdauungshelfer haben. »Nimm Pflaumen für des Alters morsche Last, denn sie pflegen zu lösen den hartgespannten Bauch«, dichtete schon vor fast 2000 Jahren der Römer Marcus Valerius Martial. Heute gehört hierzulande das allabendliche Einweichen der ›Pfläumchen‹ zum Ritual vieler gesundheitsbewußter, meist älterer Damen und Herren, die vernünftig genug sind, ihre Verdauung weder mit Löffeln voller Kleie noch mit Medikamenten vorwärtszutreiben.

Geschichte: Wie so manches wertvolle Obst waren die Pflaumen vermutlich eine Trophäe, die Alexander der Große von seinen Kriegszügen nach Hause brachte. Damaskus wurde das Zentrum des Pflaumenhandels – und der Name Zwetschge, so vermuten Sprachforscher, könnte die Verballhornung von ›Damascener‹ sein. Wieder war es Karl der Große, der dafür sorgte, daß Pflaumen und Zwetschgen systematisch bei uns angebaut wurden.

Übrigens: Pflaume – das ist die etwas größere, runde, früh reifende Frucht mit einer ausgesprochenen ›Naht‹. Die Zwetschge dagegen ist länglicher, hat spitze Enden – und sie ist die Wunderwaffe in Sachen Verdauung.

*Spät*zwetschgen sollen den ersten Frost abbekommen, denn der schließt die Zellgewebe auf und macht die Früchte noch süßer. Kenner meinen, diese Spätzwetschge sei erst perfekt, wenn ihr spitzes Ende so faltig aussieht ›wie ein Hühnerpopo‹.

Inhaltsstoffe: Minimal Eiweiß und Fett, Carotin, Vitamin B_1, B_2, C, reichlich Eisen, ein fantastisches Kalium-Natrium-Verhältnis und eine ideale knochenstärkende Verbindung von Kalzium und Phosphor. Phosphor mit Magnesium, ebenfalls in der Zwetschge reichlich, sollen auch das ›Köpfchen‹ schlauer und fixer machen.

In den *getrockneten* Pflaumen vervielfachen sich die Inhaltsstoffe natürlich – und sie enthalten bis zu 25 % Fruchtzucker, aber vor allem konzentriert jene pektinartigen Substanzen, die im Darm aufquellen und nicht nur die Verdauung vorwärtstreiben, sondern unterwegs auch unerwünschte Abfallprodukte und Giftstoffe mitnehmen, was eine gefäßschützende Wirkung hat. Dörrpflaumen stehen auf der US-Liste jener Lebensmittel, die zur Krebsprophylaxe regelmäßig gegessen werden sollen!

Apotheke: *Frische* Pflaumen, Zwetschgen, Mirabellen etc. soll man immer roh essen, schon weil die *frühen* Sorten gekocht recht sauer werden und weil bei den gekochten – nach US-Untersuchungen – die Oxalsäure Kalzium im Körper bindet. Sie ergänzen sehr gut Obstsalate, sollen aber *zerkleinert* werden, damit das Carotin besser verfügbar wird, und aus dem gleichen Grund mit etwas Fett (z. B. aus Nußmus, Nüssen oder Rahm) ergänzt werden.

Die Fruchtsäuren fördern die Sekretion der Speicheldrüsen und des Magensafts, wirken appetitanregend. Da sie sehr salzarm sind, werden die Pflaumen für Kreislauf-, Nieren-, Leber-, Rheuma- und Gichtkranke empfohlen. Indische Ärzte geben sie Fieberkranken, weil sie kühlend auf die Körpertemperatur wirken.

Die etwas harten Pflaumenhäute enthalten viel schwerverdauliche Zellulose, die im Darm Gärungen provozieren kann, drum soll man's mit dem Essen von *rohen* Pflaumen nicht übertreiben und sie gründlichst kauen und um Himmels willen nie Wasser oder Säfte dazu trinken!

Als klassischer Verdauungshelfer – zumal bei chronischer Verstopfung, Hämorrhoiden, Divertikeln etc. – sind die *Trockenpflaumen* Nummer eins, noch weit vor den zuckersüßen Feigen. Je nach individuellem Erfolg weicht der einzelne sich abends fünf bis zehn Stück ein und genießt sie früh nach dem Aufstehen *samt dem Einweichwasser.*

Mit zwölf Dörrpflaumen am Tag wären schon zwei Drittel des täglichen Ballaststoffbedarfs (von 30 g) gedeckt. Aber: 100 g von ihnen haben 240 Kalorien!

Küchentips: Die Oberfläche reifer Pflaumen ist von einer natürlichen weißen Wachsschicht, dem ›Duftfilm‹, überzogen. Der ist völlig unschädlich, hat ausnahmsweise mit Chemie nichts zu tun, zeugt, im Gegenteil, von schonender Behandlung der Früchte.

Jedes Kochbuch führt köstliche Zwetschgen- und Mirabellen-Rezepte auf. Hausfrauen, die gern ›Datschi‹, den großen Hefe-Zwetschgenkuchen, backen und die Früchte günstig im großen einkaufen können, sollten sie mit dem Entsteiner sofort backfertig herrichten und dreipfundweise in Beuteln einfrieren, das reicht im Winter immer gerade für ein Backblech (selbstverständlich mit Vollmehl-Teig!)

Versuchen Sie mal zur Käseplatte frische entsteinte Zwetschgen, mit Frischkäse gefüllt. Oder auch Zwetschgen, im Bauch von Brathähnchen, in Rouladen oder einem Putenrollbraten ›versteckt‹. Sehr gut auch: Zwetschgen-Pickles, süß-sauer eingelegt mit Senfkörnern, etwas Zimt und Nelken …

Der Rhabarber *(Rheum rhabarbarum)*
gut für den inneren Hausputz

Zunächst einmal – er ist eigentlich gar kein Obst, sondern ein ›Stielgemüse‹, weil er botanisch eine Staude ist und weil man ja nicht die Früchte, sondern die Stengel ißt.

Geschichte: Seit fast 5000 Jahren wird der Rhabarber in China als Arzneipflanze kultiviert – vor allem zur Darmreinigung. Allerdings wird zu medizinischen Zwecken vor allem der *Wurzelstock* verwendet. Heute noch treffen sich alljährlich die Pflanzeneinkäufer aus aller Welt in der chinesischen Stadt Kanton, um dort für die Herstellung von (Abführ-)Pillen diese Wurzeln und Extrakte daraus zu kaufen.

Von China gelangte der Rhabarber zunächst ins russische Zarenreich, und die Römer sollen ihn deshalb ›rheum barbarum‹ genannt haben, weil er ›von den Barbaren‹ kam. – In Deutschland ist er erst knapp 150 Jahre zu Hause, ein Engländer brachte die ersten Rhabarberstauden in die Vierlande. Ein Phänomen der Pflanze: Die Wurzel ist heilkräftig, die Stiele sind nahrhaft und die Blätter sind giftig …

Inhaltsstoffe: Der Vitamingehalt ist durchschnittlich, aber die Mineralien, voran viel Kalium, Magnesium, Phosphor, Eisen und etwas Jod, haben ein ausgesprochen herz- und kreislauffreundliches Verhältnis zueinander.

Entscheidend für die Gesundheit sind aber vor allem die reichlich vorhandene Zitronen- und Apfelsäure, verschiedene Glykoside, Gerbstoffe, ätherische Öle und auch wieder das darmfreundliche Pektin.

Reine Medizin sind die ›Anthrachinone‹, das sind Wirkstoffe, die sich auch in Aloe und Sennesblättern finden und die stark das Gewebe des Leber-Galle-Systems und der Darmschleimhaut ›reizen‹ und dadurch mehr oder weniger abführen.

Apotheke: Damit ist der Rhabarber als Kompott vorzüglich geeignet zum ›inneren Hausputz‹, zur Reinigung der Gedärme, aber auf viel mildere Weise, wie dies z. B. mit Aloe oder Sennesblättern (in Abführmitteln) geschieht.

Rhabarber enthält jedoch sehr viel *Oxalsäure* (die beim Essen den Mund zusammenzieht). Das bedeutet: Erstens darf er nie roh gegessen werden, und die Blätter sind absolut tabu. Zweitens sollen die Stengel zum großen Teil geschält werden, weil die Haut die meiste Oxalsäure enthält. Und drittens enthält der *grüne* Rhabarber *mehr* Oxalsäure als der rote und der späte mehr als der frühe.

Die Oxalsäure greift nicht nur den Zahnschmelz an, sondern sie verbindet sich im Organismus auch mit dem Kalzium aus der Nahrung oder aus dem Blut – deshalb soll Rhabarber immer nur in *mäßigen* Mengen und zur Saison nicht täglich gegessen werden (wenn er auch noch so gut schmeckt).

Und Menschen mit Neigung zu Rheuma, Arthritis, Gicht und Nierensteinen müssen leider auf ihn verzichten.

Küchentips: Nun gibt es zwei simple Tricks, die Oxalsäure zu verringern:

- Gleich nach dem Schälen und Kleinschneiden werden die Stücke kurz in kochendes Wasser getaucht (blanchiert), und dieses Wasser wird weggeschüttet.
- Der Rhabarber wird mit *milch*haltigen Speisen kombiniert, wie Flammeri, Pudding, Vanillesoße, Milchreis etc. – das mildert die Säure und gleicht das Kalzium im Körper aus.

Merke: Nie darf Rhabarber in Aluminiumtöpfen gekocht werden!

Die Südfrüchte Stärken Körper und Geist und Abwehr

Zitrusfrüchte, Ananas, Banane, Dattel, Feige, Kaki-Frucht, Karambole, Kiwi, Lychee, Papaya, Avocado, Trockenobst

Während ich mich anschicke, diesen Buchabschnitt niederzuschreiben, ziehen in meinen Gedanken Bilder vorbei:

- Ich bin ein kleines Mädchen, in einem sehr fernen Land, und meine ›Ama‹ bereitet mir Früchte zu und erklärt mir, wie man sie ißt: die Mango, die Lychees, die Pomelo und die Kaki, und ich kann nicht genug kriegen – so gut schmecken sie mir, einfach himmlisch. Tag für Tag verlange ich nach ihnen, richtig gierig …
- Meine Tochter ist ein ganz kleines Mädchen – es ist die schrecklich schwierige Zeit vor der Währungsreform. Außer Kartoffeln und Karotten und einem seltenen Apfel können wir ihr nichts geben. Da schenkt uns eine Amerikanerin aus der ›Besatzungs‹-Nachbarschaft einige Bananen und Orangen. Und das Kind, wie es selig schleckt und schmatzt, wie der Saft aus dem Mäulchen läuft, weckt in mir alle Erinnerungen an *meine* selige Kindheits-Mango-Zeit.
- 1966 reise ich beruflich zum erstenmal durch die ganze DDR. Am Anfang in Leipzig, bei meinen Zimmerwirten, kann ich den Kindern Bananen und Orangen schenken, die ich mitgebracht habe – und ich erlebe wieder diese Obst-Seligkeit.
- 1989, als die Mauer fällt, dann all diese Kinder von ›drüben‹, die so wild auf Südfrüchte sind – die sie vorher oft noch nie gesehen hatten, während sie für uns im ›goldenen Westen‹ eine Selbstverständlichkeit sind …

Für wenige Mark nehmen wir ganze Netze voller Moros oder Navels, Schachteln voller Bananen oder Ananas mit heim, wir können Lychees und Mangos, Papayas, Karamboles und Kiwis en masse kaufen. Aber – leider – sie sind nicht zu vergleichen mit jenen sonnengeküßten Urlaubsfrüchten, die uns auf Reisen so beglücken: die frischaufgeschlagene Kokosnuß, die goldene Mango mit Klebreis, die zuckersüßen Lychees und all diese wunderbaren Papayas und Melonen, die Mangostanes und Cherimoyas und wie sie alle heißen. Steinhart werden sie für den Export gepflückt, vielfach chemisch haltbar gemacht, um lange Transporte zu überstehen.

Nichts von ihrem einzigartigen heimatlichen Aroma, ihrer Saftigkeit und Weichheit, die auf der Zunge zergeht. Der geschmackliche Mißerfolg ist meist vorprogrammiert.

Deshalb, schweren Herzens, der Rat: Solche Exoten nur kaufen, wenn sie wirklich mal reif entdeckt werden – ausgenommen Bananen, die gut nachreifen, und Zitrusfrüchte, bei denen dann allerdings auf die meist präparierte Schale geachtet werden muß.

Fast alle *reifen* Exoten, die roten, orangefarbenen, gelben, stehen ganz oben auf der Hitliste der US-Krebsinformationsbroschüren, weil ihr hoher Carotingehalt, ihr reiches Vitamin C, die Flavone und Ballaststoffe (zumal die Pektine) und die ätherischen Öle, die Bitter- und Gerbstoffe alle Verdauungssäfte stimulieren, unser ›Innenleben‹ von schädlichen Stoffen säubern und auch Keime vernichten. Diese Früchte feuern jedoch nicht nur den Stoffwechsel an, sondern auch Nerven, Gehirn und Geist und wirken nachweislich antidepressiv.

Die Zitrusfrüchte

Schon in Zeiten der Pest wurde den Menschen geraten, Zitronensaft zu trinken, weil er »wider die Gifte helfe«, und die Schale zum Schutz vor Ansteckung im Mund zu halten – was gleichzeitig gut »gegen alle Traurigkeit und Melancholey« sein sollte. Sogar Schlangenbisse versuchte man mit Zitronen zu kurieren. Heute weiß man, daß die Früchte tatsächlich keimtötend wirken.

Inhaltsstoffe: Ihre Menge ist imponierend – neben dem Beta-Carotin und dem vielen Vitamin C (150 g Früchte decken meist schon den Bedarf für einen Tag) schenken uns fast alle Zitrusfrüchte reichlich Kalium, Magnesium, Kalzium, Eisen, Phosphor.

Der schon erwähnte Nobelpreisträger Albert Szent-Györgyi fand in dem *weißen* Fleisch direkt unter der Schale von Zitronen und Orangen zuerst massenhaft jene Bioflavonoide, die (wie Sie schon wissen) unsere Kapillaren abdichten. Sie schützen damit unsere Zellen vor dem Eindringen jener giftigen ›Sauerstoff-Radikale‹, die heute für Krebs ebenso wie für Herzinfarkt zumindest mitverantwortlich gemacht werden: Also: Bitte künftig dieses *weiße Zitrusfleisch* (von Orangen, Mandarinen, Grapefruits etc.) nicht mehr pingelig abfitzeln, sondern *reichlich mitessen!* Das hält Ihr Gewebe jung.

APFELSINE, ORANGE, POMERANZE Die ›Navel‹ ist zum Essen da, die ›Moro‹ oder Blutorange vor allem zum Auspressen für Saft und die Bitterorange zum Marmeladekochen (sonst ist sie schwer verdaulich).

Aus Orangenblüten wird ein Öl gewonnen, das in Parfümindustrie, Likörfabrikation und Lebensmittelherstellung unentbehrlich ist. Orangenblütenwasser schätzen vor allem die Französinnen als Beruhigungsmittel und Einschlafhilfe. Mit unreifen Pomeranzen werden Bittermittel (Tinctura amara) hergestellt, die starke Heilwirkung auf die Magen- und Darmschleimhaut haben. Der frischgepreßte Orangensaft (der in wenigen Stunden freilich einen hohen Prozentsatz seines Vitamins C verliert) ist leicht verdaulich und ideal in der Rekonvaleszenz, vor allem nach Fieber- und Durchfallkrankheiten. Er enthält auch ziemlich viel Selen, das die Abwehr stärkt.

DIE ZITRONE mit ihrer reichen Zitronensäure spornt besonders alle Verdauungsdrüsen an, hilft gegen Blähungen und Bauchkrämpfe. Der Saft der *reifen* Früchte (nur ganz gelbe kaufen!) stärkt das Herz, senkt Bluthochdruck, baut auf bei Erkältungs- und Durchfallkrankhciten und stimuliert die Leber.

Naturärzte geben vielfach am ersten Tag *nach längerem Fasten* 120 ccm mit Wasser verdünnte Zitrone, von mittag an, alle zwei Stunden, langsam – in sehr kleinen Schlucken – zu trinken. Das bringt die Verdauungssäfte wieder zum Fließen.

In indischen Kliniken wird infektiöse Hepatitis oft ausschließlich mit Zitronensaft und Glukose erfolgreich behandelt. Weil die Frucht desinfiziert, ist es hilfreich, bei akuter Halsentzündung mit etwas reinem Zitronensaft zu gurgeln und die entzündete Stelle abends mit einem in Zitrone getränkten Wattebäuschchen zu betupfen – das hat in Tests sogar Diphtheriebakterien getötet!

Bei Zahnfleischbluten sollten Sie die Zähne öfter mit einem Zitronenschnitz massieren.

Zitronensaft mit etwas Cayennepfeffer und Honig hat schon manchen von plötzlicher Herzbeklemmung – oder Schluckauf – befreit.

US-Hautärzte raten jungen Leuten, die von dicken Pickeln oder Mitessern geplagt sind, frischgepreßten Zitronensaft mit Salz, zu gleichen Teilen, zu mischen und die Haut mit dieser antiseptischen Küchenarznei zu betupfen. 15 Minuten einwirken lassen, mit kaltem Wasser nachspülen. Größere ›Wimmerl‹ müssen mehrere Tage hintereinander behandelt werden.

Die klassische ›Zitronenkur‹ gegen Nierensteine sollte nur unter Aufsicht eines Arztes gemacht werden – sie hilft auch *nicht* gegen Oxalsteine.

Während der Schwangerschaft, bei Infektionskrankheiten, Krebs, Diabetes und körperlichem wie psychischem Streß ist der normale Tagesbedarf an Vitamin C (nach der DGE 75 mg, das sind ca. 150 bis 200 g purer frischer Saft) wesentlich erhöht. Natürlich kann hier auch Ascorbinsäure aus der Apotheke zusätzlich genommen werden. Doch fehlen ihr halt alle wertvollen ›Begleitstoffe‹ der Zitrusfrüchte.

Schließlich: Wer einen schwachen, *über*säuerten Magen hat, der sollte auf gar keinen Fall *morgens nüchtern* Zitronen- oder Orangensaft trinken!

DIE POMELO, jene fast kindskopfgroße Zitrusfrucht, die in Südostasien so beliebt ist und zu uns neuerdings von November bis April auch aus Israel kommt, macht eine ziemliche Küchenarbeit, weil die einzelnen großen Schnitze von ihren fast ledernen Häuten befreit werden müssen. Aber sie schmeckt rassig (herb-süß), milder als die Grapefruit, und die ganzen Früchte sind so widerstandsfähig, daß sie nicht gespritzt werden. So kann man ihre Schale gut abreiben oder in Stücken z. B. ins Apfelkompott geben, auch Konfitüren aus der *ganzen* Frucht kochen.

MANDARINEN, CLEMENTINEN, TANGERINEN, SATSUMAS etc. sind überaus praktisch für ›unterwegs‹, in Schule, Büro, im Auto, in der Bahn, weil sie sich so leicht und sauber schälen lassen. Auch sie warten auf mit viel C-Vitamin, mit Carotin, mehreren B-Vitaminen (darunter dem wertvollen B_6 und der Pantothensäure), ferner mit Eisen, Kalium, Kalzium, Phosphor, Magnesium und Flavonen. All diese Wirk- und Schutzstoffe machen die aparten Früchte (die es heute oft schon fast kernlos gibt) zu ausgesprochenen Fitmachern. Sie stärken die Abwehr und die Leistungsfähigkeit – und sie schmecken ja so gut!

KUMQUATS sind Zitrus-Winzlinge von der Größe einer Walnuß. Ihr Saft ist säuerlich, die Schale schmeckt süß. Sie werden mit der Schale gegessen. In Scheibchen geschnitten, sehen sie reizend aus, wenn man Salate oder Desserts mit ihnen garniert.

DIE LIMETTEN, sehr dünnschalig und jedem Mexiko-Reisenden wohlbekannt, weil sie zu dem Agavenschnaps Tequila serviert werden, haben einen würzig-sauren Geschmack und sind sehr gut zu schwarzem Tee. Leider sind sie aber bei uns viel zu teuer.

<u>Küchentips:</u> Nur von Zitrusfrüchten, die ausdrücklich als ›unbehandelt‹ oder ›naturrein‹ gekennzeichnet sind, dürfen Sie die Schalen in der Küche mitverwenden. Und selbst dann können Sie sich nicht hundertprozentig darauf verlassen. Weil sie heute fast alle gespritzt und so gut wie immer gewachst und manchmal auch noch begast in den Handel kommen, plädiere ich leidenschaftlich dafür, in den *EG-Anbauländern* mit ihren kurzen Wegen wenigstens eine genügend große Menge an *ungespritzten* Zitrusfrüchten auf den Markt zu bringen!

Meine Mutter bereitete aus den natürlich ›sauberen‹ Orangenschalen einen himmlisch erfrischenden Limonadenextrakt oder rieb die Schalen ab und vermischte das Abgeriebene mit Zucker – als stets bereites Küchengewürz für Fleischsoßen, Quarkgerichte und Mehlspeisen.

Ein Tip: Massieren Sie rissige ›Hausfrauenhände‹ mehrmals täglich mit einer Mischung aus einem Löffel Glyzerin und dem Saft einer Zitrone.

Die Ananas
sie kann den Magensaft ersetzen

Ihr einzigartiger, süß-saurer Geschmack, ihr üppiger Saft und die Möglichkeit, die Frucht relativ lange zu Hause zu lagern und bei Bedarf schnell zu ›schlachten‹, haben sie in den Jahren nach dem Zweiten Weltkrieg zu einem Schlager der Frucht-Exoten gemacht.

Inhaltsstoffe: Die Ananas hat einen sehr hohen Wassergehalt und wenige Kalorien. Sie enthält Kalium, Magnesium, Phosphor, Eisen, Kupfer, Zink, auch Mangan und Jod. Weil sie meist unreif geerntet bei uns ankommt, sind ihre Vitamine und wertvollen Fruchtsäuren und Fermente jedoch leider oft noch nicht voll entwickelt. Im Idealzustand kann sie praktisch den Magensaft ersetzen: Denn sie enthält das Ferment Bromelin, das die Fähigkeit besitzt, Nahrungseiweiß aufzuspalten und dadurch die Eiweißverdauung in Schwung zu bringen.

Apotheke: Die Ananas ist also eine echte Heilfrucht. In klinischen Versuchen gab man Kranken mit Magensaftmangel täglich 200 ccm Ananassaft, ihr Zustand besserte sich rasch. Allerdings hat, wie gesagt, nur der *frische* Saft der *reifen* Früchte diese wunderbare Wirkung. Achten Sie deshalb beim Kauf darauf, daß die Ananas schon rötlich ist und bei vorsichtigem Drücken leicht nachgibt. Wenn sich aus dem grünen Blattschopf ein Blättchen leicht herauszupfen läßt, ist sie reif.

- Falls Sie unter chronischer Verstopfung leiden, sollten Sie *vor* jeder Mahlzeit eine Scheibe frische Ananas essen.
- Und wenn Sie geistig angestrengt arbeiten müssen: Der Arzt Dr. Karl Ludwig Schock betont: »Die Ananas zählt zu den bevorzugten und idealen Speisen des Kopfarbeiters.«
- In der Volksmedizin gilt der Ananassaft schon immer als schweiß- und harntreibend und fiebersenkend.
- Für Krebskranke, die wenig Appetit haben, kann Ananassaft zum Stimulans und zum Heilmittel werden. Schwangere dagegen sollten sowohl Frucht als auch Saft meiden, weil sie in hohen Dosen eine Fehlgeburt provozieren können.
- Aber noch einmal sei es betont: Hitze und Konservieren zerstören die eiweißspaltende Kraft der Ananas, und die Enzyme werden unwirksam. Also: Ananas aus der Büchse schmeckt zwar gut, ist in der Küche praktisch – hat aber keinerlei Heilwert mehr. Und meist ist sie mit viel zuviel Zucker konserviert.

Küchentips: Die schier unglaubliche Vielfalt ihrer Zubereitungsmöglichkeiten und die Tatsache, daß *auch* wegen ihres Faseranteils kaum eine Frucht so wirksam und doch sanft die Verdauung vorwärtstreibt, haben die Ananas in den letzten Jahren zu einer Routine-Küchenfrucht gemacht, doch leider meist aus der Konservendose. – Versuchen Sie mal auf Wanderungen zur Erfrischung getrocknete Ananasstückchen zu kauen. Sie sind herrlich gegen Durst.

Fleisch wird zarter, wenn man es mit einer Scheibe frischer Ananas belegt. Doch merke: Der sogenannte ›*Toast Hawaii*‹, bei dem Ananas mit Schinken gegrillt wird, ist höchst ungesund, weil nitrathaltige rote Wurst und gepökelter Schinken beim Grillen *krebsgefährliche* Stoffe entwickeln können. Daran freilich ist die gute Ananas nicht schuld!

Die Banane *(Musa paradisiaca)*
Diätspeise und Delikatesse

Als Frucht wie als Küchenmedizin ist sie über alles Lob erhaben – für Gesunde wie für Kranke: Mit einer *Bananen-Kur* (täglich fünfmal eine kleine oder dreimal eine große Banane und dazu etwas Milch) können chronische Erkrankungen von Magen und Darm rasch auskuriert werden, kann man aufgeschwemmte Gewebe entwässern und abnehmen.

Mannequins des berühmten französischen Modeschöpfers Christian Dior erzählten mir, daß sie alljährlich zweimal vor den Kollektionspremieren diese Diät machten – und sie schworen, daß sie nichts vermißten. Heute machen das viele figurbewußte Mädchen und Frauen nach, von Hollywood bis Hameln.

Bananen gibt es in den Tropen in vielen hundert Sorten, oft sind sie Grundnahrungsmittel. Jene, die zu uns kommen, können roh genausogut wie gekocht gegessen werden.

Inhaltsstoffe: Sie enthalten im optimalen *vollreifen* Zustand (dunkelgelbe Schale mit braunen Flecken) nur noch Fruchtzucker und Traubenzucker und fast keine Stärke. Sie sind deshalb für Kopfarbeiter ebenso wertvoll wie für Muskelmänner (auch Sportler) und Langstrecken-Autofahrer, weil sie ein Leistungstief auffangen.

Dazu kommt minimal Eiweiß, das aber alle essentiellen Aminosäuren enthält, sowie die stolze Bilanz von zehn verschiedenen Vitaminen und 18 (!) Mineralstoffen und Spurenelementen. Sehr wichig: die ›seltene‹ Pantothensäure (Gehirnfutter) und die Folsäure (Blutbildner), dann viel Kalium (Herzschutz) sowie Magnesium, Kalzium, Phosphor, Spuren von Mangan, Selen, Zink und Jod.

Die Banane bringt aber auch Neurohormone mit und hat deshalb einen direkten Einfluß auf Gehirn und Zentralnervensystem. D. h., mit ihrem Hormon Serotonin hilft sie gegen belastenden Streß und Unkonzentriertheit, macht gute Laune. Und die Abend-Banane sorgt mit dem Eiweißbaustein Tryptophan für entspannten Schlaf. (Sind Affen deshalb so fröhlich, weil sie so viele Banenen essen?)

Apotheke: Mit den Heilwirkungen der guten Krummen ließen sich ganze Bücher füllen. Hier einige der wichtigsten:

- Kinderärzte haben kleinen Patienten, die an der gefährlichen Zöliakie litten, schon oft das Leben gerettet mit einer Bananen-Diät zu Beginn der Therapie.
- Bananen mit ihrem Basenüberschuß können saure Stoffwechselverschiebungen relativ rasch normalisieren, auch chronische Gärungs- und Fäulnisprozesse im Darm beheben sowie bei Gastritis die Magenschleimhaut schützen. Ein englisches Ärzteteam behandelt – nach indischem Vorbild – sogar Magengeschwüre erfolgreich mit Bananen und entwickelte aus Bananen ein Ulkus-Medikament.
- Mit ihrem Vitamin B_6 helfen Bananen (dreimal eine) Frauen in den kritischen Tagen *vor* der Menstruation, seelische Spannungen besser zu überwinden.
- Das Kalium und das Magnesium der Bananen wirken als Herz- und Gefäßschutz. Bei Arteriosklerose und nach Infarkt sollten sie täglich gegessen werden (meinen indische Ayurveda-Ärzte), und weil sie auch purinfrei sind, werden sie Gichtkranken besonders empfohlen.
- Und noch ein Tip: Große Arzneikapseln lassen sich zusammen mit einem vorher kleingekauten Bissen reifer Banane besser schlucken.

Küchentips: Weil in den *Spitzen* der Bananen Keime ebenso sitzen *können* wie Reste des Giftes, mit dem sie – leider heute überreich – präpariert werden, schneiden Sie bitte nach dem Schälen immer diese Spitzen ab.

Wenn möglich, ermutigen Sie Naturkostläden, daß sie sich um *›Bio-Bananen‹* kümmern, die vorerst m. W. nur aus Israel, Teneriffa, Togo und Nicaragua kommen – auch wenn diese teurer sind.

Sie helfen damit den ›Bananeros‹, den Plantagenarbeitern in der Dritten Welt, die von den großen Bananenkonzernen nur etwa 1,5 % von dem Geld bekommen, das eine Banane hierzulande kostet!

PS: Bananen nie in den Kühlschrank!

DIE DATTEL – die Frucht des Propheten (Mohammed soll oft wochenlang von nichts anderem gelebt haben) – ist äußerst reich an Eisen, Kalzium und vor allem an Kalium und an seltenen B-Vitaminen. Sie ist nahrhaft und sehr gut verdaulich, hat leicht blutdrucksenkende Wirkung, beruhigt ›flatternde‹ Nerven und regt bei der geistigen Arbeit an. Frische Datteln kommen heute vielfach tiefgekühlt aus Israel. Sie können in vielen Desserts und Kuchen den Zucker ersetzen, wirken lindernd auf die Darmschleimhaut und führen ganz mild ab. In Milch kurz aufgekochte Datteln werden im Orient den Rekonvaleszenten und Schwangeren gegeben.

DIE FEIGE ist seit 5000 Jahren *der* glück- und wohlstandbringende Hausbaum in Nordafrika, auch den Römern war sie heilig. Für sie waren Feigen neben Weizen und Weintrauben eines ihrer wichtigsten Nahrungsmittel. Wer im Spätsommer im Mittelmeerraum Urlaub macht (z. B. in Portugal), der sollte die *frischen* Feigen zu einer kleinen Kur nutzen, die sehr stärkend sein kann. Jeder Bauer verkauft gern ein paar, und bei uns sind sie unverschämt teuer.

Ein klassischer Helfer bei Neigung zur Verstopfung: vier bis sechs Feigen, einige Stunden in Wasser oder Milch geweicht – Flüssigkeit zuerst trinken. Aber: 100 g getrocknete Datteln haben 300 Kalorien, 100 g Feigen 270 Kalorien!

Blitz-Dessert zur Nervenberuhigung

2 Tassen entkernte, kleingeschnittene Datteln werden vorsichtig unter 2 Tassen steif geschlagenen Schlagrahm gemischt. 1 Stunde kalt stellen, vor dem Servieren noch 1 Teelöffel frischen Zitronensaft drunterziehen.

DIE KAKI-Frucht: Sie ist das Lieblingsobst der Japaner, die sie oft in Tempeln ihren Göttern opfern. In Peking findet sich ein Kaki-Garten vor dem Himmelstempel. Sie ist ein Superspender von Carotin und Vitamin C – deshalb stärkt sie die Widerstandskräfte, vor allem gegen Erkältungen und Grippe. Im Fernen Osten werden die tomatenähnlichen Früchte getrocknet und im Winter von den ›kleinen Leuten‹ und Bauern gegen Mangelkrankheiten gegessen. Kakis müssen geschält werden, wegen ihres hohen Gerbsäuregehalts schmecken sie nur vollreif (wenn die Schale ›glasig‹ ist und das Fleisch wie Gelee). Dann sind sie aber ein Hochgenuß. Kaki in Portwein – hmmm ...

DIE KARAMBOLE oder Baumstachelbeere, etwa handtellergroß und fünfeckig, hat – wenn sie reif und bernsteinfarbig ist – ein sehr saftiges, aromatisch-säuerliches Fruchtfleisch. Man ißt sie mit Haut und Kernen und profitiert von ihrem vielen Vitamin C. Aber: Als Sauerkleegewächs enthält sie auch reichlich Oxalsäure! Wenn man sie in Scheiben schneidet, gibt das lauter dekorative Sterne, die sehr schick aussehen, wenn man sie auf Desserts oder Quarktorten legt.

DIE KIWI hält *angeblich* alle Vitamin-C-Rekorde. Nach neuen Untersuchungen wurde da oft schamlos übertrieben, doch übertrumpft sie die Zitrusfrüchte immerhin um das Zwei- bis Dreifache. Sie enthält Gerbsäure und das eiweißspaltende Enzym Actinidin. Wenn Sie Fleisch vor dem Braten mit einer halbierten Kiwi bestreichen, wird es zarter. Allerdings verhindert das Enzym z. B., daß Gelatinespeisen mit Kiwis fest werden; auch mit Milch(-Produkten) soll man sie nicht kombinieren.

Achtung: Die Kiwi-Allergien nehmen rasant zu!

DIE LYCHEE, zur Winterszeit auch bei uns jetzt viel (und teuer) angeboten, gilt in Ostasien als eine der feinsten Früchte. 42 Aromastoffe wurden in ihr identifiziert. Sie war eine Lieblingsfrucht der letzten China-Kaiserin.

In China und Vietnam gilt Lychee-Wein als vorzügliches Stärkungsmittel für geschwächte Männer und wird auch als Aperitif und Verdauungshilfe getrunken.

DIE MANGO ist der absolute Superstar in Sachen Provitamin A, Carotin. Sie übertrifft damit noch weit die Karotten, enthält aber auch noch B-Vitamine, hat Schutz- und Heilstoffe wie die zellschützenden Flavone, ist mit ihrem Eisen blutbildend, lindert Nieren- und Dickdarmentzündungen. In Indien, wo die Riesenbäume wachsen, an denen die Steinfrüchte wie an Schnüren hängen, haben sie Millionen Menschen vor Hungersnöten gerettet. Mangos werden im Osten auch grün – mit Salz und scharfen Gewürzen – ebenso leidenschaftlich gegessen wie vollreif, als Süßigkeit. Die Crux hierzulande: Wir bekommen sie fast nie wirklich reif, und so sind sie bei uns nur ein müder Abklatsch der herrlichen Vitamin-, Mineral- und Aromaspender, und sie schmecken manchmal noch nach Terpentin.

Achtung: Mangos nie in den Kühlschrank, immer bei Küchentemperatur nachreifen lassen. Und Mangoflecken auf Tischtüchern, Servietten etc. gehen nie mehr raus!

DIE PAPAYA, wie sie hierzulande jetzt sogar in Supermärkten angeboten wird – klein, grün, steinhart und teuer –, ist ein hoffnungsloser Fall, und man sollte sie vergessen. Wer das Glück hat, ›echte‹ reife Papayas in einem Feinkostgeschäft, einem Asienladen (oder einem fernen Ferienland) zu bekommen, der sollte sie zum Frühstück essen. Denn sie regen die Verdauung an, sind überreich an Provitamin A, Vitamin C, Kalium, Kalzium und an Substanzen, die tonisierend wirken.

Weil sie antibakterielle Stoffe enthalten, werden sie in Indien gegen Darmparasiten und Schleimhautentzündungen des Verdauungstrakts gegeben. Dazu müssen die Patienten auch die Kerne essen. – Frauen in den Herkunftsländern empfehlen diese Kerne darüber hinaus bei Periodenschmerzen.

Sie enthalten neben Senfölen ein wichtiges Enzym, das ›Papain‹, das heute auch zu verschiedenen Medikamenten verarbeitet wird. Unter anderem wird es bei Bandscheibenschäden gespritzt, was oft Operationen ersetzen kann.

In der Küche ist das Papain ein Fleischzartmacher. US-Ärzte empfehlen, Papaya auf schmerzhafte Insektenstiche zu streichen. In den Tropen gilt Papaya auch als Geheimtip gegen den Alkohol-Kater.

Kleiner Knigge für den Umgang mit Obst

- Kaufen Sie möglichst vollreifes Obst, das uns die Jahreszeit schenkt, und exotische Früchte nur dann, wenn diese reif sind. Denn *reife* Früchte enthalten Einfachzucker, die leicht verdaut werden, und haben viel mehr Schutz- und Heilstoffe.
- Versuchen Sie wirklich *biologisch* angebautes Obst zu bekommen. Fragen Sie herum, bedrängen Sie die Händler. Informieren Sie sich bei den Verbraucherzentralen, beim BUND, kaufen Sie bei jenen, die eines der folgenden Zeichen vorweisen können: Demeter, Naturland, ANOG, Bioland, Biokreis Ostbayern.
- Gegen Schadstoffe – wie Blei aus Autoabgasen – hilft, noch besser als Waschen, das Obst gründlich mit einem Tuch abzureiben. Sonst: Immer das Obst waschen! Rückstände von Schwermetallen (Cadmium etc.) sitzen oft recht fest auf den rauhen Schalen mancher Früchte. Im Zweifelsfall lieber schweren Herzens noch so schöne ›Schneewittchen-Äpfel‹ ganz *dünn* (Kartoffelschäler) schälen und evtl. dafür etwas *mehr* Obst essen.
- Allergiker vertragen oft *rohes* Obst ganz schlecht, aber dieselben Früchte sehr wohl, wenn sie – nur wenige Minuten und schonend – gekocht werden. Ausprobieren!
- Obstkonserven wirklich nur in hausfraulichen Notfällen. Sie enthalten meist viel zuviel Zucker und fast null Vitamine. Tiefgekühlte Früchte sind in jedem Fall besser und gesünder als Dosenobst.
- **Merke:** Der Vitaminverlust bei der Küchenverarbeitung von Obst ist höher, je kleiner die Früchte geschnitten werden und je länger sie dann vor dem Essen herumstehen. Eine Banane, kleingeschnitten, hat schon nach Minuten 10% Vitamin C verloren, nach zwei Stunden schon über 30%. Einige Tropfen Zitronensaft oder Essig und Kaltstellen (Kühlschrank) verzögern den Vitaminabbau erheblich.
- *Fruchtsäfte* sind zwar in *reiner* Form eine sehr gute Quelle von Mineralien und Vitaminen, aber die Ballaststoffe gehen alle verloren, und mit ihnen auch andere Wirkstoffe. Und Fabriksäfte sind einer Unzahl von technischen Zubereitungen ausgesetzt. Außerdem besteht nur ›Saft‹ zu 100% aus Früchten, ›Nektar‹ und ›Fruchtsaftgetränke‹, vor allem aber Limonaden, enthalten Bruchteile von Früchten und meist enorm viel Zucker. Der Rest ist Wasser. Am besten ist natürlich: selbst Säfte pressen und sofort trinken. Merke jedoch: Wer viel Fruchtsaft trinkt, der ›ißt‹ quasi auch – nämlich Kalorien!
- Gekeimte Körner nie mit *saurem* Obst zusammen essen, auch Müesli immer mit süßen Früchten.
- Aromatisches Obst in der Küche mit *Fleisch* zu kombinieren, das schmeckt köstlich und ist auch ›erlaubt‹: Klassische Beispiele sind Melone mit Schinken, Sauerbraten mit Backpflaumen oder Sauerkirschen, Leber mit Äpfeln und haben Sie je Putenleber oder Pfeffersteak mit Erdbeeren versucht?

Sie sieht aus wie eine Birne, ist aber botanisch eine (Lor-)Beere. Wie auch immer, sie ist ein ›rundes Ding‹, durch und durch voll Nährwert und Schutzstoffen! Die ›Butter vom Baum‹ hat zwar bis zu 30% Fett, das enthält aber keine Spur von Cholesterin, dagegen besteht es zu drei Vierteln aus doppelt ungesättigten Fettsäuren, die Balsam für Herz und Gefäße sind. Sie hat 2% Eiweiß und liefert alle lebenswichtigen Aminosäuren, sie ist sehr reich an Vitamin A und C und E (Krebsschutz) sowie an Kalium, Kalzium, Eisen und Phosphor. Ihre B-Vitamine-Werte, vor allem Folsäure und Pantothensäure, sind die höchsten in Früchten. Sie wartet mit Bitterstoffen auf und mit weiteren geheimnisvollen Inhaltsstoffen, die hervorragend sind bei Streß, Nervosität und Schlaflosigkeit. Sie soll sogar hilfreich sein bei *nervös bedingter* Impotenz.

Wie Grabfunde enthüllen, wird die dicke Grüne schon seit rund 9000 Jahren in Mexiko angebaut. Dort und bei den Indianern Südamerikas wird ihr Fruchtmus zur Wundheilung eingesetzt, in Ostasien gegen Magen- und Darmgeschwüre und Koliken verordnet. Frauen essen sie gegen Menstruationsstörungen und benutzen sie erfolgreich als Basis für selbstgemachte Hautcremes und Masken.

In der Küche ist sie so vielseitig, daß der berühmte Gaylord Hauser sie »ein Menü mit sechs Gängen vom Baum« nannte. Als Basis für supergesunde Salatdressings und Suppen kann sie helfen, Cholesterin abzubauen. Aber: Sie muß ganz reif und ›butterweich‹ sein. Gelagert wird sie im Gemüsefach.

TROCKENOBST hat drei- bis viermal so viele Kalorien wie frisches Obst, aber es kann beim Kochen und Backen oft den reinen Zucker ersetzen und ist wertvoll nicht nur wegen seiner vielen Mineralien und Vitamine, sondern auch wegen der Ballaststoffe.

Leider ist Trockenobst heute meist mit Schwefeldioxid konserviert – einem problematischen Stoff, der verschiedene Enzyme im Körper hemmen kann und das wertvolle Nervenvitamin B_1 zerstört. Schwefeldioxid kann bei empfindlichen Menschen auch Kopfschmerzen, Migräne, Durchfall, ja sogar einen Asthma-Anfall auslösen. Versuchen Sie unbedingt, Dörrobst zu bekommen, das ausdrücklich die Aufschrift ›ungeschwefelt‹ trägt – obwohl selbst dieses Spuren enthalten darf. Also – in jedem Fall warm abwaschen!

IV.
VOLLKORN – DAS RÜCKGRAT UNSERER ERNÄHRUNG

Das Brot ernährt uns nicht!
Was uns im Brote speist,
Ist Gottes ewiges Licht,
Ist Leben und ist Geist

ANGELUS SILESIUS

Korn und Brot in Überfluß und Not

Das Getreidekorn, dieses kleine Ding, hat in der Geschichte der Menschheit wie kein anderes Kind der Mutter Erde eine mächtige Rolle gespielt, immer wieder, wenn es um Wohl und Wehe, um Leben oder Tod oder Überleben ganzer Völker ging. Korn und Brot sind seit Jahrtausenden auch Spiegelbild der Kultur der Menschen (Ackerbau – lateinisch ›cultura‹). Wie Menschen mit ihnen umgingen, sagt fast alles aus über ihre Kreativität und Humanität, aber auch über ihre Achtung oder Mißachtung gegenüber der Natur und den Menschen.

»Korn und Brot«, so sagte einmal ein Weiser, »sind Ausdruck der Beziehung von Himmel und Erde.«

Weizen galt im alten Ägypten als die ›Pflanze der Wahrheit‹. Gläubige, die den Gott Osiris anbeteten, aßen Weizenplätzchen, um an seiner Göttlichkeit und Unsterblichkeit teilzunehmen. Das war die erste ›Heilige Kommunion‹. Nach altem ägyptischem Glauben war der Mensch im Augenblick des Todes ein Getreidekorn, das in die Erde fiel, um aus ihr heraus wieder zu neuem Leben zu erwachen. Übrigens: Weizenkörner, die Lord Carnavon im Grab von Tutenchamun fand, wurden in Frankreich im Labor in die Erde gesenkt und brachten nach rund 3300 Jahren gesunde Pflänzchen hervor …

Von allem Anfang an waren Korn und Brot für viele Menschen eine heilige Nahrung, die direkt von Gott kam. Im Vaterunser bitten wir ja ausdrücklich um unser täglich Brot und hoffen, daß es uns gesund erhält. Wie schön sagen das die Verse

Es kamen drei Dinge vom Himmel herab,
das erste die Sunn, das zweite der Mond,
das dritte war das heilige Brot,
das schlug alle Krankheiten tot …

Geschichte: Unter dem Zwang, täglich ums Überleben kämpfen zu müssen, haben schon unsere Ururahnen, die Pfahlbauern der Stein- und Bronzezeit, ungeheure Fantasie entwickelt. Bei Ausgrabungen ihrer Ansiedlungen fand man Töpfe, die wohl als ›Abfalleimer‹ benutzt worden waren: In ihnen wurden Speisereste von weit über 200 verschiedenen Nahrungsmitteln identifiziert – von der Fischgräte und der Nußschale bis zum Kirsch- und Hagebuttenkern und zum Mohn-Preßkuchen –, vor allem aber fand man viele Ähren und Körner, die durch Züchtung aus den Samen von Gräsern entstanden waren. Hafer, Gerste, Roggen und Weizen waren die Getreide nördlicher Völker, Reis und Hirse wurden vor allem in den Tropen gezüchtet.

Ebensoviel Fantasie wie die Steinzeitleute entwickelten verzweifelte Menschen während der Hungersnöte, die ja immer wieder ganze Völker heimsuchten. Da wurde das rohe Getreide vermischt mit vielerlei gesottenen Kräutern, mit Wurzeln und Gras. Man buk Notbrote aus Mehl mit Häcksel und Baumrinde – sogar in den Klöstern des frühen Mittelalters hungerten die Mönche. Vom hl. Bernhard wird berichtet, daß er um das Jahr 1115 mit den Seinen Brot aus Buchenblättern, Gerste, Hirse und Wicken aß. Noch im Ersten Weltkrieg und den Notzeiten danach wurden übrigens auch in Deutschland und Österreich viele Anstrengungen unternommen, trotz großen Mangels ›Brotersatz‹ zu finden. So propagierte man in Wien, »daß auch der Ärmste ohne Ausgaben, mit wenig Arbeit, sich von Pilzen gut ernähren kann«. Mit dem Ergebnis, daß damals in Wien Tag für Tag bis zu zehn Menschen an Pilzvergiftung starben.

In Berlin wurde von Amts wegen angeordnet, Bucheckern und Lindensamen zur Ölgewinnung zu sammeln, und sogar die Palm-, Erlen- und Birkenkätzchen wurden zum Verzehr empfohlen. Kohlrübenbrote forcierten die Herren Wissenschaftler (die sie wahrscheinlich nie selber gegessen hatten) noch in der Inflation um 1925 als ein »gesundes und stärkendes Nahrungsmittel«. Bis die Reichsgetreidestelle feststellen mußte, daß schon 10% Runkelrübenmehl mit 90% Roggenmehl das Brot verdarben ...

Wer all dies liest, z. B. in dem Standardwerk ›Die Geschichte der Pflanzennahrung‹ des Lemberger Botanik- und Getreideforschers Dr. A. Maurizio (von 1927), den beschleicht als übersatten Wohlstandsbürger ein noch größeres Unbehagen bzw. richtiger Zorn angesichts der überquellenden Mülltonnen, in die auch so viel ›altes‹ Brot wandert, und unserer heutigen Schulhöfe, wo nichtgegessene Schulbrote massenhaft weggeworfen werden. Vor allem aber auch angesichts der behördlich angeordneten Großvernichtung einwandfreier Nahrungsmittel aus agrar- und wirtschaftspolitischen Interessen – die sicher zu den größten Perversitäten unserer sogenannten Zivilisation gehört.

Es kann gewiß nichts schaden, wenn wir uns immer vor Augen halten, daß der Überfluß an Korn und Brot, dessen *wir* uns heute erfreuen dürfen, absolut keine Selbstverständlichkeit ist, daß anderswo immer noch unzählige Menschen bittersten Hunger leiden, daß alle paar *Sekunden* in der Dritten Welt ein Kind an Unterernährung stirbt – und daß wir mit Korn und Brot ehrfürchtig umgehen sollten. Ein alter Freund von mir schlägt, ehe er einen frischen Brotlaib anschneidet, auch heute immer noch über ihm drei Kreuze und dankt ...

Am Anfang waren Grütze und Fladen

Am Anfang war das Grützekochen und Fladenbacken, waren Brei und Schleimsuppen und Aufgüsse, die rasch gegessen werden mußten, damit sie nicht verdarben. Dann entdeckten die Menschen (wohl durch Zufall, weil eine Nahrung zu lange herumstand und zu gären begann), daß die *Säuerung* ein wahrer Segen war. Aus dem Urbrot, dem Fladen, wurde ein lockerer Brotteig.

Das älteste saure *Getränk* seit Beginn des Pflanzenanbaus ist wohl *Braga* – ein Aufguß aus Hirse. Er wurde verbreitet in allen Gegenden, wo Hirse wuchs. Der Rohstoff wurde geschrotet, gemahlen und anschließend geröstet oder stark gedämpft, d. h. aufgeschlossen. Dann kam Wasser dazu, die Gärung begann, die später unterbrochen wurde. Nach Meinung vieler Botaniker und Anthropologen ist die Braga die Urform des Bieres und gilt gleichzeitig als »technisch-bäckerische Grundlage für die Herstellung von Brot« (Maurizio). Man spricht sogar offiziell, z. B. im Zusammenhang mit den Babyloniern, vom »trinkbaren Brot und eßbaren Bier«. Justus von Liebig nannte das Bier später ›flüssiges Brot‹, und in Bayern gilt unter den trinkfesten Maurern heute noch der Spruch: »Das Bier ist das flüssige Brot des Arbeiters.«

Gesunde Darmflora durch Milchsäurebakterien

Die Gärungstechniken, vielfältig abgewandelt und auch mit vielen anderen Getreiden erprobt (sowie mit Gemüsen und Früchten), machten Schule rund um die Erde. – Es würde viel zu weit führen, all jene wohlschmeckenden Aufgüsse und gesäuerten Breizubereitungen aufzuzählen, die in den fünf Erdteilen an den Feuerstellen entstanden. Wir können leider auch nicht ausführlicher auf die Saga eingehen, daß das gesamte Know-how des Getreideanbaus und der Bier- und Brotbereitung aus dem versunkenen Atlantis überliefert ist ...

Hafer, Gerste, Weizen wurden überall und in hundert gesäuerten Variationen verarbeitet, mit Milch oder Honig und Gemüsen gegessen. Zumal die Menschen bald feststellten, daß diese Speisen der Gesundheit besonders guttaten. Dabei hatten sie noch keine blasse Ahnung von

Stoffwechsel- und Verdauungsvorgängen. Mittlerweile hat auch die ›moderne‹ Medizin längst erkannt, daß eine *gesunde Darmflora* die beste Voraussetzung ist für eine stabile Gesundheit. Und die können wir erzeugen – durch Milchsäurebakterien. Nach der Gabe von Antibiotika z. B. werden sie sogar zur Wiederherstellung eines normalen Bakterienmilieus im Darm als ›Medikament‹ verordnet.

Vollkornbrot zur Stärkung der Abwehr

Die moderne Krebsforschung sieht in der Pflege unserer hilfreichen Darmbakterien sogar einen wichtigen Aspekt der *Krebsprophylaxe,* und im Vollkornbrot mit seinen vielen Ballaststoffen, Vitaminen und Mineralien – aus Sauerteig oder Hefe und vollem Getreidekorn hergestellt – haben wir das beste Mittel zur Darmpflege überhaupt. Weil ja der Darm auch ein Immunorgan ersten Ranges ist, tun wir, wenn wir fleißig Vollkornbrot essen, auch gleich etwas zur Stärkung unserer Abwehr!

Übrigens läßt sich in der Geschichte der Ernährung aus den letzten 100 Jahren genau ablesen, daß mit wachsendem Wohlstand meist sowohl der ›saure Aufguß‹ wie das Sauerkraut und die Sauermilch, vor allem aber volles Korn und Brot mehr und mehr verschwanden – und damit schlagartig die sogenannten ›Zivilisationskrankheiten‹ zunahmen.

Das Weizenbrot, von der ›derben, gewöhnlichen‹ (aber so wertvollen) Kleie befreit und oft sogar gebleicht, löste das Roggenbrot ab. Auch die ›grobe‹ Gerste verschwand, und es verschwanden obendrein im Lauf der letzten 150 Jahre unzählige frühere Nutz- und Nährpflanzen im wahrsten Sinn des Wortes vom Erdboden. Bei objektiver Betrachtung ist unsere heutige Nahrung also beileibe *nicht* viel reicher geworden – durch Raffinesse –, sondern in vieler Hinsicht auch ärmer!

Das Müesli – schon 5000 Jahre alt

Den Brei und die Fladen, erst aus Hirse, dann aus Buchweizen, bald aus dem Schrot oder grobem Mehl von verschiedenen Getreiden, kennen Menschen schon seit mindestens 5000 Jahren. Und weil die schlauen Frauen es sehr früh bereits verstanden, gestoßene Nüsse, Samen und Früchte mit hineinzuarbeiten, ist genaugenommen eigentlich auch das Müesli schon 5000 Jahre alt. Unser richtiges Brot dagegen war ursprünglich – wie später in Notzeiten – vor allem eine Nahrung der Reichen.

Breivölker und Brotvölker

Die Kenntnis von der Säuerung des Teigs und der Möglichkeit, lockere und dickere Fladen mit elastischer Krume zu backen, trennte schließlich die Breivölker von den Brotvölkern. Übrigens ißt sogar heute noch nur ein Drittel der Menschheit Brot, die anderen sind bei Breis geblieben – zu denen natürlich auch u. a. die vielen Hirse- und Reiszubereitungen in Afrika und Asien zählen. Und die Fladen – in Mexiko als Tortillas, in Schottland als Oat cake, in Indien als Chapati, in China als Pao Ping und in Äthiopien als Injera – sind in allen Ecken der Welt immer noch ›tägliches Brot‹ der Menschen und doch direkte Abkömmlinge des Fladenbrots der Jungsteinzeit!

Das Brot und der Mangel an Brot standen oft auch im Mittelpunkt von großen Volksaufständen: Schon die Französische Revolution war eigentlich eine Brot-Revolte. Und auf die Fahnen der Revolutionsregimenter, die 1917 in St. Petersburg einzogen, waren »Frieden und Brot« geschrieben – die zwei großen Sehnsüchte der Menschheit.

Brotgewürze fördern guten Geschmack und Verdauung

Das *Würzen* des Brotes ist vermutlich so alt wie das Brot selbst.

Viele Gewürze beschleunigten zum Staunen der Backenden die Gärung des Sauerteigs, und sie förderten die Verdauung, wirkten auch gegen Blähungen. So wurde früh die Erkenntnis genutzt, daß Zimt und Nelken in mäßiger Verdünnung die Triebkraft der Hefe verstärkten – ebenfalls Kümmel, Anis, Fenchel, Muskat, Ingwer, Kardamom und Zitronenschale. Kümmel z. B. verzögert sogar das *Pilzwachstum* und verhindert damit die Schimmelbildung.

›Kohl im Brot‹, das geschah nicht immer nur aus Not, sondern auch, weil man unerschütterlich in der Volksmedizin an seine gesundheitsfördernde Wirkung glaubte – und das mit Recht. Auch Salbeiaufgüsse wurden dem Brotteig zugesetzt, und manche Frauen des Ostens buken und backen heute mitunter noch Brote auf großen Eichenblättern, damit ihre Männer ›stark wie die Eichen‹ werden.

Brot macht überhaupt nicht dick!

Heute haben wir Brot im Überfluß. Und nicht wenige dumme Menschen kennen nur noch eine Sorge: daß Brot *›dick machen‹* könnte – was ganz und gar nicht stimmt. Dick macht nur, was wir aufs Brot tun, oft zentimeterhoch, ob es nun fett oder süß oder beides ist, und wenn wir von diesen Schlemmerschnitten auch noch zu viele essen.

Doch zum Glück haben immer mehr Menschen heute ein neues Brot-Verständnis. Sie wählen ihr Brot sorgfältig aus – nur aus vollem Korn –, achten darauf, daß es chemisch nicht behandelt wurde, sie essen es bewußt und mit Genuß und Dankbarkeit. Sie sorgen dafür, daß kein Brot verdirbt, und erziehen auch ihre Kinder in diesem Sinn.

Und wenn Freunde zusammensitzen und es eine schäumende Maß zum duftenden, frischen Brot oder der röschen Breze gibt, dann darf ruhig darüber diskutiert werden: »Was war zuerst da – das Bier oder das Brot?«

Warum Korn und Brot so gesund sind

»Die Vielzahl der Inhaltsstoffe des ganzen Getreidekorns vermag mit ihren ineinandergreifenden Wirkungen die Selbsthilfe- und Selbstheilungskräfte des menschlichen Organismus durch Aktivierung der Organe für Verdauung, Stoffwechsel und Immunabwehr wie im Rahmen einer konzertierten Aktion zu fördern und zu unterstützen, statt sie zu schonen und zu vernachlässigen.« In diesem einen einzigen Satz faßt Prof. Dr. Berthold Thomas von der Technischen Universität Berlin – einer unserer bedeutendsten Experten auf dem Gebiet der Getreideforschung – zusammen, was das volle Getreidekorn für die menschliche Gesundheit bedeutet. (Das Buch von Prof. Thomas ›Vollkorn bietet mehr‹ gilt heute in der Fachwelt als ein Standardwerk.) Ein anderer, höchst verdienstvoller Kämpfer fürs volle Korn, der Orthomolekular-Mediziner Dr. Lothar Burgerstein, sagte einmal: »Das Getreidekorn ist die beste ›lebende Konserve‹ der Natur.«

Tatsächlich ist es schier unglaublich, welche Schätze an ›vollem Wert‹ für den Menschen diese winzigen Körner auf engstem Raum bergen. Getreide bestehen etwa zu 85 % aus Nährstoffen, gegenüber nur 10 bis 20 % bei den meisten anderen Lebensmitteln, von der Kartoffel und den Gemüsen bis zum Fleisch. Durch den niedrigen Wassergehalt sind sie auch besonders gut haltbar und lagerfähig.

Neben der Nährstoff*dichte* ist die *Vielzahl* der Wirkstoffe einzigartig. Weil diese Inhaltsstoffe je nach Getreidesorte stark schwanken, hier die ungefähren Mittelwerte:

Kohlenhydrate (Stärke)	55	–	75 %
Ballaststoffe	1	–	13 %
Mineralstoffe	1	–	4 %
Fett	0,5	–	7 %
Eiweiß	7	–	15 %
Wasser		bis	13 %

Da sieht man schon, daß Getreide ein sehr wertvoller *Eiweiß*träger ist. Alle Getreideprodukte zusammengenommen liefern rund 25 bis 30 % unseres täglichen Eiweißbedarfs und sind damit nach Fleisch und Fleischwaren unsere zweitwichtigste Eiweißquelle! Ganz entscheidend ist dabei auch noch, daß tierische Eiweißquellen immer mit der gleichzeitigen Aufnahme von gewissen unerwünschten Begleitern, wie Fett, Cholesterin oder Purinen (die zu Gicht führen können), verbunden sind.

Der *Fett*gehalt in Getreidekörnern ist dagegen relativ niedrig und liefert uns doch beachtliche Mengen der herz- und gefäßfreundlichen ungesättigten Fettsäuren. So enthalten 100 g Hafer dreimal soviel Linolsäure wie 100 g Vollmilch! Linolsäure ist u. a. dafür zuständig, daß im Organismus wichtige Bausteine für Zellen, Gehirn und Nerven entstehen können. 200 g Vollkornbrot mit dem Keimling können schon den Mindestbedarf an essentiellen Fettsäuren decken.

Kohlenhydrate aus Korn ›sickern‹ ins Blut

Nun aber zu den so oft als ›Dickmacher‹ verschrienen *Kohlenhydraten*: Hier muß noch einmal ausdrücklich festgestellt werden, daß es sich beim vollen Korn (es besteht bis zu drei Vierteln aus Kohlenhydraten) fast ausschließlich um Stärke handelt. Und Stärke aus ›Polysacchariden‹ (Vielfachzuckern) wird im Körper erst langsam aufgespalten. Die Kohlenhydrate aus Getreide ›sickern‹ dadurch allmählich ins Blut. Sie sättigen besser und versorgen den Körper für längere Zeit mit Energie. Sie halten den Blutzucker auf einem gleichmäßigen Stand. Heute wird international mit großen Ernährungskampagnen für gesteigerten Vollkornverzehr geworben – aber auch für verminderten Zuckerkonsum!

Die Vitamine (vor allem der B-Gruppe und Vitamin E), die *Spurenelemente* und die *Enzyme* in Getreide und Vollkorn(brot) sind weder in Prozentzahlen auszudrücken, noch lassen sie sich auf der Briefwaage wiegen. Und doch sind gerade sie lebenswichtig! Und Sie müssen wissen, liebe Leser: Vollkornbrot enthält im Vergleich zu Weißbrot die vier- bis fünffache Menge an Vitaminen, Mineralstoffen, Spurenelementen (z. B. reichlich Eisen und Kalzium).

Höchstens 20 % der Getreide werden von Menschen gegessen!

Der *Mineralien*gehalt des Getreides ist stark abhängig von der Beschaffenheit des Bodens, auf dem es wächst. Und es hat auch z. B. der Hafer einen wesentlich höheren *Fett*gehalt als andere Getreide, und der *Eiweiß*gehalt der Körner schwankt ebenfalls stark (wir kommen noch darauf zurück). Wirklich entscheidend aber sind völlig andere Tatsachen:

- Rund 80 % des gesamten Getreides werden ans liebe Vieh (zur Fleischmast) verfüttert. Um *eine* tierische Kalorie (im Fleisch) zu erzeugen, fressen diese Fleischtiere *sieben* pflanzliche Kalorien. Das bedeutet auch, daß sich von einem Hektar Ackerland mit Vollgetreide 25 Menschen ernähren können, während das gleiche Land auf dem Weg über das Fleisch nur fünf Menschen satt macht!

- Dementsprechend werden nur 20 % von allem Getreide überhaupt für Brot und Nährmittel verarbeitet.
- Von diesen 20 % Brotgetreide, Gott sei's geklagt, wandert wieder nur ein knappes Fünftel (insgesamt höchstens 2 bis 4 % der gesamten Getreideernte) als ganzes Korn, also in Form von Vollkornprodukten, auf unsere Tische. Der überwiegende Teil wird mit allen Raffinessen zu randschichtfreien Weiß- und Auszugsmehlen verarbeitet und damit weitgehend seiner inneren Lebenskraft beraubt.

Dabei könnten auch, so Prof. Thomas, mit Vollkornernährung fast doppelt so viele Menschen satt gemacht werden wie mit Weißbrot! Und obendrein bringen sich die Weißbrotesser in geradezu masochistischer, um nicht zu sagen selbstzerstörerischer Weise um die einzigartige Chance, tagtäglich für Pfennigbeträge und auf höchst wohlschmeckende Weise etwas für die Gesundheitsvorsorge und gegen Krankheiten vieler Art zu tun. Sie verzichten freiwillig auf diese kostenlose Küchenmedizin, auf all jene Schutz- und Wirkstoffe, die im Körper den Stoffwechsel und die vitalen Lebenskräfte ankurbeln und übrigens auch den Appetit dämpfen, was bei Gewichtsproblemen gut ist. (Vollkorn hat nämlich die wenigsten, Weißbrot die meisten Kalorien.)

Diese Vorwürfe lassen sich leicht untermauern: Unter der Schale der Getreide sitzen fast alle wertvollen Substanzen. Sie haben ja eigentlich die Aufgabe, als erste Nahrung den zarten Keimling zu stärken, der gerade zu sprießen beginnt. Nicht nur die Mineralstoffe, Vitamine, Enzyme und Fette stecken überwiegend in den Randschichten oder im Keimling selbst, auch die Stärke und das reichliche Eiweiß in und unter der Schale sind leicht löslich und werden vom Organismus besonders gut aufgenommen. Alle diese Gesundmacher werden immer weniger, je mehr es ins Zentrum des Getreidekorns geht. Eiweiß und Stärke sind hier härter, fester und nicht mehr so leicht abzubauen.

Ja, die Mühlen und Mehlhersteller in aller Welt sind sehr stolz, daß sie es soweit gebracht haben, ein schneeweißes, fast unbegrenzt haltbares ›Luxus-Backmehl‹ herzustellen, das seinen Aufgaben perfekt gewachsen ist, für die feinsten Konditoreiwaren, wie Torten, Kekse, Feingebäcke, zu dienen. Vollkornschrot dagegen ist grob, und es bedarf vorbildlicher Bäckerkunst, um es in herzhaft schmeckendes Brot zu verwandeln. Es muß auch möglichst rasch nach dem Mahlen verarbeitet werden (am besten innerhalb von wenigen Stunden), weil seine empfindlichen Wirksubstanzen, eben die Heil- und Schutzstoffe, durch Sauerstoffeinwirkung in kurzer Zeit abgebaut werden. Das Fett wird ›ranzig‹, die fettlöslichen Vitamine E und auch Carotin gehen verloren. Vereinfacht läßt sich sagen:

- Je höher der Ausmahlungsgrad der Mehle, desto höher der natürliche Anteil des vollen Korns. Werden z. B. 10 Pfund Getreide gemahlen und nur 5 Pfund Mehl daraus gewonnen, so beträgt der Ausmahlungsgrad nur 50%. Echtes Vollkornmehl dagegen entspricht dem Ausmahlungsgrad von 100%.

- Wichtig also zu wissen: Je niedriger die Typenbezeichnung des Auszugsmehls ist, desto geringer ist auch sein gesundheitlicher Wert.
- Je höher die Typenzahl, desto gehaltvoller ist das Mehl und desto besser für die Ernährung. Das heißt: Weizenmehl der Type 405 – schneeweiß – hat nur einen Mineralstoffgehalt von 405 mg oder 0,405%. Es ist das Mehl für die ›feine‹ Küche oder Bäckerei/Konditorei.
- Weizenmehl der höchsten Typensorte 1700 – viel dunkler – enthält 1700 mg oder 1,7% Mineralstoffe. Dieses ›Schrotmehl‹, das aber auch fein gemahlen werden kann, entsteht aus dem *vollen* Korn. Es wird allein oder zusammen mit Roggenschrot zu Vollkornbrot verbacken.
- Beim Roggenmehl dient die Type 815 zusammen mit Weizenmehlen zur Herstellung von gesundheitlich weniger wertvollen, hellen Mischbroten. Die Type 1800 dagegen ist wieder aus Vollkornschrot hergestellt.

Das ›gängige‹ weiße Haushaltsmehl hierzulande hat aber die Typenzahl 405. Die dunklen Typen mit viel mehr ›innerem Wert‹ bekommen Sie keineswegs überall, jedoch fast immer in Reformhäusern, bei guten Bäckern und in Naturkostläden. Zum Selberbacken werden, zumindest für den Anfang, oft Mischungen, d. h. Kombinationen der Typen 1700 und 1050 oder auch 1800 und 550 oder sogar 405, empfohlen.

Gut für Herz, Gehirn und Nerven – und sie gehen fast alle verloren!

Damit Sie sich ein genaues Bild machen können:

Vitamin B_1, ein lebenswichtiges Stoffwechsel- und Nervenvitamin, unentbehrlich fürs Gehirn, von Experten gern ›Gute-Laune-Vitamin‹ genannt, geht im Auszugsmehl (gegenüber Vollkornmehl) zu 86% verloren. Auch die anderen B-Vitamine, allesamt unentbehrlich für Nerven, Gehirn, Haut, Verdauung und gegen Streß, verschwinden bei diesem ›schönen‹ Mehl zu 50 bis 70%. Vitamin E ist so gut wie völlig weg. Eisen geht zu 84%, Kupfer zu 75%, Magnesium zu 52% und Kalium zu 76% verloren. Wer nicht viel Fleisch ißt (das sonst die beste Vitamin-B-Quelle ist) und dann noch beim Weißmehl bleibt, der riskiert ernsthafte Ernährungsdefizite.

Professor Thomas z. B. sieht aus gutem Grund als ›lebend‹ nur das volle Korn an – auch im ruhenden, scheinbar leblosen Getreide. Denn vollwertige Brotgetreide *keimen.* Man kann sie also jederzeit auch zu Sprießkorn-Gerichten (siehe Abschnitt ›Sprossen und Keime‹) in der

Küche verwenden. Es versteht sich am Rande, daß die bisher noch recht kleine, aber festverschworene Gemeinschaft der Vollwert-Bäcker nur Getreide verarbeitet, das wenige Stunden vor dem Mahlen und Backen noch keimfähig war, und daß dieses Getreide mit keinerlei Chemie wie Pflanzenschutzmitteln, Kunstdünger etc. in Berührung kam.

Übrigens berichtete der große Hippokrates schon, daß die Hauptkost der römischen Gladiatoren aus frischen Gerstenkuchen und Öl bestanden habe – »eine Kost, die ausgezeichnet dazu geeignet ist, Muskelkraft und Ausdauer zu geben«.

Zu den lebenswichtigen Inhaltsstoffen des vollen Korns zählen natürlich auch die sogenannten Ballaststoffe, die ja eigentlich einen völlig falschen Namen haben, weil sie hohen Gesundheitswert besitzen. In den USA nennt man sie richtiger ›Fibers‹ – Fasern.

Apotheke: Das volle Korn mit seinen Randschichten und dem Keimling, und *nur* dieses volle Korn, nicht das Auszugsmehl (!),

- regt zum besseren Kauen an. Das Kauen entstaut die venösen Geflechte im Schädel. Die ›Mahl‹-Zeit, das Zähne-Aufeinanderbeißen, bedeutet eine Nervenstärkung, ist gesund fürs Gehirn. Die richtige Kieferausbildung bei kleinen Kindern wird durch das Kauen von festen Brotkrusten gefördert (*nicht* von irgendwelchen Milch- oder Nußschnitten!).
- Es läßt den Speichel reichlich fließen und stimuliert auch die anderen Verdauungssäfte, die ›Heilsäfte‹ unseres Körpers.
- Seine Ballaststoffe wirken in Magen und Darm stark füllend, sie machen viel schneller satt als z. B. die *weißen* Brote oder Mehlprodukte (Pfannkuchen, Pizza etc.). Außerdem binden Ballaststoffe Wasser und vermehren dadurch das Stuhlvolumen. Die Verdauung wird beschleunigt und ›eine runde Sache‹.

Nach neuesten US-Veröffentlichungen wirken die Ballaststoffe im vollen Korn auf zweierlei ganz unterschiedliche Weise: Voll*weizen*erzeugnisse und *brauner Reis* sind reich an wasser*un*löslichen ›Fibers‹ (Fasern). Ihnen rühmen die US-Experten nach, daß sie den Cholesterinspiegel senken und damit die Gefäße sauberhalten, also der Arteriosklerose vorbeugen. *Gerste* und *Hafer* enthalten reichlich wasser*lösliche* Fasern, und diese wirken sehr günstig gegen Verstopfung, ohne zu stopfen, wie es die reine Kleie oft tut. Sie mindern damit nachweislich das Colon-(Dickdarm-) Krebsrisiko.

Aber: Experten warnen dringend davor, ständig reine Ballaststoffpräparate in *großen* Mengen in *isolierter* Form, als Kleie, zu essen! Aus den obengenannten Gründen ist es auch sicher richtig, die verschiedenen Getreidesorten *weniger gemischt* als *abwechselnd einzeln zu essen!*

Außerdem werden die ›komplexen‹ Kohlenhydrate – im Vollkorn vorwiegend Stärke, nicht zu verwechseln mit reinem Zucker –, wie oben schon erwähnt, im Stoffwechsel *langsam* abgebaut. Deshalb ist Vollkorn auch grundsätzlich die bessere Alternative für Diabetiker. Es ›bremst‹ den Blutzucker. So läßt z. B. Vollkornbrot, sogar mit etwas Butter, halbfettem Käse und einer Tasse Milchkaffee, den Blutzucker nur um 61 % von einer vergleichbaren Weißbrotmenge steigen.

Also: Die komplexen Kohlenhydrate sind unentbehrlich, das beweisen viele klinische Tests, zur Versorgung aller Organe, auch des Gehirns, und zur Erzeugung von Muskelenergie, etwa bei körperlicher Arbeit und Sport.

Die reine Medizin – der Getreidekeimling

Die reine Medizin ist der edle Getreidekeimling, der Embryo, der sich bei seiner Mutter, dem Korn, alle Nährstoffe holt, die er zum Sprießen braucht. Auch er wird beim Mahlen zu Weißmehl entfernt. Er ist mit erstaunlichen Vitalstoffen ausgestattet, enthält viel Eiweiß mit hohem Gehalt an essentiellen (lebenswichtigen) Aminosäuren, Öl mit 50 % ungesättigten Fettsäuren (Herzschutzfunktion) und Lezithin (gegen Arterienverkalkung und fürs Gehirn), ferner fünfmal mehr Vitamin B_1 und zehnmal mehr Vitamin E als der Mehlkörper. Außerdem Carotin, das Provitamin A, sowie viele Mineralstoffe und Spurenelemente. Die *biologische Wertigkeit* des Keimlingeiweißes ist viel höher als die des Klebereiweißes im Mehlkörper. – Aus gutem Grund raten Naturärzte, täglich einen Teelöffel Weizenkeimöl und einen Eßlöffel Weizenkeime ins Essen zu mischen – als Schutznahrung par excellence. (Siehe auch Abschnitt ›Gesundmacher‹.)

Die Wissenschaft weiß heute: Ein Mensch, der ständig Mangel leidet an jenen Vitaminen, Mineralien und Spurenelementen, aber auch an dem wertvollen Eiweiß, den Fettsäuren und jenen Mehrfachzuckern, wie sie alle im vollen Korn reichlich vorkommen, der ist nicht nur körperlich, sondern auch *geistig* in seinen Leistungen reduziert. Sehr wichtig ist das im Zusammenhang mit Schulkindern, die sich leider oft nur mit weißen Semmeln, süßen Teilchen, süßen Schnitten ernähren!

Zudem lassen die *körperlichen Abwehrkräfte* nach oder brechen gar zusammen. Denn im ganzen Getreidekorn stecken, wir sagten es schon, viele einzigartige Stoffe, die der Selbsthilfe und Selbstheilung des ganzen Organismus dienen. Durch ihre Wirkkraft und all ihre Vitalstoffe sind sie mit unsere wichtigsten Gesundmacher überhaupt, diese ›kleinen Riesen‹.

Die Umstellung: Immer wieder hört man klagen: »Ich vertrage Vollkornbrot nicht, es bläht mich so schrecklich.« Auch Ärzte werden täglich mit diesem Problem konfrontiert. Meist raten sie ihren Patienten dann, das volle Korn doch lieber wieder wegzulassen. Sie kommen meist gar nicht auf den Gedanken, daß man in der Umstellungszeit etwas anderes weglassen könnte.

Nämlich: *alle Arten von Zuckerstoffen,* auch in fabrikverarbeiteten Säften, Obstkonserven, Honig und Marmelade z. B. »Denn Zucker und Vollkornbrot«, so sagt der erfahrene Bio-Bäcker Kurt König, »das paßt nicht zusammen, das gärt, das gibt die reine Schnapsfabrik im Bauch.

Schon aus diesem Grund ist z. B. die viele Marmelade, sind die süßen Flocken etc. zum Frühstück problematisch. Und wem Vollkornbrot mit groben, womöglich ganzen Körnern schwer im Magen liegt, der sollte zum Frühstück diesem – noch halb schlafenden – Magen lieber feinvermahlenes Vollkornbrot anbieten.«

Professor Thomas: »Eine Ernährungsumstellung, oft nach vielen Jahren einer ballaststoffarmen und meist fast ausschließlich (recht weich) gekochten Fleisch-Fett-Kost, auf eine mehr pflanzliche Ernährung mit viel Rohkost und vielen Ballaststoffen fordert die intensive ›Mitarbeit‹ fast aller Verdauungsorgane, einschließlich der lebenden Mitbewohner, der Darmflora. Das gelingt nur in der Jugend schnell und geht mit zunehmendem Alter nur langsamer voran – und kann manchmal Monate und Jahre dauern.«

Da muß der neue Vollwert-Kostler geduldig und konsequent sein. Wenn er/sie sich dann zunehmend besser fühlt, abnimmt, nicht mehr verstopft ist, eine schönere, glatte Haut bekommt und ganz bestimmt frei von vielen bisherigen Beschwerden ist, ja sicher auch bessere Laune hat – dann kommt der Appetit beim Essen! Das besondere Rezept:

Rejuvelac

ein Elixier zur Vitalisierung und Verjüngung,
ein selbstzubereiteter *›Brottrunk‹* (nach Dr. Ann Wigmore)

1 Tasse Bio-Weizen, 2 bis 3 Tassen bestes Wasser, 1 hohes Schraubglas mit breiter Öffnung, z. B. Milch-Literglas für die ›Stählerne Kuh‹.

1. Waschen Sie den Weizen gut; wenn die toten Samen an die Oberfläche schwimmen, sortieren Sie die aus.
2. Weichen Sie diesen gereinigten Weizen 48 Stunden lang in dem Glas ein, geben Sie ein paar Tropfen Zitronensaft dazu, und verschließen Sie mit etwas Gaze oder Tüll. Stellen Sie die Flasche in der Küche an einen ruhigen, dunklen Platz.
3. Nach 48 Stunden sehen Sie viele Perlchen aus dem gequollenen Weizen nach oben steigen. Rühren Sie um, warten Sie, bis sich der Weizen wieder gesetzt hat, dann gießen Sie das Elixier in einen Krug. Auf den Weizen geben Sie wieder zwei bis drei Tassen Wasser, binden das Glas wieder zu, nach 24 bis 48 Stunden können Sie das Elixier wieder abgießen. Diese Prozedur können Sie drei- bis viermal wiederholen. Das Wasser muß ganz zart säuerlich duften. Im Kühlschrank hält sich *Rejuvelac* einige Tage.

Er enthält reichlich:

- Lactobacillus bifidus (Milchsäurebakterien), die im Darm als Schutz wirken gegen mögliche eindringende Mikroorganismen und krankheitserregende Fäulnisbakterien.
- Enzyme, die sich während des Gärungsprozesses bilden. Sie sind kraftvolle Wirkstoffe, häufig Kofaktoren von Vitaminen, regulieren den Stoffwechsel und stärken die Abwehr.
- Außerdem steckt im Rejuvelac Eiweiß, das die Fermente in viele Aminosäuren zerlegt haben, sowie die leichtverdaulichen Kohlenhydrate, wie Dextrine und Saccharose; ferner Phosphor, acht B-Vitamine und die Vitamine K und E.

Als ›fermentierte Nahrung‹ ist das Elixier besonders günstig für Menschen, die ein schwaches Verdauungssystem haben.

Es hilft der Leber, reinigt den Verdauungstrakt und sorgt für eine saubere Keimbesiedelung, die erst die Umwandlung unserer gesamten Nahrung in körpergerechte Nährstoffe (z. B. die Vitaminaufnahme) möglich macht.

Verglichen mit Brottrunk aus dem Laden ist Rejuvelac ein unglaublich preiswertes, gesundes und erfrischendes Getränk, das auch Kinder gern mögen. Allerdings sollte pro Person nicht mehr als 0,3 Liter am Tag getrunken werden.

Am besten mixt man das Elixier mit naturtrübem Apfelsaft oder etwas frischem Zitronen- bzw. Orangensaft im Verhältnis 1 : 1.

Achtung: Manchmal, besonders an sehr heißen Tagen, kann es vorkommen, daß der Brottrunk ›kippt‹ und plötzlich wie Käse riecht. Dann müssen Sie leider wieder von vorn anfangen, mit tadellos gewaschenem Glas und frischem Getreide …

Sesam-Magie, ein stärkendes Blitzgetränk
(4 größere Gläser)

½ Tasse entkernte frische Datteln, 2 kleine Bananen, gut reif, ½ Tasse Sesamsamen, ¼ Liter Brottrunk, ⅛ Liter Apfelsaft. Alles zusammenmixen.
Gleich trinken.

Das Brot in Zahlen und Fakten

80,5 kg hat jeder Bundesbürger im Jahr, in dem dieses Buch erscheint, verzehrt. Das sind 220 g pro Tag oder vier Scheiben Brot und eine Semmel. (Noch um die Jahrhundertwende waren es 500 g.) Damit hat, nach einem tiefen Konsum-Tal, der Brotverzehr wieder den des Jahres 1963 erreicht (1974/75 gab es einen Tiefpunkt von nur noch 69 kg). Aber: Es sollte – so fordern Ernährungswissenschaftler – doppelt soviel Brot wie heute gegessen werden!

Bei Umfragen beteuern die Verbraucher zwar stets, daß die Mehrkorn- und Vollkornbrote ihre Lieblingsbrote seien, die Wirklichkeit aber sieht anders aus: Noch immer machen – leider – die Schrot- und Körnerbrote nur ein knappes Fünftel unseres heutigen Brotverzehrs aus. Viele Menschen behaupten, sie vertrügen das ›grobe‹ Brot nicht gut. Dabei ist das ein Irrtum: Es gibt genügend Vollkornbrot aus feingemahlenem Vollmehl.

Wichtig ist, daß der Keimling und die Randschichten enthalten sind, die uns so viele wertvolle Nährstoffe, Vitamine, Mineralien, Spurenelemente, Eiweiße und auch Ballaststoffe schenken. Im Vollkornbrot steckt – im Vergleich zum raffinierten Weißbrot – von all diesen Gesundmachern die vier- bis fünffache Menge! Das Brot aus vollem Korn hat, medizinisch betrachtet, ›Schrittmacher-Funktion‹, d. h. eine reinigende und sogar krankheitshemmende Wirkung, bis zur Vorbeugung gegen hohe Blutfettwerte und Darmkrebs.

Der Bundesbürger ißt jährlich rund 2,7 kg ›Speisegetreide‹, ganz oder in Form von Flocken, Flakes oder Müeslis. Mehr als die Hälfte davon sind Haferflocken. Die Hersteller von Müesli, das bekanntlich heute eine ›In-Speise‹ ist, verzeichnen jubelnd jährliche Steigerungsraten von 15 bis 20% in ihrer Produktion.

Jedoch – Herrn Bircher-Benner sei's geklagt: Fast ein Fünftel davon kommt in Gestalt zuckersüßer ›Müsli-Riegel‹ auf den Markt, die an den Zähnen kleben und Karies fördern. Und auch sonst sind die Fertigmüeslis mit all den Zucker-, Honig- und Schokobeimischungen wahre Kalorienbomben und viel zu süß. (Weshalb man sie lieber selbst mischen sollte.) Von solchen ›kulinarischen‹ Verirrungen wie ›Müsli-Wurst‹ im Metzgerladen ganz zu schweigen ...

Die Deutschen rühmen sich, ›Weltmeister im Brotbacken‹ zu sein. D. h.: Mit über 200 Brotsorten, vom hellen Mischbrot bis zum schwarzen Pumpernickel, und mit über 1200 verschiedenen Kleingebäcken liegt die Bundesrepublik beim Brotangebot in der ganzen Welt an der Spitze. Oft wäre freilich weniger mehr.

Neue und wiederentdeckte Zutaten und Beimengungen brachten Aufwind in den darniederliegenden Brotmarkt der 70er Jahre. Hafer, Gerste und Hirse kamen wieder zu Ehren. Kleie – die sonst in die Schweinetröge gewandert wäre – wurde auf der Ballaststoffwelle ein Riesengeschäft. Neuerdings finden exotische Körner, vor allem die Indianergetreide Quinoa und Amaranth, hierzulande Freunde.

Dazu gesellen sich Sonnenblumen- und Kürbiskerne, Leinsamen und Sesam.

Viele Bäckereien sind Chemielabors

Der Brotgeschmack der Deutschen hat sich stark verändert. Er ist anspruchsvoller geworden. Brot soll hoch aromatisch sein. Die Industrie ist voll auf diesen neuen Zug der Zeit gesprungen – nicht nur, daß oft mit einem rechten Gewürz-Durcheinander zuviel des Guten getan wird, sondern auch, indem zur ›Geschmacksverbesserung‹ kräftig mit chemischen Hilfsmitteln beigetragen wird. Mit Farb- und Aromastoffen werden oft Nase und Gaumen und sogar das Auge betrogen.

156 Backhilfsmittel fürs liebe Brot sind heute vom Gesetzgeber genehmigt und damit ganz legal.

Aber – wußten Sie schon,

- daß die schöne dunkle ›Vollkorn-Farbe‹ vielfach durch E 150, Zuckerkulör, herbeigezaubert wird, welche chemisch durch Erhitzung von Zucker mit Ammoniak oder Schwefeldioxid gewonnen wird (ein Verbot steht ins Haus)?
- daß E 921 – Cystin – ein wichtiger ›Aroma-Vorläufer‹, der dafür sorgt, daß Teige nicht an Bändern und Maschinen klebenbleiben, aus Menschenhaaren und Schweineborsten gewonnen wird?
- daß ›ballaststoffreiche‹ Brote (*nicht* Vollkornbrote!) als Ballaststoff oft Sojaschalen aus der Margarineherstellung enthalten?
- daß 98% aller Bäcker heute zu den ›schnellen Helfern aus der Tüte‹ greifen?
- daß Semmeln nur zu 30% Vollmehl enthalten müssen und doch als ›Vollkornbrötchen‹ verkauft werden dürfen? Manchmal ist der unter normalen weißen Semmelteig gemischte Leinsamen das einzige ›volle Korn‹;
- daß in vielen sogenannten Vollkornbroten, die aus der Fabrik kommen, die Keime durch Erhitzen lagerungsfähig gemacht wurden – und in diesem Fall auch im ›Weizenkeimbrot‹ die Vitamine nicht mehr enthalten sind?
- daß bei Tests der Verbraucherverbände 98% der untersuchten ›Vollkornbrote‹ *mehr* Salz enthielten, als aus geschmacklichen Gründen nötig gewesen wäre? 34% unseres Salzkonsums stammen aus Brot und Backwaren – sehr bedenklich für Menschen mit hohem Blutdruck;
- daß bis heute kein Gesetz regelt, was Brot eigentlich ist und sein muß, und daß kein Bäcker von seinem Brot im Regal alle Zutaten angeben muß? Daß er die Inhaltsstoffe in den Fertigmehlen auch oft gar nicht genau kennt, weil die Industrie nicht preisgibt, was alles in ihren Fertigmehlen steckt?

Brot selbst backen – ein gesunder Familienspaß!

Angesichts der oben erwähnten, zum Teil schändlichen und schädlichen Tatsachen ist es hoch erfreulich, daß immer mehr Hausfrauen und neuerdings sogar erstaunlich viele Hausmänner dazu übergehen, das tägliche Brot selbst zu backen. Volkshochschulen, Elektrizitätswerke, Verbraucherorganisationen und sogar Bio-Bäcker bieten Vollkorn-Backkurse an. Und wenn dann auch noch ein tüchtiges Mühlchen in der Küche steht, sind die Backergebnisse wirklich höchst gesundheitsfördernd und oft imponierend wohlschmeckend. Außerdem sind der Fantasie fast keine Grenzen gesetzt.

Haben nämlich die Hobby-Vollkornbäcker erst einmal den Dreh heraus, dann können sie sogar für ›Feinbäckereien‹ das Mehl der Type 405 (das am wenigsten wertvolle) durch Voll-Weizen- und auch Voll-Dinkelmehl ersetzen. Damit lassen sich wunderbar auch Obstkuchenböden, Brötchen, Teilchen, Pizzas, Zwetschgendatschis, Marmorkuchen und vieles andere mehr backen!

Wobei ich aus familiärer Erfahrung heraus raten möchte, die Umstellung nicht mit großem Getöse, quasi einem Vollwert-Paukenschlag (»ab morgen gibt es nur noch Vollkorn ...«), zu vollziehen, sondern langsam und listig einschleichend die Weißmehl- durch Vollmehl-Ernährung zu ersetzen!

Mit List und Pfannkuchen anfangen!

Für die Vollkorn-*Anfängerin* empfehlen sich z. B. erst einmal die kinderleicht zu backenden Dinkelpfannkuchen, und aus denen kann dann auch die Flädle- oder Fridattensuppe, mit den Pfannkuchenstreifen in der guten Brühe, gezaubert werden. Und – mal ganz ehrlich – braune Vollkornnudeln mögen Kinder meist (anfangs) wirklich nicht gern. Da bleibt immer noch der Ausweg, die heißgeliebten (Weißmehl-)Nudelgerichte wenigstens in der Umstellungszeit mit besonders gesunden Rohkostsalaten oder nur ganz kurz gedünsteten bzw. chinesisch geschmorten Gemüsen, Tomaten-Zwiebel-Soßen ›aus der Natur‹ etc. zu ergänzen. Mit der Zeit wird dann allmählich auch hier aufs volle Mehl umgeschwenkt.

Für die Vollwert- und Vollkorn-Küche gibt es heute schon viele ausgezeichnete Kochbücher (auch im Heyne Verlag), die unsere Leser sich gewiß gern kaufen werden. Küchentechnisch ist vor allem dies noch wichtig zu wissen:

Bei *Getreidegerichten* sollte nie ›mit voller Fahrt‹ gekocht, sondern stets sehr behutsam geköchelt werden.

Das heißt:

- Zuerst wird das Getreide gut gewaschen (sowieso nur ›Bio-Getreide‹ aus kontrolliertem Anbau).

- Dann wird es drei bis zehn Stunden eingeweicht. Dabei wird der Hemmstoff Phytin abgebaut, und die Mineralstoffe werden voll verfügbar. Das Einweichwasser wird immer zum Kochen verwendet. Viel mehr als zehn Stunden sollte nicht eingeweicht werden, weil dann schon der Keimprozeß beginnt. Es sei denn, Sie möchten bewußt die besonders gesunden Keimlinge auf den Tisch bringen über die Sie sehr ausführlich im Kapitel »Keime und Sprossen« lesen.
- Bei Hirse, Buchweizen, Reis, Maisgrieß (Polenta) und geschrotetem Getreide ist ein Einweichen nicht grundsätzlich nötig.
- Wichtig ist das Wasserverhältnis: Im Schnitt kommen auf ein Teil Getreide zwei bis zweieinhalb Teile Wasser. Bei Gerste, Grünkern und vor allem Polenta können es drei bis vier Teile Wasser werden. Also rechnet man z. B. so: 250 g Getreide, die ca. 320 ccm im Meßbecher entsprechen, werden im Verhältnis 1 : 2,5 geköchelt, also mit ca. 800 ccm Wasser. Das ergibt dann rund 1000 ccm Brei.

Die Kochzeiten:

- Buchweizen, Hirse, Grütze, Schrot ca. 15 Minuten
- Reis, Grünkern, Dinkel ca. 30 Minuten
- Weizen, Gerste, Vollhafer ca. 1 Stunde

Anschließend ans Kochen alle Getreide ca. 30 Minuten zugedeckt und warm gehalten nachquellen lassen. Ideal wäre dazu Omas gute alte Kochkiste, die hier und dort fröhliche Urständ feiert!

Getreidebrei, -bratlinge, -klöße, -küchlein können den Küchenzettel attraktiv bereichern. Am Anfang, das weiß jede Vollwert-Köchin, ist das nur eine Frage des Mutes. Und mit den zunehmenden Erfahrungen werden die Vollkorngerichte immer raffinierter.

Hier noch ein paar *Anregungen:*

Zum Anreichern mit Eiweiß, damit eine noch höhere Wertigkeit der Nahrung entsteht, empfehlen Experten gern *Quark* (Topfen). Und zwar auf ein Teil gekochtes Getreide ein halbes Teil Quark (z. B. zu Aufläufen oder Klößen). Für Bratlinge kann ein Teil Getreide mit einem Fünftelteil Quark gemischt werden. Ist der Teig dann noch zu klebrig, so können dem Auflauf, den Bratlingen oder Klößen nach Bedarf Vollkornflocken beigegeben werden – natürlich auch Eier!

Gesalzen werden die Getreidegerichte erst ziemlich zum Schluß. Auch frische Kräuter und *gemahlene Gewürze* gibt man erst kurz vor dem Anrichten dazu. Gewürz*samen* (die Doldenblütler Kümmel, Fenchel, Anis, Koriander, die auch helfen, daß Getreidegerichte verträglicher und leichter verdaulich werden) läßt man schon mitkochen.

Vermutlich wußten bereits die Frauen in Germanien, zumal die Bäuerinnen in der Schweiz und in Altbayern, daß Getreidespeisen besser bekommen, wenn sie mit etwas *Fett* zubereitet sind. Heute weiß die Forschung: etwas Öl, Butter oder Rahm, das holt die fettlöslichen Vitamine, wie Beta-Carotin und Vitamin E, heraus und macht sie verwertbar.

Alle Getreide-Mahlzeiten lassen sich sehr attraktiv anrichten, wenn man sie z. B. mit frischgeriebenem Käse überstreut oder mit geröstetem Sesam oder mit Tomatenscheiben belegt. Man kann eine dicke Getreidegrütze auch wie Reis in eine gut gefettete Randform drücken und stürzen und in der Mitte vielerlei feine Gemüse, wie Pilze, Spargel, Brokkoli etc., anrichten. Für Fleischesser: Ein Hühnerfrikassee in solch einem Getreiderand aus Schrotbrei (beispielsweise von Hirse, Buchweizen oder Grünkern) ist eine köstliche Sache!

Ratschläge von einem Bäcker aus echtem Schrot und Korn

Seit über 20 Jahren bäckt er schon Vollkornbrote, in der Backstube seines Hauses, das breit und behäbig daliegt am Marktplatz im oberbayerischen Miesbach – der Bäckermeister Kurt König. Ein Almanach der feinen Leute hat ihn zum ›besten Bäcker Deutschlands‹ ernannt. Aber das läßt ihn ziemlich kalt. Für König ist die Publicity nur aus einem Grund wichtig: »Man kann in dieser bunten Brotlandschaft, mit soviel manipuliertem, geschöntem, gefärbtem Brot, die Leute darauf aufmerksam machen, daß es heute auch immer mehr Vollwert-Bäcker gibt, die diesen Namen verdienen und die ein Brot backen, für das man noch dem Herrgott dankt.«

6000 Jahre, so sinniert der Bäcker-Philosoph, sei auf der ganzen Welt alles Vollkorn gewesen. Erst seit rund 150 Jahren gebe es die Mühlentechnik mit all den Maschinen, mit denen man Getreide, auch Reis, schälen könne. »Der Keimling wird weggehaspelt und nur die Stärke noch verwendet, und der wertvolle Keimling wird ans Vieh verfüttert. Der Volksgesundheit schadet das dermaßen, daß heute der Hüftschaden schon zum guten Ton gehört. Es fehlen die Mineralien, Spurenelemente etc., die kauft man dann wieder in der Apotheke ein und ißt sie ›solo‹.«

Der von König mitbegründete *›Verband der bayerischen Vollwertbäkker‹,* der über 20 angesehene Mitglieder hat (und auch Vereine in anderen Bundesländern inspiriert hat), gab sich folgende Richtlinien:

- Getreide wird nur aus kontrolliertem biologischem Anbau verwendet, dabei wird inländischem der Vorrang gegeben.
- Das Korn wird täglich frisch auf der eigenen Mühle vermahlen, und zwar unmittelbar vor der Verarbeitung.
- Die Teigführung ist rein biologisch, mit Sauerteig, Hefe, Backferment.

- Ausschließlich ist Voll-Meersalz zu gebrauchen, maximal 2% von der Schrotmenge.
- Alle Nüsse und Ölsaaten sind biologisch.
- Kein Zuckerzusatz, kein raffinierter Zucker.
- Das Obst stammt nur vom Bio-Bauern.
- Keine industriell vorgefertigten Backfüllungen oder Konserven.
- Bevorzugung von frischer Butter, sonst von unraffinierten Ölen, keinerlei gehärtete Fette.
- Frische Vollmilch. Und vieles mehr.

»Der sogenannte ›Bio-Boom‹«, sagt König, »mit Ballastsemmeln, Achtkornbrot und hunderterlei Kleiekeksen, ist eigentlich ja erfreulich, weil er beweist, daß die Verbraucher aufwachen und nach gesunden Sachen fragen. Aber er ist auch eine große Chance für die Pseudos, die ihre Kasse mit Billigkleie-Zusatz, rustikaler Verpackung und klingenden Brotnamen machen.«

König – zielstrebig und zukunftsorientiert – kann richtig zornig werden, wenn er von ›Brotersatz‹ und ›Pseudobrot‹ spricht, die sich seiner Ansicht nach heute in vielen Regalen breitmachen. Konservierungsmittel, Farbstoffe, Emulgatoren, künstliche Triebmittel sind für ihn tabu. Und er selbst ist unermüdlich dabei, für seine Kunden neue, gesunde Brote zu erdenken und zu erproben, sich aber auch mehr und mehr »auf die besten zu konzentrieren«. Und außerdem hält er auch nach anderen, möglichst unbelasteten Eßsachen Ausschau.

Sein Laden ist eine wahre Schatzgrube. Man kann stundenlang dort in allen Ecken herumstöbern und wahrlich Nahrungsschätze aus aller Welt entdecken: Amaranth und Pop-Quinoa, die wertvollen Indianergetreide, läßt er sich von über 4000 Metern Höhe aus den Anden schicken. Algen, Miso und feinster grüner Tee kommen aus Japan, die garantiert biologischen Sonnenblumenkerne aus Kanada, Sesam aus Israel, die so gesunden Chufas-Erdmandeln aus Spanien, die grünen Kürbiskerne aus der Steiermark, der Bergkäs von einer Alm in Südtirol, Flohsamenhüllen für ›Verdauungspuddings‹ aus Indien, Sauerkirschen aus Ungarn, und und und. Ein Eldorado für Gesundheitsbewußte!

Über den richtigen Umgang mit Brot

Wie geht man nun am besten mit Brot um, was muß man beim Brotkauf beachten, wie bewahrt man Brot optimal auf – das wollten wir vom Bio-Bäcker wissen. Hier seine Empfehlungen:

Brot einkaufen – wenn irgend möglich, im Bäcker-Fachgeschäft. Und immer fleißig fragen: »Ist das Sauerteigbrot?« – »Ist das reines Roggenbrot?« – »Ist das Vollkornbrot?« – »Wird das Vollkornmehl täglich frisch gemahlen?«

König meint: »Die Hausfrau findet sich heute in der Regel gar nicht mehr zurecht, weil es hundert verschiedene Fertigmehle gibt, von einer riesigen Backwarenindustrie hergestellt, aus Getreiden, die zum Teil dampfaufgeschlossen sind, womöglich mit Mikrowellen oder Ultraschall haltbar gemacht, mit Emulgator, Stabilisator, Frischhaltemitteln aller Art versetzt. Und wenn das Brot eine sehr dunkle Farbe hat, dunkler als jedes Getreide auf der Welt, dann ist es noch lange nicht besonders gesund – dieses Brot ist entweder mit Röststoffen oder Extrakten gefärbt oder schlicht verbrannt.«

König wettert auch gegen die *übertriebene Brotvielfalt,* »weil die oft genug auf Kosten einer natürlichen Qualität geht«, und gegen die ganze Palette von *Backhilfsmitteln,*, die zu einer möglichst rationellen, maschinengerechten Teigbearbeitung führt und zu Broten, »die im Labor so ausgeklügelt sind, daß auch der Dümmste und Ungeschulteste ein schön aussehendes Brot zusammenbringt«.

Gar nicht gerne hat er auch »diese Sieben- und Achtkornbrote«. »Die Leute meinen zwar, wenn sie die essen, werden sie sieben- oder achtmal so gesund. In Wahrheit ist das nur ein Riesendurcheinander, besonders für den Magen. Denn jedes Getreide hat andere Aminosäuren-Verbindungen. Und wer schon einen schwierigen Magen hat und eine problematische Verdauung, sich obendrein nicht richtig die Zeit nimmt für die ›Brot-Zeit‹, wer keine Zeit mehr hat, gründlich zu kauen und langsam und richtig einzuspeicheln, der soll dann wirklich lieber Brot essen, das nur aus einem einzigen Getreide ›ehrlich‹ gebacken ist und leicht verdaulich.« In diesem Punkt ist sich König ganz einig mit Experten für die *›Organuhr‹,* die auch Mono- oder Einkornbrote fordern, weil Vielkornbrote der Energie abträglich seien, oft sogar Allergien provozierten. Allerdings sollten diese Brote dann – je nach Korn – von Woche zu Woche gewechselt werden.

»Der gestreßte Manager, der arme Mensch«, so meint der menschenfreundliche Bäckermeister, könne ein *schweres,* grobes Roggen- oder Mehrkornbrot z. B. am Abend überhaupt nicht mehr verdauen, der sollte sich dann lieber auf Müesli oder Dinkelnudeln mit viel Salat beschränken oder allenfalls auf ein Weizenvollkornbrot aus feinvermahlenem Mehl oder Weizenvollkornsemmeln vom Vortag, die auf dem Toaster knusprig aufgeröstet sind. »Dann ist das Brot zweimal aufgeschlossen und damit fast wie Zwieback, und das tut dem kränksten Magenmenschen gut ...« Bei *akutem Streß* rät König, für kurze Zeit lieber überhaupt kein *grobes* Vollkornbrot zu essen, sondern dieses wieder aufgebackene Weizengebäck.

Ganz wichtig: *»Brot lebt auch nach dem Backen. Brot muß reifen!* Ein ofenfrisches Brot mit krachender Kruste ist zwar ein kurzer Hochgenuß, aber die Reue kann lang dauern. Ein Scherzerl (einen Knust, wie man in

Norddeutschland sagt) ja – aber nicht zuviel, das bläht fürchterlich, das quält den Darm.

Weizenbrot und alle Brote, die mit Hefe gebacken sind, brauchen nur einen Tag zur Ablagerung für die Bekömmlichkeit. *Roggenbrot* dagegen, mit Sauerteig, muß mindestens drei Tage abgelagert sein – noch besser sind acht Tage. Bei der Nachreifung kommt dann der Geschmack erst zur vollen Entfaltung.

Übrigens – zur *frischen Brezel* immer reichlich trinken! Brezeln mit ihrer Salzlauge können durchaus eine Übersäuerung verhindern. Und Kinder mögen sehr gern in der Frühe eine Salzstange und können sie auch gut brauchen. Weil man in der Frühe das ›Salz des Lebens‹, die Natriumversorgung, benötigt.

Aufbewahrt wird das Brot möglichst nicht in Plastik, sondern am allerbesten in einem Leinensäckchen, »damit es atmen kann«, und einfach so ins Bratrohr gelegt. Im Brot-Tontopf, der jetzt große Mode ist, wird leider die gute Kruste meist weich, und dann schmeckt das ganze Brot nicht mehr so recht. Auch der alte blecherne Brotkasten ist nicht so günstig, da schimmelt das Brot leicht.«

Man sieht – Brot, unser größtes Gottesgeschenk, ist in des Bäckers Augen *ein Lebewesen,* mit dem man ebenso vorsichtig und liebevoll umgehen muß wie mit anderen Lebewesen. Brot und Korn sind für ihn auch viel mehr als *eines* von vielen Nahrungsmitteln. Sie können, zur rechten Zeit gegessen, so gute Helfer und Heiler sein für Kopf und Bauch, für Hirn und Herz, für geistige und körperliche Kraft. Wobei die Betonung bei vielen Getreiden auf der *rechten (Tages-)Zeit* liegt.

Und hier sind nun die Steckbriefe all der Körner, die uns diese Kraft schenken, Tag für Tag.

Die guten dreizehn

Buchweizen, Dinkel oder Spelz, Grünkern, Gerste, Hafer, Hirse, Mais, Reis, Wilder Reis, Roggen, Weizen, Amaranth und Quinoa.

Der Buchweizen *(Fagopyrum esculentum)*
entgiftet, kräftigt die Venen und Nerven

Er gehört nicht zu den Gräsern wie die eigentlichen Getreide, sondern ist ein Knöterichgewächs, dem Sauerampfer und dem Rhabarber verwandt, das rosa-weiße Blüten hat und bis zu 60 cm hoch wird. Seinen Namen bekam er, weil die kleinen, braunen, dreikantigen Früchte an Bucheckern erinnern.

Geschichte: Im süddeutschen Raum wurde er früher auch Tataren- oder Heidenkorn genannt. Tatsächlich kam der Buchweizen ursprünglich aus Nepal, wurde dann in ganz Asien gezogen und ist auch heute noch in China und Rußland ein wichtiges Volksnahrungsmittel. (Manchem deutschen Kriegsgefangenen in Rußland hat die Buchweizengrütze das Leben gerettet.) Von den Tataren und Sarazenen und Nomaden wurde er aus der Mongolei nach Europa gebracht.

Buchweizen ist anspruchslos und trägt in ca. zwölf Wochen seine Früchte. Er wird bisweilen zweimal gesät und geerntet. Er gilt nicht nur als sehr widerstandsfähig gegen Krankheiten und Schädlinge, sondern als ein ›Entgifter‹ für den Boden. Landwirten, die ihren Betrieb auf alternativen, chemiefreien Anbau umstellen wollen, wird er deshalb heute als Zwischensaat empfohlen.

Das Merkwürdige: In frisch kunstgedüngtem Erdboden gedeiht Buchweizen überhaupt nicht, dann entwickelt er nur Blätter, keine Blüten bzw. Früchte ...

Inhaltsstoffe: 72% Kohlenhydrate, 9,8% Eiweiß, 1,7% Fett, 4% Ballaststoffe, ferner reichlich Kalzium, Eisen, Kalium, Magnesium, Kieselsäure sowie die Vitamine B_1, B_2, B_3 und viel Vitamin E, auch Spuren von Kupfer und Kobalt. In seiner biologischen Wertigkeit übertrifft das Buchweizen-Eiweiß alle Getreidearten: Die Körner sind zwei- bis dreimal reicher an den lebenswichtigen Eiweißbausteinen Lysin und Tryptophan und liefern uns außerdem viel Lezithin.

Achtung: Die Randschichten des Buchweizens enthalten einen roten, fluoreszierenden Farbstoff, das ›Fagopyrin‹, das bei Tieren, die in größeren Mengen die Pflanzen oder geschroteten Körner fressen, Licht-Dermatosen, also Hautentzündungen hervorruft. Da sich dieser Farbstoff in heißem Wasser lösen läßt, raten die Experten, den Buchweizen vor dem Kochen in einem Sieb heiß zu waschen bzw. den roten Schleim, der sich zu Anfang beim Kochen bildet, abzuschöpfen.

Apotheke: Das Lysin ebenso wie das Lezithin sind wichtige Gehirn- und Nervennahrung und bessern die Lernfähigkeit. Tryptophan sorgt für guten Schlaf.

70% der Fettsäuren sind ungesättigt und herzfreundlich. Im blühenden Kraut des Buchweizens kommt reichlich *Rutin* vor, eines jener Bioflavonoide, früher ›Vitamin P‹ genannt, die die Gefäße elastisch halten und abdichten. Salate aus jungem Buchweizenkraut, aber auch Buchweizentee (aus der Apotheke) gelten als wertvolle Venenmedizin, werden bei Krampfadern und ›Besenreisern‹ erfolgreich eingesetzt.

Buchweizen selbst wird zur Vorbeugung gegen Arthrose empfohlen. Weil er gekocht als Grütze oder Brei oder Suppe leicht verdaulich ist, ist er gut als Krankenkost geeignet. Großmama hat ihn schon ihren kleinen Kindern bei ›Bauchweh‹ gegeben. Buchweizen wirkt auch leicht stopfend bei Durchfall.

In einem Sanatorium bei Salzburg erhalten Verkehrspolizisten zur ›Entgiftungskur‹ regelmäßig Buchweizen ...

In der asiatischen Ernährungslehre gilt Buchweizen als ›heißes‹ Getreide, das stark ›yangbetont‹ ist. Das bedeutet, daß er vor allem im Winter, wenn es kalt ist, dem Körper Wärme, sprich ›Yang-Energie‹, spendet.

Wem dann noch weitere ›Yang-Nahrungsmittel‹ dazugegeben werden – wie z. B. Ingwer, Zimt, Nelken, Wurzelgemüse, Rind- oder Schaffleisch –, der braucht bestimmt keine Wärmflasche mehr im Bett!

Küchentips: Zum Backen eignet sich Buchweizen nicht, weil er keine Kleber enthält, dafür um so besser zum Kochen. Kenner berichten, daß es in Japan Hunderte von Restaurants gibt, die mit hoher Kochkunst aus Buchweizen die köstlichsten Gerichte zubereiten. George Ohsava, einer der Väter der makrobiotischen Küche, meint, diese Pflanzenfrüchte könnten »die gesamte Menschheit wieder aufbauen«, und sie seien die beste Nahrung für geschwächte Kranke.

Aber nicht nur in der Zen-Küche Japans, sondern auch in der ›New Age‹-Gesundheitsküche in den USA ist z. B. die köstliche ›Kasha‹ aus Buchweizengrütze ein gar nicht mehr geheimer ›Geheimtip‹.

Buchweizen-Grundrezept:

Für 4 Personen rechnet man 2 Tassen grobe Buchweizengrütze (Kasha). Je Tasse Körner ist die 2- bis 2½fache Menge Wasser, Brühe oder Milch zu rechnen (je nach Breite des Kochtopfs). Man läßt aufkochen und bei kleinster Flamme 15 bis 20 Minuten quellen. Dann können mit dieser Grütze alle möglichen feinen Sachen angestellt werden:

- Man kann geschmälzte Zwiebeln und Tomaten drübergeben, kleingeschnittene, frische Früchte und Schlagrahm.
- Man kann Eischnee drunterziehen; man kann salzige Gerichte mit Knoblauch, vielen frischen Kräutern oder mit Koriander und Tahini (Sesampaste) oder Tamari (Algenextrakt) abschmecken, das Ganze mit Mozzarellastückchen und Butter im Rohr überbacken.
- Oder das Gericht (süß) mit Honig, Zimt und geröstetem Sesam zu einer wahren Schlemmerei als Dessert zubereiten.
- Die gekochten Körner oder die dicke Grütze lassen sich wie *Risotto* mit gebratenen Austernpilzen oder Rahmchampignons oder Spargelragout kombinieren oder zu Kroketten formen und herausbacken.

Für Buchweizen*pfannkuchen* rechnet man pro Person 50 g Buchweizenmehl plus einen gehäuften Eßlöffel Weizenvollkornmehl.

***Der Dinkel oder Spelz** (Triticum spelta)*
ausgezeichnet für Denker, Dichter und Rechner

»Dinkel ist das beste Getreidekorn, wirkt wärmend und fettend und hochwertig und gelinder als andere Körner ... Dinkel führt zu einem rechten Blut, gibt ein aufgelockertes Gemüt und die Gabe des Frohsinns«, so schreibt die heilkundige Benediktiner-Äbtissin und Mystikerin des 12. Jahrhunderts Hildegard von Bingen. Genau 17 besondere Vorzüge zählt sie auf.

Von all dem, was die heilige Hildegard am Dinkel lobt und womit die Anhänger der sogenannten Hildegard-Medizin (Hildegard läßt sich heute sehr gut vermarkten) Dinkel als eine Art Wundermedizin anpreisen, ist wissenschaftlich nur weniges bewiesen.

So enthält der Dinkel z. B. mitnichten mehr Fett oder wertvollere Fette als andere Getreide, und es ist auch nicht »das ganze Korn Keimling«, wie die Hildegardianer behaupten. Aber etwas besonders Gutes und Gesundes ist der Dinkel schon. Um ganz sachlich seine Vorzüge aufzuzählen: Dinkel – eine Weizenart und botanisch nahe verwandt mit dem Weichweizen – unterscheidet sich von diesem vorwiegend dadurch, daß er ein anspruchsloses, standfestes und wetterhartes Getreide ist, das auf kargen, steinigen Böden bis in 1500 Metern Höhe wächst, wo Weizen nicht mehr gedeihen kann.

Anbaugebiete waren früher weite Teile der Schweiz, Tirol, Vorarlberg, Baden-Württemberg (Rauhe Alb), Mittelfranken. Ortsnamen wie Dinkelsbühl (mit drei Dinkelähren im Stadtwappen) erzählen davon, wie beliebt und verbreitet er einmal war. Das Korn ist mit dem Spelz fest verwachsen, es fällt beim Dreschen nicht ›nackt‹ heraus und muß in der Mühle in einem eigenen Arbeitsgang entfernt werden.

Die hervorragendste Eigenschaft des Dinkels, auch auf sehr kargen Böden zu gedeihen, macht ihn in jüngsten Tagen geradezu zu einer ›ökologischen Waffe‹. Weil er jedoch – leider – ein »Modekorn« geworden ist, wird Dinkel an Gutgläubige oft auch in weniger edlen Qualitäten verkauft. Darum müssen Sie wissen: Der wertvollste Dinkel ist das »Oberkulmer Rotkorn«, aus dem das *Vollkornmehl, Type 1740,* hergestellt wird. Der Dinkel »Rackwien«, als Auszugsmehl Type 630 in den Handel gebracht, ist eigentlich ein Futter-Dinkel ...

Geschichte: Dinkel stammt ursprünglich aus Asien, wo er schon vor gut 3000 Jahren kultiviert wurde. Später wurde er in Spanien und weiten Teilen Mitteleuropas heimisch, vor allem in höheren Lagen. Dinkel – so glauben seine Anhänger – holt sich vom ›steinigen, steinharten, steinalten Urgestein‹ wertvollste Mineralien, wie Magnesium und Zink. Deshalb wird er vom eingangs erwähnten Bio-Bäcker König aus Miesbach, der den Dinkel wieder tonnenweise verbackt, als »ausgezeichnet für

Dichter, Denker und Rechner – wie z. B. alle Kopfarbeiter und Computer-Leute« gepriesen. Für Menschen also, die nach der Konzentration des Arbeitstages sich mit einer Dinkel-Brotzeit gut regenerieren können.

Erfreulich, daß die Universität Stuttgart-Hohenheim mit Hilfe eines spendablen Förderers das ›Schwabenkorn‹ nun exakt erforscht, um die bereits zaghaft eingeleitete Dinkel-Renaissance zu unterstützen.

Inhaltsstoffe: Dinkel enthält 56% Stärke, 11,6% Eiweiß, 2,7% Fett und 2% Mineralstoffe. Beachtlich ist neben dem wertvollen Eiweiß, in dem sich zumindest in Spuren alle essentiellen Aminosäuren finden, und den herzfreundlichen ungesättigten Fettsäuren, daß Dinkel mehr Mineralstoffe und Vitamine enthält als der beste Weizen. Was die Bäcker aber besonders freut, ist der extrem hohe Klebergehalt, mit dem sich ein »außergewöhnlich gutes Brot mit herzhaftem, nußartigem Aroma bakken läßt« (König).

Leider wird Dinkel, weil er sich nicht in Rekordmengen züchten läßt und mühsam entspelzt werden muß, etwa doppelt so teuer verkauft wie anderes Back-Getreide. Am günstigsten bekommt man ihn nach unseren Erfahrungen bei Bio-Bäckern, die ihn auch mahlen, wenn man keine Mühle daheim hat – und natürlich ab Hof.

Apotheke: Herausragend ist beim ausgereiften Dinkel der hohe Gehalt an Kieselsäure, die das Korn aus den mineralreichen Böden holt. Kieselsäure ist günstig für Haut, Haare und Nägel, aber, wie schon gesagt, auch fürs Denkvermögen und die Konzentration. Zink im Dinkel stärkt die Prostata sowie allgemein die Abwehrkräfte und ist nachgewiesenermaßen ein Leber-Therapeutikum.

Dinkelbrot macht, in Maßen gegessen, überhaupt nicht dick: Hühner, die mit Dinkel gefüttert wurden, legten zwar mehr Eier, setzten aber kein Fett an, und man vermutet, daß Dinkel besonders zur Brot-Diät geeignet ist.

Küchentips: Ganz begeistert stellen unsere Bio-Bäcker heute Dinkel-*Nudeln* in vielen Variationen her. Weil das Abendessen kohlenhydrathaltig sein soll, empfehlen sich diese Nudeln, mit einem Stück Butter und Streukäse oder einer Zwiebel-Rahmsoße, und dazu sollte es als Beilage eine große Schüssel Salat geben.

»Das gibt unheimlich Kraft«, sagt König, »steigert das allgemeine Wohlbefinden, und mit diesem Stimulans am Abend ist der Erfolg des nächsten Tages schon gesichert.«

GRÜNKERN – neuerdings auch wieder für die ›In-Küche‹ entdeckt, sogar in der Haute Cuisine – ist nichts anderes als der unreife Dinkel. Wir haben dieses aromatische, herzhafte Korn dem Umstand zu verdanken, daß irgendwann irgendwo, wahrscheinlich auf der Schwäbischen Alb, die Bauern nach mehreren Mißernten und sintflutartigen Regengüssen in ihrer Verzweiflung mit der Sichel die verbliebenen unreifen Dinkelähren, die aus dem Schlamm des Ackers herausragten, abschnitten, um zu retten, was noch zu retten war. Und natürlich darrten sie diese nassen Halme am Feuer. Nachher waren sie begeistert, wie köstlich das grüne, gedarrte Korn schmeckte.

Die Grünkernernte heute muß genau im entscheidenden Augenblick, Anfang Juli, erfolgen, wenn die Körner sich noch im Zustand der ›Milchreife‹ befinden. Ganze Dorfgemeinschaften arbeiten dann Hand in Hand zusammen. Die zarten, unreifen Dinkelkörner werden beim Darren aufgeschlossen, erleben eine ›Nachreife‹. Sie duften und schmecken dann nicht nur wunderbar, sondern haben hohen Nährwert. 100 g Grünkern decken z. B. ein Drittel des Tagesbedarfs an Magnesium und Phosphor.

Im gesamten Verdauungstrakt soll Grünkern anregend wirken, der Stoffwechsel wird angeregt, die Nerven und die Sinne. Grünkern wird von Naturärzten ganz besonders für Kinder empfohlen, da er Eisen und Phosphor enthält.

Weil er angeblich ›in den feinsten Molekularbereich der Zellen eindringt‹ mit seinen Heil- und Nährstoffen, wird er auch häufig in Krebskliniken den Patienten gegeben.

Dinkelsemmeln fürs Kinderfest
(vom Bäckermeister König)

Bereiten Sie aus 1700 g Dinkel-Vollkornmehl, 1 Liter Wasser, 2 Würfeln Hefe, 50 g Honig, 30 g Meersalz, 50 g Pflanzenöl einen Teig vor: Dazu mischen Sie zuerst in einer großen Schüssel Wasser, Hefe, Honig, Öl und Salz miteinander und arbeiten dann nach und nach das Mehl darunter, kneten es tüchtig zusammen, lassen den Teig aufgehen.

Wenn die kleinen Gäste kommen, dürfen sie selbst – mit Ihrer Hilfe – kleine Brötchen, Hörnchen, Brezen, Stangen formen. Dabei können sie aus bereitstehenden Schüsselchen auch noch Nüsse, Rosinen, Leinsamen, Sesam, Sonnenblumensamen oder Mohn dazugeben, im Frühling Löwenzahnblätter, kleingeschnittene Oliven oder hellbraun gebräunte Zwiebelstückchen oder Küchenkräuter und evtl. sogar Blumen. Gänseblümchen sind besonders gesund!

Lassen Sie die Semmelchen im Ofen noch mal gehen und bestreichen Sie sie, wenn Sie mögen, hinterher mit etwas Öl oder Ei, bestreuen sie mit Kümmel, Sonnenblumenkernen, Mohn oder Sesam.

Backen Sie bei 230 °C ca. 17 Minuten. Dazu gibt es jede Menge Kräuterquark oder Butter und viel guten Obstsaft.

Aus Grünkern lassen sich viele gute Vollwert-Rezepte zubereiten. Expertinnen raten, das Korn oder den Grünkernschrot über Nacht vorquellen zu lassen, sonst, um die Garzeit zu verkürzen, mindestens zwei Stunden, in kaltem Wasser.

Grünkernpfanzl (Bratlinge)
Grundrezept

Für 4 Personen 130 g mittelfein geschroteter Grünkern, ½ Liter Gemüsebrühe, 1 Zwiebel, je nach Geschmack 1 bis 2 Lorbeerblätter, ferner 1 bis 2 Eier, 50 g Vollkornbrösel oder feine Haferflocken, Meersalz, nach Belieben Majoran, Pfeffer oder Paprika oder – besser – reichlich gehackte Petersilie. Öl zum Ausbacken.

Das Grünkernschrot mit der Brühe kurz aufkochen und bei schwacher Hitze knapp 20 Minuten unter öfterem Umrühren kochen. Herd abschalten, noch etwas weiterquellen lassen. In die Masse die leicht angerösteten Zwiebelwürfel, Ei, Brösel und Gewürze einarbeiten. Gut abschmecken. Sie soll eher weich als zu fest sein.

Mit angefeuchteten Händen kleine Pfanzl (Frikadellen) formen. In einer Pfanne knusprig herausbakken. Die Masse läßt sich geschmacklich verändern durch etwas Reibkäse, etwas Currypulver oder viele weitere frische Kräuter, die die Familie mag. Dazu paßt ein herzhaft angemachter Salat. Man kann die Pfanzl aber auch nach ›Hawaii‹-Art mit einer Scheibe Käse und einer Scheibe Ananas belegen und noch mal überbacken, bis der Käse geschmolzen ist.

Zu Grünkern schmecken besonders gut folgende Gemüse: Lauch, Sellerie, Mangold, Chinakohl, Fenchel, Gurken und Zucchini. Feinschmekker höhlen auch Gurken, Zucchini oder Paprika aus, füllen diese mit der Bratlingsmasse, geben Butterflöckchen und Käse drauf und lassen sie bei 180 °C auf der obersten Schiene ca. zehn Minuten backen. Oder: Sie füllen Kohl- bzw. Mangoldrouladen mit der Grünkernmasse.

Die Gerste *(Hordeum distichum)*
ersetzt einen halben Medizinschrank!

Selbst Menschen, die von Botanik wenig Ahnung haben, können ein Gerstenfeld sofort an den langen Grannen der Ähren erkennen. Wenn sich solch ein Kornfeld im Sommerwind wiegt, ist das ein Anblick, der das Herz höher schlagen läßt.

Die Gerste hat die kürzeste Wachstumszeit aller Getreide. Sie braucht vom Keimen bis zur Schnittreife nur rund 110 Tage (Roggen 310, Weizen 320). Und als einzige Getreideart gedeiht die widerstandsfähige Gerste in nahezu jedem Klima der Erde – von den Tropen bis hinauf auf 4000 Kilometer am Himalaja und in den Anden, wo die Sommer kurz sind, finden sich Gerstenäcker. Man unterscheidet Sommer- und Wintergerste.

Geschichte: Als Kulturpflanze in verschiedenen Formen – mit zwei-, vier- und sechszeiligen Ähren – ist Gerste neben Weizen das älteste Getreide der Menschheit. Wahrscheinlich bauten die Sumerer sie zuerst planmäßig an. In der griechischen Mythologie übergibt Demeter, die Fruchtbarkeitsgöttin und Göttin des Getreideanbaus, dem Menschlein Triptolemos Gerstenähren und fordert von ihm, daß er ihr fortan nach jeder Ernte Gerste opfere.

Triptolemos wurde zum Priester des Getreidekults; auf antiken Vasen ist dargestellt, wie er auf einem von Drachen gezogenen Wagen über die Erde fliegt und Saatkörner ausstreut. Viele Weihereliefs, u. a. aus Eleusis, stellen auch diese Szene dar. Homer nannte in der ›Odyssee‹ das Gerstenmehl »das Mark der Männer«.

Bis zur Jungsteinzeit ist die Gerste als kultivierte Nahrungspflanze zurückzuverfolgen. Die alten Babylonier und Ägypter kannten sie ebenso wie die Israeliten, aber auch die Menschen in Mittel- und Westasien. Die geschmäcklerischen Römer aber degradierten Gerste zum Viehfutter, ihnen schmeckte Weizen besser. Und sie ›bestraften‹ zeitweise ihre römischen Kohorten, wenn diese in der Schlacht nicht standhielten, damit, daß sie ihnen (statt des begehrten Weizens) nur noch Gerste, also ›Pferdefutter‹, als Tagesproviant zugestanden.

Dennoch – sowohl in der Ernährung als auch in der Heilkunst spielte die Gerste in fast allen alten Kulturvölkern eine wichtige Rolle. In der Bibel geschah die Speisung der 5000 mit Gerstenbrot. Immer stand sie auch im Mittelpunkt kultischer Handlungen. Bei indogermanischen Völkern war das Gerstenkorn sogar das kleinste Gewichts- und Längenmaß ...

Weil bei Gerste die Spelze fest mit dem Korn verwachsen ist, muß diese Spelze sehr mühsam entfernt werden. Dabei geht es oft nicht ohne Verlust des Keimlings und Verletzung des Korns ab. Das war einer der Gründe, warum eine spelzfreie *›Nacktgerste‹* gezüchtet wurde. Sie ist heute in Reformhäusern zu erhalten und ein besonders wertvolles Vollkorn. Einst wurde das angefeuchtete Gerstenkorn in ausgehöhlten Gefäßen so lange gestampft, bis sich die Spelzen gelöst hatten, und dann wurde – gegen den Wind – ›die Spreu vom Korn getrennt‹. Mit modernen Maschinen werden beim Entspelzen die Gerstenkörner erheblich geschliffen und poliert, dabei gehen natürlich viele kostbare Stoffe aus den Randschichten verloren, und das Gerstenkorn wird fast kugelig: Es ist zur ›Graupe‹ geworden.

Die größten Graupen, ›Rollgerste‹ oder ›Kälberzähne‹, sind heute noch oft auf dem Land eine beliebte Suppeneinlage. Bei den feinen Leuten waren sie lange Zeit als ›Arme-Leute-Essen‹ verpönt – heute stehen Graupen auf der Speisekarte von Sterne-Restaurants.

Die Bauern rund um die Erde kennen eine bunte Vielfalt von Gerstensorten, die einen nur für Futterzwecke geeignet, andere für den ›Gerstensaft‹, also für die Herstellung von Bier, bestimmt (die meist weniger Protein enthalten). Diese Körner der ›Braugerste‹ werden angekeimt, dabei baut sich die Stärke zu Zuckern wie Maltose und Glukose ab, und dieser Zucker wird zu Alkohol vergoren. Als Brotgetreide eignet sich Gerste nur für Fladen, weil sie wenig Kleber hat. Ganz erfinderische Bio-Bäcker nutzen – wie unsere Ahnen schon vor 1000 und mehr Jahren – die schnelle Enzymaktivierung der Körner und das ›Vermälzen‹ und backen Fladen, die sie womöglich noch an der Sonne trocknen.

Auch der *Malzkaffee* aus Gerste, den Pfarrer Kneipp warm empfahl, findet unter den Alternativen immer mehr Freunde. Denn Gerstenmalz, das man auch ›pflanzlichen Honig‹ nennt, hat eine Süße von einzigartigem, gutem Geschmack.

Inhaltsstoffe: Spelzfreie Gerste enthält ca. 57% Stärke, 9% Ballaststoffe, 2,1% Fett und je nach Sorte zwischen 9 und 16% Eiweiß, ferner beachtliche Mengen an Kieselsäure, Kalzium, Kalium, Magnesium (!), Eisen, Kupfer, Zink, Phosphor und drei B-Vitamine sowie die besonders wertvolle Pantothensäure und Folsäure. Ganz wesentlich aber ist der Reichtum der Gerste an Schleimstoffen von besonderem Quellvermögen; das macht sie zu einem ausgesprochenen Diät-, Stärkungs- und Heilmittel für Magen- und Darmkranke.

Apotheke: Die Gerste in vielfältiger Zubereitung kann den halben Medizinschrank ersetzen:

- Ihre vielen Mineralien ›schärfen die Sinne‹.
- Ihre Kieselsäure stärkt das Bindegewebe und die Wirbelsäule, kräftigt Haare und Nägel. Wegen des hohen Magnesiumgehalts zählt Gerste auch zur Krebsschutznahrung. Naturärzte empfehlen, Kindern mit Haltungsschwäche recht oft Gerste zu geben. Man kann für die lieben Kleinen aus reinem Gerstenmehl mit Hefe knusprige kleine ›Party-Stangen‹ backen.
- Weil Gerstenmehl wenig Gluten enthält, kann es ein guter Ausweg für Allergiker sein, die andere Mehle nicht vertragen.
- Ein Bad in Gerstenwasser soll schwache Babys stärken.
- Das *›Barley-Water‹*, eine Abkochung von Gerste, trinken die Briten seit Jahrhunderten, und Englands Queen Elizabeth II. läßt sich diesen Heiltrank täglich zubereiten, als vorbeugende Magenmedizin und sanfte Verdauungshilfe. Barley-Water soll aber auch helfen, Magengeschwüre zu heilen, Durchfall zu stoppen, kleine Blasen- und Nierensteine auszuspülen, Fieber zu senken und sogar asthmatische Zustände zu mildern. (Daran ist eine Eiweißsubstanz, ›Hordenin‹, beteiligt, die übrigens sogar zu niedrigen Blutdruck reguliert.)
- In französischen Kliniken kennt man heute noch Gerstenabkochungen. Damit sie besser schmecken, wird etwas Süßholz und Zitrone dazugegeben. Stillenden Müttern werden sie zusammen mit Fenchelkörnern empfohlen.

Barley-Water, einfach

60 g (eine hohle Hand voll) rohe gewaschene Gerste wird mit 1½ Litern Wasser so lange gekocht, bis die Körner dick anschwellen. Dann wird durch ein Sieb gegossen und evtl. mit Zitronensaft und Honig abgeschmeckt. (Mit Kandiszucker ist dieses Getränk besonders gut bei Husten.)

Das Barley-Water der Queen

50 g Gerstenkörner vom Bio-Bäcker zusammen mit 60 g geschnittenen getrockneten Feigen (oder Rosinen) in 1½ Litern Wasser so lange köcheln, bis die Flüssigkeit auf die Hälfte eingekocht ist. Abseihen. Das Getränk vor Tisch mit dem Saft einer frischgepreßten Zitrone und etwas Honig abschmecken, evtl. etwas Ingwer dazugeben. Es schmeckt kalt genausogut wie warm und hält sich im Kühlschrank 2 bis 3 Tage. Die Gerstenkörner, durch den Mixer getrieben, können noch weiterverwendet werden.

Für Graupen, die wohlgemerkt *kein* Vollkorn sind (siehe oben), aber doch viele wertvolle Nährstoffe, Kohlenhydrate, Eiweiß, Mineralien, enthalten und die besonders als bekömmliches *Abendessen* empfohlen werden, gilt die Faustregel:
Zur Suppe 60 g auf 1½ Liter Brühe, zu Brei 200 g auf 1½ Liter.

Graupenplätzchen

250 g Graupen, ¾ Liter Milch, eine Prise Salz, 1 bis 2 Eier, Vollkornsemmelbrösel, Fett zum Ausbacken.

Die Graupen waschen, in Milch gar dünsten (ca. 25 bis 30 Minuten), kalt werden lassen. Eier und Salz darunterrühren. Mit einem Löffel Bällchen abstechen und zu flachen Küchlein formen. In Ei und in Semmelbröseln wenden, in der Pfanne – am leckersten mit Butter – goldbraun herausbacken. Süße Plätzchen mit Apfelmus, Dörrobst oder frischem Kompott servieren. Die Plätzchen können aber auch, mit Gewürzen oder gehackten Kräutern oder Reibkäse pikant abgeschmeckt, zu einer bunten Gemüseplatte oder zu Salat gegessen werden.

Der Hafer *(Avena sativa)*
so reich, so stark und so belebend

Er gedeiht fast auf jedem Boden – an feuchten Meeresküsten ebenso wie im Gebirge, wo er ›so weit wächst, wie die Fichte reicht‹. Er ist ein einzigartiges Konzentrat an Nähr- und Heilstoffen, so reich, so stark und so belebend. Er gibt uns Wärme und Energie wie kaum eine andere Nahrung. Er hat schon viele Herz-, Zucker- und Darmkranke wieder gesünder gemacht. Er *wäre* für unsere Ernährung das wertvollste Getreide.

Und was tun wir? Wir verarbeiten den Hafer (die Bundesrepublik ist das wichtigste Hafer-Anbauland in der EG) nur zu etwa 6% für uns selbst. Der überwältigende Anteil wandert in die Futtertröge als Mastfutter für unsere Schlachttiere. Bei aller Liebe zum Vieh – das haben wir Menschen eigentlich nicht verdient!

Natürlich gibt es auch gute Geschäfte mit dem ›Futtermittel Hafer‹: So hat in den USA eine Gruppe von Gesundmachern, nämlich vor allem jene, die dahinterher sind, daß ihre Bankkonten gesund gemacht werden, im Hafer – genauer gesagt, in der Haferkleie – ein Supergeschäft entdeckt. Seit es dieses ›Wundermittel‹ in Massen auf dem US-Markt gibt, dürfte überm großen Teich eigentlich kein Mensch mehr an so altmodischen Krankheiten wie Arteriosklerose, geschweige denn an ›hohem Cholesterinspiegel‹ erkranken. Denn ›Oat Bran‹, sprich Haferkleie, heilt so ziemlich alles, angeblich auch den hohen Cholesterinspiegel, der von Fett-Päpsten auf 200 als ›gefährlichem Grenzwert‹ herabgesetzt wurde.

Deshalb hat sich der Umsatz an Haferkleie in Amerika auch in nur zehn Jahren *verdreihundertfacht!* Es gibt Oat-Bran-Bier und Oat-Bran-Brezeln, es gibt Hunderte von Erzeugnissen, alle aus der Wunderkleie. Was freilich einen Feinschmecker und Kritiker des Haferkleie-Booms zu der süffisanten Bemerkung veranlaßte, »Oat Bran vergeht auf der Zunge wie Teppichboden« ...

Doch beschränken wir uns hier nun auf den guten alten Vollkorn-Hafer. Denn der ist wirklich fast ein medizinischer Alleskönner!

Geschichte: Die Chinesen kannten und schätzten in grauer Vorzeit schon den ›Nackthafer‹, eine besondere Art des Getreides. Denn unser Hafer hierzulande muß wie Gerste und Dinkel vor Gebrauch entspelzt werden – ein recht kompliziertes Verfahren, das früher die Frauen mühsam besorgten. In Nordeuropa war der Hafer spätestens ab der Bronzezeit für viele Generationen die beliebteste Körnerfrucht der ›jungen Völker‹, vor allem der Germanen, aber auch der Kelten.

In der Edda werden Hafer und Hering als Speise der Götter bezeichnet. Der Hafer wurde heiliggehalten und war bei den Germanen die Hauptnahrung, von der alle sozialen Schichten – die Fürsten, die Freien ebenso wie die Sklaven – lebten.

Vielleicht waren die Römer, die sich von Gerste und Weizen ernährten, auch ein wenig neidisch angesichts der germanischen Bärenkräfte, wenn sie den Hafer ›Barbarenfraß‹ und die Germanen verächtlich ›Haferfresser‹ nannten. Der arrogante Plinius regte sich sogar darüber auf, daß die Blonden im Norden das gleiche Zeug äßen wie ihre Pferde!

Immerhin – es gibt schon sehr frühe Überlieferungen, die von der geistig und körperlich belebenden Wirkung des Hafers berichten. Denn die großen Ärzte im alten Griechenland hatten – im Gegensatz zu den mäkeligen Römern – Hafer bereits früh als ›Volksmedizin‹ erprobt. Dioskurides gab Kranken Haferbrei gegen Durchfall und nahm ihn zu Umschlägen her, und er kurierte mit Haferschleim manchen Husten.

Ganz sicher war Hafer schon früh für körperlich schwer arbeitende Menschen eine Nahrung, die nicht nur Kraft, sondern auch Mut gab. Von Schweizer Bergbäuerinnen wird berichtet, sie hätten früher ihre Kinder meist allein auf die Welt gebracht, wenn die Männer fort waren (die mußten vier Stunden und länger zur Arbeit ins Tal gehen). Die Frauen stampften und entspelzten zur täglichen Nahrung frischen Hafer und kochten ihn dann zu Brei. »Diese Frauen«, so berichtet ein zeitgenössischer Pater, »waren so kräftig und auch seelisch sehr stark.«

Fast 2000 Jahre lang war der Hafer in Nordeuropa das Hauptnahrungsmittel der ärmeren Menschen. Hafergrütze, Haferbrei, Hafermus, davon lebten sie, und damit hielten sie sich gesund. Haferbrei hieß ganz allgemein ›das Mus‹, der Proviantbeutel der Soldateska ›Habersack‹. Hafer war auch das weitaus billigste Getreide – Weizen kostete viermal, Hirse bis zu sechsmal soviel.

Dann kam um 1770 die Kartoffel. Das Volk stellte bald seine Ernährung völlig um, und der Brotgetreidepreis brach zusammen. Viele Bauern mußten ihre Höfe verschleudern. Der Hafer wurde in den Stall verbannt.

Ihn dort wieder herauszuholen und wieder reichlich auf unseren Tisch zu bringen, darum bemühte sich ganz besonders der kluge Pfarrer Kneipp. Er klagte 1878: »Unsere Voreltern kannten nichts anderes als Hafer. Er war das erste und vorzüglichste Nahrungsmittel.« Deshalb, so meinte Kneipp, »waren sie große und kräftige Männer und Menschen mit herrlichen Anlagen und erfreuten sich ihrer Gesundheit und eines hohen Alters.«

Der Pfarrer und Menschenfreund setzte sich in vielen Schriften nachdrücklich dafür ein, daß die Leute wieder mehr Hafer essen sollten. Er hatte immer wieder beobachtet, daß Hafer vital und lebensfroh machen kann und daß ein Abendtee aus grünem Hafer, der kurz vor der Blüte geerntet wird, nervöse Menschen beruhigt und den ruhigen Schlaf fördert. Neuerdings entdecken viele Naturärzte diese ›Medizin‹ wieder.

<u>Inhaltsstoffe:</u> Kein anderes Getreide kommt als Energiespender auch nur annähernd an ihn ran – der Hafer ist prallvoll mit gesunden Stoffen:

- Hafer ist mit 12 bis 20% nicht nur das proteinreichste Getreide, sein ganz besonderes *Eiweiß* hat eine höhere biologische Wertigkeit im Vergleich zu allen anderen Körnern. Mit 100 g Haferflocken kann schon der Tagesbedarf an sechs der acht lebenswichtigen (›essentiellen‹) Aminosäuren gedeckt werden (bei Mais und Weizen nur eine, bei Gerste und Roggen gar keine). Und zusammen mit Milch oder etwas Rahm ist das Eiweißangebot komplett.
- Der Hafer übertrifft mit seinem *Fett*gehalt andere Getreidearten um das Drei- bis Vierfache. Es gibt australische Züchtungen (aus denen auch z. T. deutsche Haferflocken hergestellt werden), die bis zu 10% Fett enthalten. Dabei stecken im ›Rohfett‹ des Hafers nur etwa 20% der (weniger gesunden) gesättigten Fettsäuren, während der (für Herz

und Gefäße so gesunde) Anteil der ungesättigten Fettsäuren, voran der Linolsäure, extrem hoch ist.

- Die *Kohlenhydrate* des Hafers kann man gar nicht genug loben: Mit rund 65 % liegt der Stärkegehalt zwar etwas unter dem anderer Getreidearten, aber ein Teil der Kohlenhydrate nimmt absolute Sonderstellung ein: So entwickelt sich im Haferkorn während der Reifung, der Keimbildung und der Lagerung mit Hilfe von Enzymen eine Stärkespaltung. Und dabei entstehen Stoffe, die ganz besonders leicht verdaulich sind und rasch vom Blut aufgenommen werden können. Deshalb ist Haferkost ideal für Säuglinge und Kleinkinder und Kranke.
- Weil er als *Energiequelle* sehr rasch zur Verfügung steht, nutzen auch Spitzensportler diese Erkenntnis gerne aus: Hafer ist das reinste ›natürliche Doping-Mittel‹ und stärkt die Muskelkraft. Heide Rosendahl z. B. sagte nach den Olympischen Spielen 1972 in München, sie sei überzeugt, daß sie ihren Medaillen-Segen auch ihrer Ernährung und ganz besonders den Haferflocken verdanke. Der Sportmediziner Dr. Rudolf Raphelt berichtet, daß Sprinter nach regelmäßigem Genuß von Hafererzeugnissen ihre Bestzeit über 100 Meter um bis zu zwei Zehntelsekunden steigerten.
- Die andere ›Wunderwirkung‹ der Hafer-Kohlenhydrate verdanken wir ihrem hohen Anteil an wasserlöslichen Ballaststoffen, die ein enormes Quellvermögen haben (siehe ›Apotheke‹).
- Auch sonst spendiert uns Hafer Wichtiges: Er hat weit mehr Kalzium, Eisen, Mangan, Silizium und Zink als andere Getreide und reichlich Magnesium. Der Gehalt an B-Vitaminen ist ebenfalls beachtlich – besonders an dem ›Antistreß-Vitamin‹ Pantothensäure und an dem Blut- und Zellerneuerer Folsäure. Der Thiamingehalt (Vitamin B_1) ist so hoch, daß 100 g Hafer schon 40 % des Tagesbedarfs decken. Das tut dem Nervenkostüm gut. Vor allem aber ist das Thiamin in Hafer besonders stabil, so daß bei der Verarbeitung zu Flocken 80 % erhalten bleiben, während das Vitamin bei verarbeiteten Formen von Mais, Weizen und Gerste zum großen Teil zerstört wird. Schließlich bringt der Hafer von Mutter Natur sein eigenes ›Frischhaltemittel‹ mit – denn das Vitamin E, das er reichlich enthält, wirkt als Oxidationsschutz und verhindert, daß das Fett im Hafer zu schnell ranzig wird.

Prof. Dr. med. Joachim Kühnau, Deutschlands Haferexperte Nummer eins (der ein eigenes Buch über das Korn schrieb), meint: »Unter allen pflanzlichen Rohstoffen ist der Hafer am besten geeignet, den menschlichen Nährstoffbedarf zu decken.« Und solche Perlen werfen wir vor die Säue!

Apotheke: Hafer ist die schiere Naturmedizin – und das ohne Nebenwirkungen:

- Er unterstützt die Arbeit von Bauchspeicheldrüse und Leber.
- Er ist natrium-(salz-)arm und deshalb gut geeignet für Nieren- und Bluthochdruckkranke.
- Durch eine ganze Reihe von besonderen, ›zusammengesetzten‹ Zukkern, aus denen Fruktose entsteht, ist er nützlich für den Diabetiker. Fruktose wird nämlich im menschlichen Körper ohne Mitwirkung von Insulin verarbeitet. Es gibt seit 1902 bereits die von Prof. Carl von Noorden entwickelte ›*Haferkur*‹, die den Blutzuckerspiegel senkt. Sie wird von aufgeschlossenen Ärzten heute gern wieder verordnet. Bei dieser Spezialdiät – meist am Anfang einer Diabetesbehandlung – werden an drei bis vier Tagen je 250 g Hafergrütze, -flocken, -müeslis und -suppe gegeben, abwechselnd mit Gemüse- oder Obsttagen. Diese Diät sollten Diabetiker aber *nur unter ärztlicher Aufsicht* durchführen!
- Auf mehreren Wegen wirkt Hafer sehr positiv auf die Verdauungsorgane:
  1. Er stellt die Balance im Säure-Basen-Haushalt her.
  2. In den wasserlöslichen Faser-(Ballast-)Stoffen des Hafers, immerhin 3 g bei 100 g Hafer, sind sogenannte *Beta-Glukane* enthalten, die enorm quellfähig sind, aber zum großen Teil doch unverdaulich. Das bedeutet, daß sie die Fähigkeit haben, auf dem Weg, den unsere Nahrung durch den Körper zurücklegt, alle möglichen Stoffe, z. B. überschüssige Magensäure, Schadstoffe, aber auch unerwünschte Bakterien, aufzunehmen und mit hinauszubefördern. Deshalb ist Hafer ganz hervorragend gegen alle möglichen Magen- und Darmerkrankungen von Erwachsenen und auch gegen Durchfall von Kindern.
  3. Und schließlich binden die Haferfasern – nachweislich – Gallensäuren und beeinflussen dadurch die Cholesterinproduktion so, daß im Endeffekt bei fleißigem Haferverzehr der Cholesterinspiegel sinkt (siehe oben).
  4. Zusätzlich verstärken die Schleimstoffe der Glukane (›Haferschleim‹) die Heilwirkung noch. Doch merke: Haferschleimsuppen, wenn sie für die Heilkost eingesetzt werden, müssen möglichst *immer frisch* zubereitet werden; denn die Beta-Glukane und Schleimstoffe sind sehr empfindlich und werden durch ein im Hafer selbst enthaltenes Enzym rasch abgebaut!

Dazu mein Tip: Wenn Sie in jene Länder fahren, in denen die ›Rache des Montezuma‹, des Pharao oder sonst eines nachtragenden bösen Geistes grassiert, der Touristen nicht mag, versuchen Sie, morgens im Hotel einen *Porridge* (Haferbrei) zu bekommen. Dann sind Sie aller Sorgen vor ›Rachegelüsten‹ enthoben!

Hafer macht den Geist hell

Eine ganz andere Eigenschaft wird dem Hafer noch nachgerühmt: daß er nämlich unserer Psyche nicht nur mit den Nervenvitaminen B_1 und B_6 hilft, sondern auch ein Hormon enthält, das bei der Verdauung entsteht. Und diese geheimnisvolle Körperchemikalie balanciert auf ideale Weise den menschlichen Eiweißstoffwechsel aus. Botenstoffe wirken ›psychotrop‹ über das Gehirn und buchstäblich wie ›*Glückspillen*‹. Versuchspersonen (es gab schon zahlreiche klinische Untersuchungen) schien nach mehreren Hafertagen ›der Hafer zu stechen‹. Er ist ein Muntermacher, hilft gegen schlechte Laune, wirkt ausgleichend, und ›er feuert im Organismus jene Prozesse an, die den Willen des Menschen beeinflussen‹. Bei einem Haferflocken-Großversuch mit Hilfsschülern in der vierten Klasse und leistungsschwachen Lehrlingen entwickelte sich innerhalb von drei Monaten eine klare Steigerung der geistigen Leistungsfähigkeit. Die Kinder waren fröhlicher, weniger flatterhaft, besser konzentriert, sie wurden lebendiger und fühlten sich nicht mehr so müde.

Der Hafer hat aber auch eine *spirituelle* Seite: Schon von den alten Germanen, den fleißigen Haferessern, weiß man, daß sie intensiv mit den ›Naturwesenheiten‹ zusammenlebten und daß Hellsichtigkeit für sie fast selbstverständlich war. Die Haferhormone sollen tatsächlich über die Psyche den Menschen derart lenken, daß er nicht so ›verkopft‹ wird, wie es heute die Regel ist, sondern neben dem Verstand auch dem Gefühl und der Spiritualität genug Raum gibt.

Küchentips: Wer seine Ernährung auf Vollwertkost umstellt, der sollte viel mehr als bisher den Hafer in vielen Variationen in seinen Küchenzettel einbauen – und zwar meilenweit über die ›Schonkost‹ hinaus!

Nur zum Backen eignet er sich nicht *allein,* hier muß das Hafermehl, das kein Klebereiweiß hat, mit anderen Vollkornmehlen gemischt werden (Weizenmehl oder Roggenmehl). ›Haferbrot‹ vom Bäcker enthält ca. 10 kg Hafer auf 100 kg Roggen oder Weizen. Natürlich kann man sich die Mühe machen, Hafergrütze oder -flocken selbst herzustellen – aber wer tut das schon, angesichts der hochwertigen Qualitäten, die fertig angeboten werden. Mit etwas Glück kann man sie sogar frisch gequetscht vom Bio-Bäcker bekommen.

Wegen seiner wertvollen Eiweißverbindungen kann Hafer immer und überall genommen werden, wo es um die *Anreicherung* des Essen geht: Man kann:

- mit Hafer schnell und mühelos Gemüsesuppen und Eintöpfe aufwerten,
- zusammen mit Ei in Haferflocken panieren, sie in Omeletts schmuggeln,

- Hafer in Pfannkuchenteig versenken, in Kuchen und Keksen mitverbacken, in Aufläufen mitverarbeiten.
- Dabei schmecken süße Hafergerichte ebensogut wie salzige. Und am besten schmeckt es, wenn die Haferflocken *leicht angeröstet* werden – dann entfalten sie erst richtig ihr gutes, nußartiges Aroma.

Sieht man von Hafer als Kranken- oder Kinderkost ab, dann ist natürlich der absolute Star heute das *Hafer-Müesli.*

Man kennt es schon rund um den Erdball. Doch muß hier einmal klargestellt werden, daß es **Müesli** heißt (von Mus) und nicht Müsli – denn letzteres ist in der Schweiz, woher das Wort kommt, eine kleine Maus. Und wer will die schon zum Frühstück oder zum Abendessen?

Übrigens: Hafer darf und kann zum Frühstück gegessen werden, auch weil zu seinen vielen wertvollen Wirkstoffen reichlich Eiweiß gehört und weil Eiweiß und Fett die beste Kraftnahrung *in der Frühe* sind. Experten haben aber herausgefunden, daß gewisse Stoffe im Hafer nicht nur am bekömmlichsten *nachmittags ab vier Uhr* sind, sondern weil vor allem die Pantothensäure nach der ›Organuhr‹ dann ihre Wirkung erst voll entfalten kann.

Hafer-Müesli oder kleine Hafer-Snacks sind also ideal, wenn Schulkinder nachmittags vom Sport oder Musikunterricht kommen, wenn man sonntags am Nachmittag vom Wandern oder vom Skilanglauf oder vom Schwimmen heimkehrt, wo viele Mineralien beim Schwitzen verlorengegangen sind. Wer sich so mit Hafer gestärkt hat, kann die ›Feierabend-Phase‹ der Ruhe und Regeneration beginnen – und der geistigen Freuden. Fürs Müesli und andere Haferzubereitungen ist noch zu beachten: Es muß *immer* das *volle Haferkorn sein!* Der Anteil von Keim und Randschichten beträgt zwar beim Hafer nur ca. 30% des Korns, aber in ihnen stecken 85% aller Vitamine, 60% des hochwertigen Eiweißes sowie alle Mineralstoffe und Spurenelemente.

Jener Brite namens John Evans, der 113 Jahre alt geworden war (geboren 1877) und ins Guinness-Buch der Rekorde eingetragen wurde, verriet einmal das Rezept für sein begnadet langes Leben: zum Frühstück Vollkorn-Haferflocken, täglich selbstangebautes Gemüse, zum Würzen Kräuter, wenig Salz, wenig Zucker, wenig Fett ... Probieren Sie mal

›Negerschlamm‹

Es wird ja immer wieder behauptet, daß Kinder sich holen, was sie brauchen. Nun wundere ich mich nicht mehr: Als zehn- bis 13jähriges Mädchen rührte ich mit meinen Freundinnen fast täglich in der Küche eine Wunderspeise zusammen, die wir ›Negerschlamm‹ nannten: pro Person 2 bis 3 Eßlöffel rohe Haferflokken, 1 kleiner Teelöffel Zucker oder Honig, 1 Teelöffel Schokopulver. Das Ganze in einer Tasse mit Milch oder Rahm verrührt und sofort verschleckt!

Zu den Rezepten noch ein Wort: Hier wird die sogenannte ›Kriegs-Linzertorte‹ verraten. Sie wurde von meiner Großmutter mütterlicherseits im Ersten Weltkrieg oft für ihre sechs Kinder gebacken. Und als meine Mutter meinen Vater heiratete, in den inflationären zwanziger Jahren, stellte sie solch einen Kuchen auch stolz auf den Tisch. Und der Vater umarmte sie vor Freude: Auch seine Mutter hatte in Sparzeiten ihre sechs Kinder mit dieser ›Spar‹-Linzertorte bei Laune gehalten. Sie schmeckt köstlich und ist nicht so kompakt wie das Original mit sehr viel Fett und Mandeln.

Hafer-Linzertorte

250 g Zucker, 250 g Vollkornmehl, 10 g Backpulver, 200 g ganz leicht angeröstete Haferflocken, 1 Tasse starker Kaffee, 1 Eßlöffel Kakao oder geriebene Schokolade, etwas Rahm oder Milch, 1 Eßlöffel Rum oder Kirschwasser – bis der Teig feucht genug ist –, nach Belieben Zimt und Nelken, 1 Glas Himbeermarmelade.

Mehl und Backpulver sieben, dann alle Zutaten gut miteinander vermengen (außer der Marmelade). Der Teig wird zu einer Kugel geformt, dann läßt man ihn mindestens 2 bis 3 Stunden, am besten aber über Nacht, im Kühlschrank ruhen. Am nächsten Tag wird eine Springform dick mit dem Teig ausgelegt – an den Rändern ein 2 cm hohes Teigband in die Form gedrückt –, und etwa ein Drittel des Teigs wird für das Gitter aufgehoben. Der Boden in der Form wird mit der Marmelade dick bestrichen, der restliche Teig ausgerollt und mit dem ›Radl‹ in Streifen geschnitten, die man als hübsches Gitter drauflegt. Zum Bestreichen des Gitters wird 1 Eigelb mit etwas Milch verrührt.

Den Kuchen backen Sie bei ca. 170 °C ca. 30 bis 40 Minuten. Er darf nicht zu braun werden! Evtl. zum Schluß noch mal etwas Marmelade zwischen die Gitter geben und vor dem Anrichten alles mit Puderzukker bestreuen.

Das Original Bircher-Müesli –
ursprünglich ›Apfel-Diätspeise‹

Dazu werden pro Person gerechnet: 2 bis 3 kleine oder ein großer Apfel (ca. 150 g), gut gewaschen oder abgerieben, 1 Eßlöffel geriebene Mandeln oder Nüsse, 1 gestrichener Eßlöffel grobe Haferflocken, mit 3 Eßlöffeln Wasser 12 Stunden – über Nacht – eingeweicht. Der Saft von ½ Zitrone, 1 Eßlöffel Kondensmilch (heute nimmt man frischen Rahm). Milch und Zitronensaft werden unter die vorgeweichten Haferflokken gemischt, dann wird der Apfel (nach Dr. Birchers Wunsch »mit Haut, Gehäuse und Kernen«) auf dem Reibeisen gerieben und rasch unter den Brei gemischt. Das Müesli soll *sofort* gegessen werden. Die geriebenen Nüsse werden erst bei Tisch drübergestreut.

So, wie hier beschrieben, ging ›Birchers Müesli‹ auf seinen Siegeszug rund um die Welt. Aber: Was haben die Geschäftemacher mittlerweile aus ihm gemacht? Ein Potpourri aus allen möglichen und unmöglichen Dingen, mit viel, viel Zucker und vielen blumigen Namen (auch hier blieb die heilige Hildegard nicht verschont, obwohl die fast 700 Jahre vor Dr.

Bircher lebte). Darum sei nochmals festgestellt: In jedem Fall ist ein *selbstgemischtes* Müesli aus biologischen Zutaten besser! Außerdem macht das Mischen Spaß – vor allem den Kindern, wenn man ihnen die Zutaten hinstellt. Natürlich kann man dann ›im großen‹ einkaufen, so wird auch alles billiger. Und möglichst immer frisches Obst dazu und immer nach der Jahreszeit; auch Beeren sind gut!

Merke: Die sogenannten *›Müsli-Riegel‹* sind keine Gesundheitsriegel im Sinn der Vollwert-Kost. Sie enthalten im Schnitt 30% Fett und bis zu 40% Zucker. Selbst wenn es heißt ›ohne Zusatz von Zucker‹, können doch andere isolierte Zucker oder Honig oder Trockenfrüchte enthalten sein. Solche Riegel sollten die Ausnahme bleiben – und schon gar nicht die Regel als Pausenbrot-Ersatz. Siehe statt dessen unser gesundes Rezept, die ›Inka-Schnitten für Schlaumeier‹ am Schluß dieses Getreide-Kapitels. Oder auch unser besonderes Rezept:

Granola – ein Dauer Fitmacher
(Nach der US-Forscherin Adelle Davis)

5 Tassen Haferflocken, je 1 Tasse Sesamsamen, geschälte Sonnenblumenkerne, geriebene Mandeln, Milchpulver, Sojamehl, Weizenkeime und ein wenig ungesüßte Kokosraspel. 1 Teelöffelchen Zimt, eine gute Prise oder etliche Tropfen Vanille dazu. Alles gründlich in einer großen Schüssel vermischen.
In einem Extragefäß jeweils 1 Tasse Pflanzenöl (Sonnenblumen- oder Sesamöl ist sehr gut dafür), Honig und Wasser verrühren und das alles mit den Nüssen und Keimen sehr gründlich mischen. Die Masse auf zwei Backbleche schön verteilen und bei ca. 150 °C etwa eine Stunde lang backen, bis sie leicht gebräunt ist. Nun alles in Stücke ›krümeln‹ und in einer fest schließenden Blechdose aufheben. Den Kindern erst wenig geben, dann dürfen sie sich selbst bedienen.
Prof. Davis schreibt: »Sagen Sie ihnen möglichst nicht, daß das gut für sie ist!«

Die Hirse *(Panicum miliaceum)*
Die goldenen Körner, die schön, stark und kreativ machen

Viktoras Kulvinskas, ein US-Ernährungs-Guru, nennt sie »die Königin der Getreide«. Dr. Bernhard Jensen, sein Landsmann, »eine vollkommene Nahrung« – die Hirse mit ihren kleinen goldenen Körnern. Die USA erleben gerade eine Hirse-Renaissance, und Naturärzte drüben berufen sich auf den weisen griechischen Philosophen Pythagoras, der seinen Jüngern, den Pythagoräern, »zur Förderung der spirituellen, intellektuellen und physischen Entwicklung« eine Nahrung empfahl, in deren Mittelpunkt die Hirse stand. Hierzulande haben vor allem die Anthroposophen den hohen Wert der kieselhaltigen Körnchen, auch für die geistige Weiterentwicklung, erkannt.

›*Hirse*‹ ist ein Sammelbegriff für mehrere Getreidesorten, die botanisch verschiedenen Gattungen angehören und die rund um den Globus mindestens einem Drittel der Menschheit helfen zu überleben. All diesen Getreiden gemeinsam sind die sehr kleinen runden Körner, von goldgeld bis rot und braun, die in Rispen oder Kolben wachsen (Kolbenhirse kennen wir als Lieblingsnahrung unserer zwitschernden Stubenfreunde).

›Unsere‹ Speisehirse, einst eine Hauptnahrungsquelle der Urbevölkerung, dann jahrtausendelang unentbehrliche Energie- und Eiweißquelle der Bewohner in ganz Europa (ausgenommen England), wächst an Rispen wie der Hafer. Und die sonnenumfluteten Körnchen – Hirse braucht sehr viel Sonne – nehmen reichlich Wärme auf, die sie an den Menschen weitergeben.

Im heißen Afrika, wo die Weißen sie geschmackvollerweise ›Negerhirse‹ nennen, ist die *Perlhirse* zu Hause. Ihr Anbau ist z. T. sogar in Trockengebieten am Rand der Sahara möglich. – Eine andere Sorte, die *Sorghum-Hirse* (auch Milo), die Einzug gefunden hat in der neuen amerikanischen Vollwertküche, hat die phänomenale Eigenschaft, daß sie in Trockenperioden in eine Art ›Starre‹ verfällt und erst weiterwächst, wenn es wieder regnet.

Hirse ist wie Hafer, Dinkel und Gerste ein Spelzgetreide und muß geschält werden. Das vorsichtig entspelzte kleine, runde, goldene Korn mit Keim gilt immer noch als ›Vollkorn‹ – im Gegensatz zu Hirsegraupen und -flocken, die entkeimt und vielfältig industriell behandelt wurden.

Die Spelzen wurden früher zusammen mit der beim Dreschen oder Stampfen abfallenden Spreu als Füllung von Kissen verwendet, die man bettlägrigen Kranken als Unterlage gab, wenn sie zu Wundliegen neigten. Der weise Arzt und Botaniker Matthiolus riet u. a., Fleisch in ein dünnes Tuch einzuschlagen und in einen Haufen Hirse zu scharren und damit zu bedecken: »Also verdirbt oder faulet es nicht in vielen Tagen.« Auf die gleiche Weise riet er, Pomeranzen, Zitronen, Granatäpfel und Rhabarber zu ›konservieren‹.

Geschichte: Die Hirse ist wahrscheinlich das älteste Getreide, das Menschen kultivierten, im Fernen Osten ebenso wie in Afrika und Europa. Die Babylonier kannten sie, und die Etrusker kochten eine Art von Porridge davon. Im Darminhalt von altägyptischen Leichen, die etwa 4000 Jahre v. Chr., in der vordynastischen Zeit, beigesetzt worden waren, entdeckte man schon jene Hirse, von der die Fellachen auch heute noch leben.

Fast alle Völker im indogermanischen Raum, voran die Gallier und die Germanen, aßen Hirsebrei. Weil die Hirse eine sehr kurze Vegetationszeit hat und nicht tief in den Boden eindringt, war sie auch bei Nomaden bevorzugt – die Äcker brauchten nicht gepflügt zu werden. Auch heute noch ist sie in Zentralasien oft (neben Buchweizen) die Hauptnahrung der nomadisierenden Kirgisen und Mongolen.

In slawischen Ländern, wo die Menschen offenbar die größte ›Getreide-Fantasie‹ haben, wurde und wird Hirse noch auf dem Herd oder im Backofen geröstet und dann gut trocken aufbewahrt. »Brei, unser aller Mutter«, sangen die russischen Bauern. Hirsebrei war für sie Symbol für kraftspendende Nahrung, die meist sogar in schlechten Zeiten noch zur Verfügung stand. Heute baut Rußland allein mehr Hirse an als alle europäischen Länder zusammen.

Im ganzen Mittelalter hatte Hirse in Deutschland eine große Bedeutung, und man kannte viele abwechslungsreiche Rezepte. Dann, im 19. Jahrhundert, wurde die ›Königin der Getreide‹ entthront durch Kartoffeln, Mais und Reis. Wie der Hafer landete sie in den Futterkisten – meist fürs liebe Federvieh.

Die Hirse war übrigens früher im Sprachgebrauch männlichen Geschlechts. – In vielen Ländern überschüttete man das Brautpaar mit Hirse, um Kindersegen heraufzubeschwören. Vorsichtshalber streute die Braut vor dem Kirchgang auch Hirse in ihre Schuhe ...

Inhaltsstoffe: Weil es so viele, botanisch verschiedene Hirsesorten gibt und weil Hirse auch in völlig unterschiedlichen Böden und Klimazonen wächst, können – logisch – auch die Inhaltsstoffe nicht einheitlich sein. So schwankt z. B. der Eiweißgehalt zwischen 5 und 15%. Entgegen manchen Behauptungen muß hier gesagt werden: Das Hirseeiweiß allein ist nicht vollwertig – wesentliche Aminosäuren fehlen und müssen durch Nahrungskombinationen zugesetzt werden. In unserem reichen Land geht das ganz einfach – mit Eiern, Milch, Rahm, Käse und auch mit Gemüsen.

Doch Menschen in der Dritten Welt, die aus Not lange Zeit auf Hirse allein angewiesen sind, bekommen Proteinmangelkrankheiten.

Die Verdaulichkeit und Resorption der *rohen* Hirse ist ausgesprochen schlecht, weil sie u. a. einen Trypsin-Hemmer enthält (ähnlich wie rohes Soja), das die Bauchspeicheldrüse an ihrer Enzymtätigkeit hindert. Wird Hirse gekocht, so gibt es da keine Probleme mehr.

In ihrem Fettgehalt liegt Hirse mit 3 bis 4% nach Hafer am höchsten. Im Keim befindet sich das meiste Fett. Die Fettsäuren sind zu fast 80% ungesättigt, dabei überwiegt die ›herzfreundliche‹ Linolsäure. Zusätzlich ist Hirse reich an Lezithin.

Kaltgepreßtes Hirseöl – hierzulande leider selten erhältlich – ist extrem reich an Beta-Carotin (dem Provitamin A) und enthält von allen Speiseölen außer Maiskeimöl und Sojaöl am meisten Tocopherol, Vitamin E. Beim Raffinieren des Öls gehen diese Vitamine jedoch leider zu einem großen Teil verloren.

Das Hirsekorn ist sehr trocken und enthält keinerlei Schleimstoffe. Die Stärke (ca. 60 %) ist fast so ›kochfest‹ wie bei Reis, darum lassen sich mit der weitaus nährstoffreicheren Hirse auch viele Gerichte zubereiten, in denen sie den Reis ersetzen kann und die Kenner ›Hirsotto‹ nennen (siehe Küchentips).

Hirse hat einen Ballaststoffgehalt, der etwas unter dem anderer Getreide liegt, und ist relativ phytinreich. Phytinsäure, in vielen Rohgetreiden, bindet z. B. Kalzium, Zink und Eisen, so daß sie den Menschen nicht zur Verfügung stehen. Durch Einweichen, Keimen oder Erhitzen (Kochen oder Backen, zumal mit Sauerteig) geht diese negative Wirkung jedoch verloren.

In ihrem Vitamingehalt ragt die Hirse nicht besonders heraus. Wertvoll sind ihre – in unserer Ernährung oft recht knappen – B-Vitamine (B_1, B_2, B_6 und die Pantothensäure). Aber: Hirse ist Spitzenklasse bei fast allen Mineralien und Spurenelementen! Sie spendet uns dreimal soviel *Eisen* wie Weizen (50 g Hirse decken den Tagesbedarf) und ist außerordentlich reich an *Fluor*. Deshalb ist sie auch so gut für Kinder, deren Zähne und Knochen noch wachsen müssen und die für die Blutbildung reichlich Eisen brauchen.

Weit herausragend aus allen anderen Getreidearten ist aber der Reichtum der Hirse an *Kieselsäure!* Und diese Kieselsäure ist die helle Freude nicht nur der Physiologen, sondern auch jener Menschen, die eine ›tiefe‹ Beziehung zwischen Mensch und Pflanze sehen, wie buddhistische und anthroposophische Ärzte und deren Anhänger (siehe ›Apotheke‹).

Übrigens: Aus Europa gibt es – trotz mancher Bemühungen z. B. in Frankreich, Österreich und Ungarn – nur wenig Hirse aus kontrolliertem biologischem Anbau. Fast alle ›gute Hirse‹ zur menschlichen Ernährung kommt aus den USA in unsere Bioläden und Reformhäuser. Da Hirse auch noch ausgesprochen preiswert ist, lohnt es sich, sie öfter mal auszuprobieren. Experten raten, sie ein- bis zweimal wöchentlich in den Speiseplan einzubauen. Und das wird leichtfallen, dank ihrer vielfältigen Verwendungsmöglichkeiten.

Apotheke: Mittelalterliche Heilkundige haben Hirse hoch gelobt. Heute gilt sie als Geheimtip für alle Menschen, die in zunehmendem Alter – oder durch Zivilisationsschäden – an irgendwelchen Mängeln leiden: Hirse springt mit ihren Reparaturkräften ein, wo alles mögliche ›fehlt‹, angefangen von Haarausfall und brüchigen Fingernägeln über mangelnde Durchblutung und Schlaffwerden der Haut (Falten) bis zu chronischer Müdigkeit, zu Schwindel, Ohrensausen, Schlaflosigkeit.

Und die Leiden der ›Schlaffis‹ gehen noch viel weiter: Ob Bindegewebsschwäche, Schwäche der Gefäße, des Knochengerüsts, der Gelenke, Eingeweide, Schleimhäute, ob Krampfadern, Hämorrhoiden oder Vergeßlichkeit – die Hirse hat bei all diesen Mängeln *Reparaturcharakter.*

Ihre Kieselsäure wirkt in unserem Körper wie ein Ordnungs- und Stützelement.

Man sagt ihr nach, daß sie unser gesamtes Stützgewebe stärkt, Knochen, Knorpel, Bindegewebe und auch die Haut. (»Der Mensch«, sagt Wilhelm Busch, »dieser lederne Sack voller Knochen ...«)

In Schleimhäuten und Zellwänden, in den Umhüllungen unserer ganzen Organe, auch um Blutgefäße und um Nervengewebe, sorgt die Kieselsäure für Elastizität, Biegsamkeit, Widerstandskraft. Ganz gewiß hat die Natur aus gutem Grund dafür gesorgt, daß unser Körper 7 g Kieselsäure speichert, dagegen z. B. vom Eisen, das immerhin für Atmung und Blutbildung hauptverantwortlich ist, nur 4 bis 5 g.

Kieselsäure ist auch unentbehrlich im Stoffwechsel, sorgt für Nachschub an Hormonen, reguliert den Wasserhaushalt mit und den Austausch der Nährstoffe.

Hirse ist besonders gut für stillende Mütter und soll regelmäßig gegessen werden während der Heilung von Knochenbrüchen.

Eine Paste aus Kolbenhirse, äußerlich aufgetragen, kann Beschwerden bei Gelenkentzündung (Arthritis) erleichtern. Versuche haben ergeben, daß Sorghum-Hirse z. B. einen guten Schutz gegen Gallensteine bietet. Der *Fluor* in Hirse verhütet Karies.

Aus alten Medizinbüchern ist zu erfahren, daß Hirse helfen kann, Tuberkelbazillen in der Lunge zu verkapseln und damit die Tuberkulose zu überwinden. Hirse ist auch sehr günstig für Asthmatiker. Entzündliche Zustände, z. B. der Blase, klingen oft schneller ab unter Hirsekost. Von der Kieselsäure heißt es, sie würde »die ausgleichenden kosmischen Kräfte vermitteln« und sehr wirksam sein bei der biologischen Bekämpfung von Schmarotzern. So behandeln anthroposophische Gärtner Sträucher und Bäume, die von Mehltau oder Rost befallen sind, mit Wurzelgüssen aus ›Wasserglas‹-(Kiesel-)Verdünnung.

Über das zentrale Nervensystem und die Sinnesorgane Auge und Ohr und das Wahrnehmungsvermögen soll der sogenannte *›Kieselprozeß‹* sich auf unseren gesamten inneren Organismus auswirken, aber auch auf *Geist und Seele.* Es gibt sehr ernst zu nehmende Menschen, die sehen in der (Hirse-)Aminosäure Treonin zusätzlich eine Kraft, »welche die Verbindung zu einer anderen Welt verbessert«.

Rudolf Steiner sagte (1924): »Wenn man geistig schauen kann, was im Nerven-Sinnesprozeß des Menschen vorgeht, sieht man einen wunderbar feinen Prozeß, der in der Kieselsubstanz wirkt ...« Skeptikern sei mitgeteilt, daß viele Menschen im Osten sich mit Hirse zur Meditation vorbereiten. Sie glauben, Hirse fördere das ›dritte Auge‹ – oder zumindest die Schau nach innen.

Kinder, das lehrt die Erfahrung, mögen Hirse gern, vorausgesetzt, daß sie gut zubereitet ist. (Hirse hat einen etwas süßen Geschmack, man kann aus ihr Traubenzucker gewinnen.) Aber Hirse macht auch lustig – sie ist das Getreide der ›Sanguiniker‹. Sie macht leicht, beschwingt, wach und schlau. Bei ›Hirsevölkern‹, z. B. in Afrika, wird viel getanzt.

Hirse ist ein Basenbildner und sehr leicht verdaulich. Sie ist auch wertvoll für Getreide-Allergiker, weil sie keinen Kleber enthält.

Küchentips: Grundsätzlich soll Hirse *vor* der Zubereitung (am besten in einem feinen Haarsieb) *heiß* gewaschen werden, weil beim Schälen der Körner winzige Fetttröpfchen austreten können. Bitte nehmen Sie möglichst nur das volle, geschälte Korn – keine Flocken ohne Keim! Pro Person rechnet man 50 bis 70 g. Die Anfangszubereitung ist denkbar einfach: Ein Teil Hirse mit zwei Teilen Wasser langsam aufkochen, auf winzigem Feuer (oder fest zugedeckt und ganz ausgeschaltet) ca. 20 Minuten ausquellen lassen. Und nun können Sie zeigen, ob Sie fantasiebegabt sind – da sind nämlich in der ›Hirseküche‹ keine Grenzen gesetzt, ob salzig oder süß.

Hirsotto
(für 4 Personen)

200 g Goldhirse, heiß gewaschen, mit der zweifachen Menge Gemüsebrühe oder Bouillon (400 ml) zum Kochen bringen. Eine Zwiebel würfeln, im Pfännchen rösten und dazugeben. Während die Hirse ca. 15 bis 20 Minuten zieht (auf keinen Fall verkochen lassen), können Sie daneben ganz feine Sachen zubereiten: geblätterte Champignons oder Austernpilzstücke schmoren, kleingeschnittene frische Artischockenböden mit Frühlingszwiebeln und Knoblauch garen. Erbsen, Brokkoli, Blumenkohlröschen, Maiskörner oder Paprikastücke, all das paßt hervorragend in die Hirsepfanne – und als Gewürze sehr gut Majoran oder Thymian.

Oder einfach nur Schältomaten in Stückchen mit Zwiebeln und vielen Kräutern als Soße zum Hirsotto und Reibkäse darüberstreuen. Auch kleine Stücke von gekochtem Hühnerfleisch (ohne Haut), mit Pilzen, Lauch, viel Petersilie und ausgepreßtem Knoblauch nach Gusto, in etwas Öl abgeröstet, sind eine Delikatesse zum Hirsotto – ebenso wie Krabben mit Dill oder Curry.

Besonders hübsch sieht natürlich alles zu Hirse aus, was frisch und bunt lacht.

Übrigens: Wenn viel Gemüse in die Hirsepfanne kommt, braucht man für vier Personen nur ca. 100 g Körner, gekocht, und je Person ca. 150 g geputztes Gemüse.

In der Haute Cuisine bereitet man neuerdings auch Timbales (kleine Hirsetürmchen) als Beilage zu Fleisch etc. und sogar Hirse-*Soufflés* zu.

Hirse-*Aufläufe* schmecken salzig besonders gut mit Lauch und Karotten oder auch mit Fenchel. Süß dagegen sind Sauerkirschen, Rosinen, Dörrpflaumen, Äpfel oder Aprikosen unsere Favoriten.

Im Kochbuch meiner Großmutter fand ich – endlich – das gute winterliche Gericht wieder, das ich als Kind so gern aß:

Hirse-Kraut
(für 4 bis 6 Personen)

250 g Hirse werden im Sieb gebrüht und 10 Minuten gekocht, 2 mittelgroße Weißkrautköpfe halbiert, geputzt, die Strünke herausgeschnitten, gewaschen und dann in Streifen geschnitten. Dann wird das Kraut mit wenig Wasser, etwas Salz und Kümmel auf kleinem Feuer gedünstet, so daß es erst halb weich ist. Dann wird die Hirse auf dem Kohl gut verteilt und das Ganze noch mal – ohne Umrühren – so lange sanft gedünstet, daß es immer noch einen Biß hat. Ganz zum Schluß gibt man Butterflöckchen darüber und mischt Hirse und Kohl ganz vorsichtig mit zwei Gabeln. Keinesfalls darf das Gericht ›matschig‹ werden.

Hirse-Plinsen

125 g Hirse, 125 g Vollkornmehl, 2 Eier, ¼ Liter Milch, 2 Eßlöffel Zucker, Fett zum Herausbacken.

Die Hirse wird überbrüht und kalt abgebraust. Dann kocht man sie in Milch zu einem dicken Brei (ca. 20 Minuten). Wenn der Brei erkaltet ist, werden Mehl, Eigelb, Milch und Zucker dazugegeben und zuletzt der steif geschlagene Schnee.

Mit nassen Händen werden schöne große Plinsen-Küchlein geformt und in Butter oder Öl herausgebacken, mit Zimtzucker bestreut und zu Kompott gegessen – oder zu Vanillesoße.

Der Mais *(Zea mays)*
Heil- und Nährpflanze für Darm- und Nierenkranke

Wer heutzutage beobachtet, wie in weiten Teilen unseres Landes aus riesigen Tankwagen Wasserfälle von Gülle auf flurbereinigte Großfelder prasseln, der kann fast sicher sein, daß dort später *Mais* und nichts als Mais wachsen wird. Denn der Mais, einst heilige Pflanze der Inkas und Azteken, heute vor allem auf dem amerikanischen Gesamtkontinent Ernährer von Milliarden Menschen, ist bei uns zum ›Entsorger‹ einer unsäglichen Jauche- und Gülleschwemme heruntergekommen. Mais liebt nämlich den Stickstoff, und jenen Landwirten und Tierfabrikanten, die bei ihrer Massentierhaltung fast in Gülle ersticken, kommt diese seine Eigenschaft als Dauerschlucker von Jauche gerade recht. Er wird mit dem Zeug schon fertig. Dabei entstanden landwirtschaftliche Monokulturen von einst unvorstellbaren Ausmaßen, die bereits schwere ökologische Probleme mit sich bringen.

Dieser enorm gedüngte Mais wird bei uns fast ausschließlich als Viehfutter verwendet. Die ganze Pflanze kann dabei, gehäckselt, ins Silo gestampft werden (›Menschensorten‹ werden bei uns so gut wie gar nicht angebaut). Man braucht wenig Fantasie, um sich auszumalen, wie die Tiere beschaffen sind, die all diesen hochgedüngten Mais fressen – und wie erst dann die Tierprodukte, die wir essen (sollen). Sprechen wir lieber von erfreulicheren Seiten der Maispflanze – und die sind wirklich der Rede wert.

Der Mais, wo immer er heute wächst rund um die Erdkugel, wird mit Stumpf und Stiel verwertet: die ganze (junge) Pflanze als Viehfutter, die ausgereifte von Textil- und Papierfabriken, die vielen zarten Hüllenblätter der Kolben, ›Lieschen‹ genannt, vor allem auf dem Balkan auch heute noch als Zigarettenpapier. Die Körner werden auf vielfältige Weise zu Mehl und Grieß gemahlen, die entkernten Kolben dienen als Brennmaterial, der Keimling zur Gewinnung von kostbaren Ölen und Vitaminen. Und so weiter.

Übrigens hat jemand ausgerechnet, daß eine einzige Maisrispe – der Blütenstand – rund 30 Millionen Pollenkörnchen erzeugt, die der Wind weit fortträgt. Kein Wunder, daß mancher Mensch zur Zeit der Maisblüte einen ›Heuschnupfen‹ hat – und gar nicht weiß, woher!

Geschichte: Kolumbus entdeckte nicht nur Amerika, sondern auch den Mais, der damals das einzige echte Getreide Amerikas war (abgesehen von Körnerfrüchten wie Amaranth und Quinoa). Alle anderen Getreide kamen mit den europäischen Kolonisatoren hinüber. 1492 sah Kolumbus diese riesige, schöne, kolbentragende Pflanze in Kuba zum erstenmal. Er brachte Körner mit nach Europa – aber zunächst wurde der Mais dort nur bestaunt und in den Gärten einiger vornehmer Herrschaften vom Hofe als exotische Zierde angepflanzt.

Als Nahrungsmittel von Wert kam er später – durch portugiesische Seefahrer via Asien – zu uns. Doch damals bereits, zu Zeiten von Kolumbus, war der Mais als Nutzpflanze über 6500 Jahre alt. Er war das Hauptnahrungsmittel der Azteken, Mayas und Inkas – hoch verehrt. Die Indianer glaubten, der Mais stamme vom Himmel. Maisaussaat wie Maisernte waren – vom Tiefland Guatemalas bis zum Amazonas und dem Hochland Perus – seit uralten Zeiten Mittelpunkt höchster religiöser Jahreszeremonien und Opferrituale.

Die Indianer sollen übrigens fast 2000 verschiedene Mais-Varietäten gezüchtet haben. Nach Heinz J. Stammel bauten sie allein am oberen Missouri mehr als 300 Arten an – in vielen bunten Farben und Formen. Indianer entwickelten Sorten, die in den Anden in 4000 bis 5000 Metern Höhe gediehen, andere für tropische Wüsten und weitere Sorten für die dampfig-feuchten Flußgebiete. (Eigentlich armselig, was davon heute geblieben ist.)

Garcilaso de la Vega, Sohn einer Inka-Prinzessin und eines spanischen Konquistadoren, der ›live‹ als Chronist über das alte Peru berichtete, schrieb ausführlich über ›Mayz‹, wie ihn die Inkas tatsächlich nannten. In Cuzco wurde im Tempel zu Opferdarbietungen ein eigenes Maisbrot gebacken, und in Mexiko verehrten die Indianer sogar eine Mais-Göttin, Chicovetomatl.

Nach de la Vegas Bericht wußten schon damals die Heilkundigen, daß Mais zur Vorbeugung vor vielen Krankheiten und zur Linderung und Heilung diente, vor allem bei Gallen- und Leberkoliken, bei Steinleiden und bei Nieren- und Blasenerkrankungen. De la Vega: »Und der beste Beweis, den ich dafür bieten kann, ist die Tatsache, daß die Indianer, deren Hauptgetränk aus Mais hergestellt ist, unter keiner einzigen dieser Krankheiten leiden.«

Die Indianer Perus ließen das Maismehl nicht nur mit Wasser säuern, um einen sehr feinen Essig herzustellen, sondern sie brauten aus gekeimten und gemälztem Mais auch ein »überaus starkes Getränk, das die Inka wegen seiner heftigen Rauschwirkung verboten hatten«. Noch heute lassen übrigens die Indianer-Schamanen jenen Frauen, die Zysten im Unterleib haben, Auflagen mit Maizena-Brei machen ...

Der Erfindungsreichtum der Indianer vor Jahrtausenden scheint grenzenlos gewesen zu sein, sie hatten eine üppige Speisekarte von köstlichen Maisgerichten. Ein Rätsel ist es aber bis heute geblieben, woher die Indianer schon in uralten Zeiten wußten, daß sie Mais, ihr Grundnahrungsmittel, *zusammen mit Bohnen* essen mußten, um in der Proteinernährung die ideale Ergänzung all jener Aminosäuren zu bekommen, die teils dem Mais und teils den Bohnen fehlten. Mais und Bohnen zusammen ergeben nämlich eine Eiweißwertigkeit von über 100%. Kommen noch Tomaten dazu, so werden fehlende Mineralien und Vitamine ergänzt. Die indianische ›Ernährungsweisheit‹ ging so weit, daß sie sogar Mais, Bohnen und Tomaten gemeinsam auf einem Feld anbauten – und sie fast immer zusammen aßen.

Der Anfang der europäischen Mais-Geschichte war übrigens ein Bumerangeffekt: Iberische Seefahrer brachten ihn nach Asien, von dort wanderte er als ›Kukuruz‹ über den ganzen Balkan und Italien und Österreich wieder zu uns zurück. (Noch heute heißt er deshalb im Voralpenland ›Türkisch Korn‹ oder ›Welschkorn‹). Während er jedoch in Süditalien und auf dem Balkan ein Grundnahrungsmittel, vor allem für die arme bäuerliche Bevölkerung, geblieben ist, ist er eigentlich nie eine ›deutsche Nahrung‹ gewesen. Und schon gar nicht mehr geworden, nachdem der ›Alte Fritz‹ befohlen hatte, die Kartoffeln in großem Stil anzubauen.

Lediglich zur Mast fürs liebe Vieh (siehe oben) mit allen ungewünschten Folgen wird er heute auch bei uns bevorzugt.

Und *›Polenta‹* – der Maisgrieß der armen Mittelmeer-Bevölkerung – steht heute wieder auf der Speisekarte feiner Sterne-Lokale.

Mittlerweile produzieren die Mittelstaaten der USA die Hälfte der ganzen Maiserträge, und es gibt ganz erstaunliche Neuzüchtungen, z. B. eine Art, die mehrjährig Körner trägt, und auch eine, die ihren Stickstoff wieder dem Boden zurückgibt. Mit ihr wäre ein ökologisches Problem gelöst – aber wohin dann wieder mit der vielen Gülle?

Inhaltsstoffe: Mais enthält bis zu 65,4% verwertbare Kohlenhydrate, bis zu 10% Ballaststoffe, 9,2% Eiweiß, 3,8% Fett und 1,3% Mineralstoffe. Damit ist er etwas ärmer an Inhaltsstoffen als andere Getreide. Vor allem enthält das Maiseiweiß, wie gesagt, nur relativ wenig von den essentiellen Aminosäuren, zumal Lysin ud Tryptophan. Lange rätselten im vergangenen Jahrhundert die Ärzte, warum bei überwiegender Maisernährung vor allem unter der armen Bevölkerung Mittel- und Südamerikas schwere Krankheitssymptome auftraten, denen Hunderttausende zum Opfer fielen. *›Pellagra‹* (pelle agra = rauhe Haut) wurde das Leiden genannt.

Nachdem zunächst alle möglichen Infektionen und Vergiftungen verdächtigt worden waren, kamen die Forscher darauf, daß der reinen Maisnahrung wesentliche Nährstoffe fehlten, und zwar nicht nur Aminosäuren, sondern auch das lebenswichtige *B-Vitamin Niacin.*

Niacin ist maßgeblich beteiligt an der Bildung jener Koenzyme, die für viele Stoffwechselvorgänge entscheidend sind. Fehlt Niacin (das der Organismus aus der Aminosäure Tryptophan bildet), dann leidet bei diesem Mangel auf Dauer buchstäblich jede Zelle. Es kommt zu Hautrissigkeit, schweren Störungen im Magen-Darm-Bereich und in den Nervensträngen. Es gab im Süden der Vereinigten Staaten eine Zeit, in der jährlich 170000 Menschen an Pellagra erkrankten und 20000 starben.

Heute ist diese Krankheit in den USA so gut wie verschwunden. Die Forscher hatten nämlich festgestellt, daß sie rasch zu kurieren war, wenn zum Mais frische Milch oder etwas Fleisch – oder auch Hefepräparate – gegessen wurden, die dem Körper das Niacin lieferten.

Niacin kommt im Mais zwar vor, ist aber fest gebunden und kann deshalb von Menschen nicht verwertet werden. Die Mexikaner freilich fanden auch hier eine geniale Lösung des Problems: Sie erhitzen für ihre Nationalspeise, die Mais-Tortillas, die Körner zunächst in Kalkwasser. Dadurch wird die Bindung des Niacins gelöst, und das Vitamin steht dem Körper zur Verfügung.

Übrigens enthält Mais noch weitere B-Vitamine, etwas Vitamin C und als einziges Getreide größere Mengen an Carotin, dem Provitamin A.

Außerdem ist der *Maiskeim* extrem reich an Vitamin E, enthält auch etwas vom seltenen Vitamin K (wichtig für die Blutgerinnung). Die bedeutendsten Mais-Mineralien sind: Kalium, Kalzium und Phosphor, Eisen, Fluor, Magnesium, Natrium, Kieselsäure und Selen.

Apotheke: Für Menschen, die das in unseren heimischen Getreiden (Weizen, Roggen, Gerste, Hafer) vorkommende Klebereiweiß (Gluten) nicht vertragen können und schwer allergisch reagieren, ist Mais ein wahrer Segen. Neben Reis, Buchweizen und Hirse ist er für Zöliakie-Kranke das wichtigste Getreide in der glutenfreien Diät. (Es gibt eigene Kochbücher für diese chronisch Kranken.)

Mais im ganzen Korn ist allerdings recht schwer verdaulich und sollte bei Magen-Darm-Beschwerden zumindest abends nicht gegessen werden. Für Leute, die abnehmen möchten, und auch für Zuckerkranke ist er jedoch günstig, weil er *lange* zur Verdauung braucht und sehr satt macht und weil seine Zucker nur langsam ins Blut ›sickern‹.

Die Indianer waren und sind überzeugt, daß Mais Niere und Blase reinigt. Naturärzte empfehlen heute auch bei uns chronisch Nierenkranken eine eiweißarme Diät mit vielen vollwertigen Kohlenhydraten, neben Reis spielt Mais dabei eine wichtige Rolle. In der Volksmedizin, vor allem in südlichen Ländern, weiß man genau, daß die goldbraunen *›Barthaare‹*, die als Überbleibsel der Blüten aus den Hüllen wie eine Quaste heraushängen, ein fantastisches Entwässerungs- und Beruhigungsmittel sind. Auch diesen Tee aus ›Corn Silk‹ – Mais-Seide – kannten schon die frühen Indianer. Man gibt den *Tee* auch schwer Nieren- und Blasenkranken, die an Harnverhaltung leiden (oder an Nierenkoliken oder Blasenkatarrh), mehrmals täglich zu trinken. Er ist ein ungefährliches Diuretikum, das man über lange Zeit nehmen kann, und hat dem Vernehmen nach schon manchen Blasenstein aufgelöst.

Nieren-Blasen-Tee

Man übergießt etwa 20 g der ›Barthaare‹ (die man auch für den Winter trocknen kann und sich möglichst bei einem Alternativ-Bauern besorgt) mit ½ Liter kochendem Wasser, läßt einige Minuten ziehen, seiht ab und gibt dem Kranken im Akutfall 3 bis 4 Tassen zu trinken.

Dieser Tee soll, darauf schwören türkische und sizilianische Bäuerinnen, sogar die Schilddrüse positiv beeinflussen und damit den Stoffwechsel auf ›sanfte‹ Weise regulieren.

Auch äußerlich angewendet – 1 kleine Handvoll der ›Barthaare‹ 10 Minuten in 1 Liter Wasser aufkochen und ziehen lassen, abseihen –, soll er erstaunlich gut wirken, wenn mit diesem Sud Umschläge auf schmerzende rheumatische Stellen gemacht werden.

Küchentips: Der Mais ist eigentlich, ich sagte es schon, nie eine ausgesprochen ›deutsche‹ Nahrung geworden. Und gleich nach dem Zweiten Weltkrieg hatte er vollends an Attraktion verloren. Denn ›Korn‹, so nennt man in Norddeutschland Roggen, ›Corn‹ aber in den USA den Mais. Und so kam es zu jenem absurden Mißverständnis, als dessen Folge der Mais vielen Deutschen nach 1945 bald ›zum Hals heraushing‹: Bei Nachfragen, was im besetzten Norddeutschland denn als Nahrung am meisten gebraucht werde, lautete die Antwort ›Korn‹, gemeint war Roggen. ›Corn‹ aber stand gekabelt auf dem Papier in den USA. Und so überschwemmte man bald Norddeutschland mit Mais – der dort früher und auch später wieder vor allem als Viehfutter verwendet wurde, weil die Menschen ihn überhaupt nicht mochten.

Maisgrieß, *Polenta,* aber ist in den Mittelmeerländern (ebenso wie Maisbrot etc.) unentbehrlich als tägliche Kost. Auch in entlegenen Bergdörfern Italiens, weit weg vom Meer mit seinen Fischen, kannte und kennt man die Polenta zum ›Baccalá‹, dem Stockfisch.

Hierzulande konnten wir älteren Jahrgänge, wie gesagt, dem Maisbrei lange Zeit keinen Geschmack mehr abgewinnen. Aber neuerdings haben die Feinschmecker unter dem Motto ›Der Mais ist gekommen‹ auch die Polenta wiederentdeckt – bevorzugt in Verbindung mit Pilzen, Leber, Käse, Knoblauch, oder süß, mit Quark und Obst. Denn Maisgrieß schmeckt süß ebensogut wie salzig.

Popcorn – aus einem speziellen ›puff-freudigen‹ Mais, ist für Kinder in jedem Fall eine gesündere Knabberei als zum Beispiel zuckersüße Nußschnitten, klebrige Bonbons etc. Ein Riesenspaß, beim Kinderfest Popcorn selbst zu machen (siehe Rezept).

Zuckermais, in den USA in jedem Supermarkt zu kaufen, gibt es neuerdings auch bei uns, allerdings viel zu teuer. Er wird gekocht, gegrillt, überbacken.

Maiskörner aus der Dose (das Salzwasser abschütten!) zaubern bunte Farbe in jede Gemüsepfanne, bringen zusätzlichen Nährwert, herzhaften Geschmack und wichtige Stoffe ins Essen.

Das Feinste ist natürlich der *Embryo-Mais,* den es aber leider nur selten auf Märkten frisch gibt, dafür aber oft süß-sauer eingelegt. – Der Gemüsemais ist das kalorienhaltigste Gemüse!

Noch ein Wort zu den *Corn-flakes,* die vor über 80 Jahren in einem kleinen Ort im Staate Michigan/USA der Arzt Dr. John Harvey und sein Bruder William Keith Kellogg erfanden: Sie sind – wenn wir sie heute in der bekannten Riesenschachtel kaufen – meist sogar noch mit Vitaminen angereichert.

Sie sind bequem, weil quasi ›tellerfertig‹, für große und kleine Kinder, und sie sind leicht verdaulich, weil aufgeschlossen. Sie enthalten reichlich Nährstoffe und auch Ballaststoffe. Leider aber sind die meisten dieser Präparate *zuckersüß* überzogen mit Honig, Zucker, Erdnuß, Schokolade usw. Mütter sollten ihren Corn-flakes-närrischen Kindern klarmachen, daß sie, wenn schon Corn-flakes, nur die *ungesüßten* Produkte auf den Tisch bekommen. Die lieben Kleinen werden sich rasch daran gewöhnen.

Mais hat zwar, weil er kein Klebereiweiß enthält, keine guten Backeigenschaften, aber er ist weltweit einer der Hauptlieferanten für *Stärke.* Aus der Stärke wird Glukose hergestellt und die wiederum zur Fabrikerzeugung von Marmeladen, Schokoladen, Getränken und vielerlei Backwaren hergenommen. Nach Prof. Thomas lassen sich aus 100 kg Mais 66 kg Stärke oder 83 kg Stärkesirup oder 52 kg Glukose gewinnen.

Maiskleie ist besonders ballaststoffreich. Im Haushalt wird das entölte Maismehl als ›*Maizena*‹ verwendet, die Maisstärke ist als ›Mondamin‹ bekannt. Beide sind sehr leicht verdaulich – aber natürlich eigentlich nur besonders gut für Kranke und Verdauungsschwache und *keine* Vollwertkost.

Maiszucker ist als ›*Dextropur*‹ ein bekannter Energiespender z. B. für Sportler.

Von höchstem Wert ist das *Maiskeimöl* (siehe ›Gesundmacher‹).

Eine (sehr sättigende) rohe Mais-Suppe
(für 2 Personen)

Von 2 Zuckermaiskolben werden die Körner abgelöst und im Mixer mit 1½ Tassen heißem Wasser zu einer Creme püriert. Dann wird das Fleisch einer kleinen Avocado und 1 Teelöffel Kelp (Algengewürz) dazugegeben, evtl. 1 kleine Knoblauchzehe oder 1 bis 2 Frühlingszwiebeln und noch mal gemixt. In 2 Suppentassen füllen, obenauf grüne Kresse oder frischgehackte Kräuter oder Schnittlauch. Sehr fein schmeckt das auch, wenn zum Schluß ein paar Alfalfa-Sprossen oder feingeblätterte rohe Champignons dazugegeben werden.

Popcorn fürs Kinderfest

Fangen Sie mit 40 bis 50 g Popcorn an. Nehmen Sie am besten eine Form aus Jenaer Glas mit Deckel, es kann aber auch ein hoher Kochtopf sein. Das Gefäß muß groß sein, weil die gepoppten Dinger gut 10mal so umfangreich werden wie das Maiskorn selbst. Nehmen sie etwas Maiskeimöl. Das Fett sollte gerade den Boden des Topfes bedecken und darf keinesfalls überhitzt sein, wenn Sie den Pop-Mais hineinschütten. Die Körner sollten nicht übereinander liegen. Wenn die erste Flocke ›springt‹, den Deckel auflegen. Das Gefäß vom Feuer nehmen und das Popcorn, ›wenn das Knallen und Knattern beendet ist‹, mit wenig Salz, Kräutersalz oder Zucker oder Vanillezucker bestäuben.

Polenta-Grundrezept
(für 4 Personen)

200 g Maisgrieß, 1 Liter Wasser oder Gemüsebrühe, ¼ Teelöffel Meersalz.

Gemüsebrühe zum Kochen bringen, Maisgrieß langsam einrieseln lassen, dabei ständig rühren. Bei sehr kleiner Hitze ca. ½ Stunde lang quellen lassen. Die Polenta ist fertig, wenn sie sich beim Rühren von der Topfwand löst. Nun den dicken Brei entweder auf ein Küchenbrett (angefeuchtet!) streichen und in Stücke schneiden oder zu einer Halbkugel aufgehäuft erkalten lassen und dann mit einem Seidenfaden in Scheiben schneiden. Die Scheiben können auf dem Grill geröstet oder in der Pfanne rundherum gebacken werden und zu allen Gemüsen, Fleischspeisen oder Fisch (auch zu Kompott) gereicht werden.

Blitzschneller Mais-Salat

Wenn plötzlich Gäste hereinschneien, (je nach Menge) 1 bis 2 Dosen Maiskörner und 1 bis 2 Dosen Mandarinschnitze nehmen. Im Sieb den Saft abgießen. Körner und Mandarinen vorsichtig mischen, eine milde rohe Zwiebel reiben, darunterziehen. Mit etwas Zitronensaft, Kelp und Olivenöl marinieren, wenn möglich, im Kühlschrank etwas durchziehen lassen. Paßt zu vielen Brotbelägen, zu Raclette.

Der Reis *(Oryza sativa)*
reinigt von innen, entwässert, senkt den Bluthochdruck

Jeder zweite Mensch auf der Welt lebt heute hauptsächlich vom Reis, ißt ihn als ›das tägliche Brot‹. Die Amerikaner sagen in ihrer saloppen Art »A rice day is a nice day« – »Ein Reistag ist ein netter Tag«. Doch für Milliarden Menschen, vor allem in Indien und im Fernen Osten, bedeutet Reis viel mehr: Dort wird er als Geschenk der Götter verehrt.

In China, Japan, Indonesien, Thailand, Indien sind heute noch wunderbare Rituale an den ›heiligen Reis‹ geknüpft, kultische Feste voller Symbolik und Ehrfurcht begleiten das Wachstum des Reiskorns, des asiatischen Grundnahrungsmittels.

Wer je an solchen heiligen Handlungen teilnehmen durfte, etwa in Thailand, Bali, Java, wird das nie mehr vergessen. Priester in weißen Gewändern streuen die erste Saat ins Mutterbeet, reinigen vorher ihre Hände mit geweihtem Wasser. Die Ernte verläuft in ehrfurchtsvollem Schweigen. Lachen und Schwatzen sind auch heute oft noch streng verpönt.

In Thailand wirft König Bumiphol persönlich beim symbolischen Maifest der Aussaat heiligen Reis in die Furchen eines Stückchens Erde, das im königlichen Tempelbezirk für diesen Zweck eigens hergerichtet wurde. Zu Beginn der Regenzeit wechselt der Monarch auch die schier goldenen Gewänder des hochverehrten Jade-Buddhas im Königstempel und bittet den Buddha um eine reiche Reisernte. Thailand (= Goldland) erhielt auch seinen Namen von der goldgelben Farbe des ungeschälten reifen Reiskorns.

In Bali tanzen die unschuldigen jungen Mädchen vor der ersten Menstruation, wunderschön geschminkt und in prunkvollen Festkleidern, bei betörender, schwermütiger rhythmischer Gamelan-Musik. Viele Balinesen glauben heute noch, es schwebten Engel auf diese Kinder herab. Und heimlich hält sich auch heute in Bali noch hier und da der Brauch, daß Paare sich in den Reisfeldern lieben, um ihre Fruchtbarkeit zu verstärken.

Immer wieder zwischen Aussaat und Ernte finden Prozessionen durch die Reisfelder statt. Die Frauen balancieren auf ihren Köpfen bunte, mit Blüten und Gräsern und vielfarbigen Bändern geschmückte, hochaufgetürmte Speisen für die Götter und für die Ahnen zu den Tempeln. Dewi Sri, die allmächtige Reisgöttin, soll gnädig gestimmt werden.

Bei jedem Tempelgottesdienst teilt der Priester auf dem Höhepunkt der Zeremonien neben dem Weihwasser den heiligen Reis aus. Und die Eltern bekleben die Gesichtchen ihrer Kinder zum Schutz mit diesem Reis. Später, nach dem feierlichen Gottesdienst, kommt der festliche Schmaus mit vielen Freunden und der Großfamilie.

Auch mit alltäglichen Ritualen um den Reis zeigen sie ihre Demut vor den höheren Mächten und den Ahnen. Und gleichzeitig dient dieses alltägliche Zeremoniell als Meditation und Entspannung der inneren Seelenruhe und Reinigung ...

Nebenbei: In Bali und Java wird auch heute noch der Reis fast ausschließlich von Hand gesät, gesetzt und geerntet. Kämen hier Maschinen ans Werk, so verlören unzählige Menschen Arbeit und Brot und ihre tägliche ›Handvoll Reis‹ ...

Geschichte: Die ältesten Funde und schriftlichen Überlieferungen über Reis förderten Ausgrabungen in China Anfang der 70er Jahre zutage – dieser Reis war rund 7000 Jahre alt. Allerdings entdeckte man nun kürzlich im Nordwesten Thailands riesige Höhlen, wo schon vor rund 12000 Jahren Menschen lebten und sich von Wildreis ernährten. Damit ist bewiesen, daß Thailand eines der Ursprungsländer der Reiskultivierung ist. In Indien, Indonesien, vor allem auf Java (zu deutsch ›Reisinsel‹) blühte der erste Zuchtreis. Heute lebt die Hälfte der Menschheit vorwiegend von Reis. In Indien wird er ›Dhanya‹ genannt, was soviel heißt wie ›Erhalter der menschlichen Rasse‹.

Über 90% der Weltproduktion kommen aus Asien, in Europa ist Italien der größte Reisproduzent. Heißes Klima und viel Wasser sind die zwei Grundbedingungen für den Anbau der meisten Reissorten. Für die Erzeugung von 1 kg ›Sumpfreis‹ werden 3000 bis 10000 Liter Wasser gebraucht! Mittlerweile kennt man im Internationalen Reisforschungsinstitut auf den Philippinen sage und schreibe 82000 verschiedene Reisformen, darunter auch viele, die gut auf trockenem Boden wachsen.

Von den drei Grundsorten kommen in der Bundesrepublik 75% als Langkorn- oder Patnareis auf den Tisch. Er ist hart und glasig und bleibt beim Kochen körnig und locker. Der Rundkornreis kocht sich weich und eignet sich vor allem zu Reisbrei, Risotto, Milchreisspeisen.

Wann der Reis den Westen erreicht hat, ist nicht ganz geklärt. Nach Mitteleuropa kam er wahrscheinlich durch Alexander den Großen, der ihn über Indien und Persien nach Griechenland brachte. Erst im 17. Jahrhundert wanderte er auch in die jetzige USA ein, spanische und portugiesische Eroberer hatten ihn in Süd- und Mittelamerika zuerst angebaut.

Heute erzielen Landwirte in Kalifornien mit Hilfe von High-Tech Erträge von ca. 75 Doppelzentnern pro Hektar, dreimal soviel wie die asiatischen Reisbauern. Unter Einsatz von Lasern, Computern, die von Flugzeugen aus die riesigen Bodenmaschinen dirigieren und auf der Erde steuern, von enormen Trocken- und Entspelzungs- und Packanlagen werden nur noch 17,5 menschliche Arbeitsstunden pro Hektar notwendig. In Asien schuften die Reisbauern für den Ertrag eines Hektars 750 Stunden und riskieren bei der mühevollen Handarbeit mit ständig gebeugtem Rücken und umschwirrt von Sumpfmoskitos oft genug ihre Gesundheit.

Viele Reisbauern dort müssen heute resigniert aufgeben und stehen vor dem völligen Ruin, weil sie mit den Dumping-Preisen der Amerikaner auf dem Weltmarkt nicht mehr konkurrieren können. Ein Grund mehr, in Dritte-Welt-Läden Reis aus Asien zu kaufen ...

Reis war nie ein Brotgetreide, weil auch sein Eiweiß keine Kleber-Eigenschaften wie das des Weizens hat. Als Brei, Gemüsebeilage oder in Suppen aber ernährt die tägliche Schüssel voll Reis Milliarden Menschen.

Reis polieren heißt Raub der Nahrungsschätze!

Bis das Reiskorn in der dampfenden Schüssel auf unseren Tisch wandert, hat es viele Bearbeitungsprozesse durchlaufen. Wie Reis vor der Zubereitung traktiert und vieler Nahrungsschätze beraubt wird, davon hängt sein Wert oder Unwert für unsere Ernährung ab:

Der *braune Naturreis* oder Cargo wird nur entspelzt und enthält noch die Kornschale, das hauchdünne ›Silberhäutchen‹ und den Keimling – und *nur dieser Reis ist wirklich vollwertige Kost, sprich Vollkorn,* weil er alle Vitamine und Mineralien hat, welche Mutter Natur ihm mitgibt. Das gilt für alle Reissorten!

Weil aber das Silberhäutchen und der ölhaltige Keim rasch ranzig werden können, wird die überwältigende Menge unseres Tischreises geschliffen. Mit diesem Schleifkorn werden das Silberhäutchen und der Keimling entfernt – und damit alle darin enthaltenen kostbaren Wirkstoffe und Nährstoffe. Besonders das Vitamin B_1, das nicht nur ein lebenswichtiges Nervenvitamin ist, sondern auch vom Körper für die Verwertung von Stärke gebraucht wird.

Es dauerte bis um die Jahrhundertwende, bis Wissenschaftler herausfanden, warum Menschen, vor allem in Südostasien, an ›Beriberi‹ erkrankten, einer Menschheitsgeißel, der damals Millionen von armen Männern, Frauen und Kindern zum Opfer fielen. Da Vitamin B_1 in fast allen lebenden Geweben vorhanden ist (und auch gebraucht wird), waren die Symptome der Beriberi-Mangelkrankheiten schrecklich: schwerste Ödeme, Herz-Kreislauf- und Nervenzusammenbrüche, aufgeschwollene Leber, Ergüsse im Brust- und Bauchraum, Degeneration der gesamten Muskulatur und schließlich Koma und Tod.

Anfangs, vor etwa 100 Jahren, war es nur bei den Vornehmen Chinas Mode, polierten Reis zu essen. Für die Reichen hatte das natürlich keine nachteiligen Folgen, weil für sie Reis ja nur die Beilage zu einer üppig gedeckten Tafel war. Für die ahnungslosen Armen aber, bei denen Reis oft weit über die Hälfte der Tagesnahrung lieferte, bedeutet das ›Statussymbol‹ des weißen Reises ohne Silberhäutchen und Keimling oft das Todesurteil. Der ärmeren Bevölkerungsschicht, die vor allem diesen Reis aß, ging nun praktisch die gesamte Vitamin-B_1-Zufuhr verloren.

Schon im Jahr 1910 hatte in Manila der erste Beriberi-Kongreß stattgefunden. Damals wußten die Gesundheitsbehörden von Japan, Indien und Java bereits, daß Beriberi in Verbindung stand »mit der steten Verwendung von poliertem Reis als Hauptkost«. Vorausgegangen waren Großuntersuchungen u. a. in 52 Gefängnissen auf Java: Wo Häftlinge als Hauptnahrung polierten Reis bekamen, war jeder dritte an Beriberi erkrankt, dagegen erlitt in einem Gefängnis, in dem es nur braunen Reis gab, ein einziger von 600 Häftlingen die Krankheit.

In Bangkok war die Vitamin-B_1-Mangelkrankheit unbekannt – bis man auch hier um die letzte Jahrhundertwende anfing, den Reis in großen Mengen zu polieren. – Eine Ironie des Schicksals will es, daß mir 90 Jahre später ein Freund in Bangkok erzählte (auf die Frage, warum man nirgends mehr in Restaurants Vollreis bestellen könne), »den Vollreis bekommen bei uns nur noch die Häftlinge«. Sie wenigstens erfreuen sich vermutlich, trotz karger Kost, recht guter Gesundheit.

Im Jahr 1912 gelang es dann in London dem jungen Forscher Casimir Funk nach mehrjähriger, unermüdlicher Suche, aus dem Reishäutchen eine geheimnisvolle chemische Verbindung in kristalliner Form zu isolieren. Funk gab dem Stoff spontan den Namen ›Vitamin‹ – nach Vita, das Leben, und Amin, von der chemischen Gruppe. Ein Witz – die Redakteure jener wissenschaftlichen Zeitschrift, der Funk seine Untersuchungsergebnisse geschickt hatte, wiesen den Namen›Vitamin‹ mit der arroganten Bemerkung zurück, er existiere in keinem Wörterbuch. Heute kennen wir 13 Hauptvitamine und zahlreiche Untergruppen. Funk sei Dank!

<u>Inhaltsstoffe:</u> Wer vergleicht, was so alles im braunen Reis an guten Nährstoffen steckt und was im weißen, vollpolierten Reis verlorengegangen ist, wird es sich vielleicht doch überlegen, ob er nicht auch hier künftig, zumindest öfter, dem Ruf ›zurück zur Natur‹ folgt:

Je 100 g enthalten		
	Brauner Reis	*Weißer Reis*
Kohlenhydrate	74,9 g	78,4 g
Ballaststoffe	4,0 g	1,4 g
Eiweiß bis	9,3 g	7–8,6 g
Fett	2,2 g	0,6 g
Mineralstoffe	1,2 g	0,5 g

Der Ernährungswert des Reiskorns ist sehr abhängig von Bodenbeschaffenheit, Sorte, Wasserqualität und Pflege, Düngung und Lagerung. Nach Statistiken von Reisexperten *kann* bei poliertem Reis der Verlust an Fett bis zu 85 % betragen, an Rohfasern bis zu 80 %, an Eiweiß bis zu 20 %, an

Mineralstoffen und Vitaminen zwischen 50 und 90 %. Dabei ist beim *Fett* noch festzustellen, daß z. B. der Anteil an herzfreundlicher Linolsäure von ca. 780 mg auf 220 mg abnimmt, der an Kalium um die knappe Hälfte, daß Magnesium fast auf ein Drittel reduziert wird, Kalzium, Eisen, Zink und Selen auf ein Viertel. Nur an Phosphor geht relativ wenig verloren.

Der braune Reis enthält aber, ich erinnere noch einmal daran, neben allen acht essentiellen Aminosäuren (Eiweißbausteinen) ganz beachtliche Mengen an B-Vitaminen, voran das lebenswichtige B_1 (siehe oben), Riboflavin (B_2), für die Zellerneuerung unentbehrlich, B_3, Niacin, für Haut, Verdauung, Sexualhormone, und dazu Pantothensäure, das Antistreß-Vitamin. Ferner finden sich im braunen Reis etwas Vitamin A und K. Das Reisöl im Keim liefert uns auch Vitamin E.

Im Prinzip sind heute Tausende von Reissorten im Handel. Bei uns ist aber die Auswahl nicht zu groß. Es bestehen da handfeste Monopole. Versuchen Sie also bitte immer, beim Bio-Bäcker, im Reformhaus und im Naturkostladen jenen Reis zu bekommen, dessen Herkunft dafür garantiert, daß er naturbelassen und frei von Chemie ist. Dazu gehört neuerdings als besonders herzhafte Delikatesse der *rote Reis,* der zur Zeit vor allem aus der Camargue von Bio-Bauern kommt, dazu gehören *kontrollierte* Reissorten aus Italien und Spanien und den USA, vereinzelt auch aus Fernost.

Schon weil auch Zuchtreis heute oft stark mit Cadmium und Pestiziden belastet ist, ist es wichtig, ihn grundsätzlich nur aus biologischem Anbau zu kaufen. Und sollten Sie mal nur an einen Reis geraten, der unbekannter Herkunft ist – dann doch lieber entweder mit mehr Wasser kochen und das Kochwasser abgießen (also nicht in der üblichen ›1 Teil Reis – 2 Teile Wasser‹-Methode quellen lassen). Oder: Essen Sie gleich polierten Weißreis.

Der hat zwar nichts mehr mit Gesundheitskost zu tun, sondern dient ausschließlich der Energieversorgung, aber man kann ihn natürlich mit unendlich vielen gesunden Sachen aufwerten.

Das gleiche gilt auch für den *Parboiled Reis,* für den zur Zeit mit enormem finanziellem Aufwand die Werbetrommel gerührt wird. Er nimmt eine Mittelstellung ein zwischen braunem und weißem Reis. Er entsteht, indem brauner Reis erst gedämpft und dann geschliffen wird. Ernährungswissenschaftlich ist er umstritten. Angeblich ist er ›vollwertig‹, wenn nicht gar ›veredelt‹, weil bei dem Dampfdruckverfahren »die Vitamine und Mineralien aus den Außenschichten und dem Keim in das Innere des Korns wandern und so beim Schleifen erhalten bleiben«.

Parboiled Reis ist bei vielen Hausfrauen beliebt, weil er fantastische Kocheigenschaften hat, schnell zubereitet ist, nicht klebt und immer lokker-körnig ist. Die Methode ist in Asien im Prinzip schon rund 500 Jahre bekannt – sie wurde angewendet, um den Reis haltbar zu machen. Ganz bestimmt aber ist Parboiled Reis *kein richtiger Vollkorn- oder Naturreis* mehr, doch immerhin enthält er einen Teil der Vitamine und Mineralien, im Gegensatz zum weißen, geschliffenen Reis.

Aber manche Experten (z. B. Dr. Bruker) schwören darauf, daß unter heißem Dampf und hohem Druck mit Sicherheit viele *Vitalstoffe* auf der Strecke bleiben. Vor allem aber gehen dem Parboiled Reis natürlich die Ballaststoffe aus der (abgeschliffenen) Kornhülle verloren.

Völlig uninteressant vom Vollwert-Standpunkt aus ist der sogenannte *Schnellkoch-Reis* – der außerdem unangemessen teuer ist. Er sollte nur als Notbehelf in großer Hausfrauen-Eile hergenommen werden ...

Apotheke:

- Reis enthält natürlich kein Cholesterin und kein Gluten, ist also segensreich für alle, die Probleme mit Blutfetten haben oder gegen andere Getreidesorten allergisch sind.
- Reis ist hilfreich bei Schlankheitsdiäten, denn eine halbe Tasse gekochter Reis hat nur 82 Kalorien.
- Reis ›entwässert‹, d. h., sein relativ hoher Kaliumgehalt fördert die Ausschwemmung von Wasser und auch von Stoffwechselprodukten über die Nieren. Gleichzeitig sorgt der besonders geringe Anteil an Natrium dafür, daß weniger Wasser im Gewebe zurückgehalten wird. Die Reisdiät ist vor allem dann sehr sinnvoll, wenn bei Hochdruckkranken der untere, diastolische Druck zu hoch ist.
- Weil aber nach einer Reismahlzeit der Blutzuckerspiegel innerhalb von einer Stunde seinen höchsten Wert erreicht, ist zuviel Reis nicht ratsam für Diabetiker.
- Brauner Reis ist eine sehr gute Nahrung für Haare, Zähne, Nägel, Muskeln und Knochen. – Die fast 70% Reisstärke bestehen aus sehr feinen Körnern (werden auch für die Kosmetik verwendet), und
- Reis ist auch reich an schleimbildenden Substanzen; deshalb bewährt er sich so gut bei verschiedenen Verdauungsstörungen und als Heilnahrung bei Darmkrankheiten sowie in der Säuglingsnahrung.
- ›Reiswasser‹ oder ›Reisschleim‹ (Aqua di Riso) geben italienische Mammas ihren durchfallkranken Familienangehörigen: Dazu werden 25 g Reis in 1 Liter Wasser verkocht.
- In der Ayurveda-Medizin Indiens lassen die Ärzte Patienten mit inneren Blutungen oder Vitaminmangelerscheinungen Wasser trinken, in dem eine halbe Stunde lang biologisch angebauter Vollkornreis eingeweicht wurde.
- Der peruanische Schamane Inti César Malasquez, von dem in diesem Buch öfter die Rede ist, empfiehlt Menschen, die unter starken Hautunreinheiten leiden, für zwei bis drei Tage nur mit Wasser zu fasten und dann jeweils morgens eine sehr kleine hohle Handvoll braunen Reis *roh* ganz, ganz langsam zu kauen.

- Esoteriker glauben, daß zeitweise (wenige Tage lang) ausschließliche Vollreiskost das menschliche Bewußtsein in einem träumenden, erdabgewandten Zustand hält und hilfreich bei Meditationen ist.

Die Reis-Früchte-Diät …

… erfand Prof. Kempner in den 40er Jahren zur Behandlung des Bluthochdrucks, weil es damals noch keine einschlägigen Medikamente gab. Sie ist heute noch beliebt; allerdings deckt diese Diät nicht den Nährstoffbedarf und sollte deshalb vor allem für Schalttage oder lange Wochenenden, maximal nur jeweils für 3 bis 4 Tage, angewendet werden.
Pro Tag werden 250 bis 300 g Reis (Trockengewicht) und 750 bis 1000 g Obst *ohne* Salz, Milch, Fett, in 5 bis 6 Portionen gegessen, gut über den Tag verteilt, z. B. der gekochte Reis mit Kompott, rohem Obst oder Obstsalat, je nach Jahreszeit mit Äpfeln, Erdbeeren, Aprikosen, Pfirsichen etc., auch als Apfel- oder Zwetschgen-Reis o. ä. Ein Hauch von Zucker (*höchstens* 100 g am Tag) ist erlaubt. Bei Trockenobst darf nur ein Viertel der Frischobstmenge genommen werden, bei Bananen die Hälfte.

Küchentips: »Der Reis ist ein treffliches Korn, das sich zu vielerlei schmackhaften Zurichtungen eignet«, so stellte Carl Friedrich von Rumohr, der berühmte Verfasser des Buches ›Vom Geiste der Kochkunst‹, im vergangenen Jahrhundert fest. Die Reisküche hat wirklich viele Vorzüge:

- Reis ist ungekocht an einem trockenen (und möglichst auch etwas kühlen) Platz fast unbegrenzt haltbar. Reis schrumpft und fault nicht und behält seinen Nährwert. (Polierter Reis ohne Keimling etc. ist natürlich länger haltbar als brauner Naturreis.)
- Reis ist mit seinen bemerkenswerten acht essentiellen Aminosäuren auch eine sehr gute Eiweißergänzung in der fleischlosen Küche. Mit Reis lassen sich von der Vorspeise über die Suppe, die Beilage, den Salat bis zum Hauptgericht und Dessert tausenderlei Dinge zaubern.
- Reisgerichte sind – beinahe – ›spottbillig‹: Pro Person werden als Einlage für Suppen nur je 20 bis 25 g gerechnet, als Beilage 40 bis 50 g und als Hauptgericht ab 70 g. Große Reisesser rechnen für ein Vier-Personen-Reisgericht 300 g. Und wenn etwas übrigbleibt, läßt sich gekochter Reis im Kühlschrank bis zu drei Tage aufheben. Sogar einfrieren kann man ihn (ohne Zutaten), dann ist er sechs bis acht Monate haltbar. Aus all diesen Gründen empfehle ich, nicht unbedingt den billigsten Reis, sondern lieber eine der besten Sorten zu nehmen, wie gesagt, aus kontrolliertem Anbau!
- Über die Kunst des Reiskochens sind sich die kulinarischen ›Gelehrten‹ schon öfter in die Wolle geraten. Dabei ist das alles gar nicht so

schwierig. Wichtig ist zu wissen, daß unpolierter *Naturreis* grundsätzlich etwas *länger* kocht als polierter Weißreis.

Und hier die einzelnen empfehlenswerten Zubereitungsarten:

Für braunen oder Vollkornreis empfehlen die Makrobiotiker der Ohsawa-Schule, grundsätzlich einen *Dampfkochtopf* zu verwenden. Dabei werden (für vier Personen) zwei Tassen gewaschener Vollreis, drei Tassen Wasser und ein Viertel Teelöffel Meersalz in den Dampfkochtopf gegeben, der Deckel wird zugemacht und der Topf auf großer Flamme bis zum vollen Druck erhitzt. Dann wird sofort ein Drahtnetz unter den Topf geschoben und bei kleiner Flamme der Reis 40 Minuten gekocht. Topf vom Feuer nehmen, Druck langsam absinken lassen, Deckel abnehmen, mit einem angefeuchteten Holzlöffel vorsichtig umrühren. Vor dem Anrichten noch mal fünf Minuten zugedeckt stehenlassen.

Die normale (Vollreis-)Kochmethode heißt Reis : Wasser = 1 : 2.

Methode A: Reis mit schwach gesalzenem Wasser aufsetzen und zum Kochen bringen (für vier Leute je 50 g, höchstens 70 g). Hitze klein stellen, bis der Reis die Flüssigkeit fast aufgenommen hat. Zugedeckt noch ca. eine Stunde nachquellen lassen.

Methode B: Wie oben aufsetzen und ca. 40 Minuten bei kleiner Flamme kochen, 20 Minuten nachquellen lassen.

Methode C: Wasser und Reis über Nacht stehenlassen. Am nächsten Tag aufkochen und ca. zehn Minuten bei kleiner Hitze köcheln. Herdplatte abstellen, noch ca. zehn bis 15 Minuten nachquellen lassen.

Methode D: Für *Risotto-Reis* (vier Personen) nehmen Kenner sogar dreimal soviel heiße Flüssigkeit wie Reis. Je Person werden 50 g Reis gerechnet. Der wird mit feingehackten Zwiebeln in einem Butter-Öl-Gemisch angedünstet und dann *unter ständigem Rühren* (!) mit kleinen Mengen Flüssigkeit – Hühnerbrühe, Gemüsebouillon etc. – abgelöscht, bis alle Flüssigkeit zugefügt ist.

Das macht, zugegeben, Arbeit. Aber man kann dabei dem Risotto im Lauf der Zeit eine Menge Köstlichkeiten beimischen, z. B. gehackte Walnüsse, Cashewnüsse oder Pistazien, Rosinen, Pilze – von Champignons bis Morcheln –, kleingeschnittene Artischockenherzen, Gemüse, Tomatenwürfel. Natürlich auch Krabben oder Scampis, ferner feine Gewürze wie Safran, Kurkuma, geriebenen Parmesan oder gehackte frische Kräuter.

Nicht nur für Süßspeisen, sondern auch zu Fleischgerichten schmeckt ganz hervorragend eine Reisbeilage, die mit frischem Obst aufgewertet wird, das vor der – vorsichtigen – ›Vermengung‹ kurz in Butter angedünstet wurde. Köstlich: Birnen, Pfirsiche, Aprikosen oder Erdbeeren.

Für besonders feine, ›feierliche‹ Risottos kochen Kenner mit *Wein*. Das paßt natürlich nicht immer. Aber ein Spargel-Risotto zum Beispiel, mit Weißwein oder gar Champagner (Agnes Amberg) zubereitet, oder ein Mitternachts-Rotwein-Risotto – das ist schon was Besonderes. Für letzteres rechnet man z. B. für vier Personen 270 g Vollreis mit 40 g Butter, 40 g geriebenem Käse und 550 ccm Rotwein, am besten Chianti …

Reis zu Füllungen (Grundrezept)
(für 2 Personen)

1 kleine feingeschnittene Zwiebel in 2 Eßlöffeln Öl goldgelb rösten, 125 g Naturreis dazugeben, rühren, schwitzen lassen bis er glasig ist, mit Salz abschmecken, 250 ccm kochendes Wasser oder klare Gemüsebrühe dazugeben, aufkochen lassen, Feuer klein stellen, 25 bis 30 Minuten gar ziehen lassen. Nicht rühren, bis alles Wasser vom Reis aufgesogen ist.
Diese Füllung nun je nach Bedarf variieren:
Mit 1 Döschen Safran, mit 1 Messerspitze Curry, mit knapp ½ Pfund feingewürfelten Tomaten, mit 250 g sehr fein geblätterten Champignons, die in etwas Öl gedünstet wurden, mit 100 g Reibkäse.
Und evtl. auch mit angebratenem Hackfleisch oder Schinkenwürfeln. Mit dieser Mischung können nun größere Gurken, Kohlrabi, Zucchini oder bunte Paprikaschoten gefüllt und auf die übliche Weise gebacken werden.

Bleibt hier noch eines nachzutragen: In China, wo Reis täglich verzehrt wird (bis zu einem gekochten Pfund pro Person), darf kein einziges Korn verschwendet werden. Kinder sollen ihren Reis immer völlig aufessen. Denn nach altem Glauben kann jedes nicht aufgegessene Reiskorn im Gesicht des künftigen Ehepartners eine Pockennarbe verursachen …

Der wilde Reis (*Zizania aquatica*)

Er ist der ›Kaviar‹ unter den Getreiden. Indianer sammelten ihn jahrhundertelang mit dem Kanu, weil er früher nur an kalten Flüssen und Seen in Kanada und den USA wuchs. Die Körner mußten Stück für Stück mühsam gepflückt werden oder mit Stöckchen so heruntergeschlagen werden, daß sie auf den Boden des Kanus fielen.

Sie sind schwarzbraun und sehen aus wie Tannennadeln. Ihr nußartiger, leicht rauchiger Geschmack hat sie zu einer Delikatesse für reiche Leute gemacht. Wildreis, der immer ungeschält in den Handel kommt, kostet je Kilo bis zu 130 Mark und mehr. Oft werden deshalb in Fertigpackungen einige wenige Wildreiskörner unter viel Langkornreis gemischt – und sind dann eigentlich noch teurer.

Seit einiger Zeit wird aber Wildreis auch künstlich kultiviert, und wahrscheinlich ist er schon bald wesentlich preiswerter zu haben.

Wilder Reis, der früher ganze Indianerstämme ernährte, hat kostbare

Inhaltsstoffe: Nämlich zweimal soviel Eiweiß, viermal soviel Phosphor und zwanzigmal soviel Riboflavin (Vitamin B_2) wie weißer Reis.

Wenn Sie Gästen imponieren möchten, dann bereiten Sie ihnen doch einmal ein

Omelett aus Wildem Reis
(für 4 Personen)

Dazu brauchen Sie
3 Tassen gekochten wilden Reis,
⅓ Tasse gehackte Zwiebel,
¼ Tasse gewürfelten Sellerie,
2 Eßlöffel Butter, 8 Eier,
½ Tasse Milch, Salz und Pfeffer nach Geschmack und 4 Scheiben-Käse oder eine kleine Packung Mozzarella.

Zwiebeln und Sellerie in Butter gar dünsten, Eier in der Milch verschlagen, den wilden Reis dazugeben, würzen. Alles in der Pfanne bei mittlerer Hitze braten, bis das Omelett gerade fest wird. Käse darauf schmelzen lassen. In der Pfanne zu leckeren Salaten servieren.

Ganz attraktiv sehen auch Geflügel- oder Krabbensalate mit wildem Reis aus, selbst Waldorfsalat, auf Salatblättern angerichtet ...

Der Roggen (*Secale cereale*)
kräftigt Gebiß und Gedärm, Knochen und Muskeln

Um den Roggen war immer ein Rätsel – das Geheimnis seiner Kraft. Je höher Getreide angebaut wird, desto häufiger finden sich die Roggenfelder – in unserem Alpenvorland bis auf 1400 Meter, in Vorderasien noch in Höhen von über 2000 Metern, wo man Weizen längst nicht mehr findet.

Der Roggen ist ein Kämpfer, der ans Licht strebt, es wird ihm nachgesagt, er habe eine ganz besondere Beziehung zu jenem Ätherbereich, in dem sich Licht, Luft und Kühle vereinen. Das kann jeder nachempfinden, der im Sommer im Mittelgebirge die wunderbare statische Kraft der Roggenhalme beobachtet – die, sehr lang und geschmeidig, rhythmisch im Wind schwingen und doch schwere, kräftige, grannenbesetzte Ähren tragen. Das Roggenkorn stellt wenig Ansprüche an den Boden (nur Nässe verträgt es nicht) und ist winterfest.

Das Getreide wird im September ausgesät, keimt im Winter bei nur ein bis zwei Grad über Frost und wächst immer dann, wenn der Boden nicht gefroren ist. Beim Sprießen über der Erde färben sich Roggensprößlinge zum Teil purpurrot. Im Lauf der Wintermonate bilden sich neben dem Hauptsproß bis zu 20 Seitensprossen und neben der ›Keimwurzel‹ unzählige weitere ›Tau- und Tiefenwurzeln‹, die (alle zusammen von einer einzigen Pflanze) sich über eine Gesamtlänge von bis zu 40 Metern in der Erde ausstrecken können.

Auch das Roggenstroh ist extrem fest und dauerhaft – früher wurden Hausdächer damit gedeckt.

Überträgt man die Stärke und Widerstandskraft des Roggengetreides auf den Roggenesser, so läßt sich denken, daß dieser – neben den sattsam bekannten Inhaltsstoffen und Kalorien – hier etwas in sich aufnimmt, das Kraft geben *muß!*

Das schwere, dunkle Roggenbrot ist besonders gesund für alle Menschen, die noch *körperlich* hart arbeiten müssen und die starke Muskeln brauchen. Früher waren das besonders die Küstenbewohner an der Nord- und Ostsee, aber auch die Bergleute im Ruhrgebiet und die Bauersleute überall im Land. Heute schwören Kenner: Weil Roggen viel Muskelkraft aktivieren kann, ist er auch für Sportler hilfreich – und natürlich für alle heranwachsenden Jugendlichen.

Geschichte: Der Roggen, einst das ›Brot der arbeitenden Klasse‹, ist in den letzten 100 Jahren vom Weizen langsam, aber sicher in den Schatten gedrängt worden. Das ging so weit, daß selbst über seine Herkunft Falschmeldungen verbreitet wurden: Er sei in grauer Vorzeit nur ein störendes, begleitendes Unkraut auf den Weizenfeldern gewesen. Die Freunde des Roggens dagegen glauben, daß er zum Teil sogar schon vor dem Weizen den Menschen in der Bronze- und Steinzeit als Nahrung diente.

Seine Urheimat mag in Rußland zwischen Dnjepr und Dnjestr sowie in Persien und Kleinasien gewesen sein. Systematisch angebaut wurde er zum erstenmal in Südrußland und Turkestan. Überall dort, wo der Anbau unter extremen Verhältnissen geschah, in Gebirgshöhen und Trockengebieten sowie im kalten Klima des Nordens, war der Roggen der Getreide-Sieger. Seine Hauptanbaugebiete befinden sich auch heute noch im mittleren und östlichen Europa; vom Ural bis in unsere Mittelgebirge reicht der ›Roggengürtel‹.

Heute gilt Roggen bei vielen, die Weizen vorziehen, leider als ›Getreide der zweiten Klasse‹. So hatte ihn schon der römische Geschichtsschreiber Plinius deklassiert. Damals spottete man in Rom über die Germanen, die neben dem Gersten- auch sehr gern Roggenbrei löffelten.

Unsere heutigen Bauern haben sich offenbar wieder die Ansicht des Herrn Plinius und seiner Zeitgenossen zu eigen gemacht: Weil immer mehr Menschen Weißbrot für ›feiner‹ hielten und weil die Bäcker den risikoärmeren und backbequemeren Weizen dem Roggen mehr und mehr vorzogen, hat lange Zeit die Nachfrage nachgelassen nach dem dunklen Korn. Mitte der 80er Jahre hatte der Roggenanbau und -konsum seinen Tiefststand erreicht. Heute wird Roggen häufig zusammen mit Weizen vermischt verbacken. Vieles spricht eben für ihn:

Inhaltsstoffe: Mit 11,6 % Proteingehalt steht Roggen ziemlich vorn auf der Getreideliste, knapp nach Hafer und Weizen. In seiner biologischen Wertigkeit aber ist er Spitze! Dabei schenkt er uns z. B. mit der essentiellen Aminosäure Lysin, die fast in allen Getreiden unterbesetzt ist, einen besonders wichtigen Baustein für das Knochenwachstum und die Stärkung unseres Immunsystems.

Genau gesagt, hat Roggen im Vergleich zu Weizen ein *Mehr* von:

- 25% an den essentiellen Aminosäuren Lysin, Theonin und Valin, ca. 70 bis 100% Pentosanen (Schleimstoffen), ca. 20% Vitamin B_2 und Vitamin E, ca. 50% Kalzium und ca. 50% an Fluor *(nach Prof. Thomas, Berlin)*.

Allerdings hat Roggen gegenüber Weizen *weniger:*

- ca. 10% Eiweiß, ca. 10% Fett, ca. 25% Linolsäure und ca. 25% Beta-Carotin, 25% Vitamin B_1 und ca. 75% Vitamin B_3.

Doch Roggenmehl ist – nach Prof. Dr. H. J. Holtmeier, Stuttgart-Hohenheim, »Hauptlieferant von Spurenelementen und besonders wichtigen B-Vitaminen sowie auch von Kalium, Magnesium, Mangan, Eisen und Zink«. 100 g Roggenbrot (zwei Scheiben) geben uns schon gut ein Zehntel der meisten Mineralien, die wir am Tag brauchen ...

Der hohe Kaliumgehalt hat u. a. einen heilsamen Effekt auf die Leber, der hohe Eisengehalt auf die Bildung der roten Blutkörperchen. Der weise Volksmund wußte immer schon: »Roggenbrot macht Wangen rot.«

Doch ist vor allem zu beachten, daß einige der Eiweißstoffe des Roggens vom Körper besser aufgenommen werden und deshalb sehr wirksam sind. Das zeigte sich in einem vergleichenden Tierversuch: Da waren die nur mit Weizen gefütterten Ziegenböcke lustlos, hatten eine schlechte Haltung, machten einen matten Eindruck dauernder Müdigkeit, hatten glanzloses struppiges Haar, während die mit Roggen ernährten Tiere eine gute Körperhaltung, einen lebhaften Blick hatten und allen Anforderungen entsprachen, die an Zuchttiere gestellt werden. (Eine ausschließliche Verfütterung von Roggen an die Tiere wirkte sich freilich auch nachteilig aus – weshalb viel für die Mischung der beiden Getreide spricht.)

Ganz wichtig ist noch dies: In Deutschland wird Roggen überwiegend zu ca. 80 bis 100% ausgemahlen, ist also reines Vollkornmehl. Weizen dagegen wird meist nur zu 60 bis 70% ausgemahlen. Daraus ergeben sich (laut Prof. Thomas) folgende Vorteile: Eine 80%ige Roggenausmahlung enthält ca. viermal soviel Eisen, ca. dreimal soviel Vitamin B_1 und ca. zweimal soviel Vitamin B_2, Kalzium und Phosphor wie eine 60%ige Weizenausmahlung. Roggenbrot ist (neben Fleisch) ein Hauptlieferant unserer lebensnotwendigen B-Vitamine!

Roggen hat übrigens die *dunkelste* Mehlfarbe aller Getreide. Doch angesichts der Unzahl bisher genehmigter und gebrauchter Brotfärbemittel ist das ›Dunkle‹ per se schon lange kein alleiniger Maßstab mehr für den Wert eines Brotes.

Apotheke: Roggenmehl bedarf in der Bäckerei einer langen Teigführung von 24 Stunden und mehr. Der Teig muß versäuert werden, aber die Milch- und Essigsäure, die neben anderen Gärungsprodukten im Sauerteig entsteht, ist die reine Medizin:

- Sie regt, zusammen mit den entstehenden Aromastoffen, die Speichel- und Verdauungssäfte kräftig an. Durch das naturgesäuerte Roggenbrot kommt die Darm-Peristaltik in Schwung. Roggenbrot fördert also auf natürliche Weise fabelhaft die Verdauung.
- Bei Laboruntersuchungen wurde festgestellt, daß im *gesäuerten* Brot Typhus-, Paratyphus- und Ruhrbakterien schon nach einem Tag zugrunde gehen, während sie sich auf nichtgesäuertem Weizenbrot viele Tage halten.
- Weil Roggenvollkornbrot erzieherischen Wert für die Verdauungsorgane hat, sie tüchtig anregt zu arbeiten, macht das Brot auch schneller satt und hilft Kalorien sparen.
- Roggenbrot ist fester als anderes Brot und muß intensiver gekaut werden (das gilt ebenso für Brote aus feinvermahlenem Roggenmehl). Schon deshalb muß es auch stärker und länger gekaut werden, weil die *Kruste* als Folge der längeren Backzeit erheblich dicker ist. Roggenbrot ist also ›Küchenarznei‹ gegen Karies und Zahnverfall. Bei einem Vergleich von Bauern im Südtiroler Sarntal hatten selbst jene, die Weizenvollkornbrot aßen, weit mehr Karies als die reinen Roggenbrotesser.

Roggenbrot muß als gesäuertes Brot – ähnlich wie wertvoller Käse – abgelagert werden, und zwar nach dem Backen mindestens drei bis acht Tage. Erst dann bekommt das Brot gut, und seine inneren Kräfte können sich richtig entfalten.

Roggensauerteigbrot schmeckt nicht nur lange saftig und frisch (gegenüber dem ›trockneren‹ älteren Weizenbrot), die Säuerung bewirkt auch, daß das Brot sich ›selbst konserviert‹ – also nicht so leicht giftige Schimmelstoffe entwickelt. Außerdem wird in Roggensauerteig jene gefürchtete Phytinsäure neutralisiert, die bei Getreidekost zum Teil wertvolle Mineralstoffe und Vitamine vom Körper ›abblockt‹. Im Roggenbrot, gut gekaut und gut verdaut, stehen z. B. das wichtige Eisen und Kalzium des vollen Korns fast ganz zur Verfügung.

Allen, die behaupten, Roggenbrot sei schwer verdaulich und blähe fürchterlich, sei ins Stammbuch geschrieben: Versuchen Sie bitte, ihren Darm zu erziehen! Roggenbrot trägt buchstäblich zur ›Ertüchtigung und damit zur Gesunderhaltung der Verdauungsorgane‹ bei. Essen Sie anfangs nur gut abgelagertes, feinvermahlenes Roggenbrot, kauen Sie gründlichst, essen Sie wenig Süßes dazu (auch keine süßen Fruchtsäfte dazu trinken), und genießen Sie jeden herzhaften Bissen.

Wenn Sie obendrein kräftig gewürztes Roggenbrot bevorzugen, werden die ›Roggengewürze‹ Kümmel, Fenchel, Koriander dafür sorgen, daß Sie von Blähungen auch nicht unnötig geplagt werden.

In der *Volksmedizin* hat Roggen früher eine erhebliche Rolle gespielt, während der Cholerazeit nahm man ›*Roggentinktur*‹. Auch heute noch wird Roggenmehl gegen *Entzündungen* vieler Art, vor allem Furunkel oder Karbunkel, angewendet: Man kocht aus 100 g Roggenmehl mit Wasser einen Brei, den man, evtl. mit Zwiebelbrei vermischt, auf einem Leinenlappen als *Kataplasma* (Umschlag) über das Geschwür legt.

Manchem, der sich eine Hand oder einen Fuß verstaucht hat, soll es schon geholfen haben, daß er Roggenbrot*rinde* in Weinessig eingeweicht und auf die schmerzende Stelle gelegt hat.

Italienische Mammas schwören darauf, daß regelmäßiges Roggenbrotessen gut ist gegen Bluthochdruck und Arteriosklerose. Ihren schlappen, einschlägig gefährdeten Männern servieren sie einen *Roggentrank:* 30 g Körner in 1 Liter Wasser über Nacht einweichen und stehenlassen. Am nächsten Morgen kurz aufkochen und nur wenige Minuten ziehen lassen, abseihen. Im Lauf des Tages trinken. Wirkt auch ganz sanft abführend.

Küchentips: Roggen ist mehr ein Back- als ein Küchenkorn, weil er, wie gesagt, versäuert werden muß, ehe er backfähig ist. Für Hausfrauen, die selber backen, sind natürlich gutgewürzte, knusprige Sauerteig-Roggenbrote oder -semmeln ein großes Erfolgserlebnis!

Roggen kann auch gut als *Sprießkorn,* drei Tage gekeimt, in kleinen Portionen über Salate oder Gemüse gestreut, zu Pfannengerichten aller Art usw. verwendet werden. Fertig gekaufte *Roggenflocken* sind gut für Müesli-Mischungen geeignet. Roggenschrot*kekse* fördern die Verdauung.

Flämische Hausfrauen schätzen sehr als Familienspeise die abendliche, leberfreundliche *Roggencreme:*

Dazu wird (für 4 Personen) 1 Tasse Roggenmehl in 2 Tassen Wasser unter ständigem Umrühren eingestreut, mit dem Schneebesen am besten, damit es keine Klümpchen gibt. 1 gestrichenen Teelöffel Meersalz dazurühren, mit Butterflocken servieren. Kann auch, je nach Geschmack, mit frischgehackten Kräutern oder aber Kompott serviert werden.

Und eine *Brotsuppe* aus hartgewordenem Roggenbrot hat nicht nur in Altbayern, sondern auch in Japan und den USA eine feste Tradition. Man rechnet 2 große Scheiben für 4 Personen: Dazu wird das Brot in Würfel geschnitten und entweder mit durchwachsenem Speck oder nur mit 2 Eßlöffeln Butter angeröstet. 2 feinstgehackte Knoblauchzehen, evtl. verschiedene Kräuter oder Gewürze, voran Majoran, dazugeben und dann mit Fleisch- oder Gemüsebrühe aufgießen. Ca. 10 Minuten köcheln und vor dem Anrichten (gut abgeschmeckt) mit Rahm anreichern, Schnittlauch oder Petersilie drüberstreuen. Kümmel oder vorher 2 Stunden lang eingeweichte Senfkörner machen die Suppe noch pikanter. Zum deftigen Gericht können kleingeschnittene Würstchen dazugegeben werden.

***Der Weizen** (Triticum aestivum* oder *vulgare)*

Kopf- und Nervennahrung, Antistreß-Medizin und Darmanreger

Das Weizenkorn ist die eigentliche ›Mutter unseres Brotes‹ und vermutlich auch das erste kultivierte Getreide. Von allem Anfang an hatte es mystische Bedeutung, war es den Menschen, die es aßen, heilige Gottesgabe. Anthroposophen haben den hohen, geraden Weizenhalm ›Lichtpfeil‹ genannt. Rudolf Steiner stellte fest, daß die Strahlen der Sonne durch die Pflanze zum Mittelpunkt der Erde zielen. »Wir ahnen«, so schreibt einer seiner Anhänger, Dr. Udo Renzenbrink, »daß wir mit der Körnerfrucht etwas von der Geistigkeit der Sonne in uns aufnehmen.«

Die Herkunft des Weizens liegt in rätselhafter Ferne. Angesichts vieler wunderbarer Legenden rund um den Weizen und der – vom Standpunkt der Physiologie aus betrachtet – sehr harmonischen Weizenernährung (mit vollem Korn!) möchte man schon am Verstand jener ›Experten‹ zweifeln, die aus dem Weizen eine Intensivfrucht par excellence gemacht haben. Immer höhere Bodenerträge fordern immer mehr Düngemaßnahmen, und immer mehr hochgezüchtete Weizenformen, weil sie anfällig sind, immer stärkere Gaben von chemischen Pflanzenschutzmitteln aller Art. So wird Rekordernte um Rekordernte eingefahren: Die Erträge konnten seit der Mitte des vergangenen Jahrhunderts um das *Elffache* pro Hektar gesteigert werden.

Dabei bildet Weizen zwar heute die Nahrungsgrundlage für rund eine Milliarde Menschen und stillt den Hunger von etwa 20 % der Erdenbewohner, doch es sei nochmals daran erinnert, daß rund 80 % des gesamten Weltgetreides nicht die Menschen satt machen, sondern zur Fleischmast ans Vieh verfüttert werden!

Und wenn wir die Getreideböden, zumal in Deutschland und Mitteleuropa, betrachten, so sind sie oft schon ausgelaugt bis zum Geht-nicht-mehr, sind unersetzlicher Mineralien beraubt (wie z. B. des Anti-Krebs-Spurenelements Selen) und andererseits überdüngt. Weshalb es doppelt wichtig ist, sich nach Weizen von Bio-Bauern und Bio-Bäckern umzuschauen!

Geschichte: Wildformen des Weizens wurden schon in der Steinzeit im eurasischen Raum gesammelt. Die ältesten Weizenfunde stammen aus China, aus der Zeit um 7000 v. Chr. Die alten Germanen bauten vor allem die Weizensorten Emmer und Einkorn an. – Heute geht es, wie gesagt, meist nur noch um hohe und höchste Ertragsleistungen. Viele widerstandsfähige Weizensorten wurden gezüchtet, für jedes Klima die richtigen. Zu den Haupt-Zuchtzielen gehören ein möglichst hoher Ertrag und vor allem auch gute Backeigenschaften. Ironische Feststellung von Prof. Thomas: »Letztere erstrecken sich auf ein optimales Maß an Dehnbarkeit und Elastizität des Klebereiweißes als Voraussetzung für eine weite Ausdehnung des Teigstückes durch Gärgase zwecks Erzielung eines großen Volumens. Großes Volumen, d. h. stark gelockertes Weizen-Weißbrot, das zu einem Sechstel aus Weizen und zu fünf Sechsteln aus Luft besteht, macht Eindruck auf den Käufer ...«

Mit Weizenbrot aus vollem Korn und einem Mehl, das dunkler ist, kann man nicht so großen Eindruck schinden wie mit manchem jener beliebten blendendweißen Brot-›Schwämme‹, deren raffiniert erbackene frische Knusperkruste schon binnen 36 Stunden total ›lätschert‹ wird, wie der Bayer sagt.

Inhaltsstoffe: Im Weizen-Vollkorn steckt wirklich viel drin. Es ist eine sehr hochwertige Nahrung, während das wegen seiner hervorragenden Backeigenschaften zum Lieblingsmehl erkorene ›raffinierte‹ Weizenmehl und dessen Produkte zwar viele Kalorien, aber nur noch geringen Gesundheitswert haben: weil sie der meisten Inhaltsstoffe beraubt und in der Regel mit viel Zucker und Fett verarbeitet sind.

Im Gegensatz zur Gerste, wo diese Inhaltsstoffe sich mehr aufs ganze Korn verteilen, ist Weizen nämlich nicht so stark ›durchmineralisiert‹. Seine wirklich gesunden Anteile sind vorwiegend auf die *Randschichten* beschränkt. Und die verschwinden als Mastkleie im Futtertrog!

Das *Vollkorn* enthält 59 bis 74% Kohlenhydrate, 12 bis 14% Eiweiß, 2% Fett und 1,8% Mineralstoffe. Dieser Weizen ist sehr reich an Vitaminen des B-Komplexes, enthält vor allem auch das Entgiftungs- und Verjüngungsvitamin E (im Keim besonders viel), dazu Beta-Carotin, Biotin, Pantothensäure und die sonst oft knappe Folsäure. Neben den Mineralien, die wir zur Knochenstabilität brauchen – Kalzium und Phosphor –, schenkt uns der Vollweizen auch reichlich Eisen, Magnesium, Kieselsäure, überdurchschnittlich viel Kalium, etwas Kupfer, Schwefel, Jod sowie bei günstiger Bodenbeschaffenheit das kostbare Selen. Außerdem enthält Weizen ein natürliches Östrogen.

Von diesen vielen Vitaminen und Mineralien finden sich also im hellen (teuersten) Weißmehl ohne Randschichten und Keim nur noch Spuren. Das ist dann schon ›Vitaminmangelkost‹ bei einseitiger Ernährung!

Die biologische Wertigkeit des Weizeneiweißes liegt, wie schon gesagt, etwas unter der des Roggens, die essentielle Aminosäure Lysin ist ›unterbesetzt‹. Dennoch ist Weizen, vor allem in Kombination, eine hervorragende Eiweißquelle. Was ihn aber zum beliebtesten aller Backgetreide macht, ist die Qualität seines Klebers – jener Eiweißbestandteile, die als Gerüstsubstanz für eine lockere Krume beim Backen sorgen.

Dieses Klebereiweiß kann bis zum Dreifachen seines Gewichts an Wasser binden. In der Backstube beim Gären (z. B. durch Hefezusatz) geht der Teig fantastisch auf, wird ganz locker. Unter Beimischung von unendlich vielen Backhilfsmitteln, die u. a. auch die Frische des Gebäcks verlängern, wurden Weizenbrote und -feingebäck zum Superstar, weltweit.

Im Weizen steckt übrigens auch reichlich jenes Phytin, das mit Eisen, Kalzium und Zink schwerlösliche Komplexe bildet, die im Verdauungstrakt nicht aufgelöst werden können und die Aufnahme der Mineralien durch den menschlichen Organismus verhindern. Wenn aber die ganzen Weizenkörner eingeweicht werden oder wenn der Teig richtig gärt, auch mit Hefe, wird das Phytin durch ein Enzym, die Phytase, inaktiviert. In reiner Weizen*kleie* aber kann Phytin als ›Eisen- oder Zinkräuber‹ wirken.

Der beliebte Nudel-Weizen

Etwa ein Zehntel der Weltweizenernte besteht aus *Hartweizen (Triticum durum).* Ihm verdanken wir zwei beliebte Nährmittel: den sogenannten Hartweizengrieß und die vielen köstlichen (meist italienischen) Spezialnudeln und -teigwaren. Allerdings haben sich auch bei der komplizierten Herstellung von Spaghetti, Makkaroni etc. die meisten Vitamine längst in Luft aufgelöst. Aus gutem Grund essen die Italiener deshalb zusammen mit ihren traditionellen Nudelgerichten eine frische Tomatensoße sowie große Schüsseln voller Salate oder Gemüse zur selben Mahlzeit. Und der geriebene Parmesankäse dazu ergänzt vorzüglich das Weizeneiweiß!

Daß die *braunen Vollkornnudeln,* ob aus Weizen oder aus Dinkel, vor allem etwas für Fortgeschrittene in Sachen Naturkost sind, darüber wurde in diesem Buch schon einmal gesprochen. Gerade Menschen mit hohem Cholesterinspiegel sollten beim Bio-Bäcker nach Vollkornnudeln Ausschau halten, die meist *ohne Ei* hergestellt wurden.

Und merke: Vollkornnudeln enthalten rund 10% Ballaststoffe, während den weißen Nudeln nicht mal ein halbes Prozent Fasern geblieben ist. Sie spendieren Ihnen Vitamine, Mineralien, Spurenelemente. Und sie werden viel langsamer als die Weißmehlnudeln verdaut, das heißt, Ihr Körper nimmt mit ihnen einen allmählichen, gleichmäßigen und länger dauernden ›Schub‹ an Glukose auf – das ist z. B. hervorragend für Schulkinder, alle Kopfarbeiter, aber auch Ausdauersportler.

Apotheke: Bei der weltweiten Massenherstellung von Nicht-Vollkornmehlen fallen ebenso Massen von *Kleie* und *Weizenkeimen* an. Seit man erkannt hat, daß diese eigentlich viel zu schade sind, um nur als Viehfutter zu dienen, werden sie (meist für zuviel Geld) als Speisekleie gegen

Verstopfung und als Super-Vitaminspender (Keime und Keimöl) auf den Markt gebracht.

Stellen Sie sich das bitte einmal vor: Millionen von Menschen essen nur weißes, ›raffiniertes‹ Brot. Und weil das stopft und sie Verdauungsbeschwerden bekommen, weil unsere Gesellschaft außerdem unter ›Vitaminie‹ leidet (nach Prof. Hans Glatzel), wird zusätzlich scheußliche Kleie gemampft und werden Unmengen Weizenkeime und -öl gelöffelt. Dabei wäre alles viel weniger umständlich und auch weitaus billiger, wenn diese Abermillionen Menschen einfach *Vollkornbrot* äßen, das Kleie und Keim enthält. Und auch Sprießweizen, der obendrein viele Vitalstoffe enthält. Weil *Voll*weizen eine so reiche Quelle für die B-Vitamine ist, sollten gerade alle Menschen im Aufbau und Wachstum, aber auch bei Streß und im fortschreitenden Alter nicht darauf verzichten!

Der ballaststoffreiche Vollweizen gehört zu jener Nahrung, die von Forschern ausdrücklich empfohlen wird bei rheumatischem Fieber, Arthritis und auch bei bestimmten Formen von Krebs. *Dickdarmkrebs* tritt nachweislich häufiger bei Menschen auf, die immer nur raffiniertes Weizenmehl und -brot gegessen haben. Nach deutschen – und indischen – Untersuchungen senkt Brot aus Hartweizen das zusätzlich mit Weizenkleie angereichert wurde, auch den Cholesterinspiegel.

Als es noch keine weltweite Pharmaindustrie gab, kannten die Menschen viele Heilwirkungen gerade des Weizens:

- Weizenkleie, naß im Säckchen aufgelegt, half bei Geschwülsten, rheumatischen Schmerzen und Zahnweh.
- Müde und schmerzende Füße steckte man mit großem Erfolg ins Weizenkleiebad. Auch bei Ekzemen reinigten und regenerierten diese Kleiebäder die Haut.

Der Weizenkeim, auch ›das Gold der Naturkost‹ genannt, enthält nicht genau identifizierte Substanzen, die *›Antistreß-Faktoren‹* genannt werden (nach Dr. Burgerstein). Außerdem haben Untersuchungen ergeben, daß Weizenkeime und Keimöle sich positiv auf Abwehr, Körperkraft, Ausdauer und Reaktionszeit auswirken. Unter Spitzensportlern bis zum Autorennfahrer sind sie deshalb schon längst kein Geheimtip mehr.

Küchentips: Wie man Weizen-Sprößlinge selber herstellt, wird in einem späteren Kapitel ausführlich geschildert, und wie man einen vorzüglichen, sehr gesunden ›Brottrunk‹ aus Weizenkörnern bereitet, das haben Sie, liebe Leser, schon in einem vorangegangenen Abschnitt erfahren. Doch das Vollweizen-Mehl sollte auch in der Alltagsküche mehr und mehr das raffinierte Weißmehl der Type 405 ersetzen. Wie man das macht, das verraten ihnen erstklassige Vollwert-Backbücher, auch aus dem Heyne Verlag. Weil dieses Vollmehl uns alle wertvollen Inhaltsstoffe des Weizens spendet, ist es oft einfach eine Frage des Mutes und der Fantasie, wieder mal Pfannkuchen, Kekse, Kuchen, Pizzas und schnelle Brötchen aus Vollmehl zu backen.

Im Lauf der Zeit werden Sie dann gewiß auf den Dreh kommen, das Korn immer frisch gemahlen aus dem Reformhaus oder von kontrollierten Bio-Bauern bzw. vom Bio-Bäcker zu beziehen.

Weizenschrot oder -grütze sollte vor der Zubereitung mindestens eine Stunde eingeweicht werden. Dann ca. eine Stunde kochen und anschließend noch eine halbe Stunde nachquellen lassen. Man kann die Grütze süß oder salzig zubereiten, aber auch aus der Masse, zusammen mit feingeschnippeltem Gemüse aller Art und leichtgebräunten Zwiebelstückchen, Bratlinge herstellen. Als Hauptgericht rechnet man für vier Personen 300 g Schrot; er wird in 1½ Litern Flüssigkeit (Wasser, Brühe, Milch, je nachdem) sehr langsam gegart. Das besondere Rezept:

Bulgur, auch Boulgour oder Bulgar

Bulgur ist etwas Uraltes, Neuentdecktes, ebenso wie Couscous – nämlich geschroteter und vorgekochter Hartweizen. In Nordafrika, der Türkei, aber auch in Japan ist er sehr beliebt, in Frankreich regelrecht ›Mode‹. Sie kaufen ihn beim Bio-Bäcker oder im Reformhaus recht preiswert ein, und er liefert Ihnen eine sehr nahrhafte, vielseitige Essensbeilage. Weil im Bulgur der Keim mitenthalten ist, ist er reich an Vitaminen, und weil er vorgekocht ist, dauert die Zubereitung nur kurze Zeit.

Bulgur ist also ideal für Berufstätige und die ›schnelle Küche‹. Zusammen mit Buttergemüsen oder Salaten ist Bulgur ein optimales kohlenhydratreiches Abendessen und kann überall verwendet werden, wo sonst Reis hergenommen wird. Kindern und Senioren bekommt er besonders gut, weil er leicht verdaulich ist.

Bulgur-Grundrezept
(für 4 Personen):

5 Tassen Wasser mit etwas Meersalz zum Kochen bringen, 2 Tassen Bulgur dazugeben, aufkochen, ca. 10 Minuten (Topf evtl. auf Draht setzen) langsam köcheln lassen, bis das Wasser weg ist. Dann den Topf vom Feuer nehmen und mit 2 Holzgabeln den Bulgur auflockern.

Aus diesem Bulgur können Sie auch eine rasche Gemüse- oder Pilzpfanne zaubern, Sie können etwas Rahm dazugeben, Zucker und Zimt daraufstreuen und ihn mit Kompott oder Obstsalat servieren. Oder Sie können, mit Ei und Vollkornmehl und gehackter Petersilie, auf übliche Weise *Kroketten* formen, die Sie in der Pfanne in einem Öl-Butter-Gemisch goldgelb und knusprig braten. Mit Topfen (Quark), Eiern und Früchten (z. B. Aprikosen, Zwetschgen) läßt sich Bulgur auch zu einem himmlischen *Auflauf* (siehe Ihr Standard-Rezeptbuch) verarbeiten.

Amaranth und *Quinoa*
Die Indianergetreide stärken Abc-Schützen, Alte, Athleten und Astronauten

Es gibt Situationen im Leben, die sich selbst eine Schreiberin, die in Sachen Fantasie keineswegs minderbemittelt ist, vorher nicht ausmalen kann. So etwas ereignete sich in der Zeit, in der dieses Buch entstand: Ein Indianer-Schamane aus Cuzco in Peru und ein Bio-Bäckermeister aus Miesbach in Oberbayern saßen in einer Bauernstube am Tegernsee am großen Tisch. Der eine sprach kaum ein Wort Deutsch, der andere verstand kaum einen Brocken Englisch oder Spanisch – und doch verstanden sie sich glänzend, und die Autorin dieses Buches mußte nur hin und wieder sanft dolmetschen.

Vor den beiden lagen viele kleine Tütchen – sie enthielten Proben der sogenannten ›Indianergetreide‹ Amaranth und Quinoa – sowie Rezepte, die der Indianer mitgebracht hatte. Die Worte flogen hin und her, »protein«, »vitamins«, »no gluten«, »very rich of calcium« usw. Diskutiert wurde die Frage, ob es sinnvoll sei, diese beiden winzigen Körnerfrüchte, die hierzulande nur wenige Eingeweihte kennen, auf dem deutschen Naturkostmarkt mehr bekannt zu machen.

Dieser Abend schlug Wellen: Heute bäckt der Bio-Meister ›Kraft- und Energie-Schnitten‹ am laufenden Band, die mit den Indianergetreiden angereichert sind, und sie gehen zu Abertausenden bis nach Italien und Frankreich, um Schulkinder, Autofahrer, Sportler, Bergsteiger oder Streßgeplagte zu stärken. Die beiden Körnerfrüchte haben sich mittlerweile auch in bescheidenem Umfang auf unserem Biomarkt durchgesetzt ...

Weder Amaranth noch Quinoa sind im eigentlichen Sinn Getreide. Das eine gehört zur Großfamilie der Fuchsschwanz-Pflanzen, das andere ist eine Reismelde. Aber jeder, der sich mit der Geschichte Amerikas befaßt, kann nachlesen, daß die beiden Körnerfrüchte sowohl für die Inkas wie für die Azteken (und für noch viel frühere Kulturen, vor fast 5000 Jahren schon) Grundnahrungsmittel waren.

Sie stellten wenig Ansprüche an den Boden, gediehen noch in Höhen von 4000 Metern und mehr, und sogar ihr grünes Kraut hatte manche Heilwirkung und Nährwert.

Als die Spanier unter Cortez und Pizarro nach Südamerika kamen, staunten sie über die geradezu unglaubliche Gesundheit der Azteken und Inkas, die immun gegen die meisten Infektionen waren, über deren Heilkraft und Abwehrkraft bei Verletzungen und Fieber und auch über ihre prachtvollen Gebisse.

Amaranth und Quinoa hießen die Zauberpflanzen, denen die ›Wilden‹ ihre provozierende Gesundheit verdankten.

Und weil jene fest daran glaubten, daß in diesen heiligen Körnern magische Kräfte wohnten, verboten die Eroberer den weiteren Anbau und Handel unter Androhung der Todesstrafe.

Bauern, die sich dem widersetzten, wurde die Hand abgeschlagen, die Vorräte wurden niedergestampft und verbrannt. So verschwanden die mit bedeutendsten Kulturpflanzen des alten Amerika fast völlig. Nur in weit abgelegenen Bergregionen wurden auf kleinen Äckerchen die verbotenen heiligen Pflanzen noch heimlich angebaut. So überlebten sie – 500 Jahre lang – ›im Untergrund‹.

Als die Raumfähre ›Atlantis‹ 1985 in den Weltraum stieg, hatte die Mannschaft erstmals Produkte aus Amaranth und Quinoa an Bord. Seither gehören die ›Geheimwaffen‹ der Azteken und Inkas, auf vielerlei Weise verarbeitet, ins Astronauten-Menü. Ich wünsche mir, daß immer mehr Leute die ›Indianergetreide‹ auf ihren Tisch bringen – Leute, die Alternativen in der Gesundheitsküche suchen, Abwechslung und reizvolle Bereicherung im Speiseplan. Es gibt dafür handfeste wissenschaftliche Argumente.

Der Amaranth (Fuchsschwanz – *Amaránthus*)

Geschichte: Seine Familie ist riesengroß, weltweit sind mehr als 1200 Sorten bekannt. Zu ihnen zählen auch der ›Gute Heinrich‹ oder Spinat-Amaranth und der wunderschöne dunkelrote Fuchsschwanz, der als Blume altmodische Gärten schmückt.

Bei den Griechen bedeutete ›amarantos‹ soviel wie unverwechselbar. Der Amaranth galt in uralten Zeiten als Blume der Unsterblichkeit, weil seine Blüten so lange hielten. Er war der Göttin Artemis geweiht. Die Pflanze mit ihren aparten Blüten – so dunkelrot leuchtend wie frisches Blut – diente in der griechisch-romanischen Kultur häufig als Dekoration vor Götterbildern und zum Schmuck von Kriegshelden – als Ausdruck des Heilens und des ewigen Lebens.

In China, Indien, in Afrika, in Südamerika und Mexiko und bei den Indianern in den USA und Kanada werden die Blätter der Pflanzen, die bis zu drei Meter hoch werden können, wie Spinat gegessen. Wissenschaftliche Analysen ergaben, daß dieser Amaranth nicht nur den höchsten Eisengehalt aller grünen Blattgemüse hat und extrem viel Vitamin C enthält, sondern auch die ganze Pflanze reich an Lezithin und bestimmten Aminosäuren ist, die der *Entwicklung des Gehirns* dienen.

In Peru heißt Amaranth ›Kiwicha‹, und mit einer ›Kiwicha-Diät‹ ist es der britischen Entwicklungshelferin Ann Goulden gelungen, Kinder in Nordperu zu heilen, die durch Eiweißmangel in den ersten Lebensmonaten bereits Gehirnschäden erlitten hatten!

Anstelle der Inka-Könige mit dem goldenen Spaten sind heute in Peru die Agronomen am Werk: Der Universitätsprofessor Luis Sumar Kalinowski war der erste, der vor rund zehn Jahren in entlegenen Bergdörfern rund um Cuzco, der ehemaligen Hauptstadt des Inka-Reiches, den Anbau und die Selektion von Kiwicha/Amaranth förderte. Nun gedeihen am ehemaligen ›Nabel der Welt‹ unter seiner Obhut wieder sehr ertragreiche Sorten. »Die Kiwicha ist ein kleiner Riese«, so prophezeit Professor Kalinowski, »und der wird wachsen und wachsen, um die Welt zu ernähren.«

Die UNICEF, das Kinderhilfswerk der Vereinten Nationen, und die FAO, die Ernährungsorganisation, finanzieren heute in ganz Südamerika Kiwicha-/Amaranth-Forschungsprojekte. Auch in den USA haben sich Idealisten auf über 300 Test-Ländereien dem Amaranthanbau gewidmet. Und viele gesundheitsbewußte Amerikaner essen heute wieder das einstige ›Müesli der Inkas‹. Wird Amaranth – auch ›das Manna des Jahres 2000‹ genannt – ein Hoffnungsgetreide, eine Geheimwaffe im Kampf gegen den Hunger?

Inhaltsstoffe: Amaranth schenkt uns 18 bis 19% Protein (ein Drittel mehr als Weizen) und obendrein fast zweieinhalb mal soviel Lysin, jenen lebenswichtigen Eiweißbaustein, der über die Leber den Stoffwechsel aktiviert und das Immunsystem stärkt und der sonst vor allem in Milcheiweiß vorkommt. Amaranth, gemischt mit Weizen, kann eine biologische Wertigkeit von fast 100% erzielen – wie Fleisch. Die (75%) ungesättigten, herzpflegenden Fettsäuren sind ebenso beachtlich wie das Vitamin C. Auch das sonst seltene Vitamin B_{12} ist vertreten.

Bei den Mineralien macht den Ernährungsforschern vor allem die Tatsache Freude, daß – neben hohen Kaliumwerten – Kalzium und Phosphor ein für den Knochenbau ideales Verhältnis zueinander haben, und der hohe Ballaststoffanteil freut sie auch. Übrigens: Man hat ausgerechnet, daß 1 kg Amaranth soviel Eiweiß enthält wie 21 Hot dogs oder 22 Eier oder neun Hühnerbeine oder 15 Tassen Milch!

Apotheke: Durch seinen hohen Eisengehalt gilt der grüne Amaranth als Frauen-Kraut. Indianer geben ihn den Schwangeren und Wöchnerinnen, auch den Frauen während der Periode. Weil ein Absud aus Blättern, Blüten, Samen und Wurzeln adstringierend (zusammenziehend) wirkt und gleichzeitig antiseptisch und entzündungshemmend, wurde er in der Volksmedizin Amerikas schon immer äußerlich und innerlich bei Geschwüren sowie Hals-, Rachen- und Magenschleimhautentzündungen und bei Blutungen verwendet.

Amaranth wird heute in den USA z. B. auch im mühsamen Kampf gegen Virusinfektionen, wie *Herpes,* zur Unterstützung eingesetzt – mit seinem Lysin verringert er im klinischen Test erheblich die Rückfallquoten.

Nach vielen Analysen kam Prof. Luis Kalinowski zu dem Ergebnis: »Das Korn verzögert das Altern, stärkt das Gedächtnis und die Nervenkraft, heilt Magengeschwüre und Tuberkulose.« Für seine Forschungen im Kampf gegen Hunger und Krankheit wurde er mit der höchsten Auszeichnung Perus, dem ›Sonnen-Orden‹, geehrt …

Küchentips: Amaranth ist ein Vollkorn und deshalb ein hochwillkommener Neuling in der Naturküche. Er schmeckt etwas nussig und kann in vielerlei Form verwendet werden: die ganzen Körner wie die vermahlenen, als Mehl für süße wie für salzige Gerichte. Beim Backen muß Amaranth mit Weizenmehl vermischt werden, weil er fast keinen Kleber enthält.

Um Amaranth aufzuschließen, wird er heute auch oft *gepoppt,* selbst dies machten schon die Inkas und Azteken. So kann man ihn – zur Anreicherung und für aparten Geschmack – sofort jedem Müesli, aber auch Kuchen- oder Brotteig beimischen.

Ungepoppt wird er wie Reis, aber nur eine Viertelstunde, gekocht (in der dreifachen Menge Wasser) und dann weiterverarbeitet. Neuerdings sind schlaue Hersteller auf die Idee gekommen, Amaranth (und auch Quinoa) in winzigen Mengen in Fertigsuppen etc. zu mischen und sehr teuer zu verkaufen. Das Geld können Sie sich wirklich sparen – wenn Sie die Körner im Reformhaus oder Bioladen pfundweise kaufen und sich die Gerichte *selbstmachen.*

Alegria

eine mexikanische Leibspeise zu Kaffee oder Tee

6 Eßlöffel Pop-Amaranth, 2 Eßlöffel flüssiger Honig, 1 Eßlöffel weichgemachte Butter

Alles in einer Schüssel so lange zusammenarbeiten, bis eine geschmeidige Masse entsteht (evtl. noch gehackte Sonnenblumenkerne, Mandeln oder Rosinen dazugeben). Mit angefeuchteten Händen, damit dieser nicht klebt, den Teig in eine kleine flache Kastenform drücken und im Kühlschrank fest werden lassen. Mit einem scharfen, feuchten Messer kleine Täfelchen abschneiden. Rest kühl aufheben. (Diese Leckerei kann natürlich auch mit größeren Zutaten-Mengen zubereitet werden.)

Gefüllte Amaranth-Pfannkuchen

(für 4 Personen)

200 g Amaranth-Mehl, 100 g Vollkorn-Weizenmehl, ½ Liter Mineralwasser, 2 Eßlöffel Öl, 1 kleiner Teelöffel Meersalz für den Teig.

Als *Füllung* 250 g Sahnequark mit etwas Milch verrühren und mit reichlich frischen Kräutern, Schnittlauch, Kerbel, Petersilie, Dill, sowie Kresse oder Alfalfa-Sprossen mischen. Dünne Pfannkuchen backen, portionsweise mit der Quarkmischung bestreichen und zusammenrollen (möglichst in 2 Pfannen backen).
Dazu eine große Schüssel bunter Salat!

Quinoa (*Chenopodium quinoa*)

Die guten Eigenschaften dieses Gänsefußgewächses sind mit denen des Amaranth fast identisch:

- Auch dieses Pseudogetreide, von den Indianern ›Mutter Korn‹ genannt, gedeiht – zäh und widerstandsfähig – in Hochlagen, z. B. in den Anden bis auf weit über 4000 Meter und braucht keine Kunstdünger und keine Pestizide.
- Es schenkt uns wertvolle Inhaltsstoffe: ca. 16 % Proteine, darin wieder (gegenüber Weizen) die dreifache Menge der sonst ›begrenzten‹ Aminosäure Lysin, dazu einen sehr hohen Anteil an ungesättigten Fettsäuren, Ballaststoffen, Mineralien, (Kalium, Kalzium, Eisen, Magnesium), außerdem B-Vitamine, Vitamin C und E und Carotin.
- Es kann als Vollkorn, aber auch gemahlen oder gepoppt verwendet werden. Und es läßt sich sogar keimen! Es kann in der Küche mit viel Fantasie beim Backen, bei der Zubereitung von Süßspeisen und Müeslis (als Pop-Quinoa ungekocht) gebraucht werden. Es bereichert in vielerlei Variationen Suppen, Haupt- und Pfannengerichte, Kuchen, Gebäcke, Brote. (Es gibt neuerdings auch ein ›Kinoa-Brot‹ zu kaufen.)
- Weil Quinoa kein Gluten (Klebereiweiß) enthält, ist es sehr hilfreich für Zöliakie-Kranke.
- Weil es auch sehr fettarm ist, eignet es sich gut als Diät- und Rekonvaleszenten-Kost.
- Weil die Nachfrage steigt und Quinoa gut bezahlt wird, kann das ›Wunderkorn‹ der Indianer voraussichtlich bald vielen kleinen Bauern und Farmern, in den Anden und Mexiko ebenso wie an den Hängen der Rocky Mountains, neue Zukunftsperspektiven eröffnen, wenn sie ihren Überschuß verkaufen. (Quinoa-Anbau in den Anden gehört zu den Projekten der deutschen Entwicklungshilfe. Er sichert Bergbauern den Lebensunterhalt.)

Ein Quinoa-Experte an der staatlichen Universität in Colorado wurde kürzlich gefragt, welche ›Überlebensnahrung‹ er im äußersten Notfall empfehlen würde. Er antwortete spontan: »Wenn ich nur ein *einziges* Nahrungsmittel wählen dürfte, dann wäre Quinoa bestimmt das beste!«

Quinoa-Grundrezept:

Pro Person 30 bis 50 g Quinoa als Beilage – als Hauptgericht 60 bis 75 g. In der dreifachen Menge Wasser wie Reis zum Kochen bringen, bei milder Hitze ca. 15 Minuten garen. Nun kann Quinoa nach Belieben süß oder salzig zubereitet werden.

Quinoa-Zitronen-Pudding

2 Tassen vorgekochtes Quinoa (siehe oben), 1 Tasse Apfelsaft, ½ Tasse vorgeweichte Rosinen, ½ Tasse geriebene Mandeln oder Nüsse, 1½ Teelöffel Vanillezucker, der Saft von ½ Zitrone, je 1 Prise Salz und Zimt und etwas abgeriebene Zitronenschale.

Alles zusammen (außer Zitronensaft) in einem Kochtopf erhitzen. Wenn es kocht, Hitze zurückdrehen, 15 Minuten simmern lassen.
Erst Zitronensaft unterrühren, wenn die Masse etwas abgekühlt ist. Den fertigen Pudding in Schälchen mit frischen Früchten, wie Erdbeeren, Himbeeren, Aprikosenhälften, Kiwis, garnieren. Einige Zeit kalt stellen vor dem Servieren.

Inka-Schnitten für Schlaumeier
(vom Bio-Bäcker König, Miesbach)

Einen Mürbteig rasch zusammenarbeiten aus 230 g Dinkel-Vollkornmehl, 60 g Wasser, 60 g Butter und 40 g Honig, dazu 1 Prise Salz und nach Geschmack Zimt (!) Ingwer, Vanille, Muskat.

Den Mürbteig in einer Obstkuchenform mit 28 cm Durchmesser oder auf dem Backblech ausrollen, die Ränder 2 cm hochdrücken.

Für die *Füllung* 60 g Amaranth oder Quinoa zuerst mit ¼ Liter Wasser knapp 20 Minuten wie Reis kochen, dann 60 g Haferflocken, 120 g Wasser, 60 g Honig dazu, mit 140 g Johannis- oder Himbeermarmelade und 80 g über Nacht eingeweichten Rosinen vermischen. Zum Schluß 120 g gehobelte oder geraspelte, kurz geröstete Haselnüsse daruntergeben. Diese Masse auf dem Mürbteigboden glattstreichen. 18 bis 20 Minuten bei 180 bis 200 °C backen und schneiden.
Kühl aufbewahrt, bleibt das Inka-Gebäck 3 Wochen saftig. Täglich den Kindern 1 bis 2 Schnitten als Pausenbrot mitgeben!

Besonders wichtige *Bücher* zum Thema ›Getreide und Brot‹:

Berthold Thomas, ›Vollkorn bietet mehr‹, Diaita-Verlag, Bad Homburg, 1986,
Werner Christian Simonis, ›Korn und Brot‹, Verlag Freies Geistesleben, Stuttgart, 1981
Udo Renzenbrink, ›Zeitgemäße Getreide-Ernährung‹, Eigenverlag
›Das Lima Ohsawa-Kochbuch‹, Irisiana-Verlag/Hugendubel, 1986

V.
Die Hülsenfrüchte
Mini-Schatzkammern voller Maxi-Nährstoffe, lange verachtet, vergessen, vernachlässigt

Vor etlichen Jahren war es die Graupensuppe, die von kulinarischen Snobs plötzlich andächtig gelöffelt wurde. Dann kamen die Pellkartoffeln dran (mit Kaviar, versteht sich). Und jetzt sind die Hülsenfrüchte im Vormarsch auf die Drei-Sterne-Tempel. Und im Gegensatz zu so manch anderer Eßmarotte spenden in diesem Fall die Ernährungsexperten lebhaften Beifall: Hülsenfrüchte gehören nämlich zu ihren Lieblingskindern – nur hat da lange niemand auf sie gehört. Sie waren »verachtet, vergessen, vernachlässigt«, wie ein Insider sagt.

Das hing einerseits wohl mit dem Arme-Leute-Geruch zusammen, der ihnen anhaftete, und andererseits mit vielen verdrängten Erinnerungen an Hitlerjugend-Aufmärsche, an Feldküchen und Flüchtlingslager. Freilich ähneln die neuen Linsen-, Bohnen- und Kichererbsenrezepte der heutigen Meisterköche auch nicht mehr entfernt jenen ›Knallerbsen-Eintöpfen‹ früherer Gulaschkanonen. Heute laufen Feinschmecker ›meilenweit‹ für einen Linsensalat oder ein Linsengemüse à la Witzigmann oder Winkler …

Botanisch sind die Hülsenfrüchte die eßbaren, reifen Samen verschiedener Schmetterlingsblütler. Die weltweit wichtigsten sind Bohnen, Erbsen, Linsen und Sojabohnen. Aber auch Erdnüsse (finden Sie in diesem Buch bei ›Nüssen‹) und der Bockshornklee, der groß im Kommen ist, sind Hülsenfrüchte. Und noch etwas: Die ›unreifen‹ Hülsenfrüchte und Samen, wie grüne Bohnen und Erbsen, habe ich bei den Gemüsen eingereiht.

<u>Geschichte:</u> Soviel man übers Getreide und seine Herkunft forschte, sowenig interessierten sich die Wissenschaftler lange Zeit für Hülsenfrüchte. Bis Prof. Daniel Zoharry von der hebräischen Universität in Jerusalem und Maria Hopf vom Biologischen Laboratorium in Mainz diese Lücke füllten: Sie stellten jene Funde aus der Steinzeit zusammen, die Auskunft darüber geben, daß bereits eine Vielzahl von Hülsenfrüchten zwischen Steinzeit und Bronzezeit angebaut wurde, und zwar offenbar fast immer gemeinsam mit Hafer und Gerste.

Die Erklärung war ziemlich einfach: Hülsenfrüchte sind frostempfindlicher als Getreide, und unsere schlauen Urururahnen säten wahrscheinlich erst die Körner an und später im Schutz der Getreidesprossen z. B.

Erbsen oder Linsen. (Das wird übrigens heute noch in Frankreich mit Delikateßlinsen und Winterroggen so gemacht.)

Spätestens aus dem 8. Jahrtausend vor Christi Geburt sind Hülsenfrüchte im Nahen Osten, ums Mittelmeer und in Europa nachzuweisen. Sowohl bei den Ägyptern als auch bei den Griechen und Römern hatten die Hülsenfrüchte auch kultische und magische Bedeutung. So galt die schwarzgefleckte Blüte der ›Saubohne‹ im Altertum als Todessymbol und durfte von Priestern und manchen Philosophen nicht gegessen werden.

Weil sie als Fastenspeise dienten, nannte man den ersten Sonntag der Fastenzeit ›Bohnensonntag‹, und nicht nur in der Bibel, auch in Märchen und Mythen wimmelt es von Geschichten rund um Hülsenfrüchte.

Im Mittelalter befahl Karl der Große den breitflächigen Anbau der Hülsenfrüchte. Er, der unzählige Heil- und Nutzpflanzen aus fremden Ländern hierzulande ›ansiedelte‹, hatte auch den hohen Wert dieser Volksnahrung erkannt.

Übrigens aß man sehr lange nur die getrockneten Samen, während die grünen Bohnen und Erbsen erst im 17. Jahrhundert als Delikatesse erkannt wurden. Madame de Pompadour ließ sich diese ›ausgefallene‹ Speise noch viel kosten. Im Laufe des 19. Jahrhunderts wurden Erbsen und Bohnen dann als frisches Gemüse allmählich verbreitet.

Parallel zu Europa und Asien waren auch in Südamerika schon seit Jahrtausenden Hülsenfrüchte ein Grundnahrungsmittel der Bevölkerung. Und Spanier wie Portugiesen staunten nicht schlecht über die Vielfalt an bunten lackglänzenden Bohnen und Böhnchen, die sie vorfanden.

Inhaltsstoffe: Es gibt heute über 12000 (!) Arten von ›Leguminosen‹, sprich Hülsenfrüchten, von denen viele auch von medizinischem Nutzen sind. Gemeinsam haben sie unter allen pflanzlichen Lebensmitteln den höchsten Eiweißgehalt (meist weit über 20%). Wegen ihrer wertvollen Aminosäuren (Eiweißbausteine) sind sie heute in der Dritten Welt der wichtigste Eiweißspender überhaupt und oft genug Fleischersatz.

Sehr früh fanden die Menschen instinktiv heraus, daß Hülsenfrüchte (denen *einige* Eiweißbausteine fehlen) ihren vollständigen Nährwert bekommen, wenn sie zusammen mit Getreide (Reis, Weizen, Mais) gegessen werden, das seinerseits die fehlenden Aminosäuren liefert. Ohne diesen ›Trick‹, eine komplette biologische Wertigkeit zusammenzustellen, wären wohl in der Vergangenheit wie in der Gegenwart ganze Völker den Hungertod gestorben.

Bis vor etwa 100 Jahren ernährte sich übrigens auch bei uns die Mehrzahl der Menschen (80 bis 90%) von Getreide plus Hülsenfrüchten. Ein Beispiel: Eine halbe Tasse weiße getrocknete Bohnen enthält 7 g Eiweiß, genausoviel wie ein Ei. Eine halbe Tasse Sojabohnen hat sogar 11 g Eiweiß. Das Ei besitzt zwar eine höhere Eiweißqualität, aber zusammen mit

Getreide ergeben Bohnen eine vollwertige, eiweißreiche Mahlzeit, da braucht man überhaupt kein Fleisch dazu.

Dagegen haben Hülsenfrüchte mit Fleisch oder Fisch einen recht schlechten Ergänzungswert; denn es fehlen immer einige essentielle (lebensnotwendige) Aminosäuren.

Unbegreiflich eigentlich, daß in der Bundesrepublik heute pro Person und Jahr nur ein einziges Kilo Hülsenfrüchte gegessen wird – aber über 70 kg Fleisch mit allem Drum und Dran!

Sogar für Diät geeignet

Andererseits enthalten Hülsenfrüchte meist nur 1 bis 2% Fett und besonders viele langkettige, sogenannte komplexe Kohlenhydrate (ca. 47 bis 56%). Sie haben relativ wenig Kalorien, deshalb sind sie sogar für bestimmte Diäten geeignet ...

In den Hülsenfrüchten stecken reichlich wertvolle Vitamine, Mineralien und Spurenelemente, darunter einige, deren Bedarf durch sonstige Ernährung nur mangelhaft gedeckt wird: z. B. Eisen und Phosphor und B-Vitamine, vor allem B_1 (Thiamin) und Folsäure. Das sind alles Stoffe, welche erstens für die Blutbildung, zweitens für die Knochenfestigkeit und drittens für ein starkes Nervenkostüm unentbehrlich sind.

Hülsenfrüchte schenken uns mehr Gesundheit als Dutzende von Nahrungsmitteln, um die viel Lärm gemacht wird. Sie sind wertvoll im besten Sinn des Wortes und dabei auch noch enorm preiswert. Und sie stehen das ganze Jahr über stets in unveränderter Qualität zur Verfügung.

Diese kleinen runden, ovalen, linsen- oder nierenförmigen Dinger in vielen Farben und mit glänzender Hülle sind wahre Mini-Schatzkammern – aber voller Maxi-Nährstoffe.

Was angesichts der Belastung unserer Ackerböden auch sehr wichtig ist: Die Hülsenfrüchte sind in der Lage, den Stickstoff aus der Luft durch ihre in den Wurzeln lebenden Knöllchenbakterien anzureichern und damit die Erde zu verbessern. Der ideale Naturdünger also – der obendrein bei der nächsten Fruchtfolge künstlichen (nitrathaltigen) Dünger überflüssig macht.

Ballaststoffe – ganz enorm

Ich sagte es schon: Hülsenfrüchte genießen bei Ernährungswissenschaftlern hohes Ansehen. Und dies nicht zuletzt, weil sie einen enorm hohen *Ballaststoffanteil* haben. Und weil sich ja immer mehr herauskristallisiert, welche wichtige Rolle diese Ballaststoffe bei der Vermeidung bzw. Bekämpfung von Krebs, Herzinfarkt, Diabetes und anderen Wohlstandskrankheiten spielen, da sie die Verdauung fördern, überflüssiges Cholesterin abbauen, aus dem Darm ›giftige‹ Stoffe rausputzen, sind Hülsenfrüchte noch mal soviel wert.

Die Gesamtballaststoffe je 100 g rohe Hülsenfrüchte:	
Kidney-Bohnen	19,3g
Weiße Bohnen	18,0 g
Grüne Erbsen	16,8 g
Gelbe Erbsen	11,3 g
Linsen	11,2 g
Kichererbsen	10,2 g

Von Experten empfohlene Tagesmenge: mindestens 25 bis 30 g Ballaststoffe, 100 g Bohnen oder Erbsen decken also schon mehr als die Hälfte des geforderten täglichen Ballaststoffverzehrs. Werden die Hülsenfrüchte, wie meist in der Dritten Welt, noch mit verschiedenen Gemüsen und Getreiden zusammen gekocht, so verstärkt sich ihr Wert als Schutznahrung.

Apotheke: Seit uralten Zeiten wurden den Hülsenfrüchten auch Heilwirkungen zugeschrieben. Als ganz besonders wichtig galten sie im Ägypten der Pharaonen für die ›Jungerhaltung der Haut‹. Mehr über echte, heute nachvollziehbare ›medizinische‹ Wirkungen lesen Sie in den einzelnen Hülsenfrucht-Steckbriefen.

Übrigens: Bei starker Magenübersäuerung, akuten Magen-Darm-Geschwüren, Nierenleiden und Gicht sind Hülsenfrüchte *nicht* zu empfehlen. Das sind aber die einzigen Ausnahmen. Doch eben weil Hülsenfrüchte per se Säureüberschuß haben, bringt die Verbindung mit Getreideprodukten, Kartoffeln oder Gemüse (statt mit Fleisch, Speck oder Spiegeleiern) auch gleich einen Ausgleich zum ›Basischen‹ hin.

Umfragen wollen wissen, daß viele Hausfrauen sich aus einem einzigen Grund scheuen, die preiswerten und supergesunden Hülsenfrüchte auf den Tisch zu bringen: Sie zuzubereiten braucht seine Zeit. Aber das sollte kein Hinderungsgrund sein; denn – mal ehrlich – Arbeit machen die Hülsenfrüchte tatsächlich so gut wie keine. Sie müssen nicht wie Gemüse geputzt oder geschnippelt werden, und wie man mit einem Trick die lange Einweichzeit umgehen kann, das lesen Sie weiter unten.

Hülsenfrüchte kochen ist gar nicht kompliziert!

Tips für den Einkauf:

Kaufen Sie Hülsenfrüchte möglichst nie in Schachteln, sondern immer in Klarsichttüten, dann sehen Sie gleich, was los ist. Achten Sie bitte auf folgende Merkmale:

- Hülsenfrüchte sollten ganz saubere, glatte, glänzende Häute haben und in einer Verpackung möglichst gleich groß sein.
- Hülsenfrüchte sollten Sie keinesfalls kaufen, wenn Sie an ihnen kreisrunde Löcher oder dunkel erscheinende Stellen entdecken – diese Samen sind wahrscheinlich von Käfern befallen! Wurmbefallene Hülsenfrüchte – vor allem Linsen – erkennen Sie, wenn an den Kanten halbmondförmige Löcher sind.
- Frische Hülsenfrüchte riechen auch frisch und würzig. Sollten sie beim Auspacken muffeln, dann geben Sie die Ware zurück. Achten Sie auf das Verfallsdatum!
- Hülsenfrüchte sollen immer trocken, luftig und dunkel gelagert werden. Ungeschält halten sie sich mehrere Jahre, Schälerbsen etc. sollten innerhalb von sechs Monaten gegessen werden.

Tips für die Küche:

- *Grundsätzlich* sollten Sie, da haben die ›Vollwertkost-Fanatiker‹ schon recht, nur *ungeschälte* Hülsenfrüchte kaufen. Nicht nur, weil Sie mit den hochzellulosehaltigen Schalen auch wirklich viele Ballaststoffe mitessen, sondern auch, weil in diesen Schalen wichtige Fermente und Vitalstoffe stecken. Aber wieder einmal sei es gesagt: Seien Sie nicht zu dogmatisch!
  Wer schon Schäden am Verdauungstrakt erlitten hat, z. B. eine Hepatitis, Gallenblasen- oder Dickdarmentzündung durchgemacht hat, dem bekommen halt die geschälten Hülsenfrüchte besser. Und dann ist es immer besser, man ißt überhaupt welche, als daß diese wertvolle Nahrung aus Angst vor Bauchgrimmen und Blähungen ganz vom Speisezettel gestrichen wird.
- Grundsätzlich werden Hülsenfrüchte, ehe sie in den Kochtopf wandern, sauber verlesen und dann in eine Schüssel mit Wasser gelegt, damit ›taube‹ Samen an die Oberfläche schwimmen können, wo man sie abfischt.
- Wenn Ihr Wasser sehr *kalkhaltig* ist, sollten Sie es unbedingt vorher abkochen und abkühlen lassen, ehe Sie es zum *Einweichen* verwenden. Rechnen Sie auf eine Tasse Hülsenfrüchte vier Tassen Wasser, also z. B. auf 300 g Hülsenfrüchte, je nachdem, wie ›dick‹ Sie es mögen, 1 bis 1,5 Liter. Für eine Vier-Personen-Hauptmahlzeit (Eintopf mit Gemüsen dazu o. ä.) rechnen Sie ca. 300 bis 350 g Hülsenfrüchte.
- <u>Die Quellzeiten:</u> Weiße Bohnen, Sojabohnen, ungeschälte Erbsen und Kichererbsen: ca. zwölf Stunden, d. h. am besten über Nacht.
  Ungeschälte wie geschälte Linsen und geschälte Erbsen brauchen kein Vorquellen. *Immer* sollten die – gewaschenen – Hülsenfrüchte *mit dem Einweichwasser gegart werden,* weil dieses beim Quellen wert-

volle Mineralien und Vitamine aufgenommen hat. Eine Ausnahme bilden – wenn Sie die überhaupt essen wollen – die blausäurehaltigen Lima-Bohnen, da muß das Einweichwasser unbedingt weggeschüttet werden!

- Die Garzeiten: Für vorgeweichte Hülsenfrüchte, im normalen Kochtopf
  - Bohnen eine bis eineinhalb Stunden,
  - ungeschälte Erbsen und Kichererbsen eineinhalb bis zwei Stunden
  - Linsen und geschälte Erbsen eine dreiviertel bis eine Stunde,
  - die kleinen roten Linsen eine halbe Stunde.

  Um zu vermeiden, daß die Schalen beim Kochen platzen, bitte immer nur ganz vorsichtig umrühren.
- *Gesalzen* werden *alle* Hülsenfrüchte erst nach dem Weichkochen. Sie bleiben sonst lange hart. Auch gepökeltes, gesalzenes Fleisch, Speck, Wammerl, Räucherwürste etc., sollten aus diesem Grund extra gekocht und erst später zu den Hülsenfrüchten gegeben werden.
- Die lange Einweichzeit läßt sich übrigens mit einem *simplen Trick umgehen:* Bringen Sie die vierfache Menge (in Tassen gemessen ist's am einfachsten) Wasser wie Hülsenfrüchte zum Kochen, geben Sie die gewaschenen Bohnen, Erbsen etc. dazu. Kochen Sie nun im offenen Topf zwei Minuten richtig auf, und lassen Sie dann bei ausgeschaltetem Herd den Topf eine Stunde lang zugedeckt stehen. Diese Methode ersetzt das Einweichen von acht bis zwölf Stunden in kaltem Wasser.
- Wenn Sie *einen Dampftopf* haben, gelten dafür eigene Regeln: Die mit obenstehendem ›Trick‹ zwei Minuten vorgekochten und eine Stunde heiß geweichten Hülsenfrüchte mit dem Einweichwasser und den Gewürzen oder Kräutern (ohne Salz!!) *maximal* bis zu *zwei Dritteln* der Topfhöhe auffüllen. Einen Teelöffel Butter bzw. einen guten Schuß Distel- oder Sonnenblumenöl dazugeben, dann *schäumt* es nicht mehr so über. Zwei- bis dreimal aufkochen lassen (bei offenem Topf!) und umrühren. Nun ›steigt‹ das Kochgut kaum mehr. Dann erst den Topf schließen. Im Dampftopf sind
  - Linsen, vorgeweicht, in acht bis zehn Minuten fertig,
  - Linsen, nicht vorgeweicht, in 15 bis 20 Minuten,
  - Bohnen, vorgeweicht, in zwölf bis 15 Minuten,
  - ganze Erbsen, geweicht, in zehn bis 15 Minuten und nicht geweicht in 15 bis 20 Minuten.

Mit dieser Zubereitungsart, im Dampftopf, können Sie noch ›auf die schnelle‹ für Familie und Freunde, die plötzlich diesbezügliche Gelüste äußern, köstliche Hülsenfruchtgerichte in höchstens eineinhalb Stunden auf den Tisch bringen ...

Ein ›anrüchiges‹ Thema

Ein Thema, über das man nicht gern spricht, das aber oft sehr ›anrüchig‹ ist: die Tatsache, daß Hülsenfrüchte *blähen*. Sie tun es, weil einige ihrer Inhaltsstoffe, bestimmte Kohlenhydrate, im oberen Verdauungstrakt nicht aufgespalten werden können und dann immer noch ›unverdaut‹ im Dickdarm landen, wo sie von den Darmbakterien abgebaut werden.

Dabei entstehen oft Gärungsgase (aus Stickstoff und Kohlendioxid), die sich schließlich ihren Weg nach draußen bahnen, mal mit ›Tönchen‹, mal mit ›Knall‹. Aber selbst diese gelegentliche Gefahr, gegen unsere gesellschaftlichen Tabus zu verstoßen, sollte niemand davon abhalten, die nährstoffreichen und so gesunden Hülsenfrüchte öfter in den Speiseplan einzubauen.

Im allgemeinen gilt die Regel: je kleiner die Hülsenfrucht, desto geringer die Blähungen. Auch gutes Weichkochen, zum Beispiel im Dampftopf, könnte das ›Bläh-Potential‹ verringern. Und schließlich werden die kleinen Dickhäuter leichter bekömmlich, wenn man sie nach dem Kochen in den Mixer gibt und püriert.

Vor allem aber können viele ›entblähende‹ *Gewürze* helfen: Ingwerpulver, Kümmel, Fenchel, Koriander, Majoran, Liebstöckel, Bohnenkraut, Thymian, Rosmarin, ja auch Senf, die den Verdauungsvorgang unproblematischer machen. Und von den Adzuki-Bohnen, einer japanischen Nationalspeise, heißt es, daß sie so gut wie keine Blähungen provozieren.

Merke: Moderne Nahrungsmittelforschung hat ergeben, daß die wertvollen *B-Vitamine* zwar relativ hitzebeständig sind, aber durch Zusatz von *Natron* völlig zerstört werden! Hier irrte Großmama wirklich, die den Hülsenfrüchten gern Natron zum schnelleren Garwerden beigab. *Natron ist aus der ›wertvollen‹ Küche verbannt.* Es zerstört nicht nur Vitamine, sondern macht nach neuen Erkenntnissen auch die Magensäure unwirksam und verschlechtert obendrein den Geschmack!

Der Bockshornklee (Trigonella foenum-graecum)
›Der Verkannte‹ – schützt Leber, Nieren und Arterienwände

Geschichte: Er heißt auch ›griechisches Heu‹, weil die alten Griechen ihn aus Ägypten nach Europa brachten und in ihrer Heilkunde bereits hoch in Ehren hielten. Dioskorides, Plinius und Galen beschrieben seine Vorzüge bei innerer und äußerer Anwendung, mittelalterliche Heilmönche behandelten in ihren Klöstern Leber- und Nierenleiden mit Bockshornklee und setzten ihn als Mittel bei Blutvergiftung ein.

Karl der Große befahl den Anbau – vorher wurde der Bockshornklee überall dort gesammelt, wo er wild wuchs, in ganz Südosteuropa, in Nordafrika, Vorderasien und Indien. Heute zieht man in Amerika und Australien die jungen Triebe sogar als Delikateßgemüse.

Der Bockshornklee ist also auch eine Hülsenfrucht: Die Körner wachsen in einer halbmondförmigen Samenhülse. Bockshornklee-Samen hat einen starken, würzigen Duft, er ist in vielen gefälschten ›Currys‹ enthalten. Leider wurde er in der Vergangenheit als Gewürz zuviel *miß*braucht statt *ge*braucht, und über all dem wurden hierzulande seine vielen Vorzüge, die es hier zu preisen gilt, fast vergessen.

Inhaltsstoffe: Das ist eine Fülle wertvoller Substanzen, von denen noch gar nicht alle erforscht sind: Öle, Schleimstoffe, Eiweiß, Aromastoffe, die Vitamine A und D und ein Steroid-Saponin, ›Trigonellin‹, das zusammen mit Eisen wirkt. Vor allem aber Phosphor und jenes Cholin, das der Leberverfettung entgegenwirkt, den Stoffwechsel positiv beeinflußt und die Arterienverstopfung zu verhindern hilft. Schließlich Histidin, eine Aminosäure, die besonders wichtig ist, weil ihr Fehlen in der Nahrung zu Leberzellschädigung führen kann. Also: Leberschutz in doppelter Hinsicht. Der Kombination von Vitaminen und Spurenelementen im Bockshornklee wird auch nachgesagt, daß sie jungen Männern auf die Sprünge hilft, wenn sie an körperlicher Liebesunfähigkeit leiden.

Den Tee aus Bockshornklee kennt man im ganzen Osten, vor allem in China, Tibet, Indien und Indonesien.

In Deutschland wird Bockshornklee heute leider sehr ›verkannt‹, oft verächtlich betrachtet – obwohl er in Frankreich schon viel angebaut und gekauft wird, hauptsächlich als Stärkungs- und Kräftigungsmittel, auch bei tuberkulösen Prozessen.

Apotheke: Über Bockshornklee als ›Medizin aus der Küche‹ ist noch längst nicht das letzte Wort gesprochen. Abkochungen der schleimhaltigen Samen werden vor allem in Indien und den Mittelmeerländern als Hustenmittel eingesetzt. Hierzulande gibt es auch schon Naturärzte und Heilpraktiker, die raten, recht oft den Tee zu trinken, damit die von der Luftverschmutzung mitgenommenen, verschleimten und vergifteten Atemwege gereinigt werden. Das ist *Rauchern* besonders zu empfehlen! Auch der ›verschleimte‹ Darm wird damit gereinigt.

Tee aus Bockshornklee

Man übergießt 2 Eßlöffel pulverisierten Samen mit ¼ Liter kaltem Wasser, läßt das 3 Stunden stehen, kocht dann kurz auf und seiht ab. Den *trinkwarmen*, nicht mehr heißen Tee mit etwas Honig süßen und sofort trinken, 3 Tassen am Tag.

Dieser Tee – ohne Honig – wird auch zum Gurgeln bei Halsentzündung empfohlen. Besonders Leuten, die viel frieren, an kalten Händen und Füßen leiden, empfehlen die Ärzte Nordindiens, reichlich von diesem Tee zu trinken.

In der indischen Ayurveda-Medizin wird Bockshornklee schon seit Jahrtausenden zum milden Abführen, zur Appetitanregung, zur Förderung der ganzen Verdauung, gegen Hämorrhoiden, zur Linderung von Blähungen und sogar gegen frühzeitiges Ergrauen der Haare verordnet.

Den Frauen nach der Entbindung wird er ins Dessert gemischt, weil er die Zusammenziehung der Gebärmutter fördern soll. In der Türkei kochen die Mütter ihren mageren Kindern einen Brei aus drei Teilen Milch mit einem Teil Bockshornklee, damit sie rund und ›fleischig‹ werden. Als Appetitanreger wird diese würzige Milch auch Kranken zum Aufbau, in der Rekonvaleszenz, zubereitet.

Als echter *Geheimtip* gilt dies in den USA:

Wer zu übermäßigem *Schwitzen* und *Schweißausbruch* neigt, der soll zwei Eßlöffel Bockshornkleesamen zwölf Stunden einweichen und immer wieder von den eingeweichten Körnern essen. Der Schweißgeruch verschwindet nicht nur, der Körper fängt an zu duften – nach Bockshornklee. Wir haben das an einem (einschlägig geplagten) Freund ›ausprobiert‹. Der Tip gilt auch für Menschen mit starkem *Mundgeruch* ...

Zwei Heilwirkungen, wo der Bockshornklee wirklich Erstaunliches leisten kann, haben die Professoren Dr. K. N. Udupa und Dr. S. N. Tripathi von der Universität in Benares/Indien untersucht:

Erstens – die Alkaloide der Samen ähneln in ihrer Zusammensetzung verblüffend denen des Dorschleberöls und haben eine ähnliche Wirkungsweise wie Fischöl:

- sie stimulieren das Nervensystem,
- sie fördern den Aufbaustoffwechsel,
- sie wirken der Arteriosklerose entgegen.

Zweitens – was die Volksmedizin auch hierzulande schon lange kannte, was später durch Pfarrer Kneipp glänzende Bestätigung fand, wird von den indischen Professoren täglich in der Klinik erprobt: Bockshornklee, als Breiumschlag, heilt (bisweilen als hoffnungslos erscheinende) Geschwüre. Darüber hat Kneipp begeistert geschrieben.

Das ›Kataplasma‹, der *Breiumschlag als Zugpflaster*, wird so hergestellt: Man kocht 100 g Bockshornkleesamen mit wenig Wasser zu einem Brei, streicht diesen wie eine Salbe auf einen Leinen- oder Baumwollappen und legt ihn auf die kranke Stelle. Das kann drei- bis viermal täglich bei Abszessen oder Furunkeln wiederholt werden und hilft übrigens auch bei den gefährlichen entzündeten *›eingewachsenen‹ Zehennägeln.* (Zuerst zum Arzt!)

Bei einem akuten *Gichtanfall* soll das ›Kataplasma‹ noch stärker wirken, wenn man den Brei mit verdünntem Essig kocht und zum Schluß etwas Honig dazurührt. Höchstens eine Stunde auflegen!

Küchentips: Bockshornklee kann wunderbar gekeimt und getrieben werden. Darüber ausführlich im Kapitel ›*Keime und Sprossen*‹.

Die getrockneten Blätter und Samen gelten – allerdings vorsichtig dosiert – als aromatisches Gewürz zu vielen, vor allem blähenden Speisen wie Kohlgerichten und Gemüseeintöpfen, Gulasch etc.

Die Samenkörner geben auch Gebäck wie Salzstangen, Käseplätzchen und Aufläufen eine sehr pikante Note.

Die weiße Bohne *(Phaseolus vulgaris)*

Mäßig Kalorien, üppig Schutzstoffe

Geschichte: Die Urahnen der Gartenbohne wuchsen wild, in den Anden. Seit weit über 6000 Jahren werden dort Bohnen gezüchtet. Bohnen waren in Europa ganz unbekannt, bevor Amerika entdeckt wurde.

Heute genießen die Menschen im Fernen und Nahen Osten, aber auch die Amerikaner der USA Dutzende von Bohnensorten in allen Größen und Farben.

Ein südamerikanischer, mexikanischer oder Mittelmeer-Markt ist ein Paradies für alle Bohnenkenner. Ob mexikanische Pfefferbohnen, spanische Honigbohnen, brasilianischer Reis mit Kidney-Bohnen, all diese herzhaften Gerichte ›einfacher Leute‹ lassen uns auf Urlaubsreisen oder in Spezialrestaurants ein wenig ahnen, wie Hausfrauen aus der Not höchste Küchentugend machen können.

Viele Indianerstämme wären wahrscheinlich verhungert ohne die Lima-Bohnen. Ihre Kinder benutzen sie auch als Lieblingsspielzeug, und selbst auf ihren Keramiken waren und sind Bohnen ein wichtiges Zierwerk und künstlerisches Symbol.

Ob Sie mal Wachtelbohnen oder schwarze Bohnen, rote Kidney-Bohnen oder Augenbohnen probieren wollen, ob ›Puff‹- oder ›Saubohnen‹, das ist reine Geschmackssache. In jedem Fall aber sollten Sie bitte öfter die *weißen Bohnen* auf den Tisch bringen. Es gibt sie überall in guter Qualität (wenn Sie unsere Einkaufsratschläge befolgen), und im allgemeinen kochen sie sich weicher als bunte und sind deshalb auch ein wenig leichter verdaulich.

Kinder essen sie besonders gern süß-sauer als ›Dalmatinischen Bohnensalat‹ ...

Inhaltsstoffe: Sehr viel Eiweiß, 22 % und mehr, nur 1,6 % Fett, bis zu 57 % Kohlenhydrate. Und, man staune: Nur 100 g weiße Bohnen decken *mehr* als die Hälfte des Tagesbedarfs an Kalium und Eisen, knapp 50 % an Phosphor und Magnesium, außerdem ist ihr Gehalt an den lebenswichtigen B-Vitaminen und vor allem an Beta-Carotin (Provitamin A) sehr beachtlich. An Spurenelementen sind – außer den oben genannten –

noch Kupfer, Mangan und Zink, die alle Schutzfunktionen haben, reichlich enthalten.

Und was die Kalorien angeht, so bringen die Bohnen ein Drittel weniger ›auf die Waage‹ als z. B. Reis oder Nudeln.

Apotheke: Weiße Bohnen, so nahrhaft, energie- und vitalstoffreich, sind gut in der Rekonvaleszenz und ausgleichend für das Nervensystem. Man sollte sie, soweit als möglich, ungeschält essen, weil die äußere Haut wichtige Fermente enthält.

Leichter zu verdauen sind die ›Dicken‹, wenn man sie mit grünen Bohnen mischt, das haben italienische Ärzte herausgefunden, und natürlich mit all jenen verdauungsfördernden Kräutern zubereitet, die ich schon einmal aufzählte: voran Petersilie, Majoran, Rosmarin, Thymian, Salbei, Basilikum. Aber auch *etwas* Lorbeer kann gut schmecken. Und Knoblauch gehört sowieso dazu.

In der Phytotherapie wurden früher sehr eifrig *getrocknete Bohnenschalen* für die Zubereitung eines *Diabetiker-Tees* verwendet. Dieser Tee soll auch sehr gesund sein bei Leber- und Gallenerkrankungen. Unsere Schulmediziner heute halten freilich nichts davon, obwohl der berühmte Stoffwechsel-Professor Wilhelm Heupke ihre Wirkung an vielen Patienten bestätigt sah.

Wenn Sie es trotzdem probieren wollen, in gutsortierten Apotheken gibt es den *Bohnenschalen-Tee* immer noch! Man nimmt eine hohle Handvoll auf 1 Liter Wasser, bringt den Tee zwei Minuten lang zum Kochen und läßt das Ganze über Nacht ziehen. Man kann ruhig über den Tag den ganzen Liter trinken.

Wer unter schuppiger Haut leidet oder an den Folgen einer Hautverbrennung, der kann es mal versuchen, einen Bohnenbrei zu kochen, zu pürieren und auf die kranken Stellen aufzulegen.

Küchentips: Weil Bohnen so viele wertvolle Inhaltsstoffe und relativ wenig Kalorien haben, sind sie gut geeignet zur Umstimmung des Stoffwechsels, also auch für Rheumatiker – aber *nicht bei Gicht!*

Mit ihrem hohen *Ballaststoffgehalt* regen sie in jedem Fall die Darmtätigkeit an. Oft genügt es schon, mit nur einer Handvoll gut weichgekochten Bohnen, wie es die Italiener machen, einen Gemüseeintopf aufzuwerten oder eine Kartoffelsuppe.

Bohnen schmecken besonders fein in Verbindung mit Zwiebeln und/oder Tomaten bzw. Tomatenmark. Zwei Beispiele, einfache Rezepte:

Für 6 Personen kocht man z.B. 500 g weiße Bohnen in 2 l Wasser, tropft und kühlt sie ab. Dann wird eine Soße darüber gegossen, gemischt aus 4 gehackten Schalotten, 2 gepreßten Knofelzehen, ¼ Tasse frischem Zitronensaft, ½ Tasse Olivenöl, Salz, Pfeffer, Bohnenkraut oder Oregano nach Geschmack.

Mittelmeer-Bohnen

Für 4Personen ›satt‹ rechnet man 400 bis 450 g mittelgroße weiße Bohnen, 4 Eßlöffel Oliven- oder Sonnenblumenöl, 2 große oder 4 kleine Salbeiblätter, 2 bis 3 Teelöffel Tomatenmark, 1 Gemüsezwiebel, 2 Knoblauchzehen, Salz, Cayenne- oder schwarzen Pfeffer nach Geschmack.

Die Bohnen werden, wie beschrieben, eingeweicht und 1 bis 1½ Stunden gargekocht. Dann schüttet man sie in ein Sieb und spült sie ab. In einem anderen Kochtopf wird die kleingewürfelte Zwiebel mit dem gehackten Knoblauch 5 Minuten in Öl goldgelb geröstet, dann kommt der feingehackte Salbei dazu. Das alles gibt man mit den Bohnen in eine Pfanne, rührt vorsichtig, bis das Fett aufgesaugt ist. Zum Schluß wird das Tomatenmark daruntergehoben und alles gut gewürzt. Dazu passen vielerlei Gemüse, Vollreis, Salat – oder auch ein herzhaftes Vollkornbrot. Und ein Gläschen kräftiger roter Landwein!

Die Erbse *(Pisum sativum)*

Jugendlichen und Alten besonders empfohlen

Geschichte: Ursprünglich waren sie in China beheimatet. Von dort wanderten sie über Indien und den Nahen Osten nach Europa, und dabei wurden sie offenbar immer besser aus den asiatischen Wildpflanzen kultiviert. Überreste von Speiseerbsen fand man bereits in 5000 Jahre alten Schweizer Seepfahlbauten.

In der Biologie spielen Erbsen eine Schlüsselrolle: Der Augustinerpater Gregor Mendel aus Brünn benutzte in der zweiten Hälfte des 19. Jahrhunderts Erbsen und Bohnen, um an ihnen die Gesetze der Vererbung zu studieren. Auf seiner ›Mendelschen Vererbungslehre‹ basiert eigentlich die moderne Wissenschaft der Genetik.

Gartenerbsen schmeckten im 12. Jahrhundert in Europa zuerst den Mönchen und Nonnen in unseren Klöstern, im 15./16. Jahrhundert wurden sie in Frankreich sogar ›hoffähig‹. Lange galten sie – vermutlich zu Unrecht – als Symbol der Fruchtbarkeit. In vielen Volkssagen sind sie die Lieblingsspeise der Zwerge. Jeder orientalische Märchenerzähler kennt seine Erbsen-Geschichten. Im ›Aschenputtel‹ tauchen sie auf (›die guten ins Töpfchen, die schlechten ins Kröpfchen‹), und das Märchen von der hochempfindsamen ›Prinzessin auf der Erbse‹ ist wohl *auch* eine Parabel der Sexualität. Noch in diesem Jahrhundert überschüttete man in ländlichen Gegenden die Braut, wenn sie aus der Kirche kam, mit Erbsen, um für sie ›Glück und reichen Kindersegen‹ heraufzubeschwören.

Erbsen sind gelb oder grün, glatt oder runzelig. Die runzeligen sind angeblich schmackhafter, die glatten werden vor allem eingefroren oder in Dosen konserviert. Große Erbsen zerkochen wegen ihres im Verhältnis zur Schale hohen Stärkeanteils mehr.

Inhaltsstoffe: Getrocknete Erbsen enthalten um die 23% Eiweiß und rund 60% Kohlenhydrate sowie 1,5% Fett. Sie sind wahre Fundgruben an Mineralien und Spurenelementen: Ihr Kaliumanteil und ihr Gehalt an Kalzium und Phosphor und Eisen sind überdurchschnittlich hoch. Außerdem sind sie eine gute Quelle für die Vitamine B_1 und B_2, also auch Gehirn- und Nervennahrung. Weitere Inhaltsstoffe: Magnesium, Schwefel, Oxalsäure und Beta-Carotin.

Apotheke:

- In der indischen Ayurveda-Medizin werden Erbsen vor allem Jugendlichen im Wachstum und alten Menschen empfohlen, »da sie die Knochen festigen«.
- Im indischen Bengalen kochen die Frauen aus getrockneten Erbsenhülsen Suppen, weil sie an ihre Anti-Baby-Wirkung glauben.

Küchentips: Da ganze Erbsen mit ihrer zellulosereichen Schale besonders blähen können, bevorzugen heute viele Menschen auch hierzulande diese Hülsenfrüchte geschält. Sie können – als Erbsenpüree – ruhig öfter mal die Kartoffeln ersetzen. Allerdings geht dann natürlich ein Teil der Ballaststoffe verloren. Weil durch das Schälen die Oberfläche der Erbsen unansehnlich wird, werden diese geschälten Erbsen übrigens geschliffen und poliert und manchmal auch gefärbt. Zur Färbung sind allerdings nur natürliche Stoffe, z. B. Carotin, erlaubt.

Achtung: Geschälte Erbsen haben mehr Kalorien als andere Hülsenfrüchte. Also bitte mit dem Fett in Pürees und Eintöpfen sparsamer sein, was auch gar nicht schwerfällt. Dafür schmecken Erbseneintöpfe ganz besonders gut, wenn man

- sie mit reichlich frischen Gemüsen (sehr fein gewürfelt und ganz kurz extra gekocht) vermischt,
- zart gebräunte Zwiebelwürfel darübergibt,
- sie mit viel frischgehackter Petersilie oder auch mit gehackten Pfefferminzblättern bestreut,
- zum Schluß Zitronensaft dazugibt.

Die Kichererbse *(Cicer arietinum)*
›Das Hühnchen im Reich der Gemüse‹

Bis vor einigen Jahren kannten fast nur Urlauber diese drolligen Dinger, in Indien ›Bengal Gram‹ genannt, in Spanien ›Garbanzos‹, auf dem amerikanischen Kontinent ›Chick-Peas‹. Sie sehen aus wie kleine trockene, weißgoldene Haselnüsse, manchmal auch wie kleine Menschen- oder Tierköpfchen. Die alten Griechen beschrieben sie als ›arietum‹ (= Widderkopf). Und die Sieben- Tage-Adventisten in den USA, jene Bevölkerungsgruppe mit der niedrigsten Krebsrate in der ›zivilisierten‹ Welt, loben sie als ›das Hühnchen im Reich der Gemüse‹.

Geschichte: Ursprünglich wohl aus dem Süden Europas kommend, werden sie heute so gut wie überall in den warmen Ländern, wo sie gedeihen, angepflanzt, in großen Mengen aber rund ums Mittelmeer. Wegen ihres speziellen, nußartigen Aromas haben sie die tüchtigen Hausfrauen in vielen ›Arme-Leute-Ländern‹ von Indien über den Mittleren Osten bis Griechenland und Nordafrika, aber auch in Mexiko und Südamerika zu zahllosen köstlich-kräftigen und kraftspendenden Suppen, Eintöpfen, Breigerichten und Soßen angeregt.

Inhaltsstoffe: Kichererbsen haben rund 20% Eiweiß und dabei einen besonders hohen Anteil an essentiellen (lebensnotwendigen) Aminosäuren, rund 60% Kohlenhydrate und über 5% Fett, wesentlich mehr als z. B. alle Bohnensorten. Dazu kommt auch ein überdurchschnittlich hoher Gehalt an Kalium, Magnesium, Phosphor, Kalzium und Eisen. Vor allem zu rühmen sind die Vitamine A und B, außerdem gibt es Spuren von Vitamin C und E sowie Enzyme und Hormone (die freilich noch um ein Vielfaches zunehmen, wenn man die Kichererbsen *keimen* läßt, darüber später mehr!). Zusammen mit *Weizen* gegessen, haben Kichererbsen die höchstmögliche biologische Wertigkeit. Und auch das ›Leibgericht der Armen und Reichen‹ in Puerto Rico (Reis mit Kichererbsen) ist, egal ob mit oder ohne Fleisch, eine sehr wertvolle Speise!

Apotheke: Untersuchungen an der indischen Universitätsklinik von Benares ergaben, daß das Öl der Kichererbse den Blutcholesterinspiegel senkt und damit der Arteriosklerose vorbeugt (was natürlich nicht gilt, wenn Sie nur einmal im halben Jahr Kichererbsen essen!). Der Gehalt an Kalium und Magnesium stärkt den Herzmuskel, die relativ hohen Mengen an Kalzium und Phosphor sind wertvoll für das Skelett und beugen der Osteoporose vor. In der Ayurveda-Medizin werden Breiumschläge, die aus Kichererbsenmehl und Honig zubereitet werden, auf Krebsgeschwüre gelegt.

Küchentips: Vor allem unseren Gastarbeitern haben wir es zu verdanken, daß wir Kichererbsen heute fast in jedem Supermarkt billig kaufen können und daß wir auch immer häufiger das so nahrhafte und gesunde *Kichererbsenmehl* abgeboten bekommen. Es lohnt sich, damit Abwechslung in den häuslichen Speisezettel zu bringen!

Und unsere naschsüchtigen Kinder werden (vielleicht sogar ›anstatt‹ Süßigkeiten) bald begeistert jene *gerösteten Kichererbsen* knabbern, wie sie große und kleine Kinder der Dritten Welt als Ersatz für Nüsse und Schleckereien über alles lieben. Dazu werden die Hülsenfrüchte wie üblich gewaschen, über Nacht eingeweicht und am nächsten Tag bei kleinem Feuer in ca. eineinhalb Stunden weich gekocht, dann in einem Sieb ›abgeschreckt‹. Man läßt sie abtropfen und verteilt sie auf einem sauberen Küchentuch. Wenn sie trocken sind, werden sie in einer nur leicht geölten Eisen- oder notfalls auch Teflonpfanne sehr langsam, mit Geduld und unter häufigem Schütteln und Wenden, gleichmäßig geröstet. Perfekte Köchinnen mahlen diese ›Kichererbsen-Nüsse‹ und bereiten daraus wunderbar herzhaft schmeckende Pfannkuchen – in Nizza, ›Soccas‹ genannt – sowie ›Buletten‹ oder ›Kroketten‹, die sich – je nach Gusto – süß mit Kompott oder salzig mit Salaten oder Gemüsen ergänzen lassen.

Und hier nun das Nationalgericht unzähliger Menschen im Vorderen Orient, ein dicker würziger Brei, der als Ergänzung zu so vielem vorzüglich paßt, was der Herrgott wachsen läßt, der sich aber auch als Vorspeise oder Dip zu Rohkost eignet – und den man prima einfrieren kann:

Hummus
(für 8 Personen)

Sie brauchen 250 g getrocknete Kichererbsen, 8 Eßlöffel Oliven- oder Sesamöl, 3 große Knoblauchzehen, geschält und gepreßt, 4 Eßlöffel Zitronensaft, 4 Eßlöffel gemahlenen Sesam oder fertige Sesampaste (Tahini), Salz, Paprika und Cayennepfeffer nach Geschmack (je ca. ½ Teelöffel).

Die Kichererbsen werden gewaschen, über Nacht eingeweicht und dann in reichlich Flüssigkeit (der 3- bis 4fachen Menge Wasser) gekocht und, wenn sie weich sind, abgegossen. Das Kochwasser wird aufgehoben, um die weichgekochten ›Chick-Peas‹ im Mixer portionsweise zu pürieren.

Den Sesam pürieren Sie separat mit der Hälfte des Öls oder geben zu den pürierten Kichererbsen (was die Arbeit erleichtert) das Tahini samt Öl, Knoblauch, Zitronensaft und Gewürzen, mischen alles im Mixer. Dann geben Sie die Kichererbsen dazu und mischen alles normal, bis eine schöne, cremige Paste entstanden ist. Die Paste füllen Sie am besten portionsweise in Schälchen, das restliche Öl träufeln Sie darüber, und zum Schluß ›bestäuben‹ Sie das Ganze noch mit etwas Paprika oder Cayenne und richten mit je 1 Zitronenschnitz an. Dazu servieren Sie reichlich Vollkorn-Weißbrot oder Baguettes oder Pitta-Brot, wenn vorhanden. Für Rohkost-Fans, zumal an warmen Sommerabenden, reichen Sie große Schüsseln voller bunter Gemüsestückchen aller Art: rohen Stangensellerie, Karotten, Kohlrabi, Fenchel, Zucchini, Champignons usw.

Die Linsen *(Lens exculenta)*

Die kleinen grünen, roten, schwarzen, die satt und schlau machen!

Geschichte: Sie gehören zu den ›biblischen‹ Nahrungsmitteln: Für das sprichwörtlich gewordene Linsengericht verkaufte Esau an seinen Bruder Jakob die Rechte seiner Erstgeburt. In vorgeschichtlichen Gräbern fand man schon Linsen, sie galten als Totenspeise und Wegzehrung für die Verstorbenen. Neben Knoblauch, dem Parasiten-Killer, waren Linsen wahrscheinlich die Hauptnahrung der Heerscharen von Pyramidenbauern im alten Ägypten. Weil Linsen schon in der Antike als ›Arme-Leute-Essen‹ galten, hat damals mancher sozialkritische Dichter sie zum Thema seiner Spottverse gegen die Völlerei der Reichen gemacht.

Inhaltsstoffe: Ein Viertel der Linsen (ca. 24%) besteht aus Eiweiß, mehr als die Hälfte aus Kohlenhydraten (ca. 56%), der Fettgehalt ist minimal (nur etwa 1,4%). Das Linsenmehl ist also von großem Nährwert, aber es ist auch ausgesprochen gesund: Neben einem besonders hohen Eisengehalt (gut für die roten Blutkörperchen und gegen Anämie) enthält die Linse auch viel Kalium, Magnesium (Herzschutzstoffe), Kalzium, Kupfer, Phosphor (knochenstärkend) sowie die Vitamine A, B_1 und B_6 und Vitamin E. Der reiche Vitamin-B-Gehalt hat, wie Sie mittlerweile wissen, einen sehr positiven Einfluß auf Gehirn und Nerven und auf den gesamten Stoffwechsel, und der Lezithingehalt nährt die Gehirnzellen. Weshalb der französische Naturarzt Jean Valnet die Linsen ›allen Intellektuellen‹ warm als Stärkungsspeise empfiehlt – natürlich auch Schulkindern und Studenten!

Apotheke:

- Linsen sind, wie alle Hülsenfrüchte, etwas schwerer zu verdauen als Getreide, und sie können stopfen. Eine pürierte Linsensuppe wirkt deshalb günstig bei chronischen Durchfällen.
- »Für schwächliche, unterentwickelte, nervöse, blutarme und mangelhaft ernährte Menschen« sollten, so wünscht es der Ernährungsspezialist Dr. med. Ernst Schneider, »Linsen einen wesentlichen Bestandteil der Nahrung bilden.«
- Gichtkranke allerdings müssen Linsen wegen ihres hohen Gehalts an Kerneiweißstoffen leider meiden.

Küchentips:

- Eines voraus: Es gibt viele Linsensorten, große, kleine, schwarze, rote und grüne. Aber die *kleinsten* Linsen (meist als ›Berglinsen‹ verkauft) schmecken am besten, weil in der Linsenschale der typische ›Geschmack‹ steckt ...
- Weil Linsen, welche Sorte auch immer, nie *alle* essentiellen (lebensnotwendigen) Aminosäuren enthalten, das Eiweiß also nicht ganz vollwertig ist, sollen sie in der Küche stets *kombiniert* werden, mit reichlich Nudeln, Kartoffeln oder Reis, mit Gemüse und auch Salaten. Das schwäbische Nationalgericht ›Linsen mit Spätzle‹, das von Feinschmeckern und sogenannten Experten lange Zeit mitleidig belächelt wurde, ist heute wieder zu hohen Ehren gekommen: Denn man weiß mittlerweile, daß sich in ihm alle wichtigen Aminosäuren ideal verbinden!

- Und weil Linsen ohnehin schon säureüberschüssig sind, empfehlen Naturärzte, sie weder mit Fleisch (Speck) noch mit Würstln zusammen zu essen (Ausnahmen bestätigen wie immer die Regel). Eine Linsensuppe, die mindestens ein Drittel Kartoffeln, gelbe Rüben, Lauch, Zwiebeln, Sellerie enthält (alles fein gewürfelt), ist nicht nur eine besonders leckere, sondern auch eine besonders wertvolle Hauptmahlzeit, falls vorher Salat oder Obst gegessen wird.
- Im ganzen Orient, der Heimat der Linsen, kennt man Linsensuppen vieler Art, sie werden mit Kümmel, Curry, Zitronensaft, Kräutern usw. leichter verdaulich gemacht.
- Man kann aus weichgekochten Linsen, zusammen mit feingeschnittenen Zwiebeln und Kräutern, Eiern und etwas Vollkornmehl sehr gute *Bratlinge* machen: Für 4 Personen rechnet man dazu 200 g Berglinsen, 2 Eier, 60 g Mehl, 3 Eßlöffel Vollkornbrösel, 1 kleinen Becher Crème fraîche und verschiedene Gewürze, nach Geschmack, so, als wollte man Hackfleisch-Pfanzl (Frikadellen) machen. Möglichst viele frischgehackte Kräuter sollten drin sein!
- Linsen*püree* hat neuerdings – als Beilage – sogar die Haute Cuisine erobert. Dabei sollten Sie die Zwiebeln und eine kleine Knoblauchzehe nie vergessen. Auch das Püree schmeckt toll, wenn es mit Curry oder Zitronensaft ›gewürzt‹ ist und z. B. zu frischem Rahmweißkraut oder Sauerkraut gegeben wird.
- *Linsengemüse* reichen die neuen Meisterköchinnen und -köche auch als Beilage zu Wild, Ente, Gans und Fasan. Dabei rechnet man 200 g für 4 Personen, gibt je 1 Zwiebel, 1 Karotte, etwas Knollensellerie, alles feinst gewürfelt, und 1 Teelöffel Rotweinessig dazu. Zum Schluß wird mit 1 Teelöffel Senf, 50 g feingewürfeltem Schinkenspeck und vor allem 100 g Schlagrahm abgeschmeckt (frei nach Agnes Amberg).

Man kann Linsen auch – wie Bohnen – *backen,* z. B. zusammen mit Paprikaschoten, Karotten oder gewürfelten Tomaten. Sie werden nahrhaft ergänzt mit geriebenem Käse oder mit Mozzarella zum Überbacken.

Linsensalat

Pro Person nehmen Sie 50 bis 60 g kleine Berglinsen und lassen diese in Wasser mit etwas Salz und frischer Petersilie ungefähr 20 Minuten kochen, so daß sie noch ›Biß‹ haben. Dann gut abtropfen lassen. Nun rühren Sie für die Linsen eine pikante Salatsoße nach Vinaigrette-Art an: aus 1 Eßlöffel rotem Weinessig, 3 Eßlöffeln kaltgepreßtem Oliven- oder Nußöl, 1 Teelöffel Senf, geben dazu 2 sehr fein gehackte Schalotten und 1 kleine gepreßte Knoblauchzehe (evtl. auch feingeschnittenen Schnittlauch und gehackte glatte Petersilie), schließlich Salz (und Pfeffer) nach Geschmack. Dazu gibt es Vollkornbrot oder -brötchen und eventuell knusprig gebratene magere Speckwürfel, die Sie unmittelbar vor dem Anrichten über den Linsensalat streuen.

Linsen mit Dörrzwetschgen à la Großmama

250 bis 300 g Linsen und ungefähr ebenso viele Dörrzwetschgen ohne Stein lassen Sie zusammen über Nacht einweichen und kochen das Ganze am anderen Tag mit Salz und etwas Butter auf. Köcheln lassen, bis das Gericht gerade weich ist. Evtl. etwas Wasser nachgießen (immer sehr gut und vorsichtig umrühren!), wenn's zu schnell dick wird. Wenn Sie die Zwetschgen nicht so verkocht möchten, dann können Sie erst 300 g Linsen fast weich kochen, geben zum Schluß die 300 g eingeweichten Dörrzwetschgen dazu und lassen nur noch mal kurz aufkochen. Mit Zukker oder Honig und Zitronensaft süß-säuerlich abschmecken!

Die Sojabohne *(Glycine hispida)*

›Das Fleisch vom Feld‹ – viel Eiweiß und Fett, aber kein Cholesterin

---

Man nennt sie ›die Kuh des Ostens‹ oder ›das Fleisch vom Feld‹ – und tatsächlich verdanken es ihr Milliarden Menschen, daß sie sich täglich sattessen können. In China nuckeln die Babys, solange es geht, an der Brust ihrer Mutter, und dann nuckeln sie an der Flasche mit Soja*milch.* Ihre ersten Süppchen und Breis sind mit Soja*mehl* oder Tofu – Soja*käse* – angereichert, und wenn sie mit Gemüse anfangen, bekommen sie bald viele im Wok geschmorte Soja*sprossen.*

Und diese Kinder gedeihen prächtig und sind in der Regel kerngesund, obwohl die meisten von ihnen in ihrer Kindheit und Jugend keinen Tropfen Milch bekommen haben (die dort ein großer Luxus ist) und kein einziges Stückchen Käse von der Kuh. Sie essen einfach, leiden aber keinen Mangel. Denn Soja, in Verbindung mit Reis, Getreide, Gemüse und Früchten (und nur *sehr* gelegentlich mal mit Fleisch!), gibt ihnen alles, was sie brauchen, um groß und stark zu werden.

Kritiker, die unsere Lebensmittelindustrie mit all ihren Fabrikationstricks und -schlichen aufs Korn nehmen, haben den Slogan erfunden SOJA – SONEIN (zum Beispiel *Katalyse e. V.,* das Institut für angewandte Umweltforschung). Sie wollen damit in zwei Worten sagen: Die Sojabohne, wie die Natur sie wachsen läßt – und wie sie Milliarden Menschen, etwa im Fernen Osten, als Grundnahrung dient –, ist von hohem Nahrungswert und eine hervorragende Quelle für Eiweiß, für gesundes Fett, für Eisen, für Mineralien, Spurenelemente, aber auch für Heil- und Schutzstoffe.

Aber: Soja, wie es heute teilweise bei uns auf den Tisch kommt (nach Dutzenden von Fabrikations- und Veränderungsprozessen, chemisch und technisch ›denaturiert‹), ist wirklich nicht das, was vollwertbewußte Menschen sich als ›tägliches Brot‹ wünschen.

Außerdem gibt es auf der SONEIN-Seite noch ein äußerst schwerwiegendes Argument: Heute wird die Sojabohne in der westlichen Welt *zu über 90 bis 95 % für Tierfutter verwendet!* Das bedeutet, daß praktisch nur noch höchstens 5 bis 10 % des wertvollen Eiweißspenders direkt helfen, den Hunger zu bekämpfen und den großen Eiweißbedarf in der Dritten Welt zu decken. *7 bis 15 kg* Soja-Eiweiß müssen verfüttert werden, um *1 kg* fleischliches Eiweiß zu erzielen. Dabei könnte Soja ein Haupt-Retter aus der Eiweißkrise in den Entwicklungsländern sein. Und alles hat einmal so schön angefangen ...

Geschichte: Sie reicht fast 5000 Jahre, ins uralte China zurück, wo Soja unter dem heilkundigen Kaiser Sheng-Nung zu den fünf wichtigsten ›Wo Ku‹, den heiligen Getreidepflanzen – neben Reis, Weizen, Gerste und Hirse – gehörte, die man als lebensnotwendig ansah (obwohl Soja natürlich eine Hülsenfrucht ist).

Der gute Kaiser säte die Sojabohnen alljährlich unter feierlichen Zeremonien höchstpersönlich aus. Bis in die Neuzeit blieb die Verbreitung der Sojapflanze auf China, die Mandschurei, Korea und Japan beschränkt.

Japanische Mönche hatten übrigens das wertvolle und nahrhafte ›Gemüse‹ – Soja – im Mittelalter aus China nach Hause gebracht. Weil in ihrem japanischen Heimatland schwere Hungersnöte wüteten, kam ihnen dieses ›Fleisch von den Feldern‹ gerade recht. Und einfallsreich, wie die Japaner sind, entwickelten sie rasch eine Vielzahl von Zubereitungs- und Verarbeitungsarten für die leicht auf den Äckern anzubauenden Bohnen mit ihrem hohen Eiweiß- und Fettgehalt – voran all die guten Sojasoßen und den Sojaquark, den sie ›Tofu‹ nannten ...

Erst gegen Anfang des 18. Jahrhunderts brachte der deutsche Botaniker Engelbert Kaempfer die Sojabohne von Japan mit nach Europa. Im Botanischen Garten von Paris begannen die ersten erfolgreichen Anbauversuche. Um 1800 gelangte die Sojabohne durch Zufall nach Nordamerika, aber auch dort wurde ihr erst mit der Einführung der Margarine wirkliche Aufmerksamkeit gewidmet.

In den 30er Jahren unseres Jahrhunderts – nicht zuletzt auf Initiative des Autokönigs Henry Ford – erlebte die Sojaproduktion dann einen ersten Boom. Ford erkannte früher als alle anderen, daß die Sojabohne nicht nur ein *Nahrungsmittel* von fundamentaler Bedeutung werden könnte, sondern auch ein *Rohstoff für die Industrie*, der sich nie erschöpfen würde – im Gegensatz zu den Ressourcen der Erde selbst.

Henry Ford, bestrebt, Soja in großem Umfang in den USA heimisch zu machen, lud einmal höchste Wirtschaftsprominenz zu einem Menü mit 16 Gängen ein, das den Gästen sehr gut schmeckte. Es waren Köstlichkeiten aller Art, Vorspeisen, Suppen, Fischgerichte, Hühnerbrust, Steak, Käse, Kaffee und ›Himbeereis‹ und Gebäck. Erst ganz zum Schluß verriet er: Das Huhn, der Fisch, das Steak, der Käse, der Kaffee und sogar das Eis – alles war aus Soja!

Dann führte der Autokönig seinen erstaunten Gästen ein brandneues Ford-Auto vor: Er ließ sich ein Feuerwehr-Beil bringen und schlug mit dem stumpfen Ende auf den Wagen ein – das Verdeck blieb unversehrt. Ford offenbarte: Alles war aus Soja hergestellt, der Kunststoff, die Karosserie, die Nockenwellen-Antriebsräder, das Gaspedal und auch die Farben und Lacke. (Diese hübsche Story las ich bei Udo Renzenbrink.)

Ford war seiner Zeit damals zu weit voraus. Er verlor eine Menge Geld mit seinen Soja-Experimenten. Aber heute hat Soja eine kometenhafte Karriere gemacht, auch als Industrierohstoff.

Allein in den USA, die sich zu einer Welt-Sojamacht hinaufboxten (und damit zum Teil die fernöstlichen Herkunftsländer ausstachen), hat Soja einen Anteil von über 25 % am Agrareinkommen.

Da es heute jedoch mehr als 3000 Sorten auf der Welt gibt, gäbe es – theoretisch – auch für jeden Boden und jedes Klima die richtige Sojasorte. Und nicht wenige Experten prophezeien, daß Soja eines Tages im Kampf gegen den Hunger die gleiche Rolle übernehmen könnte, die einst die Kartoffel spielte.

Und weil immer mehr Menschen auf den extrem hohen Fleischverzehr verzichten möchten (oder aus gesundheitlichen Gründen müssen), werden Sojagerichte auch auf unseren Tellern mit der Zeit wohl häufiger auftauchen.

Kleine Bohne in der großen Lobby

In der Europäischen Gemeinschaft wird es künftig immer öfter vorkommen, daß unsere ›Wurst‹ Soja enthält und daß unsere ›Milchprodukte‹ nicht mehr von der Kuh kommen, sondern von der Sojabohne. Dagegen hat die Landwirtschaftslobby einen Sturm der Entrüstung erhoben. Die Folge: ›Sojamilch‹, die im ganzen Fernen Osten ›Milch‹ genannt wird (man sagt schließlich auch ›Mandelmilch‹, ›Gurkenmilch‹ oder ›Kokosmilch‹), darf hierzulande nicht ›Milch‹ heißen, sondern ist ein ›Drink‹. ›Sojakäse‹ darf kein ›Käse‹ sein, sondern nur ›Tofu‹.

Viele Sojaprodukte wurden bisher vorrangig in Reformhäusern und relativ teuer verkauft. Nun steht ihnen ein großer Markt offen, und das kann zum Nutzen vor allem jener Menschen sein, die Milchprodukte nicht vertragen und die z. B. auf ihren Cholesterinspiegel achten müssen.

Dennoch – wenn ich Fleisch und Fleischwaren kaufe, dann erwarte ich, daß sie vom Tier stammen. Und wenn ich Soja und Sojaprodukte essen möchte, will ich auch darüber eindeutige Informationen und ein sauberes Nahrungsmittel. Das heißt vor allem: eine genaue Deklaration von allen Inhaltsstoffen!

Da leider auch immer mehr Menschen auf Soja *allergisch* reagieren, ist das doppelt wichtig; denn Soja ist heute, schon weil es billig ist, *versteckt* in Hunderten von Fertigprodukten. Wenn Soja dann ›unerkannt‹ in unseren Magen kommt, werden die Allergiegefahren noch größer. Deshalb kann ich wieder mal nur raten: Möglichst wenig Fertigprodukte kaufen!

Inhaltsstoffe: Lobby hin, Lobby her, ganz objektiv betrachtet, ist die kleine *reine* Sojabohne ein Tresor voller Schätze: Sie enthält 35 bis 40% sehr hochwertiges Eiweiß (Fleisch nur 14 bis 20%), zwischen 14 und 19% Fett (Fleisch ca. 5%). Aber: Soja ist *cholesterinfrei*, und es enthält 20 bis 30% Kohlenhydrate mit Ballaststoffen. Dazu schenkt uns die Sojabohne weit mehr Mineralstoffe als die meisten anderen wichtigen Lebensmittel, nämlich 4,5 bis 5%. Allen voran sehr viel Magnesium, Kalzium, Kalium. Schon 100 g Soja decken etwa 40% des Eisenbedarfs bei Frauen (die bekanntlich mehr Eisen brauchen als Männer), ein Drittel des Selenbedarfs, und an Folsäure, sonst oft ein Mangelvitamin, steckt in 100 g Soja fast eineinhalbmal soviel, wie wir am Tag brauchen!

Soja liefert auch die Vitamine A, mehrere B-Vitamine und Pantothensäure, dazu Saponine, Flavone und Pektin. Der Mineralstoffwert von Soja liegt (nach Dr. med. Ernst Schneider) siebenmal höher als der der Milch, fünfmal höher als der von Fleisch und Eiern, dreimal höher als bei Getreidemehlen und Gemüse und doppelt so hoch wie bei den meisten anderen Hülsenfrüchten. Da diese Mineralstoffe im Stoffwechsel stark alkalisierend wirken, können sie das oft gestörte ›Säure-Basen-Gleichgewicht‹ ausbalancieren.

500 g Vollsoja entsprechen, was den Eiweiß- und Fettgehalt angeht, rund 5 Litern Vollmilch oder 28 Hühnereiern, und eine halbe Tasse Sojabohnen hat den gleichen Eiweißgehalt wie 150 g Steak.

Bei aller Euphorie muß aber auch festgestellt werden, daß entgegen der Behauptung der Soja-Lobby die Sojabohne *nicht* alle essentiellen Aminosäuren (Eiweißbausteine) ausreichend enthält! So weist sie einen Mangel an Methionin auf und muß deshalb mit ergänzenden Nahrungsmitteln zusammen gegessen werden. Das geht relativ einfach mit Eiern, Käse, Milch und anderen Eiweißprodukten, aber ebenso mit Getreideeiweiß wie in den Ländern der Dritten Welt. Reis, Weizen, Mais, auch in Form von Nudeln oder Brot, ergänzen das Soja-Protein zu einer ›runden Sache‹.

Es ist wichtig, noch zwei Dinge zu wissen:

Erstens: Die Sojabohne ist recht schwer verdaulich, sie enthält reichlich Oligosaccharide, das sind Kohlenhydrate, die Blähungen verursachen. Deshalb muß Soja sehr gründlich und ziemlich lange gekocht werden (siehe ›Küchentips‹), denn dadurch werden die Oligosaccharide weitgehend abgebaut. Und beim Fermentieren, für Sojasoße (siehe diese) oder Sojapasten (siehe Miso etc.), schwindet ebenfalls das ›Bläh-Potential‹, wie es so schön heißt, um mindestens 70%. Und mit dem Rest kann man leben ...

Zweitens: Die *rohe* Sojabohne ist *ungenießbar*. Sie enthält schädliche Stoffe, zum Beispiel Hämagglutinine, die zur Verklumpung roter Blutkörperchen führen können und wahrscheinlich die Nährstoffaufnahme durch den Dünndarm hemmen, aber auch einen Enzymhemmer, der den Appetit vermindert und die Eiweißverdauung schwer behindert. Dieser sogenannte ›Trypsin-Hemmer‹ blockt die Tätigkeit der Bauchspeicheldrüse ab, die mit ihrem Enzym, dem Trypsin, dafür zu sorgen hat, daß das Eiweiß, welches wir essen, optimal aufgespalten, abgebaut und ausgenützt wird.

Sie sollten sich also merken, liebe Leser, daß Sie Soja *nie roh* essen dürfen, auch nicht halbroh. Es sei denn, *gekeimt* – denn auch beim richtigen Herstellen von Soja-*Sprossen* verschwindet der Enzymhemmer fast völlig, und der Rest löst sich in Wohlgefallen auf, wenn Sie die Sprossen *wenige Minuten blanchieren* (siehe Abschnitt ›Keime und Sprossen‹).

Apotheke: Soja hat manchen ›medizinischen‹ Wert. Absolut herausragend ist jedoch der ungewöhnlich hohe *Lezithingehalt*, der nur von Ei übertroffen wird. Lezithin verhindert, daß sich in den Arterien Cholesterin einnistet, außerdem ist es unentbehrlich für das Funktionieren des Zentralnervensystems und des Gehirns und verbessert die Gehirndurchblutung, ist also eine ›Schlaumeier-Nahrung‹. Zusätzlicher Vorteil: Es wird über den Darm ›intakt‹, d. h. unverändert in die Zellen transportiert, dadurch kann es ohne Umwege Reparaturprozesse stark beschleunigen.

Besonders wichtig ist das Lezithin mit seiner Linolsäure auch in der *Leber*, weil es dort das Cholesterin abbaut und abtransportfähig macht und damit den Fettspiegel zu senken vermag (nach Prof. Dr. Hans Georg Menßen, ›Die phytotherapeutische Welt‹).

Hoch gereinigtes Soja-Lezithin wird allein oder in Verbindung mit Vitaminen und Kalzium heute deshalb in der Pharmazie als Leber-Therapeutikum und zur Vorbeugung bzw. Behandlung von Arteriosklerose und hohen Blutfettwerten eingesetzt: vorrangig bei und nach Hepatitis, Leberzirrhose, Fettleber, Vergiftungen, nach Gallenstein-Operationen o. ä. Sehr bewährt hat es sich auch bei schweren Hauterkrankungen wie Psoriasis (Schuppenflechte), Neurodermitis und Bestrahlungsschäden und in der Kinderheilkunde, besonders bei Milchallergien.

Wie fast alle anderen Hülsenfrüchte ist Soja sehr reich an Thiamin (Vitamin B_1), einem lebenswichtigen Nerven- und Stoffwechsel-Vitamin, das noch zusätzlich die gute Wirkung des Lezithins unterstützt.

Die Sojabohne enthält kein krank machendes Purin – deshalb ist sie, im Gegensatz zu den meisten Hülsenfrüchten, auch für *Gichtkranke* geeignet.

In der *Diät* ist Soja nicht mehr wegzudenken; denn für viele Milchallergiker und Menschen, die auf tierisches Eiweiß empfindlich reagieren, ist es *die* Rettung. Allerdings gibt es leider, wie schon erwähnt, immer mehr *Soja-Allergiker*, vor allem unter den Menschen, die sich lange *einseitig* mit Soja(-Produkten) ernährt haben.

Es lohnt sich, auch über folgendes nachzudenken: Hierzulande und im ganzen ›goldenen Westen‹ werden 70% des Eiweißbedarfs durch *tierische* Nahrungsmittel gedeckt, die nun mal extrem viele *hochgesättigte* Fettsäuren und viel *Cholesterin* enthalten. Und die wiederum lagern sich oft schonungslos in unseren Blutgefäßen und inneren Organen ab, und das führt zu Arteriosklerose, Herzinfarkt und Schlaganfall.

Im Fernen Osten dagegen stellen diese tierischen Fette höchstens 10% des Nahrungsanteils, und die Hauptnahrungsquelle, nämlich Soja, ist sehr reich an wertvollen, mehrfach ungesättigten Fettsäuren, vor allem an Linol- und Linolensäure. Dies ist vermutlich *einer* der Hauptgründe, warum die Menschen in Fernost weit weniger Herz- und Kreislauferkrankungen und Infarkte haben als bei uns.

Natürlich wird Soja auch schon in der einschlägigen *Werbung* bei uns als ›Wunderwaffe‹ gegen Herzinfarkt angepriesen. Aber das ist reichlich vollmundig, und da muß man schon wieder mißtrauisch sein. Denn, wie gesagt, es kommt auch auf die *industrielle Verarbeitung* der Sojabohne an, bei der sich z. T. die herzgünstigen ungesättigten Fettsäuren in (ungünstige) gesättigte verwandeln können.

Immerhin gibt es aber ausgezeichnete Soja-Reinprodukte. Und auch etliche klinische Versuche, hohe Blutfettwerte (Cholesterin) durch Gaben von Soja-*Protein* zu behandeln. Dabei reduzierte sich z. B. (in der Universitätsklinik von St. Louis) das Gesamtcholesterin um bis zu 13% und das ›böse‹ Cholesterin (LDL) sogar um bis zu 17%.

<u>Küchentips:</u> Soja ist unentbehrlich in der *vegetarischen* Küche, aber auch von hohem Wert für alle Menschen, die ›fleischarm‹ leben möchten. Die Soja*bohnen* selbst können öfter mal Eintöpfe, Suppen, Gemüsegerichte bereichern. (Man rechnet 250 g auf 1 Liter Wasser.) Um das Essen mit wertvollem Eiweiß anzureichern, ist Soja*mehl* (Vollsoja) einfacher. Da Soja *keine Stärke* enthält, eignet es sich auch sehr gut für die *Diabetiker*-Küche. Denn die zuckerartigen Sojastoffe belasten den Stoffwechsel nicht.

Wer Sojamehl u. a. in der Küche anwendet, muß aber immer daran denken, daß dies keine stärkehaltige Küchenzutat ist, also die Quellkörper (wie beim ›richtigen‹ Mehl) fehlen. Soja kann demnach nicht zum Andicken, Eindicken verwendet werden, sondern ›nur‹ zur Eiweißaufwertung (ganz wichtig für Eiweißallergiker).

Ein Eßlöffel (ca. 15 g) Vollsoja entspricht dabei dem Eiweiß- und Fettgehalt eines Eies. Auch Pfannkuchen, Bratlinge, Gebäck, Süßspeisen, Knödel etc. kann man mit Soja sehr gut anreichern. ›Sojabrot‹ gibt es ohnedies schon massenhaft bei den Bäckern.

Industriell werden heute für die Küche u. a. hergestellt: Soja*milch* (›Drink‹), Soja*quark* (›Tofu‹), Soja*soße*, Soja*paste*. Soja*schrot* ist Abfallprodukt und Futtermittel. Soja-Eiweiß-Konzentrate werden heute in vielen Ländern als Zusatz für die Herstellung von Gottweißwas hergenommen: nicht nur fürs Brot, sondern auch für die Brotaufstriche, für ›Fleisch‹ und ›Fleischwaren‹, für Eintöpfe, Nudeln, Suppen, Salat-Dressings, Mayonnaisen, Frühstücksflocken, Schokolade, Bonbons, Backwaren aller Art und auch für Kinder- und Säuglingsnahrung. Noch einmal: Wenn Sie kein Soja als Zutat in fertigen Nahrungsmitteln haben wollen, dann müssen Sie schon genau die *Inhaltsangaben* studieren!

Alles aus Soja!

Es würde zu weit führen, all jene vorzüglichen *traditionellen* Soja-Spezialitäten aufzuzählen, die uns der Ferne Osten beschert. Aber die wichtigsten, die auch hierzulande immer mehr Freunde finden, seien doch beschrieben:

- *Sojamilch und Sojaquark (Tofu)* sind – wie erwähnt – in China, Korea, Japan und Südostasien für Milliarden Menschen Ersatz für Kuhmilch und deren Produkte. Tofu ist reich an Vitaminen und Mineralien. Er wird auf recht komplizierte Weise hergestellt und erinnert an Mozzarella-Käse.
  Er sollte aber möglichst ›roh‹ gegessen werden. Man kann ihn marinieren, panieren und dann wie ein Schnitzel braten, man kann ihn kochen und überbacken, man kann ihn, kleingeschnitten, Suppen oder Gemüsepfannen beimengen und Soßen damit verbessern. Und weil dieser Sojakäse sehr mild schmeckt, kann man ihn vielfältig pikant würzen. Für die Zubereitungen finden Sie viele gute Rezepte in ›Fernost‹-Kochbüchern, auch aus dem Heyne Verlag. Übrigens: 100 g Tofu haben nur 76 Kalorien!
- *Die Sojapaste (Miso)* zählt zu den Nahrungsmitteln von hohem Wert und zu den bedeutendsten Sojaprodukten Ostasiens. Miso ist ein ›Allzweck-Gewürz‹, das Salz ersetzen kann. (Mehr darüber im Abschnitt ›Gesundmacher in aller Munde‹.)
- *Die Sojasoße* ist eine dunkelbraune Würze, die sehr aromatisch schmeckt und an Fleischextrakt erinnert, wertvolle Aminosäuren und Spurenelemente enthält – aber auch bis zu 19% Salz! Sie wird durch Gärung mit Hilfe von Schimmelpilz-Enzymen, Hefen und Milchsäurebakterien, ähnlich wie Miso, auf sehr komplizierten Wegen hergestellt. Ausgangsstoffe sind Sojabohnen oder entfettete Sojaflocken, oft in Verbindung mit Weizen. Die jahrtausendealte Original-Sojasoße (in Japan ›Shoyu‹, in China ›Chiang-yu‹, in Korea ›Kanjang‹ und

auf den Philippinen ›Tayo‹ genannt) braucht viele Monate, manchmal Jahre, um zu ›reifen‹, wobei häufig gerührt und belüftet wird, bis schließlich der Fermentationsvorgang beendet ist.

Heute aber wird – meist in westlichen Fabriken – dieser langwierige Prozeß durch eine Säure-Hydrolyse mit Salzsäure eiligst herbeigeführt, ähnlich wie die ›Tafelwürzen‹ in Deutschland hergestellt werden. Dieser reichlich gewalttätige Prozeß der chemischen Hydrolyse (bei dem u. a. auch die wertvolle Aminosäure Tryptophan weitgehend zerstört wird) braucht nur acht bis zehn Stunden.

Dabei können nach Ansicht von Kennern die meisten der vielgerühmten Aromastoffe überhaupt nicht entstehen und werden durch künstliches Aroma und die umstrittene Glutaminsäure ersetzt. Außerdem bildet sich dabei »manch ein unerwünschter Stoff« (Prof. Dr. Karl Herrmann).

Darum gilt dieser Rat: Wer Sojasoße kauft, sollte grundsätzlich nach den traditionell hergestellten ›Shoyu‹ und ›Tamari‹ Ausschau halten oder nach ›Original China-Sojasoßen‹ (am besten in Fernostläden zu finden).

Wenn sie – wegen des extrem hohen Salzgehalts – in Maßen gebraucht wird, ist Sojasoße der guten Qualität eine Bereicherung des Gewürzregals: Grillspieße aller Art lassen sich einige Stunden, ehe die Gäste kommen, mit einer leckeren Mischung aus Sojasoße und Sherry, mit etwas Honig, Ingwer und Knoblauch, marinieren.

Auch für ›fernöstlich inspirierte‹ Chop-sueys (Gemüse-Fleisch-Pfannen) lassen sich die feingeschnittenen Fleischscheibchen gut auf diese Weise marinieren. Es macht sie noch zarter. Und natürlich schmeckt Sojasoße gut zu manchem Fisch und vielen Suppen. Sie ist ohnedies Bestandteil vieler ›westlicher‹ Soßen, u. a. der meisten Barbecue-Soßen und der berühmten Worcester(shire)-Soße.

Wenig harmoniert die Sojasoße mit unseren kräftigen heimischen Küchengarten- und Wildkräutern, wie Thymian, Salbei oder den sogenannten ›Provence-Kräutern‹ ...

Das Sojaöl

Sojaöl ist heute das Hauptfett unserer Margarine-Industrie. Es ist an sich ein wertvolles Speiseöl mit einem hohen Anteil an essentiellen Fettsäuren. Aber: Die Industrie geht mit dieser wertvollen Gottesgabe nicht gerade zimperlich um. Das Sojaöl wird chemisch entharzt, raffiniert, gebleicht, desodoriert und winterfest gemacht. Und der überwältigende Teil dieses Sojaöls wird uns ›versteckt‹ serviert, in den Margarinen, in Backwerken, zum Haltbarmachen von (Fisch-)Konserven usw.

Der Verbrauch bzw. der versteckte Gebrauch von Sojaöl durch die Industrie steigt von Jahr zu Jahr. Ein Grund: Sojaöl ist als Rohstoff preiswert. Es gibt meist eher eine Über- als eine Unterproduktion, zumal in den USA, die mittlerweile den Sojamarkt zu über 70% beherrschen und wo hochrationalisiert angebaut und geerntet wird – mit riesigen Mähdreschern, die Schnittbreiten bis zu sechs Metern haben!

Soja-›Fleisch‹ – SONEIN!

Man nennt es TVP – ›textured vegetable protein‹. Und es ist eine Art Textilgespinst aus Soja-Protein mit fleischähnlicher Struktur. Es wird heute mit viel Aufwand und großen Worten propagiert als ›Soja-Fleisch‹, wird Vegetariern als Fleischersatz empfohlen und auch für die Diät, weil es kein Cholesterin enthält. Wer aber informiert sich schon genau, wie dieses ›Kunst-Fleisch‹ hergestellt bzw. ›texturiert‹ wird? – Hier zwei schauerliche Verfahren:

Nachdem die Bohne geschrotet wurde und ihr mit Hilfe verschiedener Chemikalien das Öl und die fettlöslichen Bestandteile extrahiert wurden, wird aus dem nun entfetteten Sojaschrot (also dem *Rückstand* der Sojaölgewinnung) auf chemischem Wege das Protein herausgetrennt.

Schließlich wird diese Proteinlösung auf mehrerlei Weise ›texturiert‹. Zum Beispiel durch Naß-Spinndüsen gepreßt (wie sie sonst für Textilien verwendet werden) und zu Fasern versponnen. Diese Fasern, durch viele chemische ›Bäder‹ farblos, geruchlos und geschmacklos gemacht, werden dann durch verschiedene Geschmacksstoffe wieder aromatisiert und mit Vitaminen und Mineralien angereichert.

Die modernen Technologien erlauben es sogar, daß die TVP-*Fleischimitate* je nach Herstellungsverfahren mehr den ›Biß‹ von Hühnerfleisch oder Rindfleisch oder Schinken haben bzw. Fisch oder Seegetier ähneln. Das Endprodukt, meist getrocknet und sehr lange haltbar, kann theoretisch in der Küche von begabten Hausfrauen zu gut schmeckenden Gerichten verarbeitet werden – zu Gulasch, Spaghettisoße, Frikassee usw.

Aber: Erstens klagen viele einschlägig Erfahrene, daß bei der Zubereitung die Küche oder auch die ganze Wohnung penetrant riecht, und zwar stundenlang. Und zweitens bläht der Fleischersatz empfindliche Menschen ganz fürchterlich!

Vertreter der *Vollwert-Küche* sind *grundsätzlich gegen dieses* Kunstfleisch. Denn ›texturiertes Soja-Protein‹ ist meilenweit davon entfernt, ein *Naturprodukt* zu sein!

Dazu kommt, daß Sojabohnen heute nur selten im alternativen (giftfreien) Anbau gezogen werden. Sie wachsen meist in riesigen Monokulturen und unter Einsatz von Pestiziden und Kunstdünger.

Arg grauste es mir, als ich auch noch erfuhr, daß in den USA heute die Sojaernte vielfach dadurch beschleunigt wird, daß man die Pflanze (nach Vietnam-Krieg-Art) *chemisch entlaubt* – um dann die Schoten einfacher und schneller pflücken zu können …

Deshalb: SO-JA, wenn es naturbelassen oder mit natürlichen Mitteln traditionell fermentiert ist. Doch Soja-TVP – NEIN DANKE!

Die schönste und gesündeste Art und Weise, Hülsenfrüchte auf den Tisch zu bringen, ist der *Umweg über die Keim-Box*. In wenigen Tagen geschehen dabei in kleinen Behältern voller Körner, Samen, Böhnchen, Erbsen, Linsen GROSSE WUNDER!

VI.
Keime, Sprossen und Weizengras
Überlebungsnahrung für das dritte Jahrtausend

Geschichte: Sie liegt in nebelhaften Fernen, die Stunde, in der die ersten Menschen die ersten Keime und Sprossen aßen. Viele Legenden ranken sich um diesen Augenblick der Erkenntnis, daß ›Sprossen-Medizin‹ Überlebensmedizin ist, daß sie Hungernde wunderbar sättigt, Kraftlosen wieder zu Kräften verhilft und daß ihre Herstellung erstaunlich einfach ist.

Das Aha-Erlebnis der Sprossenzucht aus Körnern und Samen ist vermutlich fast so alt wie der Samen als Nahrung des Menschen. Frühe Zeugnisse stammen aus der Bibel (Buch Daniel, Kapitel 1). Doch im alten China wies schon vor 5000 Jahren der bereits erwähnte Gott-Kaiser Sheng-Nung sein Volk an, Sojabohnen-Sprossen herzustellen.

Im Lauf der folgenden Jahrtausende wurden Keimlinge immer wieder zu Rettern von Menschen in Not – der Legende nach waren es mal Schiffsbrüchige auf dem Jangtsekiang, mal Phönizier im Mittelmeer, denen das zur Wegzehrung bestimmte Korn ›verdarb‹, als ihr Schiff sank. Und ihnen doch später das Leben rettete, als sie in ihrer Verzweiflung die ›verdorbenen‹ gekeimten Körner aßen – und sich wunderbar gestärkt fühlten.

Weltumsegler auf ihren Eroberungszügen, Entdecker, Ausgestoßene, vom Hunger Bedrohte – sie alle bedienten sich schon sehr früh der Sprossen als Kraft- und Überlebensnahrung.

Im Mittelalter erforschten die fortschrittlichen chinesischen Ärzte die Vorzüge der Sojasprosse schon sehr genau und lobten ihre verdauungsfördernde, entzündungshemmende, krampflösende Wirkung. Doch waren damals Sprossen und Keime entgegen der landläufigen heutigen Meinung beileibe kein Privileg der Chinesen bzw. Ostasiaten: Auch die Inkas und Azteken lehrten ihre Bergvölker schon früh die Sprossenzucht. Und die sagenhaft robusten Hunzas im Himalaja erhielten sich seit Jahrhunderten ihre Gesundheit in eisigen Wintermonaten und in 4000 bis 6000 Metern Höhe, weil sie die Methode kannten, Bohnen, Getreidekörner und Samen keimen zu lassen und damit deren Vitamin- und Nährstoffreichtum enorm zu steigern.

Im Europa gehörte der Weltumsegler Captain James Cook mit seiner ›Resolution‹ zu den ersten, die an Bord ihres Schiffes den gefürchteten Skorbut (die klassische Vitamin-C-Mangelkrankheit) besiegten, indem sie getrocknete und zu Pulver vermahlene Sprossen und Sauerkraut mit auf die Reise nahmen. Sieg oder Untergang ganzer Armadas, aber auch ganzer Armeen wurden beeinflußt davon, ob die Matrosen oder Soldaten Skorbut bekamen bzw. ihn wirksam bekämpften.

Im Fernen Osten gehören heute vor allem Mungsprossen zur selbstverständlichen täglichen Gesundheitsnahrung. Auch hierzulande gibt es – spätestens seit der ersten ›China-Welle‹ Sprossen, auch hie und da in Supermärkten und Reformhäusern. Den Hauptanstoß zum *Selberkeimen* aber hat die Katastrophe von Tschernobyl gebracht, die unsere Ackerböden mit Radioaktivität überzog. Aber auch die Forschungen fortschrittlicher Ernährungswissenschaftler in den USA gaben Denkanstöße. Wir können von ihnen noch sehr viel lernen ...

Otto mit den grünen Haaren

Als ich ein ganz kleines Mädchen war, brachte die Großmama eines Tages ›Otto‹ ins Haus. Otto war ein Tonkopf, mit Haarrillen, Nase, Stirnfalten und einem lachenden Mund. Die Mutter legte Otto ins Wasser, dann streute sie kleine dunkle Pünktchen auf seinen Kopf und stellte ihn ans Küchenfenster. Eigentlich gefiel mir Otto anfangs nicht besonders. Aber nach drei Tagen bemerkte ich mit Staunen, daß sich auf Ottos Kopf etwas tat: Aus den kleinen Pünktchen kamen weiße ›Würmchen‹ heraus, und die wuchsen so schnell, daß man zuschauen konnte.

Immer wieder begoß die Mutter Ottos Haupt sorgfältig. Nur wenige Tage später hatte Otto richtige ›Haare‹. Erst waren sie weiß, dann wurden sie immer grüner, und am Ende stand Otto da und hatte eine dicke, grasgrüne Perücke auf. Einfach toll!

Die Mutter nahm eine Schere und schnippelte Otto büschelweise die Haare ab. »Das nennt man Kresse«, sagte sie zu mir. Dann schnitt sie von einem ihrer fabelhaften selbstgebackenen Brote eine dicke Scheibe herunter, bestrich sie kräftig mit Butter, legte Radieschenscheiben drauf und bestreute das Ganze mit etwas Salz und – Ottos Haaren. Das Brot schmeckte himmlisch! Ich konnte nicht genug kriegen von ›Ottos Haaren‹.

Nach Tschernobyl wurde die Keimbox hochaktuell

In unserem Haus gibt es auch schon seit über 30 Jahren eine Keimbox. Wir keimten dann und wann, mehr oder weniger zum Spaß, vor allem im Winter; denn wir waren ja glückliche Gartenbesitzer. Doch dann wurde aus dem Spaß plötzlich tödlicher Ernst: In den schwarzen Tagen nach Tschernobyl, als die Gegend, in der wir wohnen, zu den radioaktiv am schwersten belasteten in ganz Europa gehörte, wurde uns schlagartig klar

– dies war eine ›Überlebensnahrung‹ für uns und für die Kinder! Und nicht etwa die von der Obrigkeit so dringend empfohlenen Konserven.

Als wir uns wochenlang, ja monatelang an keinen Salat, keine Gartenkräuter, an nichts Grünes von draußen mehr heranwagten, hatten wir doch immer genug Knackig-Frisches zu essen. Die Keime und Sprossen waren geballte Ladungen von all jenen Vitaminen und Mineralien, die wir jetzt als Schutzstoffe brauchten – und sie enthielten keine Spur von Radioaktivität!

Die ›Hippocrates‹-Leute als Pioniere für vitale Nahrung

Allerdings habe ich seit Tschernobyl noch eine Menge über diese (Über-)Lebensnahrung gelernt, vor allem von der Freundin Carla, die viele Jahre in Amerika lebte, den zwei Experten vom ›Hippocrates Health Institute‹ genau über die Schulter schaute und auch selbst viele Kurse in deren Sinn gab und gibt: Viktoras Kulvinskas und Dr. Ann Wigmore – jeder, der in den USA ein wenig aufgeschlossen ist für die ›Sprouties‹, die Sprossen und das Weizengras, kennt diese Pioniere einer neuen vegetarischen Schule, in der man sich bemüht, mit frischem Grün die Leute gesund zu machen. Tausende pilgern Jahr für Jahr zu den Hippocrates-Zentren, um sich – nach anfänglichem Fasten – unter strenger Diät zu reinigen und von vielerlei Zivilisationskrankheiten zu kurieren.

Frau Dr. Wigmore und Viktoras Kulvinskas vertreten leidenschaftlich die Meinung, daß Keime, Sprossen und Weizengras, frische rohe Gemüse und Früchte »den Körper verwandeln können, seine Jugendlichkeit in jedem Alter wiederherstellen können – durch die vitalisierenden Energien, die aus den Pflanzen und ihren Keimen in den Organismus strömen« (Zitat).

Daß diese »lebende Nahrung« ein ganzes Spektrum von chronischen und degenerativen Krankheiten mit Abnützungserscheinungen aller Art heilen oder zumindest bessern kann, ist von den beiden ›Hippocrates‹-Pionieren sorgfältig dokumentiert. Und sie klären ihre Klienten auch genau über alle ihre bisherigen Sünden auf.

Totes Essen

Denn das steht ja wohl außer Zweifel: Fast alle essen wir Tag für Tag so viel ›tote‹ Nahrung – totgeschlachtet, totgemahlen, totgekocht, totsterilisiert – totes Fleisch, totes Mehl, tote Milch, totes Gemüse, totes Obst, tote Salate, das meiste chemisch pervertiert und künstlich haltbar gemacht.

Mit Keimen und Sprossen aber haben wir sie, die springlebendige, vitale Kost – die buchstäblich auf dem Teller noch weiterwächst.

Immergrüner Zimmergarten – alles zum Aufessen!

Nehmen wir nun an, Sie wohnen in einem Hochhaus, und Sie haben kleine Kinder, kommen nicht jeden Tag dazu, Frisches zu kaufen. Oder Sie sind schon älter, es ist Winter, draußen liegt Schnee, Sie haben Angst vor dem Glatteis, trauen sich nicht auf die Straße. Vielleicht sind Sie auch sehr mißtrauisch, und das sicher oft mit Recht, weil Sie soviel von all den chemisch gedüngten und gespritzten Salaten und Gemüsen gehört und gelesen haben, ›in die man nicht reinschaut‹.

Oder aber – die Zeiten sind so, daß Sie nicht sicher sein können, täglich wirklich gesunde, lebendige Kraft-Kost zu bekommen – wollen Sie aus einem dieser Gründe wirklich auf frische ›Lebens-Nahrung‹ verzichten? Das sollten Sie keinesfalls.

Fangen Sie morgen an, Sprossen zu ziehen!

Machen Sie einen winzigen Fleck in Ihrer Küche – nicht größer als ein Taschentuch – zu Ihrem ›Zimmergarten‹. Und ich wette, auch Sie sind bald ein begeisterter Sprossen-Fan! Und machen Sie sich bitte immer wieder das Wunder bewußt, das da vor Ihren Augen geschieht:

Im Dunkel winziger Samen schlummert so viel Leben, so viel Kraft und Energie. Unbeirrbar bahnt sich der Keim seinen Weg ans Licht – Sie können mitansehen, wie die Triebe sich nach dem Licht drehen. Die Natur schenkt uns hier das Beste, was sie besitzt. Denn im Keim, im ersten Trieb jeder Pflanze, in den Würzelchen und in den beiden ersten Keimblättern steckt auf kleinstem Raum alles, was die Pflanze braucht – alle Erbanlagen, alle Fähigkeiten, alle Wunder, um eine Blume, ein Busch oder sogar eines Tages ein riesiger Baum zu werden.

In Ihrer Keimbox fängt das alles genauso an, und die Sprossen-Experten glauben, daß diese große Lebensenergie durch nichts zu übertreffen ist.

Fast alles läßt sich keimen

Theoretisch können Sie jeden lebendigen Samen zum Keimen und Sprießen bringen. Es macht Spaß, zu experimentieren, auch mal mit dem Samen von Gartengemüsen, wie Spinat, Sellerie, Knoblauch, Salat, Rüben etc. Aber diese Samen sind meist sehr teuer, und zudem wissen Sie nie, ob sie nicht doch mit Pflanzenschutzmitteln behandelt wurden. Es gibt jedoch heute in Naturkostläden und Reformhäusern schon eine recht reputierliche Auswahl an kontrollierter Keimsaat aus biologischem Anbau.

Sonnenblumen- und Kürbiskerne und auch Bockshornkleesamen können Sie bei einigem Glück auch von Ihrem ›alternativen‹ Bäcker in größeren Packungen bekommen, dann sind sie natürlich billiger.

Technisch ist das kinderleicht

Die Technik des Keimens ist im Grunde kinderleicht, wenn Sie den Dreh erst mal raushaben. Deshalb machen auch Kinder so gern mit beim Keimen. Besitzen Sie eine Keimbox – o. k., dann können Sie in mehreren Etagen verschiedene Sprossen ziehen. (Beschreibungen finden sie kurzgefaßt auch auf allen einschlägigen Samentüten.)

- Wenn Sie ein einfaches großes Glas mit weiter Öffnung, z. B. ein Weckglas ohne Deckel, nehmen, geht das aber genausogut. Abgeraten wird neuerdings von Styropor, Watte oder Vlies, weil sich da, falls nicht hundertprozentig sorgfältig gearbeitet wird, zu leicht Bakterien ansiedeln. Keinesfalls sollten Sie Metallbehälter zum Keimen nehmen und schon gar nicht solche aus Aluminium!
- Bleiben wir aber mal beim großen Glas mit weiter Öffnung. Dazu brauchen Sie nur noch ein Stück Mulltuch; von einer Windel oder Tüllgardine o. ä. (möglichst *sehr* fein im Netz, damit die kleinsten Samen nicht durchrutschen können); das befestigen Sie mit einem kräftigen Gummiband um die Öffnung des Glases.
- Unsere Freundin Carla hat einfach Säckchen genäht aus feinem Tüll (auch Fliegengitterstoff eignet sich dazu). Die Säckchen haben den Vorteil, daß man mehrmals am Tag die Sprossen mühelos unterm Wasserhahn spülen und vorsichtig durchschütteln kann, um sie dann einfach über dem Becken aufzuhängen. Man muß aber aufpassen, daß die Samen oft genug angefeuchtet werden, sonst können sie austrocknen.

Die Einweichzeiten

Als Faustregel gilt: Alle *kleinen* Samen, also Alfalfa, Kresse, Perserklee, Radieschen etc., weicht man vier bis sechs Stunden ein, ehe sie, noch mal gewaschen, an ihren Keimplatz kommen. Dann spült man sie täglich mindestens zweimal und erntet sie meist nach fünf bis sieben Tagen.

Achtung: Während des Keimvorganges bildet sich durch die Atmung des Keimlings Kohlendioxid, und es kommt auch zu Ablagerungen. Deshalb muß immer so *regelmäßig und gründlich gewässert und gespült werden.* (Das verhindert auch die Bildung von Schimmel.) Nur wenn der Keimling immer wieder mit reichlich frischem Wasser vorsichtig ›gewaschen‹ wird, kann er genügend Sauerstoff aufnehmen – den er zum Wachsen braucht!

Wenn möglich, werden die Keimlinge zuerst im Dunkeln gezogen (zugedeckt), dann in den letzten ein bis zwei Tagen ans Licht (nie in die direkte Sonne!) gestellt, damit sie das gesunde Chlorophyll (Blattgrün) entwickeln.

Die *großen* Samen (Getreide und Hülsenfrüchte) werden 12 bis 15 Stunden eingeweicht, zweimal täglich gewässert und in der Regel gegessen, wenn die Keime zwei bis vier Tage alt sind. Meist hat der Keimling dann die Länge des Samens.

Auch diese großen Keimlinge dürfen nie in direkter Sonne stehen, im Winter keinesfalls *auf* einer Heizung – aber warm (minimal 18 °C, maximal 30 °C) sollten sie es immer haben, weshalb die (Wohn-)Küche ideal für sie ist.

- Wenn Sie besonders viele Sprossen auf einmal herstellen wollen (zum Beispiel für Gäste), dann schauen Sie mal in einem Kaufhaus in der Strumpfabteilung nach einem dieser Tüllbeutel, in denen man normalerweise Strümpfe zur Schonung in die Waschmaschine steckt. Diese Beutel sind optimal für große Sprossenmischungen aller Art. Sie können immer wieder verwendet und auch prima gewaschen werden nach jedem längeren Keimvorgang.
- Ganz wichtig noch: *Alle Samen* wachsen als Sprossen um das Vielfache ihres Volumens!

Anfangen mit Alfalfa

Anfängern mit Lust und Liebe empfehle ich, es zuerst mit *Alfalfa* (Luzerne) zu versuchen. Da wird aus nur zwei gehäuften Eßlöffeln Samen nach sechs bis acht Tagen ein großes Literglas voller Sprossen! Auch zwei Eßlöffel *Mungbohnen* ergeben in einer knappen Woche eine große Keimbox-Füllung.

Linsen sind ebenfalls dankbar für die ersten Versuche, weil Sie da genauso den Erfolg in der Tasche haben – vorausgesetzt, die Linsen sind frisch und gut ausgelesen. Auch eine Mischung aus Alfalfa, Mung, Linsen und Bockshornklee wird köstlich und ergibt eine große Salat-Mahlzeit. Natürlich können Sie diese Sprossen am Anfang Ihrer Ernährungsumstellung Suppen und Gemüsen oder Soßen zur Bereicherung beigeben, aber dann bitte im letzten Moment und nur noch ganz kurz mitkochen!

Merke: Je *wärmer* der Raum, desto *rascher* geht das Keimen und Sprießen vor sich! Und im Sommer geht es eigentlich immer rascher als im Winter.

Keime wachsen im *Kühlschrank* nur noch ganz langsam weiter. Wenn Sie zum Beispiel schnell für zwei bis drei Tage wegfahren müssen, können Sie auch den Keimprozeß fast stoppen, indem Sie die Keimlinge in ein feuchtes Tuch einschlagen und in das unterste Kühlschrankfach legen. Anschließend werden sie gewaschen, und der Keimprozeß wird fortgesetzt.

Inhaltsstoffe: Im Samen ruht alles Leben – wie im Winterschlaf. Bekommt er aber seine ›vier Elixiere‹, nämlich Wasser, Sauerstoff, Wärme und Licht, dann wird es schlagartig ›Frühling‹ in der winzigen Wunderkapsel, und alles regt sich und bewegt sich plötzlich, was dafür gedacht ist, im keimenden Kern die Pflanze zum Leben zu erwecken, ihr ans Licht zu verhelfen.

- Durch das Befeuchten, das Eindringen des *Wassers*, kommt eine ganz kleine, aber überaus mächtige Fabrik in Gang, Enzyme und Hormone werden frei, die sämtliche gespeicherten Wirkstoffe aktivieren. Die *Wärme* leitet, neben der Feuchtigkeit, einen enormen Stoffwechsel ein:
- Die Samenschale wird atmungsaktiv. Sie springt auf, die Zellmembranen werden durchlässig, und unter *Sauerstoff*einfluß fängt der Embryo zu wachsen an!
- Unter der Einwirkung des *Lichts* verstärken sich noch die Bemühungen der Enzyme; eine Vielzahl von Nährstoffen wird gebildet, oft auch umgebaut, und all diese guten Lebensstoffe werden fieberhaft in den Keim bzw. in die Sprosse transportiert. Alle Wirkstoffe haben nur ein Ziel, eine Aufgabe: dieser werdenden Pflanze beim Wachstum und beim Zellaufbau zu dienen und ihr dabei alle benötigten Energien bereitzustellen.
- Und die Nutznießer all dieser wunderbaren Vorgänge sind wir, die wir die Sprossen essen! Denn durch den Keimvorgang steigt zum Beispiel der *Vitamingehalt* sprunghaft an: Beta-Carotin (Provitamin A) nahm bei Linsen z. B. in US-Untersuchungen innerhalb von nur vier Tagen um das Dreifache zu, bei Kichererbsen um das Zweifache und bei Mungbohnen um das Eineinhalbfache.
  Die so besonders wertvollen B-Vitamine (äußerst wichtig für Nervenbahnen und Gehirn) stiegen bei verschiedenen Keimlingen bis zum Siebenfachen.

Ein Beispiel: Viele Menschen, besonders aber Vegetarier, laufen Gefahr, nicht genug Vitamin B_{12} zu bekommen. B_{12} wird überwiegend durch Darmbakterien selbst hergestellt. Nun fanden die Experten im Hippocrates Health Institute in Boston heraus, daß Chlorophyll, etwa aus Weizengrassaft, aber auch aus Sprossen, dem Körper reichlich zusätzliches Vitamin B_{12} gibt. Und daß die Darmbakterien diesem B_{12} gegenüber sehr wohlwollend reagieren – sie integrieren es in ihre Vitaminproduktion.

Auch die Vitamine E und K nehmen beim Keimen derartig zu, daß ihr Vitamingehalt allen anderen Gemüsen ebenbürtig, teilweise sogar weit überlegen ist.

Beim Weizenkorn ist das Zellschutz- und ›Verjüngungs‹-Vitamin E nach vier Tagen des Keimens um etwa 300% erhöht. – Amerikanische Viehzüchter haben mit großem Erfolg Hafer- und Weizensprossen an Jungkühe verfüttert, die keine Kälber bekamen: Sie wurden fruchtbar. Ähnliche Erfolge erzielten die Veterinäre mit Bullen, die ihre Pflichten nicht mehr zufriedenstellend erfüllten. Sie wurden wieder ›springlebendig‹ ...

Keime und Sprossen sind aber auch die besten pflanzlichen Quellen überhaupt für *Kalzium* (das knochenstärkende Mineral, das sich sonst vor allem in der Milch und deren Produkten findet) und für *Magnesium* (Baustein für alle Gewebe, hält das Herz fit). Darüber hinaus sind fast alle Keimlinge sehr reich an Kalium, Phosphor und Zink, und obendrein verbessert sich durch den Keimprozeß die sogenannte ›Bioverfügbarkeit‹, die Aufnahmefähigkeit des Körpers, z. B. bei Phosphor und Zink drastisch!

Das erstaunlichste aber: Während des Keimvorgangs nimmt unter dem Einfluß all der mobil gemachten Enzyme nicht nur der *Eiweißgehalt* als solcher erheblich zu (vereinzelt um 23 %), es verbessert sich auch die Eiweißqualität enorm, denn das Protein wird schon in die *Aminosäuren* (die Eiweißbausteine) umgewandelt, ein Prozeß, der sich normalerweise erst im Organismus während des Verdauungsstoffwechsels abspielt. Dadurch nehmen beispielsweise die essentiellen, die lebenswichtigen Aminosäuren bis zum Fünffachen zu und stehen dem Körper jetzt in weit größeren Mengen und beschleunigt zur Verfügung.

Der Eiweißgehalt der Sprossen

Eier	13%
Fleisch	19%
Mungbohnen-Sprossen	24%
Linsen	25%
Soja-Sprossen	28%
Alfalfa-Sprossen	35%

(Nach Dr. Jeffrey Bland)

Die Kohlenhydrate werden in den ersten Keimtagen fortlaufend ab- und umgebaut. Die Stärke, deren Verdauung länger braucht, nimmt ab, ebenso jene berüchtigten Oligosaccharide, die für *Blähungen* verantwortlich gemacht werden. Deshalb sind fast alle Keimlinge im Vergleich zu Körnern, Samen und Hülsenfrüchten viel bekömmlicher.

Dafür konnte z. B. bei Mungbohnen nach 96 Stunden Keimzeit eine Steigerung der Glukose um das Sechsfache beobachtet werden. Glukose (Traubenzucker) erhöht rasch unsere Leistungsfähigkeit und liefert Energie für alle körperlichen Anstrengungen – auch für den Sport.

Weil der *Wassergehalt* der Sprossen innerhalb von wenigen Tagen von 10 auf 80 bis 88% ansteigt, sättigen Sprossen sehr, haben aber nur ganz wenig Kalorien. Deshalb sind Sprossen *ideal für eine Schlankheitsdiät.*

Die Ballaststoffe dagegen, deren Heil- und Schutzfunktion mittlerweile unumstritten ist, werden in den ersten Keimtagen abgebaut, steigen aber dann sprunghaft wieder an und liegen bei fast allen Keimlingen höher als bei den meisten Gemüsen. Weshalb Sprossen auch besonders günstig sind für eine ›schlappe‹ Verdauung!

Höchst verblüffend ferner: Bei fettreichen Samen werden in den ersten Tagen verstärkt auch Lipide (Fette) zur Energiegewinnung abgebaut. Bei Getreiden etwa, voran Weizen, kommt es dann aber wieder zu einem Anstieg der Gesamt-Lipide. Dabei wurde z. B. in Untersuchungen eine Zunahme gerade der herzgesunden, *mehrfach ungesättigten* Fettsäuren um fast 50% beobachtet.

Auch der *Nitratgehalt* von Keimlingen wurde untersucht, und zwar im Vergleich zu Wintertreibhausgemüsen. Dabei schnitten die Sprossen – Alfalfa, Rettich, Mungbohne und Weizen – wieder glänzend ab. Zwar ist der Nitratgehalt anfangs, in den ersten Tagen des Keimens, recht hoch, nimmt aber mit zunehmender Keimdauer stark ab (vom vierten bis zum sechsten Tag allein um 35%).

Und wenn die Keime in den letzten Tagen vor dem Verzehr dem Licht ausgesetzt werden, nimmt er immer weiter ab. Gleichzeitig bildet sich dann neben Chlorophyll relativ viel *Vitamin C*, das nach allen Erfahrungen ja der schädlichen Umwandlung von Nitrat/Nitrit zu Nitrosaminen (die krebsfördernd sein können) entgegenwirkt.

Zusätzlich sollten Sprossensalate statt nur mit Essig besser mit gutem Zitronensaft angemacht werden.

Sojabohnen zeigten in fast allen Varianten beim Test mit Abstand die höchsten Nitratgehalte, vor allem bei einer Keimdauer von sechs Tagen oder weniger. (Die niedrigsten Nitratwerte fanden sich bei Rettichsamen- und Weizenkeimen).

Relativ hoch war bei verschiedenen Tests auch die *mikrobielle* Belastung einzelner Keimlinge. Aus diesem Grund ist ›Selbermachen‹ einmal mehr eine empfehlenswerte Alternative zum ›Fertigkaufen‹. Dann weiß man auch, wie ›sauber‹ gekeimt wurde …

Soja-Sprossen sollten ohnedies, wie schon früher in diesem Buch vermerkt, einige Minuten *blanchiert* werden. Aber auch andere Sprossen sollten vor dem Essen *ganz vorsichtig* (etwa in einem Haarsieb) mit heißem Wasser gewaschen und gleichzeitig ein bißchen auseinandergezupft werden. Der Vitaminschwund ist dabei minimal. (Für Informationen zu diesem Abschnitt danke ich Frau Dr. Anna-Elisabeth Hartmut-Hoene, Bundesforschungsanstalt für Ernährung Karlsruhe, und vor allem Frau Prof. Dr. Angelika Meier-Ploeger, Fachhochschule Fulda.)

Der Mineralstoffgehalt der Keime von Weizen und Mungbohnen (zum Vergleich)					
Gemüse pro 100 g	Magnesium mg	Phosphor mg	Eisen mg	Kupfer mg	Zink mg
Weizenkeime	33	115	1,0	0,11	0,7
Mung-Sprossen	25	69	0,8	0,17	0,5
Kopfsalat	11	33	1,1	0,05	0,2
Tomate	20	26	0,5	0,09	0,2
Gurke	8	23	0,5	0,09	0,2
Karotten	18	35	2,1	0,13	0,1

Apotheke: Daß die Keimbox ein Weg zu einer gesunden, ›heilenden‹ Nahrung ist, darauf habe ich in diesem Kapitel schon anhand von mehreren Beispielen hingewiesen.

Die Zeiten sind vorbei, in denen Ärzte und Ernährungsfachleute hochmütig Sätze schrieben wie: »Alfalfa ist eine gute Nahrung fürs Vieh. Sie hat keine Zukunft in der menschlichen Ernährung.«

Längst sind in den USA die ehemaligen Sprossengegner überzeugt und überstimmt. Die grüne Welle rollt und rollt – in Amerika. Und wie so oft bei ernst zu nehmenden ›US-Moden‹ (und leider auch manchmal bei Marotten) wird es nur ein paar Jährchen dauern, dann rollt die Welle auch bei uns.

Die Keime und Sprossen für jedermann werden es dabei nicht ganz leicht haben – denn sie sind ja so preiswert in der (Selbst-)Herstellung, daß sich niemand an ihnen eine goldene Nase verdienen kann.

Aber auch in einer aktuellen Verlautbarung deutscher Ernährungsexperten heißt es noch hochmütig: »Ein Wundermittel sind Sprossen und Keime nicht. Es fehlen auch die wissenschaftlichen Beweise für die angeblich positive Wirkung der Sprossen bei Krebs, Arterienverkalkung, Zuckerkrankheit, Herz-Kreislauf-Erkrankungen.« Jener ›Fachmann‹ der dieses Statement abgab, hätte sich einmal in den USA umsehen sollen. Dort findet er meterhohe Stapel von Büchern und Broschüren, Doktorarbeiten und Dokumentationen, fast ausschließlich von Ärzten und Ernährungswissenschaftlern geschrieben, mit zahllosen Fallberichten, wie kranke Menschen gesund (oder gesünder) wurden durch Keime, Sprossen und Weizengrassaft!

Krebs ist natürlich ein Fall für sich, da es ja nicht den *einen* Krebs gibt. Doch auch hier ist ganz sicher, daß all die wertvollen Inhaltsstoffe den Empfehlungen moderner Mediziner sowohl für eine präventive (vorbeugende) als auch für eine kurative (heilende) Behandlung Krebskranker entsprechen.

Schon im Jahr 1970 wies der US-Biochemiker Prof. Dr. Ernest T. Krebs darauf hin, daß die Keimlinge einiger Gräser und Gemüse bestimmte Wirkstoffe enthalten, die der Bildung bösartiger Geschwüre entgegenwirken (September 1970 im ›Cancer Control Journal‹).

Und die russischen Forscher Mayer und Poljakoff-Mayber stellten fest, daß Sprossen aller Art »den Körper regenerieren können«, weil sie nicht nur Protein in Form von fast allen lebenswichtigen Aminosäuren (Eiweißbausteinen) enthalten, sondern auch die Nukleinsäuren RNS und DNS.

Diese ›Bausteine jeder lebenden Zelle‹ werden auch der Pflanze von der Natur im Keim mitgegeben. Während des Keimvorgangs der Samen nehmen sie noch zu und werden durch Enzyme so ›aufbereitet‹, daß sie direkt dem Zellaufbau dienen können.

Chlorophyll ›contra Strahlen‹?

Es gibt auch US-Forschungsergebnisse, wonach Chlorophyll helfen kann, Strahlenschäden im Körper zu reparieren, genauer gesagt den Reparaturmechanismus der Zellen zu unterstützen.

Dr. Ann Wigmore hat in ihrem Bostoner Hippocratesinstitute festgestellt, daß die Weizensprossen besonders günstig für Menschen mit *hohem Fernsehkonsum* sind. »Sie absorbieren und neutralisieren die (nachweisbar belastenden) Strahlen, die aus dem Kasten kommen.« Auch Untersuchungen von Prof. Dr. Hugo Hubacek, Wien, ergaben, daß Menschen, die sich viel der ›Störzone‹ vor dem Fernseher aussetzen, unter Belastungen des vegetativen Nervensystems (Erschöpfung, Schlaflosigkeit etc.) leiden.

Weil der kindliche Organismus noch viel mehr Strahlen- und störempfindlich ist und die US-Kinder täglich viele, viele Stunden vor der Glotze sitzen, empfiehlt Dr. Wigmore den Eltern, ihre Youngsters wenigstens reichlich mit Sprießweizen zu versorgen – wenn schon das Marathon-Fernsehen geduldet wird.

Übrigens: Das Einweichwasser von allen Samen ist sehr reich an wasserlöslichen Mineralien und Vitaminen. Gießen Sie Ihre Zimmerblumen oder im Sommer Ihre Balkonblumen damit. Sie werden es Ihnen danken!

Lauter winzige Wunder

Alfalfa, Bockshornklee, Buchweizen, Erbse, Getreide, Kichererbse, Kresse

Alfalfa, Luzerne (Medicago sativa)

Liebling der westlichen Sprossen-Küche

Einweichzeit: Vier bis sechs Stunden. Zweimal täglich gründlich spülen und wässern.

Ernte: Nach sechs bis acht Tagen. Höchstens zwei Tage im Dunklen halten, dann ans Licht stellen. Das Volumen wächst geradezu unglaublich, um das Acht- bis Zwölffache. (Schmeckt mild und knackig.)

Alfalfa enthält mehr wertvolle Nährstoffe als alle seine ›Konkurrenten‹ in der Keimbox und als die meisten Salate, Gemüse und Früchte. Dr. Sherman Davis, Universität Indiana, hat ermittelt, daß Alfalfa extrem reich ist an Eisen, Kalzium und Phosphor sowie Kalium und Magnesium.

Alfalfa-Sprossen sind eine fast komplexe Nahrung: Nach sieben Tagen sind sie eine hervorragende Quelle für das blutbildende Chlorophyll, enthalten reichlich das Pro-Vitamin A (der Carotingehalt bei gleichem Gewicht entspricht dem von Karotten, wobei natürlich gewichtsmäßig mehr Karotten als Alfalfa gegessen werden). Überdurchschnittlich ist auch der B-Komplex in Alfalfa-Sprossen zu finden, ferner die Vitamine D, E und K.

Ganz wichtig: Alfalfa-Sprossen liefern besonders viel Eiweiß und vor allem – fertig gekeimt – *alle* essentiellen (lebenswichtigen) Aminosäuren. Alfalfa wird von Experten zur ›Entgiftung‹ und als ›Kraftnahrung‹ für Aufbau und Rekonvaleszenz und für chronisch Kranke empfohlen. Er überrundet in seinen antitoxischen, reinigenden Eigenschaften, so sagen sie, Leber, Bierhefe und Weizenkeime.

Alfalfa stärkt nach den Erfahrungen von Naturärzten die Abwehr und hilft bei allen entzündlichen Leiden, die auf ›-itis‹ enden, voran Arthritis.

Alfalfa soll vor allem im Zustand der Erschöpfung reichlich gegessen werden. Die Sprossen sorgen auch für ein gutes Kalzium-Phosphor-Gleichgewicht, das große Bedeutung hat für unsere Knochen. Ein Glück deshalb, daß Kinder diese knackigen grünen Winzlinge besonders gern als Butterbrotbelag essen …

Küchentips: Vor Gebrauch wäscht man die fertigen Sprossen noch mal gründlich, aber sehr vorsichtig *warm* und zupft sie mit leichten Fingern sorgfältig auseinander, weil sie sich zu einem ›Nest‹ zusammengeballt haben. Die Samenhüllen von Alfalfa werden mitgegessen.

Was für eine Mahlzeit zuviel ist, hält sich, luftig in einem Plastikbeutelchen aufbewahrt, im Kühlschrank mehrere Tage. Achtung: Weil sie so zart sind, fallen Alfalfa-Sprossen sofort nach dem Marinieren zusammen. Deshalb bitte immer *oben* auf andere Salate streuen und alles zusammen erst am Tisch anmachen!

Der Bockshornklee *(Trigonella foenum-graecum)* reinigt Leber und Galle

---

Einweichzeit: Sechs bis 15 Stunden. Zweimal täglich spülen und wässern. – Vier bis fünf Tage im Dunklen keimen, am letzten Tag einige Stunden ans Licht stellen.

Ernte: Nach fünf bis sechs Tagen, je nach Geschmack.

Im Samen sind fast 30 % Protein, extrem viel Eisen und Phosphor, Saponine, Schleimstoffe, Bitterstoffe, die Vitamine A, B_1 bis B_3, C und vor allem Lezithin enthalten.

Achtung: Nicht keimende oder beim Keimen ›weich‹ gewordene Samen aussortieren, damit nichts verdirbt! (Ausführliches über den wertvollen Bockshornklee lesen Sie im Abschnitt *›Hülsenfrüchte‹*) Die Sprossen regen Appetit und Verdauung an. Sie schmecken herzhaft-würzig.

Küchentips: Ein Salat aus Bockshornklee-Sprossen, zusammen mit geschnitzelten Radieschen, gilt in Amerika als einer der stärksten Leber- und Gallereiniger. – In den USA ißt man Bockshornklee-Sprossen auch zur Steigerung der Abwehr, bei entzündeten Schleimhäuten und schlechtheilenden Wunden.

Der Buchweizen *(Fagopyrum esculentum)* soll gegen Arterienverkalkung helfen

---

Einweichzeit: Zwölf bis 16 Stunden. Zweimal täglich mindestens wässern.

Ernte: Als Sprossen nach drei bis fünf Tagen. (Sie schmecken nußartig.) Als Grünkraut, das besonders wertvoll ist und das im Sommer möglichst auf Erde gezogen wird, nach dem zwölften Tag.

Drei Eßlöffel Samen geben eine Keimbox voller Sprossen. Allerdings empfiehlt es sich hier, nach den geschälten Samen Ausschau zu halten, weil die Hülsen des ungeschälten Buchweizens extrem hart sind und erste Mißerfolge beim Keimen (zwei bis drei Tage lang ›rührt sich nichts‹) erfahrungsgemäß sehr entmutigen.

Buchweizen enthält neben reichlich Vitamin B_1 bis B_3 besonders viel *Rutin*, jenes sogenannte ›Vitamin P‹ – das die Gefäßwände stärkt und abdichtet und deshalb sowohl bei Venenerkrankungen als auch gegen Arteriosklerose empfohlen wird. Ungewöhnlich hoch ist der Rutingehalt freilich im grünen Kraut!

Außerdem sind in Keimen und Kraut fast alle wichtigen Mineralien, voran Kalium, Kalzium, Phosphor, Eisen, Magnesium und Natrium, gut vertreten. Und dann schenken uns Buchweizen-Sprossen die essentielle Aminosäure Lysin in fast doppelt so hoher Dosis wie sonstige ›Getreide‹.

Küchentips: In der Küche sind die Sprossen gut geeignet als Bereicherung von Suppen und Gemüsen oder z. B. als Füllung von Vollkorn-Pfannkuchen. Natürlich kann man sie unter jeden Salat mischen. Wer das grüne Kraut im Sommer in großem Stil ansät, der sollte einmal einen Salat nur aus den köstlichen Buchweizen-Blättchen zubereiten!

Die Erbse (*Pisum sativum*)
ein nahrhaftes Eiweißpaket

Einweichzeit: 12 bis 16 Stunden. Zweimal täglich wässern und spülen.

Ernte: Nach drei bis vier Tagen. Eine Tasse Erbsen gibt zwei Tassen Erbsen-Sprossen.

Achtung: Weil sich während des Keimens Gase entwickeln, müssen die Erbsen gründlichst gespült und luftig gehalten werden. Sie entwickeln sich besonders gut im Tüllnetz.

Erbsen-Sprossen enthalten fast ein Viertel Protein, mit allen acht essentiellen Aminosäuren, dazu die Vitamine A, B, C, Kalzium, Phosphor, Magnesium, Zink und Eisen und Kalium. Die zum Teil etwas schwer verdaulichen Substanzen werden durch das Keimen leichter bekömmlich.

Küchentips: Am besten schmecken die frischen und knackigen Erbsen-Sprossen mit einer pikanten süß-sauren Soße, wie es sie in Chinaläden in vielerlei Variationen gibt. Auch in Sprossenmischungen passen Erbsen gut mit hinein.

Wer einen leicht empfindlichen Magen hat, der kann die Sprossen in der Schnellpfanne zusammen mit anderen Gemüsen in etwas Öl, Butter oder Rahm kurz schmoren. Das schmeckt sehr gut zusammen mit Reis oder z. B. zu kleinen Hühnerspießen bzw. kleinen Medaillons.

Die Getreide
alle ›Sprießkörner‹ haben hohen Nähr- und Heilwert

Theoretisch lassen sich *alle* Getreide, wie Dinkel, Gerste, Hafer, Roggen und Weizen, keimen und zu Sprossen ziehen. Natürlich auch die ›Indianergetreide‹ Amaranth und Quinoa. Voraussetzung (für unsere Küche) ist *immer*, daß die Sprießkörner nicht chemisch vorbehandelt wurden. Sie sollten deshalb versuchen, sie Ihrem Bio-Bäcker abzuschmeicheln. Beim Keim-Versuch merken Sie dann auch schnell, ob er ›lebendiges‹ Korn verbackt.

Für alle diese Getreide gilt folgende Regel:

Einweichzeit: Zwischen acht und zwölf Stunden.

Zweimal täglich wässern. Frühestens nach drei, spätestens nach fünf Tagen schmecken sie richtig gut. Viel länger sollten sie aber nicht als ›Sprießkorn‹ gegessen werden. Alle Getreide werden am besten im Dunklen gekeimt.

Allen gemeinsam ist der hohe Gehalt an B-Vitaminen (Steigerung während des Sprießens gegenüber den Samen zwischen 200% und 600%). Die meisten Körner enthalten auch reichlich Vitamin A, C und E. Mineralien werden vielfach neu gebildet: voran Kalium, Kalzium, Magnesium, Phosphor, Eisen und Zink.

- *Dinkel*-Sprießkörner sollen den Stoffwechsel ankurbeln. Heilpraktiker empfehlen sie auch Krebskranken.
- *Gersten*-Sprossen zeichnen sich durch einen wunderbar süßen Geschmack aus; Kenner nennen sie den ›pflanzlichen Honig‹.
- *Hafer*-Sprossen liefern uns u. a. das wertvolle Mangelvitamin Folsäure. Für Leberkranke und Diabetiker werden Hafer-Sprossen (in jeweils mäßigen Mengen) als Heilnahrung empfohlen.
  Bei Lernenden (Kindern, Studenten etc.) und geistig Arbeitenden soll Hafersprießkorn die ›kleinen grauen Zellen‹ anspornen. Auch Magen- und Darmkranke dürfen Haferkeimlinge essen, weil ihr natürlicher Schleimgehalt schonend die Verdauung anregt.
- *Roggen*, einer unser Hauptlieferanten fürs Brotmehl, wird als Keimling meist gegenüber Dinkel, Hafer oder Weizen vernachlässigt. Dabei enthält er auch relativ viele Rutin, was hilft, Gefäße abzudichten.
- *Weizen*-Keimlinge sind Vitamin- und Mineral-›Bömbchen‹, ein Elixier für Erschöpfte, chronisch Kranke, Kinder und Alte. Der Gehalt der B-Vitamine und von Vitamin E bei Weizen-Sprossen steigt (nach Dr. C. W. Bailey, Universität Minnesota) innerhalb von 72 Stunden um das Sechsfache, Vitamin E um das Dreifache des Ausgangswerts.

Achtung: Während des Keimprozesses bilden sich an den kleinen Würzelchen winzige pelzige ›Faserwurzeln‹. Sie dürfen nicht mit Schimmel verwechselt werden. Geerntet werden die angekeimten, fleißig gewässerten Körner dann, wenn die Keime etwa so lang sind wie das Weizenkorn selbst.

(Siehe dazu auch noch den Abschnitt über ›Weizengrassaft‹ am Ende dieses Kapitels.)

Der US-Ernährungsforscher Viktoras Kulvinskas hat festgestellt, daß – je nach Getreideart – das Maximum an Nährstoffen zwischen 50 und 100 Stunden nach Beginn des Keimens erreicht wird.

Der Brauch, Körner zu schroten und über Nacht quellen zu lassen (heute in einer bestimmten Ernährungsrichtung große Mode), beraubt sie der Keim-Vorteile. Außerdem steht nirgendwo vorgeschrieben, daß Sie Getreidekost immer zum Frühstück essen müssen (wenn die Verdauung noch halb schläft). Als kohlenhydratreiche Abendmahlzeit, drei bis vier Stunden vor dem Schlafengehen, hat sie sogar eine schlaffördernde Wirkung.

Für ein *Keimling-Körner-Müesli*, ob früh oder abends, rechnet man pro Person mindestens 50 g Getreide. Dazu sollten für eine ›volle‹ Mahlzeit etwa 200 g Obst (geschnippelt oder geraspelt) kommen.

Küchentips: Weil es genug Menschen gibt, denen Körner, auch gründlich geweichte und gekeimte, ›schwer im Magen liegen‹, weil diese Leute aber nicht auf solche wertvolle Nahrung verzichten sollten, rate ich den sehr Empfindlichen, sich aus Getreidesprossen leckere Cremes, Dips etc. zu machen (siehe die Rezepte am Ende dieses Abschnitts) oder sie – entsprechend apart gewürzt – über Suppen und Gemüse zu geben. Das ist eine kräftige Bereicherung des Essens!

Die Kichererbse *(Cicer arietinum)*

gut für die Augen und die Liebe

Einweichzeit: Zwölf bis 18 Stunden, während dieser Zeit mindestens einmal das Wasser erneuern. Zweimal täglich spülen und wässern, im Sommer drei- bis viermal.

Ernte: Nach dem dritten Tag. Aufpassen, nach mehr als vier Tagen werden die Keimlinge leicht bitter. Der Keim soll höchstens doppelt so lang wie der Samen sein. Eine Tasse Samen ergibt zweieinhalb Tassen Sprossen.

Kichererbsen-Sprossen sind wegen ihres hohen Protein- und Stärkeanteils besonders nahrhaft (und kalorienreich). Beim Keimen nimmt ihr Gehalt am Augenvitamin A, an B-Vitaminen und an Vitamin C um ein Vielfaches zu.

In Asien glaubt man, daß sie nicht nur für die Augen, sondern auch *für die Liebe* gut sind. Empfindlichen Menschen können sie ein bißchen schwer im Magen liegen. Dagegen gibt es einige Tricks.

Küchentips:

- Sie können die Sprossen im Mixer pürieren, sie Gemüsesoßen beigeben, Tomaten damit füllen oder sie auf Spaghetti häufen und mit Käse überbacken

– oder sie zehn bis 15 Minuten lang auf kleiner Flamme köcheln und dann mit Gemüsen mischen. Besonders gut passen sie zu Tomaten, Karotten, Blumenkohl.
– Immer sollten die Kichererbsen-Sprossen mit etwas *Fett*, gutem Sonnenblumen- oder Distelöl, Rahm oder Butter, zubereitet werden, damit das wertvolle Vitamin A auch seine Wirkung richtig entfalten kann!

Die Kresse *(Lepidum sativum)* ein natürliches Antibiotikum!

Einweichzeit: Muß nicht sein. – Ein- bis zweimal täglich wässern. Weil Kressesamen viel Schleim bilden, müssen sie gut gepflegt und luftig gehalten werden, damit sie nicht schimmeln.

Ernte: Nach sieben bis acht Tagen. Zwei Eßlöffel voller Samen ergeben eine Keimbox voller grüner Kresse. Man keimt im Dunklen an, stellt die Keimlinge dann mindestens zwei Tage ans Licht, damit sich die chlorophyllhaltigen Blättchen richtig bilden können. Kresse enthält ätherische Senföle und Bitterstoffe und hat einen besonders hohen Vitamin-C-Gehalt (abwehrstärkend), dazu Vitamin A, B-Vitamine, Kalium, Kalzium, Eisen und Phosphor. Die Kresse wächst schneller als alle anderen Keimlinge, sehr wahrscheinlich hat sie ihren Namen aus dem Lateinischen von ›crescere‹ = wachsen ...

Seit Jahrtausenden wußten die Heilkundigen des Orients, daß Kresse eine reinigende Wirkung für Nieren und Galle hat und den ganzen Organismus stärkt. Heute weiß man, daß sie ein natürliches Antibiotikum in relativ hohen Dosen enthält, die Darmflora und das Immunsystem stärkt und deshalb sowohl zur Vorbeugung vor Infektionen als auch als Aufbaukost nach Erschöpfungszuständen und Erkältungen bestens geeignet ist.

Kresse ist besonders wichtig in der kalten Jahreszeit (als Grippeschutz) und – im Gegensatz zu den Treibhaussalaten – eine ideale Bereicherung der Winterküche.

Sie ist wirklich spielend leicht zu ziehen (sogar auf zwei Lagen Küchenkrepp, die z. B. in einer alten Glasbackform, gut feucht gehalten werden). Wer es einmal versucht hat, Kresse daheim zu keimen, der wird sie nie mehr im Supermarkt als Massenware in der Pappschachtel oder im Styropor-Schächtelchen kaufen.

Kresse schmeckt angenehm scharf und erfrischend. Sie wird mit einer Schere direkt auf Salate oder aufs Quark-, Käse- oder Butterbrot geschnitten. Kräutersoßen gibt sie, im letzten Moment frisch dazugeschnippelt, einen besonderen ›Pfiff‹.

Der Kürbis *(Curcubita pepo)*
macht Männer stark!

Kürbiskerne werden im Abschnitt ›Nüsse und Samen‹ ausführlich beschrieben. Hier ist jedoch die Rede von den Keimlingen. Das Besondere an ihnen: Sie werden nur wenige Tage lang ›belebt‹, das heißt, nach zwei bis drei Tagen müssen sie geerntet werden, weil sie sonst bitter werden. Für Sprossen bzw. Keimlinge verwendet man nur geschälte Kürbiskerne. Am besten sind die grünen aus der Steiermark.

Einweichzeit: Zwölf Stunden. Zwei- bis dreimal täglich spülen und wässern. Eine Tasse Kürbiskerne ergibt zwei Tassen Keimlinge. (Im Dunklen keimen.)

Versuchen Sie, die grünen Kerne im Reformhaus oder beim Bio-Bäkker zu bekommen, da sind sie viel billiger als in den Keimsamen-Tüten. – Diese Keime sind reich an Protein, Fetten (besonders viel ungesättigte Fettsäuren, die als Herzmedizin wirken), Vitamin A und dem B-Komplex und Vitamin E; eine hervorragende Quelle auch an Zink, Eisen, Phosphor, Kalium und Magnesium (siehe auch ›Nüsse und Samen‹). Während des kurzen Keimvorgangs bilden sich viele hochwirksame Enzyme und Hormone.

Küchentips: ›Belebte‹ Kürbiskerne können, wie Nüsse gehackt, über viele gute Gerichte gestreut werden – z. B. über Obstsalate, Müeslis, aber auch über Blattsalate. Für ›schnelle Küchen‹ dienen sie als wertvolle und nahrhafte Zutat beim Backen.

Der Leinsamen *(Semen lini)*
Verdauungshilfe und Adernputzer

Jeder weiß, daß frischgeschroteter Leinsamen eine fabelhafte, milde Verdauungshilfe ist. In Leinsamen-Sprossen potenzieren sich manche guten Wirkungen der kleinen lackglänzenden Samen noch. (Im übrigen: Siehe Abschnitt ›Nüsse und Samen‹.)

Einweichzeit: Keine. Gekeimt wird in der Box oder in einem sehr feinmaschigen Tüllbeutel, der sich gut durchspülen läßt, oder auch auf feuchtem Tuch bzw. doppeltem Küchenkrepp. Weil sich starker Schleim bildet, darf der Samen nicht dicht gesät werden. Wenn möglich, wird er mit einem Zerstäuber zweimal täglich befeuchtet.

Ernte: Nach zwei bis drei Tagen als Keim, nach ca. zwölf Tagen als Grünkraut. Leinsamen-Sprossen zu ziehen ist eine kleine Herausforderung an die fortgeschrittene Sprossen-Gärtnerin. Drei bis vier Eßlöffel Leinsamen verdreifachen sich beim Keimen.

Leinsamen-Sprossen enthalten viel Protein, ungesättigte Fettsäuren, überdurchschnittlich viel Zellschutzvitamin E, auch Vitamin K, ferner Kalzium, Magnesium, Phosphor, Eisen und Kupfer.

Küchentips: Mit ihrem nußartigen Geschmack sind die Sprossen köstlich auf Salaten, aber auch zusammen mit Früchten, auf Müeslis und Desserts. Mit Kelp gewürzt, ergeben sie eine besonders gute Pfannkuchen-Füllung. Dazu sollten sie vorher in kochendem Wasser nur wenige Minuten blanchiert und dann in ein Sieb gegossen werden.

Achtung: Leinsamen enthalten *etwas* Blausäure. Man sollte sie also nur immer wieder mal, abwechselnd mit anderen Sprossen, essen.

Die Linse *(Lens esculenta)*

besonders wertvoller Eiweißspender

Einweichzeit: 12 bis 15 Stunden. Zwei bis dreimal täglich gründlich wässern und dunkel halten.

Ernte: Nach drei bis vier Tagen. Aufpassen: Da sich blitzartig beim Keimen die kleinen Blättchen entwickeln und dann schon der höchste Wert der Nährstoffe überschritten und aufgezehrt wird, sollten Sie unbedingt den besten Moment (vor dem ›Blattschlüpfen‹) abpassen!

Linsen-Sprossen enthalten komplettes hochwertiges Eiweiß, viele B-Vitamine, Vitamin A, sowie Kalium, Kalzium, Phosphor, Eisen, Kupfer, Mangan. – Nehmen Sie zum Keimen nicht die sehr großen, sondern die kleinsten, die sogenannten ›Berglinsen‹, und sortieren Sie vor dem Keimen alle kaputten Samen aus. Eine Tasse Linsen ergibt vier und mehr Tassen Sprossen. Sie schmecken pikant und knackig. Sie sind eine große Bereicherung der Winterküche.

Küchentips: Linsen-Sprossen passen zu vielen gemischten Salaten und Gemüsen, als Beigabe zu Aufläufen, zu Getreidegerichten (Nudeln, Spaghetti, Spätzle), dann erreichen Sie die höchste Wertstufe der Eiweißernährung überhaupt. Was an Linsen sonst etwas schwer verdaulich ist, wandelt sich beim Keimen in eine Form, die der Organismus leichter aufnimmt.

Die Mungbohne *(Phaseolus mungo)*

jahrtausendealte Leibspeise der Kaiser und der Kranken

Kenner ziehen die feinen grünen Mungbohnen der ›richtigen‹ Sojabohne zum Sprießen vor, obwohl diese in der Regel als ›Soja-Sprossen‹ verkauft werden. Wenn die Mung-Sprossen zart und süß und ›stramm‹ werden sollen, gelten folgende Regeln:

Einweichzeit: Mindestens 14 bis 15 Stunden, am besten über Nacht.

Lassen Sie die Bohnen dann zunächst ganz im Dunklen (zugedeckt) und recht warm sprießen. ›Waschen‹ Sie sie mindestens dreimal am Tag lauwarm. Weil eine Tasse Samen vier bis fünf Tassen Sprossen ergibt (!), genügen zwei gehäufte Eßlöffel für die Keimbox.

Ernte: Frühestens nach fünf bis sechs Tagen sind sie, richtig gezogen, im Idealzustand. (Kinder lieben diese ›Würmer‹ besonders.) Bevor Sie die Sprossen in der Küche verwenden, waschen Sie sie noch mal gründlich, aber sehr vorsichtig, weil die zarten Triebe leicht brechen. Rühren Sie mit den Händen dieses Waschwasser um, bis alle grünen Hüllen an die Oberfläche geschwommen sind – wo Sie sie leicht abfischen können.

Die Mung-Sprosse liefert uns wertvolles Eiweiß, schon aufgespalten in die Aminosäuren – und zwar vollständig in der Zusammensetzung, wie unser Körper sie braucht. Außerdem ist sie ein großzügiger Lieferant von viel Kalium, Eisen, Phosphor, Kalzium und Magnesium. Wichtig auch: Sie bringt mit einem recht hohen Lezithingehalt unsere kleinen grauen Zellen auf Trab.

Diese wervollen Sprossen, ein Alltags-Schmankerl unzähliger Völker in Fernost und Südostasien, haben aber auch einen besonders hohen Vitamin-E-Anteil, und das bedeutet ›Verjüngung‹ auf der ganzen Linie, wenn man den Sprossen-Fachleuten glauben darf: Verjüngung von Haut und Haaren, von Geweben und Drüsen. Ältere Chinesen lassen keinen Tag ohne Sprossen-Mahlzeit vorübergehen, sie schwören darauf, daß Mung-Sprossen die Manneskraft stärken.

Küchentips: Daß Mung-Sprossen, wie Soja-Sprossen, blanchiert, d. h. wenige Minuten ›durchs kochende Wasser gezogen‹ werden sollen, habe ich schon bei den Hülsenfrüchten geschrieben. Dann ist nämlich der in rohen Bohnen enthaltene Enzymhemmer, der empfindlich die Verdauung stören kann, wirkungslos geworden!

Ansonsten gibt es in der Küche kaum eine Sprosse, die so vielseitig verwendbar ist, in Salaten, Suppen, Pfannengerichten.

***Der Perserklee** (Trifolia rubens – Medicago arabica)* ›das kleine Keimwunder‹

Der winzigste Samen zum Keimen, bei uns noch wenig bekannt. Dabei liefert er uns, so meine ich, vielleicht die leckersten Grünsprossen überhaupt! Der persische Klee kam über Südfrankreich zu uns, wird aber auch an Oberrhein und Neckar schon kultiviert. Für Perserklee gilt so gut wie alles, was Sie unter *Alfalfa* (Luzerne) lesen.

Küchentips: Perserklee hat einen herzhaften Geschmack. Wenn er fertig gekeimt ist, sollte er noch mal gründlich gewaschen und dabei vorsichtig auseinandergezupft werden, weil die langen Beinchen der Sprossen und Würzelchen ein Knäuel bilden. Man ißt sie ›mit Stumpf und Stiel‹, zart angemacht, im allerletzten Moment, mit Zitronensaft, je einer Prise Salz oder etwas Kelp und Zucker und wenigen Tropfen von erstklassigem Öl. Besonders köstlich schmecken sie auf Quark-, Käse- und Tomatenbroten und – mit feinstgeschnittenen Schalotten-Würfelchen – auf Avocado-Creme.

Der Rettich *(Raphanus sativus)* bringt Galle und Nase zum Fließen

---

Wie bei fast allen Kreuzblütlern (s. ›Gemüse‹) sind nicht nur die Pflanze, sondern auch der Samen, der Keimling und das Zehn-Tage-Grün eine reiche Quelle schwefelhaltiger ätherischer Öle, die als natürliches *Antibiotikum* wirken – nämlich reinigend, keimtötend, entzündungshemmend und außerdem stark harntreibend.

Einweichzeit: Sechs bis acht Stunden. Zwei- bis dreimal täglich wässern, im Dunklen ankeimen.

Ernte: Als winziger Keimling nach drei bis vier Tagen, als herzhaft-scharfes Grünkraut nach sieben bis zehn Tagen. Die Rettich-Sprossen sollen dann in den letzten Tagen, damit sich schöne grüne Blättchen entwickeln, am Licht stehen. Drei Eßlöffel Rettichsamen ergeben ca. eineinhalb Tassen Rettichgrün.

Rettichsamen enthält fast 40 % ätherisches Öl, vorwiegend Senföl, Bitterstoffe sowie sehr viel Vitamin C. Die Keime wie das Grün liefern uns auch reichlich Vitamin B_1 bis B_3 und haben dazu einen rühmenswerten Anteil an Kalium, Kalzium und Phosphor, vor allem aber auch an Eisen. Bei der Entwicklung zum Grünkraut gewinnen viele der Wirkstoffe noch an Intensität. Besonders günstig sind diese ›Heil-Sprossen‹ bei Erkältungen, etwa bei Halsentzündung.

Beim ***RADIESCHEN***, einer Kulturform des Rettichs, enthalten die Samen weniger scharfe Senföle, und die Sprossen sind deshalb milder und für Magenempfindliche günstiger. Radieschen-Sprossen regen ebenfalls die Verdauungssäfte an. Fürs Keimen gelten die gleichen Regeln wie beim Rettich. Auch hier bilden sich an den winzigen Trieben feine Härchen – das sind Würzelchen –, bitte nicht mit Schimmel verwechseln! Einfach vorsichtig (zweimal täglich) die Keime spülen.

Die Sprossen sollten nach fünf bis sechs Tagen geerntet werden. Grünkraut kann bis zu zwölf Tage gezogen werden.

Achtung: Weil Rettich- und Radieschen-Keimlinge eine ›desinfizierende‹ Wirkung haben, geben erfahrene Sprossengärtner gern ein paar dieser Samenkörner in die Keimbox zu anderen Keimlingen – zumal zu Hülsenfrüchten, die gelegentlich ›schmierig‹ werden können. Sie sorgen dann dafür, daß das Wachstum von unerwünschten Bakterien, Hefen und Pilzen gehemmt wird.

Küchentips: Diese Miniatur-Saubermänner mit ihren winzigen grünen Blättchen, die Radieschen- und Rettich-Sprossen, werden unter andere Salate gemischt oder kleingeschnitten im letzten Moment pikanten Soßen beigegeben.

Der Senf *(Sinapis alba)*
ein Saubermann für Galle und Harnwege

Senf enthält ebenfalls ein natürliches Antibiotikum: Auch Senf-Keimlinge und -Sprossen sind ›Saubermänner‹, die helfen, den ganzen Verdauungstrakt, Galle, Leber, Blase, Nieren, zu reinigen, zu stärken und anzuregen und eine gestörte Darmflora wieder aufzubauen. Magenempfindliche sollten sich aber beobachten, wie gut ihnen die Senf-Keimlinge bekommen.

Einweichzeit: Sechs Stunden. Wenn sich dabei ein gallertartiger Schleim bildet, die Körnchen gründlich spülen, ehe sie (nicht zu dicht) in die Keimbox kommen.

Achtung: Es entsteht zu Beginn der Keimung häufig ein feiner ›Flaum‹, der nicht mit Schimmel verwechselt werden darf – es handelt sich um winzige pelzige Würzelchen. Sie gehen – ebenso wie der leicht ›beißende‹ Geruch, den die Senf-Keimlinge entwickeln, beim Wässern und Spülen weg.

Ernte: Als Sprossen nach drei Tagen, als Senfgrün vom achten Tag an. Drei Eßlöffel Samen ergeben eine Tasse Sprossen. Senf enthält reichlich ätherische Senföle (natürlich), weit mehr Fett als die meisten anderen Keimlinge, etwas Eiweiß, auch Bitterstoffe, dazu die Vitamine A, B_1, B_2 und viel C, ferner Schwefel, Phosphor, Kalium, Eisen. Seit uralten Zeiten werden grüne Senf-Sprossen zur Frühjahrskur gegessen. Sie ›entgiften‹, reinigen, entwässern und stärken durch den hohen Vitamin-C-Gehalt die Abwehr. Man sollte aber nie zu große Mengen auf einmal essen.

Küchentips: Normalerweise mischt man Senf-Sprossen mit anderen Sprossen und Salaten. ›Pur‹ schmecken sie besonders apart auf Bratkartoffeln gestreut oder in die Füllung von Avocados gemischt.

Die Sonnenblume *(Helianthus annuus)*
schenkt uns Eiweiß, Eisen und Energie

Die Sonnenblumen-Samen sind in der Sprossenküche etwas Besonderes. Denn sie sind wertvolle Lieferanten von Eiweiß, Eisen und Energie. Für

Keimlinge werden sie *geschält* genommen, der Grünkraut-Gärtner züchtet seinen exquisiten ›Salat‹ aus *ungeschälten* Kernen.

Einweichzeit: Für Sprossen (geschält) vier bis sechs Stunden. Für Grünkraut (ungeschält) zwölf Stunden. Sprossen täglich zwei- bis dreimal gründlich spülen und wässern.

Bitte aufpassen: Die köstlich knackigen *Keimlinge* können, wenn sie zu lange treiben, ganz plötzlich bitter werden. Deshalb sollten sie spätestens nach zwei bis drei Tagen verwendet werden (probieren!).

Sonnenblumen-Sprossen enthalten überdurchschnittlich viel Eiweiß, das gekeimt schon in die essentiellen Aminosäuren aufgespalten ist, und sehr viel Öl. Der hohe Anteil an ungesättigten Fettsäuren, vor allem an Linolsäuren und Lezithin, hält die Blutgefäße sauber und nährt das Gehirn. Die Kohlenhydrate stehen sofort zur Verfügung, deshalb sind diese Sprossen auch eine sehr gute Sportlernahrung.

Eine Tasse geschälte Kerne ergibt eineinhalb Tassen Sprossen. Fürs *grüne Kraut* bringen Sie die Sonnenblumen-Keime am Licht zum Weiterwachsen und besprenkeln sie mindestens drei- bis viermal täglich. Zwei bis drei Eßlöffel ungeschälter Kerne ergeben eine Keimbox voller Grünkraut.

Ernte: Je nach Jahreszeit (das Wachstum der Pflänzchen ist stark abhängig von der Außentemperatur). Vorsicht: Der gute nußartige Geschmack verliert sich nach etwa zwölf Tagen. Bis dahin sollte die Ernte in die Salatschüssel gewandert sein.

Küchentips: Zwei- bzw. Drei-Tage-Sprossen schmecken sehr gut auf dem Müesli, auf jedem Salat, über jedem Gemüse, in fast jeder Suppe. Großen Erfolg habe ich bei Gästen mit einer dicken Creme, die ich im Mixer aus Sonnenblumen-Keimen, etwas Kelp, einer kleinen roten Rübe, ganz wenig Knoblauch und Petersilie herstelle.

Man serviert sie in einer kleinen Sauciere zu Gemüsesuppen. Statt Petersilie kann man ihr auch zwei bis drei Eßlöffel geriebenen Parmesankäse beigeben.

Liebesbällchen

1 Tasse geriebene Mandeln, ½ Tasse gehackte Datteln ohne Kern, eine ¾ Tasse Sonnenblumenkerne, zwei Tage gekeimt, 1 Tasse gewaschene, kurz vorher eingeweichte Rosinen, 1 Beutelchen Kokosraspeln.

Datteln, Sonnenblumenkeime und Rosinen mit etwas Wasser im Mixer pürieren. Die geriebenen Mandeln darunterrühren und – falls die Masse noch nicht fest genug ist, um sie zu formen, etwas Kokosraspel mit einarbeiten. Mit dem Löffel abstechen, kleine Bällchen rollen, indem man sie in den Kokosraspeln wälzt.

Im Kühlschrank aufheben, innerhalb von 24 bis 36 Stunden servieren. Hübsch sieht es aus, wenn man die Bällchen mit Mandelhälften als ›Öhrchen‹ garniert.

Kulinarische Küchentips für Keimlinge und Sprossen

Man kann es gar nicht oft genug wiederholen: Keime und Sprossen bedeuten, wo und wie immer sie verwendet werden, in jedem Fall eine Wertsteigerung für alles, was Sie auf den Tisch bringen: Ob zu frischen Salaten, über Suppen gestreut oder als knackige Zutat für Schnellpfannen-Gerichte im chinesischen Stil – *immer* sollte das im allerletzten Moment vor dem Anrichten geschehen; denn vor allem die sehr feinen kleinen Grünsprossen, z. B. von Alfalfa, Perserklee oder Kresse, fallen sofort zusammen, wenn sie mit einer Ölmarinade in Berührung kommen. Ganz davon zu schweigen, daß sie auf warmen Speisen zusammensakken ...

Sehr lecker ist es, wenn verschiedene Sprossen miteinander gezogen werden – ich habe es schon eingangs beschrieben –, aber sie sollten dann ungefähr die gleiche Keimzeit haben. Sehr apart und überaus gesund:

Cremes, Dips und Soßen aus Keimen und Sprossen

Die experimentierfreudigen US-Sprossenfans haben eine Reihe von köstlichen Rezepten entwickelt, die alle auf der Basis von Keimlingen entstanden sind. Diese Cremes, Dips und Soßen passen zu unendlich vielen Gerichten, von der kalten Vorspeise über die heiße Suppe bis zum Riesensalat oder der Rohkost-Knabberschüssel. Besonders wertvoll sind diese im Mixer zubereiteten Schmankerl für ältere Menschen, die sich wegen Kauschwierigkeiten sonst nicht so recht an die Keime-Küche herantrauen. Hier eine kleine Auswahl besonders bewährter Rezepte.

DRINKS

Zum ›Aperitif‹ ein
Energie-Cocktail
(für 1 Person)

½ Tasse frische grüne Sprossen, (Alfalfa oder Perserklee oder Kresse), 1 Tasse naturtrüber Apfelsaft, 1 Teelöffel Weizenkeime, 1 gehäufter Eßlöffel angekeimte Sonnenblumenkerne (geschält!).

Zuerst einen Teil des Saftes in den Mixer geben, dann die Sprossen dazugeben und gut pürieren, anschließend die Sonnenblumen-kerne und alles übrige. Noch mal kurz mixen, bis es ein cremiger Drink geworden ist. Sofort genießen!

Der Senkrecht-Starter
(für 4 mittelgroße Gläser)

1 Tasse Alfalfa-Sprossen, 2 Tassen Orangensaft, ungesüßt, am besten natürlich frisch gepreßt, 2 Eßlöffel Tahini (Sesampaste), Honig nach Geschmack.

Alles in den Mixer geben (immer zuerst etwas Flüssigkeit!), mixen, bis es ein geschmeidiger Trank geworden ist. Sofort trinken!

(Diese Soßen werden immer extra serviert, in einer hübschen Sauciere, und erst am Tisch löffelweise über das Essen gegeben.)

›Grüne Queen‹

1 Avocado, ohne Kern und Schale, 1 Tasse geraspelter Sellerie, 1 Eßlöffel Kelp (Algengewürze), ¼ Tasse Radieschen-Sprossen, ½ Tasse Wasser oder Gemüsebrühe, der Saft von ½ Zitrone.

Geben Sie alles zusammen in den Mixer und pürieren Sie, bis eine cremige Soße entsteht. Servieren Sie in einer kleinen Terrine zu grünen Sprossen, Salaten oder rohen Gemüsen. Mit 1 Tomate oder 1 grünen Paprika oder 1 Zwiebel, kleingeschnitten, und vielen Kräutern können Sie den Geschmack verändern.

Rote Soße (mild)

(Sieht besonders schön auf etwas ›langweiligen‹ hellen Salaten aus)

1 Tasse kleingeschnittene rote Rüben, 1 Tasse Wasser, 1 Eßlöffel Gemüsewürze oder Kelp, 1 Zitrone, zu Saft gepreßt, 1 Avocado ohne Kern und Schale.

Schneiden Sie die dünngeschälte rote Rübe in Stücke, und mischen Sie sie mit den anderen Zutaten. Geben Sie alles zusammen in den Mixer. Erst wenn die Soße fertig ist, geben Sie die grob geschnittenen Avocadowürfel dazu und schalten nur noch mal sekundenkurz den Mixer ein. Je nach Geschmack können Sie auch mehr Zitronensaft und andere Gewürze nehmen, z. B. eine Prise Curry …

›Guagamali‹

1 reife Avocado, 2 gewürfelte Tomaten, 1 mittelgroße rote Paprikaschote, ebenfalls gewürfelt, der Saft von 1 Zitrone, 1 Teelöffel Kelp oder Gemüsewürze, 1 feingeschnittene kleine Zwiebel, nach Geschmack, 1 gepreßte Knoblauchzehe, gehackte Petersilie oder Cayennepfeffer.

Zerdrücken Sie mit der Gabel die Avocado grob, dann kommen alle Zutaten bis auf einige Tomaten- und Paprikawürfelchen dazu sowie der Zitronensaft und die Würze. Und wenn alles gut abgeschmeckt ist, wird die Soße über Sprossen, Sandwiches (aus Vollkorn), die mit Kräuterquark und Sprossen belegt sind, oder auch zu Gemüse und Salatblättern gegessen. Die Würfelchen als Dekoration!

Rote Soße (scharf)

3 mittelgroße Tomaten, gewürfelt, 1 kleine gewürfelte Gurke, 1 kleingeschnittene Zwiebel, ¼ Tasse kaltgepreßtes Öl, ½ Tasse Wasser, der Saft von 1 Zitrone.
Cayenne, soviel Sie vertragen und mögen.

Alles zusammen pürieren und abschmecken. (Besonders gut geeignet in der Zeit der Ernährungsumstellung.)

Party-Soße

1 Tasse Sonnenblumensamen, 2 Tage gekeimt, ½ Tasse kleingeschnittene rote Rüben, 2 Teelöffel Tamari oder Kelp, 2 halbe Zitronen, ausgepreßt, 1 Tasse Wasser, 3 Knoblauchzehen, je nach Geschmack ein Büschel Petersilie oder Basilikum.

Pürieren Sie alles gründlich im Mixer. Wenn Sie abends Gäste erwarten, machen Sie das Dressing am Vormittag fertig und lassen es 6 bis 8 Stunden fermentieren, dann ist es noch gesünder! Die Party-Soße paßt zu großen gemischten Salaten aller Art, zur Gemüseplatte, aber auch zu kaltem Roastbeef oder Braten oder harten Eiern.

Samen-Butter

Eine Tasse voll ›belebter‹ (1 bis 2 Tage gekeimter) Sonnenblumen-, Sesam- oder Kürbissamen werden mit 1 Eßlöffel Sonnenblumenöl in den Mixer gegeben, püriert und mit etwas Kelp oder Gemüsewürze abgeschmeckt. Füllen sie die Masse in ein hübsches kleines Töpfchen, und bewahren Sie das im Kühlschrank auf.
Diese ›Butter‹ können Sie zu Brot reichen oder aber über Nudeln, Gemüsegerichte oder kleine Fleischmedaillons geben.
Sehr gut schmeckt sie, wenn noch kleingehackte Kräuter und etwas gepreßter Knoblauch dazugegeben werden. Versuchen Sie's auch mal mit gehackten Kapern.

Weizengrassaft – der grüne Gesundmacher Lebensenergie, die aus der Sonne kommt!

»Im Einfachen liegt es.«

PARACELSUS

In den USA wird er von Küste zu Küste als Elixier gepriesen, bei uns ist er gerade erst im Kommen: der Weizengrassaft. Die grüne Kraftquelle wird aus Weizen-Sprößlingen hergestellt, die zwischen sieben und 14 Tagen am Licht gewachsen sind.

Nach Untersuchungen von Dr. Charles Schnabel aus Kansas/USA erreichen die Vitamingehalte Spitzenwerte im Moment stärksten Wachstums: wenn die jungen ›Grashalme‹ ihren ersten Knoten bilden. Dann werden sie ausgepreßt. Die US-Regierung unterstützte Schnabel, der sich seine Erkenntnisse sogar patentieren ließ. Er schreibt: »Die Zeit wird kommen, in der wir *eine tägliche Portion Grassaft* – pulverisiert oder frisch – zu uns nehmen werden, ob in Butter, Brot, Milkshakes, Schokolade, Müeslis, Pfannkuchen, ja sogar in Eiscreme, zur Stärkung.« Im Selbstversuch hat der Arzt sich und seine Familie jahrelang nur von Weizengrassaft und Sprießweizen ernährt – mit bestem Ergebnis.

Das grüne Wunder

›The green magic‹ – das gründe Wunder – ist neben zahlreichen Vitaminen und Mineralien eine ultrareiche Quelle für Chlorophyll (Blattgrün). Anhänger des grünen Saftes sehen in ihm *die Überlebensmedizin* für ein neues Zeitalter. Die Enzyme wirken im gesamten Stoffwechsel. 1 Unze

(= knapp 30 g) haben, so sagen die Weizengras-Experten, mehr Nährwert und Wirkstoffe als 2½ Pfund Gemüse. Das Chlorophyll, das ›grüne Blut‹ der Pflanzen, unterscheidet sich von unserem roten Blut nur durch ein zentrales Magnesium-Atom, dort, wo das Hämoglobin, unser roter Blutfarbstoff, ein Eisenatom hat (das den Sauerstoff bindet und in den ganzen Körper trägt). Weizengrassaft entgiftet – vielen Untersuchungen zufolge – den Darm, senkt den Blutdruck, baut überschüssiges Cholesterin ab, hemmt Entzündungen, bildet rote Blutkörperchen.

Der Nobelpreisträger Hans Fischer sah bereits 1930 im reichlichen Verzehr von *rohen grünen Gemüsen,* in denen ja ausnahmslos Chlorophyll gespeichert ist, eine große Chance für die Behandlung von Herzkrankheiten, Arteriosklerose, Sinusitis, Osteomyelitis und sogar von Depressionen. Ganz sicher weiß man heute, daß Chlorophyll auch antioxidativ wirkt, d. h., es verhindert, daß Stoffe in Zellen oder Zellwänden ›ranzig‹ werden. Diese Oxidation kann sonst zu vorzeitiger Zellalterung führen oder sogar zur Entartung, sprich zum Krebs (siehe auch unter ›Gemüsen‹).

Reparatur an der Erbsubstanz

In Japan entdeckte Prof. Dr. Kazuhiko Kubota an der Science University von Tokio im *Gerstengrassaft* das Enzym ›PD 41‹ und setzte es erfolgreich bei Menschen ein, deren DNS, sprich Erbsubstanz, durch Röntgenstrahlen geschädigt war. Ein weiteres Enzym, ›SOD‹, ebenfalls aus dem Gerstengras isoliert, soll nicht nur den Alterungsprozeß verlangsamen, sondern das Immunsystem stärken und wird von Prof. Kubota vor allem in der Krebstherapie und gegen Entzündungen eingesetzt.

Grassaft in der Bar, Sprossenbrote am Flughafen

In vielen Naturkostläden und Fruchtsaft-Bars etc. wird in Amerika schon routinemäßig der Grassaft aus jungen frischen Weizen-Schößlingen an Ort und Stelle frisch gepreßt, dazu gibt es jede Menge *›Life-Food‹*, sprich Lebensnahrung, meist mit Sprossen und Keimen hergestellt. Sogar auf dem New Yorker Flughafen kann man Dutzende von Broten, Semmeln und kleinen Kuchen kaufen, in die Sprossen, Keime, belebte Nüsse oder geraspelte Gemüse mit eingebacken sind.

Weizengrassaft wird neuerdings auch bei uns – in manchen Reformhäusern – *als Konzentrat* verkauft. Von diesem Pulver sollen zur Kur pro Tag zwei bis drei Eßlöffel in Getränken genommen werden. Man kann den Saft aber auch selbst – aus dem in der Box hergestellten Zwölf-Tage-Weizengrün – auspressen oder die Hälmchen, feingeschnitten wie Schnittlauch, ins Essen tun …

Spezielle Buchempfehlungen

Weil wir in diesem Buch nicht mehr ins Detail gehen können, hier einige spezielle Buchempfehlungen:

Rose-Marie Nöcker, »Körner und Keime« und »Sprossen und Keime«, beides Heyne-Taschenbücher. Rose-Marie Nöcker, »Das große Buch der Sprossen und Keime«, W. Heyne Verlag, München 1987,

Viktoras Kulvinskas, »Leben und überleben, Kursbuch ins 21. Jahrhundert«, F. Hirthammer Verlag, München, 4. Aufl. 1984

Viktoras Kulvinskas, »Sprout for the Love of Everybody« und »Love Your Body«, 21st Century Publication, Fairfield, Iowa, 1983.

Maren Bustorf-Hirsch, »Keime und Sprossen in der Naturküche«, Falken Verlag 1988.

Reiner Schmid, »zuhause selber keimen«, verlag ernährung & gesundheit, München.

Dr. Ann Wigmore, »Be Your Own Doctor«, Eigenverlag 1982, und »Lebendige Nahrung ist die beste Medizin«, Knaur-Ratgeber, München 1990.

VII.
Nüsse und Samen
Kraftspender für Körper und Geist

Noch ehe der (Affen-)Mensch auf die Erde hinabstieg, um im Grasland nach kleinen Tieren als Nahrung zu suchen, stillte er auf den Bäumen seinen Hunger wohl im wesentlichen mit Nüssen. Und später holten vor allem die Frauen der Jäger, die Sammlerinnen, Nüsse von Bäumen und Sträuchern. Das war vermutlich noch, bevor sie lernten, Wurzelgemüse zu suchen, grüne Blattgemüse, Flechten, Wasserpflanzen, Pilze und Beeren. Schon gar, ehe sie es verstanden, die Samen von Wildgräsern (den Vorläufern der Getreide) dort auszustreuen und wachsen zu lassen, wo sie gebraucht wurden, statt sie weit weg zu suchen ...

Botanisch ist eine echte Nuß eigentlich Obst – sie wird als eine ›nichtaufspringende, einsamige Frucht‹ definiert, die in reifem Zustand eine harte Schale hat. Die Mandel, die Pistazie, die Cashew-Kerne sind Steinfrüchte, den Pfirsichen nah verwandt, die Erdnuß ist eine Hülsenfrucht, wie Bohnen und Erbsen.

Geschichte: Nüsse haben verschiedenen Ursprung, vielerlei Herkunftsländer, aber die meisten kamen doch vom Osten über Indien, das Kaspische Meer etc. mit den Griechen und Römern nach Europa. Schon im alten Rom glaubte man nach der Signaturen-Lehre (Gleiches hilft Gleichem), daß Nüsse Krankheiten im Kopf heilen und eine Gehirnnahrung sein könnten. Tatsächlich ähnelt die Schale mancher Nüsse ja dem Schädel, und die Nußhälften (z. B. bei Walnüssen) sehen fast aus wie das Gehirn mit seinen Windungen.

In vielen Ländern war es früher auch Brauch, die Mahlzeiten mit Nüssen zu beenden, als Symbol der anhaltenden Fruchtbarkeit. Andererseits glaubte man in Rom seit alters her, daß eine geröstete Walnuß, heimlich im Mieder einer jungen Braut getragen, sie ein Jahr vor Empfängnis schütze.

Öl wurde bereits im alten Griechenland aus Walnüssen gewonnen, in Mesopotamien und Afrika aus Sesam, in Anatolien aus Mandeln. Und in ganz Amerika kannten die Ureinwohner die Kunst, Öl aus Erdnüssen, Sonnenblumen und Mais zu pressen.

Als Milchersatz gebrauchten viele Völker schon in Urzeiten Nüsse, voran natürlich die Kokosnuß. Aber auch die Indianer stellten z. B. aus Pekan- und Hickorynüssen eine milchige Flüssigkeit her, mit der sie Suppen kochten und Maiskuchen buken.

Mindestens bis zum Ende des 18. Jahrhunderts wurde auch in Europa eine Milch aus Walnüssen und Mandeln hergestellt, die man pulverisierte und mit Wasser aufgoß. Zum Teil kann man Mandelmilch heute noch in den Mittelmeerländern kaufen. Die Araber hatten auf ihren Eroberungszügen diese Köstlichkeit nach Spanien, Italien und Frankreich gebracht. Und in der arabisch-persischen Küche, die ebenso kulinarische wie komplizierte Rezepte kannte (und kennt), ging man mit Nüssen verschwenderisch um. Sie wurden meist gemahlen und zum Eindicken vieler Speisen verwendet, der scharfen wie der süßen.

Kreuzritter und Kaufleute brachten dieses Know-how mit nach Europa. Reay Tannahill in seiner ›Kulturgeschichte des Essens‹: »Im 14. Jahrhundert mästete sich aber auch der europäische Bürger mit Fleischgerichten, die in der gleichen dicken und unerhört nahrhaften Mandelsoße schwammen.«

In diesem Zusammenhang eine Frage: Warum lernen jene, die soviel von Ökologie reden, nicht dies – daß es wichtig wäre, anstelle nutzloser monotoner Baum-›Kulturen‹ und Sträucher viele Walnußbäume und Haselnußstauden zu pflanzen, wo immer sie gut gedeihen und wo sie vielfach früher auch schon wuchsen? Unsere nächsten Generationen würden es uns danken!

Inhaltsstoffe: Nüsse haben es ›in sich‹, im wahrsten Sinn des Wortes! Als kleine Kraftpakete wachsen sie an Bäumen und Sträuchern und ersetzen bei vielen Völkern, vor allem in den Tropen, noch heute fast vollständig das Fleisch. Und sie ersetzen es tatsächlich: Nüsse enthalten nur sehr wenig Wasser (4 bis 6 %), haben einen extrem hohen Eiweißgehalt – zwischen 15 und 20 % (zum Vergleich: Roastbeef hat 9,5 % Eiweiß) – und liefern enorm viel Fett (im Schnitt zwischen 50 und 65 %), noch dazu – ausgenommen die Kokosnuß – sehr viele der so gesunden, herzfreundlichen *ungesättigten Fettsäuren,* in erster Linie Linolsäure.

Ihr Mineralstoffgehalt liegt mit ca. 2,5 % höher als bei den meisten anderen Früchten: u. a. Phosphor und Schwefel (wichtig für den Stoffwechsel) und Kalium (sehr gut fürs Herz) und jene bei Pflanzen, ausgenommen Getreide, relativ raren B-Vitamine, die unsere Nerven und unser ›Geist‹ dringend brauchen.

Apotheke: Wegen ihres ausgewogenen Kohlenhydrat-, vor allem niedrigen Zuckergehalts – aber auch, weil sie wenig Salz speichern – sind die meisten Nüsse hervorragend für Diabetiker und Nierenkranke geeignet. Allerdings: Diese kleinen Energieprotze sind wahre Kalorienbomben. 100 g mancher Nuß liefern zwischen 600 und 700 Kalorien. 100 g, das entspricht gerade einem hohlen ›Knabberhändchen‹ beim Fernsehen, und 650 Kalorien, das ist schon ein Drittel bis ein Viertel der Tageskalorien, die z. B. Frauen in Sitzberufen brauchen. Mit anderen Worten: eigentlich eine Mahlzeit.

Ja, Nüsse gehören zu den wertvollsten Geschenken, die uns Mutter

Natur gemacht hat, und es ist eigentlich unbegreiflich, warum ›Experten‹ sie lange Zeit für schwerverdaulich erklärten, das stimmt einfach nicht!

Küchentips: Nüsse sind heute unentbehrlicher Bestandteil der sogenannten Natur- oder Vollwertküche. Da sie einen enormen Nährwert haben und zu süßen wie salzigen Speisen gleich gut schmecken, kann jeder phantasievolle Mensch sich in der Küche 100 Variationen ausdenken.

Besonders hochwertig ist die Verbindung von Früchten – wie Bananen, Äpfeln, Aprikosen, Birnen, Orangen etc. – mit Nüssen. Sie kann auf Reisen, in der Büropause, für Sportler und Bergsteiger und alle Eiligen, die schnelle ›Power‹ brauchen und Mineralien auffüllen müssen, ein ›handlicher‹ Ersatz einer warmen Mahlzeit sein. Aber auch Leute, die Diät halten müssen (z. B. wegen Nieren-, Herz-Kreislauf-, Leberleiden oder Rheuma), sind mit dieser Kombination bestens bedient.

Merke:

- Trockene Nüsse, in Milch gelegt, bekommen einen wunderbaren, frischen Geschmack. Aber immer erst waschen!
- Auf alten Nüssen nisten gern Schimmelpilze (Aflatoxine, Schimmelpilzgifte, gehören zu den gefährlichsten Krebsverursachern). Tückisch ist, daß man sie mit bloßem Auge kaum sieht. Deshalb bei abgepackter Ware aufs Verfallsdatum achten, bei Sonderangeboten am besten erst ein Päckchen kaufen und probieren. Haselnüsse mit braunem ›Innenleben‹, ranzige Paranüsse und glasige Walnüsse sind verdorben. Nüsse, die beim Öffnen ›stauben‹, sofort wegwerfen!
- Am besten ist es, Nüsse mit der Schale zu kaufen, weil sie sich so länger halten und geschützt sind vor Schädlingsbefall und der Zerstörung der wertvollen Vitamine. Zum ›Knacken‹ sind Walnüsse ideal, manche andere Nuß ist so hart und mühsam zu öffnen, daß man sie lieber tischfertig im Reformhaus oder Naturkostladen kauft.
  Immer sollte, wenn möglich, probiert werden, ob sie nicht schon alt und ranzig sind – das gilt erst recht für Walnüsse in Schalen, denen man ja nicht ansieht, ob sie vielleicht vom letzten Jahr übriggeblieben sind.
- Nüsse, die in Geschäften gesalzen und geröstet angeboten werden, sind oft auch chemisch behandelt. Salzmandeln etc. kann man ganz leicht selbst machen. Außerdem sollten Sie wissen, daß die wertvollen Inhaltsstoffe der Nüsse durch *starkes Erhitzen* leiden.
- Heben Sie die Nüsse am besten in einem festverschlossenen Schraubglas oder einer Blechdose kühl und dunkel auf. Wenn Sie einen größeren Vorrat günstig gekauft haben, können Sie Nüsse auch *einfrieren*. Und dazu noch ein Tip: Nüsse aus der Tiefkühltruhe lassen sich meist kinderleicht knacken!

Nüsse kann man ›beleben‹

In den ›Hippocrates Centers‹ in den USA werden grundsätzlich *alle* Nußkerne eingeweicht, d. h. erst gut gewaschen und dann – je nachdem – für sechs bis zehn Stunden mit Wasser bedeckt, ehe man sie ›pur‹ ißt oder die Speisen damit anreichert.

Die ›Hippocrates‹-Leute nennen das ›beleben‹. Sie haben im Labor immer wieder festgestellt, daß unter der Einwirkung des Wassers (Mazeration) jener faszinierende Prozeß bereits voll in Gang kommt, der am Anfang jedes Pflanzenlebens im Samenkorn vor sich geht: Die Zellwände im Inneren platzen, die Enzyme werden hyperaktiv, wandern in der ganzen Nuß umher, bereiten sie aufs Keimen vor.

Eiweiß wandelt sich in viele Aminosäuren, Vitamine (vor allem B und A, oft auch E) entwickeln sich massenhaft, Mineralien bereiten sich auf ihre Aufgabe vor, dem künftigen Nußbaum das Austreiben und Wachsen zu ermöglichen. Haben sie ihre Arbeit getan, dann übernehmen andere Wirkstoffe, die Verdauungsenzyme (bei der ›gegessenen‹ Nuß), das Weitere und bringen die wertvollen Substanzen – wahrscheinlich über das Lymphsystem – überallhin in unserem Körper, wo sie gerade gebraucht werden, in Knochen und Muskeln, vor allem aber auch in die Nervenbahnen und in das Gehirn.

Aber: Diese Power haben die Enzyme aus Nüssen offenbar nur, wenn sie mit keinen Temperaturen in Verbindung kamen, die höher als unsere Körpertemperatur sind. Deshalb: Nüsse – so die ›Hippocrates‹-Leute – möglichst roh bzw. eingeweicht essen.

›Nußmus‹ – das sind streichfähige Pasten, meist aus Mandeln, Hasel- oder Erdnüssen, auch aus Cashewnüssen hergestellt. In bester Qualität sind sie vor allem für kleine Kinder und alte Menschen (wegen Kauschwierigkeiten) ein ideales Nahrungsmittel. Übrigens kann man für viele Desserts, Mixgetränke, Dressings etc. Nüsse auch im Mixer kleinmachen.

Die Cashewnuß *(Anarcardium)*
steigert Energie und Vitalität!

Geschichte: Vor einigen Jahren kannte man sie hierzulande noch kaum, die drolligen, nierenförmig gekrümmten Nüsse, dabei hatten Botaniker sie schon im 16. Jahrhundert als Rarität angepriesen – unter dem bildhaften Namen ›*Elefantenlaus*‹. Portugiesen hatten sie zuerst aus Brasilien mit heimgebracht, heute nehmen sie vor allem Touristen mit nach Hause, und seit einiger Zeit sind sie als (ziemlich teurer) Knabberartikel in fast jedem Supermarkt und größerem Obstladen zu finden.

Die kleinen Cashew-Bäume mit ihren ledrig-dicken Blättern werden vor allem in Indien, Kenia, Moçambique und Südamerika in großem Stil angepflanzt und neuerdings im Rahmen eines Entwicklungsprojekts der Bundesrepublik auch in der Sahelzone. Da sie mit relativ wenig Wasser auskommen und sich dem Boden und dem Klima anpassen, gelten sie als ›ökonomisch‹ *und* ›ökologisch‹; denn verwertet wird nicht nur die Nuß, sondern auch der fleischige sogenannte ›Cashew-Apfel‹. Der wiederum ist eigentlich keine Frucht, sondern ein verdickter Fruchtstiel. Und außen *auf* dieser Scheinfrucht (nicht wie sonst im Inneren, als Samen) sitzt dann ›huckepack‹ die Nuß, die eigentlich auch eine Steinfrucht ist.

Der ›Apfel‹ schenkt den Menschen einen schmackhaften Saft, der zu Marmelade und einer Art Wein verarbeitet wird. Die Nuß selbst steckt *in* der nierenförmigen Huckepack-Frucht, die mit dem Apfel verbunden ist. Um die Nüsse zu gewinnen, ist ein recht komplizierter Prozeß nötig, weil die harte Schale der echten Frucht, die erst geröstet und dann geknackt werden muß, ein stark ätzendes Öl enthält. Es bildet Dämpfe, vor denen sich die Arbeiter in den Röstereien schützen müssen. Heute nehmen ihnen oft Maschinen diesen gefährlichen Job ab.

Das starke Cashewöl findet heute nicht nur als Heil- und Holzschutzmittel und als Ausgangsstoff für Bremsbeläge Verwendung, sondern wird auch vermehrt im militärischen Bereich eingesetzt!

Bleiben wir beim friedlichen ›Einsatz‹ der Cashewnüsse: Sie sind besonders aromatisch im Geschmack und haben ein reputierliches Innenleben.

<u>Inhaltsstoffe:</u> Pro 100 g fast 19% Proteine, fast 50% Fett, dazu mehr Kohlenhydrate als andere Nüsse sowie reichlich Kalium, Magnesium, Kalzium, viel Eisen, Phosphor, Beta-Carotin, fast alle B-Vitamine.

<u>Apotheke:</u> In der Homöopathie wird aus den Cashew-*Früchten* eine Arznei gegen Geschwüre im Magen- und Darmbereich zubereitet, *Anacardium* D_3 bis D_6. In sehr hoher Verdünnung wird das homöopathische Mittel gegen Hautausschläge, juckende Ekzeme und Gürtelrose (meist im Rahmen einer Nahrungsmittelallergie) gegeben, aber auch gegen Erschöpfung und Nervosität. Naturärzte, die diese Arznei verordnen, lassen ihre Patienten auch gleichzeitig Cashewnüsse essen.

Die Cashew*nüsse,* daran glaubt man z. B. in Indien, wo sie sozusagen zum täglichen Brot gehören, steigern die gesamte Energie und Vitalität des Organismus. Ihre B-Vitamine sind bestes Nerven- und Gehirnfutter. Kranken mit Magengeschwüren und Gastritis wird geraten, immer wieder, langsam, langsam, Cashewnüsse zu kauen.

<u>Küchentips:</u> So wie unsere Süßwarenindustrie heute die rohen Kerne, mit Kokosnuß und Kakao vermischt, zu Schleckereien verarbeitet, können Sie auch zu Hause mit den Nüssen Obstsalate, Kuchen, Rohkostpralinen anreichern – oder sie beispielsweise über Frisée- oder Feldsalat oder

Brokkoligemüse streuen. Ganz kurz geröstet sind sie besonders lecker. Experimentieren Sie ruhig – gesund ist das immer!

Cashew-Milch
(für 2 große oder 4 kleine Gläser)

2 reife Bananen, 2 Gläser Wasser, 4 Eßlöffel gemahlene Cashewnüsse

Mit etwas Wasser die gemahlenen Nüsse zu einem Brei mixen, dann die geschälten, in Stücke geschnittenen Bananen dazugeben und das restliche Wasser; noch mal mixen.
Evtl. mit etwas Zitronensaft und Honig oder Ingwerstückchen noch verfeinern.

Sehr gut schmeckt eine Thai-Spezialität:

Hühnchen mit Cashewnüssen

Für 4 Personen brauchen Sie 350 g ausgelöste Hühnerbrust ohne Haut, in Stücke geschnitten und in Sojasoße mit Sherry mindestens ½ Stunde mariniert, sowie 100 g Cashewnüsse, die in wenigen Tropfen Öl einige Minuten lang in einer heißen Pfanne geröstet, dabei immer wieder geschüttelt und auf einem Küchenkrepp ›geparkt‹ werden, bis eine *Gemüsepfanne* fertig ist. Für diese können Sie vieles, was gerade im Haus ist, gewaschen und kleingeschnitten – Chinakohlstreifen, Lauch, Karottenscheibchen, Zuckerschoten oder ganze Erbsen usw. – unter ständigem Umrühren mit dem Holzlöffel schmoren (so, daß alles noch einen Biß hat) und beiseite stellen. Dann garen Sie die Hühnerstückchen, schmecken ab, geben das Gemüse wieder dazu, mischen alles gut und streuen unmittelbar vor dem Anrichten die Cashewnüsse drüber.
Das Gericht kann auch *vegetarisch* zubereitet werden, z. B. mit 400 g frischen Pilzen statt Huhn. Sehr pikant ist es, wenn noch ein paar Ananaswürfel dazugegeben werden.

Die Edelkastanie *(Castanea vesca)* ›das Brot vom Baum‹

Geschichte: Als Baum des sonnigen Südens – vor der Zeitwende war sie wohl in Kleinasien zu Hause – wurde die Kastanie schon von vielen Dichtern der Antike besungen, nicht nur, weil sie wunderschön ist, sondern weil ihre Früchte gar so gut schmecken. Virgil hat sie in Versen gepriesen; er aß sie am liebsten zusammen mit Quark und Äpfeln. Andere ließen schon damals, wie heute noch viele Italiener und Spanier, die Kastanien in einer großen durchlöcherten Eisenpfanne in der Glut des Herdes gar rösten und aßen sie dann als Grundlage zum Wein.

Überhaupt waren Kastanien, ehe die Kartoffeln aus Südamerika nach Europa gelangten, rund ums Mittelmeer ein unentbehrliches Grundnahrungsmittel der kleinen wie der feinen Leute und kamen täglich auf den Tisch als Suppe, zu Gemüse und Fleisch, als Mehl, ins Brot mitverbacken und zu Süßigkeiten verarbeitet. Seit Karl dem Großen ist die Kastanie auch in unseren Breiten bekannt; und als um das Jahr 800 das berühmte Kloster von St. Gallen gebaut wurde, waren Kastanienbäume schon von Anfang an im Bauplan vorgesehen.

Im Mittelalter wuchsen Maronen in der Schweiz in Massen und dienten den Menschen ebenso als Nahrung wie den Tieren als Kraft- und Mastfutter. Erst die Kartoffel, die halt weniger mühsam anzubauen, zu ernten und zu verarbeiten ist, drängte die Kastanie in den Hintergrund. Aber: Auch heute noch hat z. B. der Schinken, den es rund um die Marmorberge von Carrara gibt, seinen einzigartigen Geschmack, weil die Schweine dort mit Maronen gefüttert werden, die an den Berghängen dicht an dicht wachsen. Kastanien können übrigens steinalt und riesengroß werden!

Umweltbewußte Leute empören sich immer wieder, wenn sie erleben, wie im Herbst der ›störrische‹ Kastanienbaum von habgierigen Leuten mit Stangen geprügelt wird – damit er seine Früchte hergibt. Aber der ganze Vandalismus ist sinnlos: Erst wenn die Hüllen, die kleinen grünen ›Igel‹, aufspringen und die Kastanien auf den Boden fallen, sind sie reif!

Zu uns kommen Edelkastanien ab Oktober vor allem aus Italien, Spanien, Portugal. Aber auch in Japan wachsen sie in Mengen.

Inhaltsstoffe: Die Zahlen variieren in den internationalen und den deutschen Tabellen derartig, daß es schon ein Roulette ist, die ›richtigen‹ zu treffen. Die Rede ist hier von den *frischen* Maronen. Sie enthalten 4 bis 6% Eiweiß, 2,4 bis 4% Fett, 33 bis 42% Kohlenhydrate, und selbst über die Kalorien ist man sich nicht einig. Sie werden mit 170 bis 225 pro 100 g angegeben, und das ist recht viel, weil man ja in der Regel Kastanien in größerer Menge ißt als z. B. Nüsse.

Edelkastanien, darüber sind sich aber alle einig, haben einen sehr hohen Nährwert, sind reich an Stärke (die freilich erst durch Rösten und Kochen aufgeschlossen werden muß), enthalten viel weniger Eiweiß und Fette als Nüsse, dafür aber zahlreiche lebenswichtige Mineralien und Spurenelemente: besonders viel Kalium, Natrium, Kalzium, Phosphor, Schwefel, Eisen, Magnesium, Kupfer und Mangan; dazu Carotin, viele B-Vitamine, Pantothensäure, im Rohzustand fast soviel Vitamin C wie Zitronen sowie Vitamin E.

Apotheke:

- Dank ihres Reichtums an B-Vitaminen und Phosphor wirkt die Kastanie nährend und ausgleichend auf das Nervensystem, wird sie für geistig und körperlich Erschöpfte empfohlen. Nervöse Typen unter den geistig Schaffenden sollten sich im Winter ruhig in der Mittagspause beim Laufen um den Block ein Tütchen ›heiße Maroni‹ mit an den Schreibtisch nehmen.
- Auch als Betthupferl (vor dem Zähneputzen) sind ein paar Maroni

gut, denn am Abend unterstützen sie durch die Aminosäure Tryptophan (Eiweißbaustein) die Entspannung und das Einschlafen.

- Weil Edelkastanien basenüberschüssig sind, helfen sie auf ideale Weise, unsere (durch reichlich Fleisch) oft übersäuerte Ernährung auszugleichen, und tun der Verdauung ausgesprochen gut. Sie gleichen auch dyspeptische Zustände (übersäuerter Magen, Aufstoßen, Gären im Darm usw.) aus und sind günstig für Rheumatiker.
- Durch einen wahren Schatz an Wirkstoffen helfen Maronen in vielen Zuständen, wo ›Aufbau‹ notwendig ist – bei Blutarmut, in der Rekonvaleszenz, nach Krankheit oder Operation sowie bei starkem Streß.
- Die Kombination von Kalzium und Phosphor stärkt Knochen und Zähne, deshalb sind sie auch eine gute Speise für Kinder und alternde Menschen.
- Außerdem gibt es in der Edelkastanie Substanzen, die sehr günstig für die Blutgerinnung sind, weshalb Naturärzte sie Leuten in Stehberufen (schwellende Beine, Gefahr der Venenentzündung) besonders empfehlen. Auch Schwangere in den letzten Monaten vor der Entbindung sollten sie essen.

  Laut Prof. R. F. Weiß wurden die Saponine der Maronen, ohne daß man von diesen wußte, in der Volksmedizin seit langem für Hustenmittel genutzt. Erfahrung ist eben doch der beste Arzt!

Küchentips: »Kleine Brote, welche die Natur geschaffen hat«, nannte der angesehene Prof. Wilhelm Heupke die Maronen. Er empfahl auch, das Mehl – nach dem Schälen der Kastanien – selbst herzustellen. Heute kann man es in sehr guter Qualität kaufen. Es wird (›pur‹ oder gemischt mit Getreidemehl) zu Brot oder Kuchen verbacken oder in Suppen, Aufläufen etc. verwendet.

Im übrigen ist die Kastanie die einzige Nuß, die man als Gemüse ißt: als Fülle von Ente, Gans, Brathuhn (mit Äpfeln, Kräutern – gut ist Salbei – und Mandeln), zu Blaukraut, Rosenkohl, Spinat. Glasiert als Beilage zu Wild (auf kleinem Feuer in Butter und etwas Zucker schwenken, bis sie hellbraun glänzen) oder passiert (mit Schlagrahm) als köstliche Süßspeise.

Für Auflauf oder einen großen Nachtisch

Für 4 Personen rechnet man 500 g (geschälte) Maronen, für *Püree* (in Bouillon kochen, durch ein Sieb streichen oder durch die Kartoffelpresse) können die Kastanien auch 1 : 1 mit Kartoffelbrei oder Selleriepüree gemischt werden (lecker!). Als *Hauptgemüse* ohne viel Drum und Dran und für eine große *Torte* (siehe Schlemmer-Kochbücher) muß man schon 1 kg rechnen. Wenn Gäste kommen und man zur gemütlichen Weinrunde Maroni geröstet anbietet (im Rohr), dann, je nach Hunger,

ca. 150 g pro Person. Herrlich ist, zu den mehligen, feinen gerösteten Maronen noch Birnen und Äpfel (einfach auf einer Alufolie im Rohr) zu braten, bis sie weich sind.
Übrigens: Man kann die geschälten großen Maronen auch im Einsatz des Dampftopfes weich kochen.

Kastanienbraten

750 g Maronen schälen und brühen und von der zweiten Haut befreien. Weich kochen, so daß fast alle Flüssigkeit eingedampft ist. 200 g altbakkene Vollkornsemmeln kleinschneiden und in ¼ Liter Milch aufweichen, mit 3 ganzen Eiern, 50 g zerlassener Butter verrühren, mit Salz, einer Prise Kardamom oder Cayennepfeffer – *oder* auch mit viel gehackten grünen Kräutern – mischen und alles durch den Wolf drehen (feine Scheibe). Die Masse noch mal abschmecken und in ausgebutterter Form wie einen falschen Hasen bakken. Dazu Apfelkompott oder verschiedene Gemüse reichen.
Oder: Aus der Maronenbratenmasse mit Semmelbröseln Bratlinge (Pfanzl) formen und diese braten. Evtl. Zwiebelringe dazu. Paßt zu vielen Gerichten.

Maronen-Sahnespeise

250 g geschälte, gehäutete Maronen mit Milch bedecken, 1 gespaltene Vanilleschote dazugeben und weich kochen, durch ein Sieb streichen. Das Püree wird mit ¼ Liter Milch, 75 bis 100 g Zucker und 3 Eigelb auf ganz kleinem Feuer zur Creme abgerührt, unter die man 6 g aufgelöstes Agar-Agar mischt. ¼ Liter Schlagrahm ganz steif schlagen und darunterziehen, wenn die Creme nicht mehr heiß ist – aber bevor sie kalt wird! Soll die Speise gestürzt werden, nimmt man anstelle von Agar-Agar 6 bis 8 Blatt Gelatine. Schön anrichten, evtl. mit Mandarinenschnitzen, Sauerkirschen o. ä.

Die Erdnuß *(Arachis hypogaea)*
nicht alles ist da in Butter …

Geschichte: Die Erdnuß gehört, wie eingangs erwähnt, zu den Hülsenfrüchten, ist also eigentlich ein Gemüse. Der Fruchtknoten neigt sich nach der Blüte zur Erde, ›gräbt‹ sich etliche Zentimeter ein, und wenn die Früchte reif sind, werden sie ähnlich wie Kartoffeln gerodet.

Erdnüsse stammen aus Südamerika, wurden schon von den Inkas fleißig angebaut, von den Spaniern und Portugiesen nach Europa gebracht und werden heute vor allem in China, Indien, Indonesien, an der Westküste Afrikas und in sehr großen Mengen in den USA gezüchtet (Weltproduktion weit über 20 Millionen Tonnen). Der frühere US-Präsident Jimmy Carter war Erdnuß-Farmer …

Inhaltsstoffe: Rohe Erdnüsse schmecken fast wie rohe Bohnen; ähnlich wie Kaffee entfalten sie erst beim Rösten ihr besonderes Aroma. Durch ihren extrem hohen Eiweiß- und Fettgehalt sind Erdnüsse in vielen

Ländern der Dritten Welt tägliches Brot und wertvoller Kraftspender – nicht zuletzt auch durch die reichlich enthaltenen B-Vitamine unentbehrlich, die sich sonst vor allem in Fleisch befinden.

Im Erdnußkern stecken 25 bis 35% Eiweiß, 42 bis 52% Fett, 8,6% Kohlenhydrate und über 7% Ballaststoffe. Das Fett spendet beachtliche Mengen der herzfreundlichen Linolsäure. Allerdings gehen bei der komplizierten *Fabrik*verarbeitung von Erdnußöl (etwa zu Fritieröl oder billiger Margarine) die wertvollen essentiellen Fettsäuren zum großen Teil *verloren,* so daß z. B. französische Ärzte ihren Patienten mit Herz-Kreislauf-Krankheiten und hohem Cholesterinspiegel raten, höchstens *kaltgepreßtes* Erdnußöl zu nehmen (was man bei uns leider kaum bekommt) und auch sonst mit Erdnüssen zurückhaltend zu sein.

Prall gefüllt sind die Erdnüsse mit Nähr- und Wirkstoffen: Sie enthalten reichlich Vitamin E, dann mit Ausnahme von Vitamin B_{12} fast alle B-Vitamine und hier wieder in besonders erfreulicher Menge das ›Nervenvitamin‹ B_1, dazu Kalium, Magnesium, Kalzium, Kupfer, Zink, Mangan und sehr viel Phosphor sowie die meisten essentiellen Aminosäuren (Eiweißbausteine), u. a. reichlich Tryptophan, das zuständig ist für gesunden Schlaf. Also ist es überhaupt nicht verkehrt, abends vor dem Fernseher *ein paar Erdnüsse* zu knabbern.

Aber: 100 g Erdnüsse haben rund 600 Kalorien, und leider sind die gerösteten Erdnüsse auch meist viel zu stark gesalzen – weshalb Leute mit hohem Blutdruck lieber auf sie verzichten sollten.

Oder: Selber rösten und nach Gusto (salzlos) würzen.

Apotheke: Eine 48jährige Amerikanerin fiel kürzlich in Clifton Springs in den USA beim jährlichen Gesundheitscheck in ihrer Firma durch den Raster: Sie hatte einen gefährlich hohen Cholesterinspiegel und dazu extrem hohe Triglyzerid-Werte. Da die Frau sonst ›gesund‹ war, forschte der Betriebsarzt nach. Es stellte sich heraus: Die Dame hatte die Angewohnheit, am Arbeitsplatz im Lauf der Woche bis zu 1,2 kg Erdnüsse zu essen und zu Hause früh und abends noch reichlich Erdnußbutter aufs Brot zu schmieren. Fazit der Zeitschrift ›Medical Tribune‹, die über diesen Fall berichtete: »Wer zwischendurch regelmäßig ... Erdnüsse knabbert, der muß damit rechnen, daß der Blutfettspiegel mitunter in schwindelnde Höhe steigt.« Nach gründlicher Aufklärung strich Mrs. X. ihre Erdnüsse vom Speisezettel – und schon zehn Tage später hatte sie normale Blutfettwerte. Wie so oft sieht man auch hier wieder, daß es »die Menge macht, ob ein Ding Gift ist« (frei nach Paracelsus).

Doch gibt es für die Erdnuß auch beachtliche Pluspunkte:

- Der Zoologe Dr. H. Bruce Boudreaux aus Louisiana entdeckte zufällig ihre *blutstillende Wirkung:* Er hatte sich böse verletzt, die Wunde blutete, die Blutung kam nicht zum Stillstand. Eines Morgens war die Blutung dann plötzlich beendet. Der Doktor dachte scharf nach: In den vorhergehenden Tagen hatte er reichlich Erdnüsse gegessen. Von da an aß der Forscher bei jeder neuen Blutung wieder Erdnüsse, mit Erfolg. Und das Ende einer langen Reihe von Versuchen, auch bei anderen Blutern, war die Herstellung eines blutstillenden Extrakts aus Erdnüssen, der Patienten bei Hämophilie A (Bluterkrankheit) helfen kann.

- Hautärzte verordnen ihren Patienten bisweilen den Verzehr von kaltgepreßtem Erdnußöl, weil es den Stoffwechsel anregt und deshalb ›von innen reinigt‹.
- Naturärzte raten nervösen, überarbeiteten Patienten schon auch mal – neben anderen Nüssen – zu Erdnüssen, weil sie mit den vielen B-Vitaminen das Nervensystem stärken.
- Aber: In Mittelmeerländern, wo viele ›Machos‹ wohnen, raunt man sich zu, Männer sollten bei Erdnüssen nicht zu reichlich zulangen, weil diese (angeblich) die Lust am Sex dämpfen.
- Auf jeden Fall enthalten Erdnüsse auch *Purine* – deshalb Vorsicht bei Veranlagung zu Gicht!

Küchentips: Im Fernen Osten kennt bei den ›einfachen Leuten‹ jede Hausfrau viele Variationsmöglichkeiten, das karge Essen mit gehackten oder gemahlenen Erdnüssen anzureichern. Da gibt es köstliche Erdnußsoßen, scharf, süß, sauer und süß-sauer. Auch im Erdnußland USA werden feingehackte und pürierte Erdnüsse hundertfach variiert.

Da nicht wenige Menschen Unverträglichkeitsreaktionen gegenüber Erdnüssen haben, ist es aber recht gefährlich, daß auch hierzulande eine riesige Nahrungsmittelindustrie die billigen Kalorienbomben in immer mehr *Fertiggerichte* mitverpackt, ohne daß es der Verbraucher ahnt.

Und ein Kapitel für sich ist die berühmt-berüchtigte *Erdnußbutter:* Sie ist fast immer ein Gemisch, eine rechte ›Fabrikware‹ – dem Mus der Kerne wird nämlich meist noch reichlich Erdnußöl und Sojamehl, evtl. auch Malz, Honig und sogar Käse beigegeben. Also: eine geballte Ladung von Dickmachern und ’ne ganze Menge Kunst ...

In der ›feinen‹ leichten fernöstlichen Küche, sogar in der makrobiotischen, spielt die Erdnuß eine Statistenrolle. Stars sind Cashews und Mandeln. Vielleicht versuchen Sie mal eine frische, aparte

Erdnuß-Frucht-Soße

½ Tasse Erdnüsse ohne Häute, 4 mittelgroße reife, aromatische Äpfel, 1 knappe Tasse Wasser. Entkernen Sie die Äpfel und würfeln Sie sie grob. Geben Sie die Erdnüsse mit ⅔ des Wassers in den Mixer. Pürieren Sie's fein, geben Sie dann die Äpfel dazu und, wenn nötig, noch das restliche Wasser. Runden Sie den Geschmack mit ein bißchen Honig oder echter Vanille oder Zimt ab.

Servieren Sie die Soße zu Fruchtsalat oder auch zu Milchreis.

***Die Haselnuss** (Corylus avellana)*
starke Nahrung für die Nerven!

Geschichte: Sie gehört zu den allerersten Früchten, die von den Menschen gegessen wurden: Pollenfunde weisen nach, daß schon in der Nacheiszeit, viele tausend Jahre vor Christi Geburt, die Haselnuß sich fast in ganz Mitteleuropa ausbreitete. Den alten Germanen war sie heilig – ihr Holz wurde zu kultischen Zwecken verwendet, war dem Gott Donar (Thor) geweiht. – Wünschelruten zum Auffinden von Wasseradern wurden aus Haselzweigen geschnitten, und der Zauberstab klassischer ›Magier‹ war ein Haselnußstecken.

In acht Hauptarten, groß und klein, länglich und rund, wächst die Haselnußsippe heute fast rund um die Erde, manchmal entwickeln sich die Nüsse auch an 20 Meter hohen Bäumen – z. B. am Himalaja. Große Nußkulturen gibt es in der Türkei, in Spanien und in Oregon/USA. Die Amerikaner nennen die Haselnüsse ›Filberts‹.

Inhaltsstoffe: Die Haselnuß enthält über 14% Eiweiß, mehr als 60% Fett, manchmal sogar fast 70%, dabei einen hohen Prozentsatz der wertvollen ungesättigten Fettsäuren und fast 10% Kohlenhydrate nebst einem beachtlichen Prozentsatz an Ballaststoffen. Ihr Mineralstoffgehalt ist hoch: an vorderster Stelle Phosphor, Magnesium, Kalium, Eisen, aber auch Schwefel und Kalzium, dazu reichlich B-Vitamine und Vitamin C sowie mehrere Wirkstoffe mit ausgesprochen ›gesundem‹ Einfluß.

Apotheke: Gerbstoffe in der Haselnuß regen die Haut- und Darmfunktion an, stärken auch die Gefäße. In Verbindung mit den reichlich vorhandenen B-Vitaminen sind die Fettsäuren und Eiweißbausteine der Nüsse sehr günstig für die Muskulatur. – Nüsse werden ja allgemein als Nervennahrung angesehen, ihr relativ hoher Lezithingehalt als gut für den ›Geist‹. Dies gilt noch besonders für die Haselnuß. Sie darf in keinem sogenannten Studentenfutter fehlen. Aber, immer dran denken: Eine Handvoll (100 g) hat fast 650 Kalorien!

Andere Inhaltsstoffe der Haselnuß (die längst nicht alle erforscht sind) wirken auf die Knochenmarksfunktion und damit auf die Bildung der Blutzellen und des Blutfarbstoffs und wahrscheinlich auch der Immunzellen.

In den Mittelmeerländern gibt man Kindern und alten Menschen, die bettnässen – oft erfolgreich –, zwölf Nüsse vor dem Schlafengehen zum ›langsamen Kauen‹. Damit ist die Volksmedizin wieder einmal bestätigt: Die Haselnüsse gelten dort als ›blutstillend, gefäßverengend und stärkend für die Harnblase‹. (Ein Aufguß der Haselnuß-*Schalen* soll ausgesprochen harntreibend sein.)

Wegen ihrer großen Keimkraft sagt die Volksmedizin den Nüssen sogar nach, sie trügen zur Verjüngung der menschlichen Ei- und Samenbildung bei, seien also ›Liebesfrüchte‹.

In den Haselnußländern Italien und Spanien nimmt man auch heute noch das *Nußöl* gern zur Behandlung von Entzündungen des Darms, gegen Husten – und zum Einreiben gegen Haarausfall.

Küchentips: Dieser an Nährwerten überreiche Tausendsassa steckt heute unerkannt in unzähligen Zubereitungen: von Nougat, Schokolade und Pralinen über Bonbons, Kuchen und Kekse bis zu den Nußnougatcremes, die Kinder so gern auf Brot essen. Das hat zwei Nachteile: Erstens sind die meisten dieser Fertigpasten mit ungeheuren Mengen an Zucker verarbeitet, gegen die man sich nicht wehren kann, und zweitens haben Allergiker, die auf Haselnußpollen reagieren (und das sind sehr viele) meist auch eine Allergie gegen die Nüsse selbst. Deshalb dieser Ratschlag: Nußmus entweder selbst machen (weil es dann viel billiger ist als das gekaufte) oder wenigstens ungesüßtes kaufen und für die Kinder z. B. mit *wenig* Honig, Marmelade o. ä. mischen. Und als Pollenallergiker energisch danach fragen, ob Haselnüsse in diesen oder jenen Gebäkken stecken.

Schließlich ist es noch wichtig zu wissen: *Gemahlene* Haselnüsse (etwa zum Backen) müssen sehr rasch verbraucht werden; sie werden leicht schimmlig, durch Luftsauerstoff verändern sich die Fette, und die Nüsse schmecken ranzig. Besser: Erst unmittelbar vor dem Backen im Nußmühlchen mahlen und gleich verbrauchen! Bei Fertigpackungen aufs Verfallsdatum achten. Haselnüsse in Blechdosen lagern.

Und: Haselnüsse für *Obstsalat, Desserts* etc. sind besonders gesund, wenn sie einige Stunden vorher in Wasser ›belebt‹ wurden. Dann auf dem Küchenkrepp trocknen und kleinschneiden. Haselnüsse für *Kuchen und Plätzchen* schmecken extragut, wenn sie vor dem Mahlen kurze Zeit im heißen Rohr auf einem Blech geröstet wurden.

Die Kokospalme und deren Nuß *(Cocos nucifera)*
gesund für Haut, Haar und Magen

Geschichte: Um das Jahr 2300 v. Chr., als die Hochkultur im Tal des Indus aufblühte, waren die Bewohner schon die reinsten Feinschmecker. Sie buken Brote aus mehrerlei Getreide, sie kochten ihre Speisen mit Sesamöl und würzten mit Senf. Vor allem aber aßen sie Kokosnüsse oft zusammen mit Bananen, Datteln und Granatäpfeln, auf vielerlei Weise zubereitet. Um die Zeitenwende holten Karawanen aus ganz Arabien und dem vorderen Orient die Kokosnüsse aus Indien, und die Araber entwikkelten in bewährter Manier auch gleich die raffiniertesten Kochrezepte.

Heute ist die Kokospalme in allen Tropenländern die ›Königin der

Pflanzen‹, die den Menschen eigentlich alles schenkt, was sie am nötigsten zum Leben brauchen. (In Thailand, Bali und anderen Ländern bringen die Menschen den guten ›Baumgeistern‹ der Kokospalme täglich Dankesopfer.)

Die Menschen bauen mit dem Holz der Palme ihre Hütten, decken mit den Palmblättern ihre Dächer, sie flechten vielerlei Körbe und Hauswandverkleidungen aus ihnen, die Nußschalen dienen ihnen als Gefäße, und sie arbeiten Musikinstrumente daraus. Vor allem aber bietet die Kokosnuß den Bewohnern der Tropenregionen eine exzellente Ersatzmilch. Das Fleisch ist eine sehr wertvolle Nahrung und das Öl unentbehrlich.

Kokospalmen wachsen sehr oft an den Meeresküsten, da hat die Natur sich etwas Schlaues ausgedacht: Wenn die Früchte ins Wasser fallen, werden sie oft von den Wellen weggetrieben und an andere Küsten getragen – dort werden sie zu neuen Palmen. Kenner sagen übrigens, daß Kokosnüsse, die am Meer wachsen, noch reicher an Mineralien sind als die aus dem Landesinneren.

Inhaltsstoffe: Die frische Nuß enthält 40% Wasser, 40% Öl, 4 bis 6% Eiweiß, 5% Kohlenhydrate und ca. 9% Ballaststoffe. Dazu in der frischen Milch und auch im Fruchtfleisch Zucker, Eiweiß, Mineralien, besonders Magnesium, Eisen, Natrium und Selen, das eine Krebsschutzfunktion hat, ferner in kleinen Mengen die Vitamine E und B. Doch Achtung: Da das Öl reich an *hochgesättigten* Fettsäuren ist, ist die Kokosnuß und vor allem ihr Öl und jene Margarinen, die daraus hergestellt werden, ungeeignet für Menschen, die einen *hohen Cholesterinspiegel* haben!

Jede Kokospalme liefert bis zu 100 Nüsse im Jahr und jede Nuß etwa ½ Pfund Kokosfleisch oder Kopra. Aus ihr wird das Öl herausgepreßt. Kokosnüsse liefern fast ein Zehntel der Fett- und Ölversorgung auf der Welt. Zahlreiche Margarinen und Fabrik-Fertiggerichte sind auf Kokosbasis hergestellt.

Während der Blüte der Palme wird in Fernost oft der Saft aufgefangen, der aus dem angeritzten Blütenschaft rinnt. Er wird fermentiert, zu ›Arrak‹ verarbeitet oder aber zu einem Zucker, den z. B. die Thais zu traumhaften Süßigkeiten verwenden.

Apotheke: Wer immer im Urlaub in Tropenländern unterwegs war und den Saft aus einer frischaufgeschlagenen *grünen* Kokosnuß getrunken hat, der hat nicht nur ein unerreichbar gutes und stärkendes Erfrischungsgetränk genossen, sondern auch gleich etwas besonders Gutes für die Gesundheit getan. Die vielen Mineralien aus der Milch ersetzen Elektrolyte, die beim Schwitzen verlorengehen, sind deshalb für Magen, Darm und Nerven, aber auch fürs Herz höchst wichtig. Und wenn noch ein paar Bananen dazukommen, ist das eine volle Mahlzeit.

Die Kokosmilch wirkt kühlend, leicht harntreibend und ganz mild abführend. In Südostasien wird sie als Medizin gegen Sodbrennen und Gastritis genommen. Sogar vor Magengeschwüren hat sie Ratten im Tierversuch geschützt.

Dem reinen *Kokosöl* wird antibakterielle und pilzhemmende Wirkung nachgesagt, es soll vor allem Hautreizungen lindern. Allerdings wird sehr hautempfindlichen Menschen von Sonnenschutzmitteln abgeraten, die Kokosöl enthalten. Leider besteht bei uns noch keine Deklarierungspflicht!

Kleine Kinder in Thailand bekommen von ihren Müttern, wenn diese nicht stillen können, Kokosmilch; denn in der Zusammensetzung ihrer chemischen Elemente hat sie Ähnlichkeit mit der Muttermilch und bekommt den Kleinen gut.

Küchentips: In den Tropen kennt man Hunderte von Variationen, Kokos in der Küche zu verwenden:

- Die echte indische Currysoße (und nicht eine der westlichen ›Parodien‹) wird oft mit Kokosmilch oder Sauermilch verdünnt. Das gibt, mit Reis zusammen, eine gehaltvolle Mahlzeit.
- In der orientalischen Küche und bei der indonesischen Reistafel werden Fleischspießchen, Fische, Suppen und vor allem superbe Desserts mit Kokos*raspel* zubereitet. Das gibt den Speisen einen einzigartigen Geschmack.

Kokosmilch, selbst bereitet

Nehmen Sie 500 g Kokosraspel und 1 bis 1½ Liter Wasser. Übergießen Sie die Raspel mit kochendem Wasser, und lassen Sie den Brei etwas ziehen. Kneten Sie dabei gelegentlich mit der Hand den Brei. Drücken Sie die Kokosmasse dann durch ein feines Mulltuch oder Haarsieb. Jetzt können Sie die Milch auf vielerlei Weise verwenden – ausprobieren lohnt sich:

- Mit Ananas, Banane und (oder) Mango zu einem sehr nahrhaften Getränk vermixen.
- Mit Agar-Agar oder Maisstärke (je nach Geschmack gewürzt, mit Fruchtmark, Honig u. ä.) zu Pudding eindicken und in kleine Förmchen füllen, die später gestürzt, mit Kompott oder frischen Früchten garniert werden. (Höchstens ganz wenig Zucker nehmen, wenn die Früchte süß sind.)
- Als pikante *Kokossoße* zu Fleisch, Fisch, Reis oder Nudeln: 1 Zwiebel hacken, dazu etwas feingeschnittene Lauchringe und 2 zerkleinerte Knoblauchzehen mit etwas frischem Ingwer in Öl goldbraun rösten. Die fertig ausgepreßte Kokosmilch (siehe oben) dazugeben, je nach Geschmack mit Sojasoße oder Kelp bzw. grünen, kleingehackten Kräutern, evtl. auch mit Cayenne oder Curry leicht köcheln, bis die Soße etwas eingedickt ist.

***Kürbiskerne** (Semen cucurbitae)*
Die Wunderwaffe für ältere Herren

Geschichte: Wie so viele gesunde Gemüse und Früchte rollten auch die meisten Kürbisse vom amerikanischen Kontinent, genauer dem heutigen Mexiko und Texas (wo sie schon vor über 8000 Jahren wuchsen), nach Europa herüber. Andere Sorten stammen aus Ägypten und Indien. (Über die Früchte siehe *Kapitel ›Gemüse‹.*) Um die Kerne ist immer noch ein ziemliches ›Geheimnis‹, d. h., man hat all ihre Wirkstoffe noch längst nicht erforscht – aber eines weiß man genau: Die knackigen kleinen Dinger sind eine biologische Wunderwaffe für Männer, vor allem für ältere!

Inhaltsstoffe: Kürbissamen enthalten außer fast 50% fettem Öl etwas ätherische Öle, Phytosterine, die eine hormonartige Wirkung haben, geringe Mengen von Alkaloiden, fast 30% Eiweiß, die Vitamine A, B und E, reichlich Zink, Phosphor, Eisen, Magnesium und einige noch nicht entschlüsselte Wirksubstanzen.

Apotheke: Nach dem 60. Lebensjahr etwa beginnt sich bei der überwältigenden Mehrzahl der Männer – und das meist still und leise – die Prostata zu vergrößern. Die Ärzte nennen das ›Prostata-Hypertrophie‹. Wenn die Prostata eine beachtliche Größe erreicht, kann sie derartig auf die Harnröhre drücken, daß der Urin nicht mehr richtig fließt. Im Ernstfall führt das schließlich bis zu einer totalen Harnsperre, die lebensgefährlich ist. Deshalb muß die stark vergrößerte Prostata oft operativ entfernt werden. In den Anfangsstadien dieses Altersleidens läßt sich aber sehr viel durch frühzeitige Behandlung machen: Der Arzt gibt Spritzen, oft verordnet er auch pflanzliche Heilmittel, ähnlich denen, die bei Nierensteinleiden gegeben werden. Aber der Erfolg der Behandlung ist nicht immer zufriedenstellend.

Seit einiger Zeit nun hat sogar die Schulmedizin ein uraltes Heilmittel gegen Prostata-Hypertrophie wiederentdeckt: die Kürbiskerne. Wie der große alte Mann der deutschen Pflanzenheilkunde Prof. Dr. R. F. Weiß berichtet, hatten Ärzte und Pharmakologen beobachtet, daß in einigen Balkanländern die Männer Kürbiskerne als eine Art Kaugummi konsumierten (ähnlich wie die Russen ihre Sonnenblumenkerne) und daß bei diesen kürbiskernkauenden Männern weit seltener Prostata-Vergrößerungen auftraten.

Man stellte fest, daß der Kürbiskern Stoffe enthält, die einer ›Tonusschwäche‹ der Prostata, d. h. ihrer mangelhaften Elastizität, entgegenwirken, die sogenannte ›Reizblase‹ positiv beeinflussen und damit die Harnentleerung wieder problemloser machen. Die Beschwerden beim ›Pipimachen‹ verschwinden!

Prominente Urologen sind heute dazu übergegangen, ihren Prostata-Patienten Kürbiskerne zu verordnen. Man bekommt sie in Fertigpräparaten in der Apotheke. Aber es ist für *jeden* älteren Herrn das einfachste, regelmäßig *Kürbiskerne zu kauen,* die es z. B. in Reformhäusern recht preiswert gibt. Täglich sollten es aber zwei bis drei Eßlöffel voll sein (zur Vorbeugung) und nach Prostata-Operationen mindestens vier Eßlöffel. Man kann sie ja so nebenbei wie Nüsse knabbern, sie schmecken sehr gut, aber auch hier sollte ›Mann‹ auf die hohen Kalorienwerte achten! (Fragen Sie nach den *grünen Kernen aus der Steiermark.*)

Und es schadet überhaupt nichts, Kürbiskerne routinemäßig ins Essen, in Gebäcke, vor allem natürlich in Brote zu mischen, weil sie die Blase generell stärken sollen und deshalb (bei nichtorganischen Erkrankungen) z. B. auch Kindern helfen, die zu lange ins Bettchen machen.

Dazu kommt noch eine weitere neue Erkenntnis: Kürbiskerne enthalten sehr viel *Zink,* und seit einiger Zeit weiß man, daß die Prostata wesentlich mehr Zink speichert als andere Organe. (Das Sperma ist reich an Zink.) Nun spielt offenbar bei der Prostata-Hypertrophie Zinkmangel eine Rolle. – Auch Professoren an der Universität Wien haben beobachtet, daß Patienten, die regelmäßig Kürbiskerne essen, keine Prostata-Schwellung bekommen.

Übrigens enthält das (leider schrecklich teure) grünbraune *Kürbiskernöl* viele wertvolle mehrfach ungesättigte Fettsäuren und Stoffe, die Würmer vertreiben. In der Volksmedizin wurde dieses Öl schon seit Jahrhunderten zur Behandlung bei Bandwurmbefall angewendet.

<u>Küchentips:</u> Ganz köstlich ist dieses Kürbiskernöl, im letzten Moment über etwas härtere Salate gegossen, es hat einen wunderbaren nußartigen Geschmack. Glückliche Menschen, die in der Steiermark Urlaub machen, sollten sich unbedingt bei einem Bauern dort solches Öl besorgen, von dem hierzulande der Liter meist weit über 50 Mark kostet.

Aber: Sowohl Kürbiskerne als auch das Öl grundsätzlich kühl und dunkel, d. h. am besten im Kühlschrank aufbewahren. Und wer die Kerne z. B. über Salate oder Gemüse streut, der sollte sie vorher durch mehrstündiges Einweichen ›beleben‹, es bilden sich dann schon cinc Mcngc Fermente und Vitamin E (siehe Abschnitt ›Keime und Sprossen‹). Ganz besonders gut schmecken Kürbiskerne auch, wenn sie kurz und vorsichtig in einem Pfännchen geröstet werden – als Knabberei, wenn Gäste kommen.

Kürbiskern-Gugelhupf

4 Eier, 100 g Sonnenblumenöl,
250 g Zucker, 280 g Vollkornmehl,
ca. 125 ccm Wasser, 100 g geriebene
Kürbiskerne, ½ Päckchen Backpulver

Dotter, Zucker und Öl schaumig rühren, dabei tropfenweise das Wasser zugeben. Die übrigen Zutaten beifügen, den steifgeschlagenen Schnee vorsichtig unterheben. Die Masse in eine Gugelhupfform füllen und bei ansteigender Hitze ins Rohr stellen. 50 bis 60 Minuten bei ca. 180 °C backen.

Kürbis-Karotten-Torte

2 Eier, 180 g Zucker, 180 g geriebene Kürbiskerne, 180 g geraspelte Karotten, 1 Eßlöffel Weizen- oder Dinkel-Vollkornmehl, 1 Messerspitze Backpulver, der Saft einer Zitrone

Eier und Zucker schaumig rühren und mit den übrigen Zutaten vermengen. In die Form füllen, bei ca. 180 °C etwa 1 Stunde backen.

Je nach Geschmack mit Zitronenglasur überziehen und mit Kürbiskernen schmücken.

Die sehr saftige Torte erst nach einem Tag anschneiden!

Der Leinsamen *(Semen lini)*

Die milde Verdauungshilfe

Geschichte: Lein wird seit Steinzeittagen als Nutzpflanze gezogen, unsere Vorfahren im Neolithikum wußten schon, Leinen für Stoffe zu verarbeiten. Spuren dieser Fertigkeit finden sich in Pfahlbauten um den Bodensee. Sehr früh bereits muß der Leinsamen auch als Heilmittel genutzt worden sein. Seine ›Tugenden‹ waren zu offensichtlich, drängten sich geradezu auf!

Inhaltsstoffe: Die reifen Leinsamen enthalten 5 bis 6% Schleim, 30 bis 40% fettes Öl und 20% Eiweiß. Dazu kommen Wachs, Harze, Salze und Spuren des Blausäure-Glykosids Linamarin, durch das der Leinsamen neuerdings ein wenig in Verruf geraten ist. Aber Untersuchungen haben ergeben, daß diese Blausäure in Magen und Darm gar nicht frei wird und bei den empfohlenen geringen täglichen Mengen Leinsamen auch nichts anrichten könnte.

Apotheke: Aus eigener Erfahrung mit einem sehr alten kranken Menschen, den ich pflegte und der – aus Protest gegen seine Bettlägrigkeit und damit Hilflosigkeit – praktisch total und chronisch ›verstopft‹ war, weiß ich, welche kleinen Wunder der Leinsamen vollbringen kann: Eine kluge Krankenschwester hatte mir geraten, dem Patienten jeden Morgen, eine Stunde *vor* dem Frühstück, eine Tasse lauwarme Buttermilch mit einem winzigen Löffel Honig und einem gehäuften Eßlöffel *frischgeschrotetem* Leinsamen zu geben. Gesagt, getan. Und nach drei Tagen der versuchten Abwehr und des Übergangs kam es zu völlig problemlosen Stuhlgängen!

Leinsamen ist in vielen Fällen das Mittel der Wahl,

- wenn chronischer Mißbrauch von Abführtabletten stattgefunden hat,
- wenn im Zusammenhang mit diesen Medikamenten bereits Verkrampfungen und Reizungen des Darms entstanden sind (sogenannte ›kolitische‹ Reizzustände)
- und wenn die Darmflora gestört ist, z. B. durch die Einwirkung von Sulfonamiden oder Antibiotika!

Die Fehlbesiedelung des Darms wird beseitigt, die Fäulnis- und Gärungsprozesse werden unterbrochen, der Stuhl ›riecht‹ wieder gut – das ist das erste Zeichen der Besserung. Die Milchsäure der Buttermilch unterstützt diesen Heilungsprozeß.

Aber: Der Leinsamen muß, wie oben schon betont, immer *frisch* geschrotet und in ausreichender Menge genommen werden! Man läßt in der Apotheke stets nur einen kleinen Vorrat, für *höchstens* eine Woche, schroten und diesen fest einpacken. Lagern geschrotete Leinsamen länger, wird das Leinöl ranzig, es schmeckt dann nicht mehr so gut und kann den Magen reizen.

Am Anfang notfalls sogar morgens *und* abends einen *gehäuften Eßlöffel.* Wenn der Erfolg sich eingestellt hat, reicht der tägliche große Löffel am Morgen. Und *nie* kombinieren mit weiteren Abführmitteln, auch nicht mit Tees oder noch so wohlschmeckenden Würfeln – sonst wird die fantastische Quelleigenschaft des Leinsamens gestört. Und keinesfalls wird der Leinsamen, wie es früher Mode war, ungeschrotet am Abend eingeweicht und als ›Glibber‹ in der Frühe genommen, damit ist er nämlich schon gequollen – und das soll er doch erst im Magen-Darm-Bereich tun!

Wie der Heilpflanzen-Experte Prof. Dr. R. F. Weiß feststellt, erfordert die *Leinsamen-Therapie* einige Geduld, aber der Erfolg ›ohne Chemie‹ lohnt sich in jedem Fall. Und es kann auch nicht schaden, Leinsamen lang dauernd, sprich über einige Wochen oder gar Monate (in diesen genannten Eßlöffel-Mengen), zu nehmen.

Ganz nebenbei, so Prof. Weiß, wirkt der ölige Anteil von Semen lini nicht nur als Gleitmittel und unterstützt die Wirkung des Schleimes, sondern das Leinöl enthält auch wertvolle ungesättigte Fettsäuren, die bei der Arteriosklerose-Verhütung bekanntlich eine wichtige Rolle spielen.

Damit noch nicht genug: Wenn man die ganzen, ungeschroteten Leinsamen in Wasser aufweicht, ist der schleimige Aufguß, lauwarm getrunken, bei Magenschleimhaut-Katarrh oder Hals-Rachen-Entzündung und Reizhusten ein vorzügliches Mittel. Man kann ruhig fest damit gurgeln, ohne die entzündete Stelle zu reizen, oder auch bei Zahnfleischentzündungen damit den Mund spülen. Ein Breiumschlag mit Leinsamen kann Schmerzen lindern, sogar Abszesse erweichen.

Das *Leinöl* kann bei rauhen Händen helfen, bei Gürtelrose die quälenden Beschwerden lindern. Italienische Bäuerinnen wickeln auch Hühneraugen oder Warzen in Leinöl ein oder machen, wenn sie unter Krampfadern leiden, sich abends vor dem Zubettgehen einen Leinölumschlag.

Küchentips: Jeder kennt das gute ›Leinsamenbrot‹, das höchst empfehlenswert ist. Leinsamen kann in Vollkornkuchen, Müesli etc. mitverarbeitet werden, was die Sache nicht nur pikanter, sondern auch noch gesünder macht.

Das kaltgepreßte Leinöl – leider ein ziemlich teurer Spaß – ist als ›lebendiges Öl‹ zugleich eine Schutznahrung. Bei Gallenkoliken verordnen manche Naturärzte täglich zwei bis drei Eßlöffel, und auch Krebskranke sollen ruhig ein Essen bekommen, das mit Leinöl zubereitet ist (in Mengen wie anderes Öl). Allerdings darf es dann nicht stark erhitzt werden, sonst sind die wertvollen Fettsäuren und Vitamine kaputt.

Die Mandel *(Prunus amygdalus)*

Eine Frauenfrucht, die auch Männern guttut!

Im Februar, während es bei uns in Mitteleuropa meist noch klirrend kalt ist, beginnen über Nacht in Spanien und Portugal, in Süditalien, Sizilien und auf dem Balkan die Mandelbäume zu blühen. Zartrosa Schleier bedecken viele Berghänge und schmücken viele Hausgärten, zur Freude ihrer Besitzer. Sie wissen jetzt: Es wird Frühling!

Geschichte: Ursprünglich wahrscheinlich im subtropischen China und dem nahen Orient zu Hause, wanderte der Mandelbaum mit der Zeit in die meisten warmen Länder unserer Erde, wird heute in vielen Variationen in Nordindien, dem Iran, in Afghanistan, Südafrika, vor allem aber in Kalifornien, Mexiko und Australien angebaut. Ob es ›süße‹ oder ›bittere‹ Mandeln sind, können oft nur wirkliche Kenner unterscheiden.

Von den Persern übernahmen die Araber die reichliche Verwendung von gemahlenen Mandeln, Walnüssen und Pistazien zum Eindicken vieler Speisen (davon wurde zu Beginn dieses Kapitels schon berichtet). Die Kalifen von Bagdad erfanden die karamelisierte ›kandierte‹ Mandel, die wir heute hocherfreut auf jedem Christkindlmarkt kaufen.

Die Araber pflanzten, um nicht auf sie verzichten zu müssen, Mandelbäume überall in Spanien an, wo das Klima und der Boden es erlaubten, und die Spanier wiederum lernten von ihren Eroberern, Nougat, Marzipan und andere Köstlichkeiten aus Mandeln herzustellen. Auch die Inderinnen, die rechte Naschkatzen sind, verwendeten seit Jahrhunderten Mandeln in zahllosen raffinierten Konfekten.

Inhaltsstoffe: Die getrocknete Mandel enthält 18 bis 20% Eiweiß, 54 bis 60% und mehr Fett, ca. 18% Kohlenhydrate und Ballaststoffe, einen recht hohen Anteil an Vitamin A, eine gute Mischung von B-Vitaminen und dazu etwas Vitamin C. Ferner relativ viel Kalium, Kalzium, Magnesium, außerdem u. a. Eisen, Phosphor, Schwefel, Enzyme mit Hormoncharakter und Schleim. Achtung: Mindestens 650, wenn nicht mehr Kalorien stecken in 100 g Mandeln! Also ein Energiespender par excellence und tatsächlich ›so wertvoll wie manches Steak‹. Die Mandel schenkt Lebenskraft, ist gut für die Augen und die (weiblichen) Sexualorgane!

Apotheke: Tatsächlich kann man die Mandel eine ›Frauen-Frucht‹

nennen (was nicht heißen soll, daß wir sie den Männern nicht gönnen). Aber die Devise ›Mandeln für Frauen‹ hat gute Gründe: Sie ist eine vorzügliche Kraftquelle für Schwangere, Wöchnerinnen und Stillende, man sagt ihr in Mittelmeerländern sogar nach, daß ihre Inhaltsstoffe bei der Rückbildung der Gebärmutter nach der Geburt hilfreich seien. Auch gegen ›weibliche‹ Rückenschmerzen und Ausfluß soll sie helfen.

Die Italienerinnen glauben so fest an die Heilkraft der Mandeln, daß auch heute noch in vielen Gegenden ihres Landes der hübsche Brauch geübt wird, den Hochzeitsgästen einige mit weißem Zuckerguß überzogene Mandeln, eingepackt in ein Stückchen ›Brautschleier‹, als Geschenk zu überreichen.

Das eiförmige Naschwerk hat tiefe symbolische Bedeutung: Es soll Fruchtbarkeit beschwören – bei Brautpaar und Gästen. Diese Mandeln im Schleier liegen übrigens bei den Eheleuten später ein Leben lang im ›Protzenschränkchen‹ in der guten Stube ...

Achtung: Mandeln müssen immer sehr gründlich gekaut werden, sonst werden sie praktisch unverdaut wieder ausgeschieden. Man kann und sollte sie auch ›beleben‹, wie schon erwähnt, also sechs bis zwölf Stunden vor dem Knabbern in Wasser einweichen, um die Enzymtätigkeit zu verstärken. Sie schmecken dann noch viel besser. Und am besten schmecken sie, wenn sich schon kleine Keime zeigen. Wer ›kurmäßig‹ Mandeln ißt, der darf, so der französische Naturarzt Jean Valnet, täglich sechs bis 15 Stück essen – muß aber dabei auf den enormen Kaloriengehalt achten. Zur Kur, d. h. dem täglichen Verzehr über längere Zeit, sind Mandeln aber bekömmlicher in Form einer Paste oder Emulsion – dazu werden sie gerieben und z. B. in Joghurt gemischt oder auch mit etwas Wasser und ein bißchen Honig verrührt gegessen.

Das soll sehr gut sein für

- körperlich und geistig Erschöpfte,
- Nervenschwache,
- Sportler zwischen und nach Wettkämpfen,
- Menschen mit Entzündungen des Rachens, der Luftwege (chronischer Husten), des Magen-Darm-Trakts und der Harnwege,
- Leute, die von neuralgischen Schmerzen geplagt sind.

Mandeln sind auch für Diabetiker erlaubt.

Äußerlich angewendet, haben Mandelmilch, Mandelöl und Mandelkleie ihre Meriten. Leider sind all diese Dinge sehr teuer geworden. Darum ein Tip: Schauen Sie mal in Fernost-Läden, dort findet man *Mandelöl* oft sehr preiswert. Es kann bei Hautleiden, Ausschlägen, trockner, schuppiger Haut, Verbrennungen sowie bei Ohrenentzündung helfen. Die *Mandelkleie,* die bei der Ölgewinnung zurückbleibt, ist beliebt in der Kosmetikindustrie, aber auch sie ist eigentlich viel zu teuer.

<u>Küchentips:</u> Mandeln, die so viel Eiweiß und Fett spenden, sind un-

glaublich wertvoll und vielseitig verwendbar in der Küche, vor allem zum Backen, zu superben Soßen, Dressings und Dips, zur Anreicherung von Fruchtsalaten usw.

Gemahlene Mandeln sollte man – wie Haselnüsse – nur dann fertig kaufen, wenn man's eilig hat, denn sie sind nicht nur um die Hälfte teurer als die ganzen, sie halten sich auch nicht lange frisch. Während sich in gemahlenen und womöglich noch falsch gelagerten Mandeln und Nüssen die schon öfter erwähnten Schimmelpilze einnisten können, die das krebsgefährliche Pilzgift Aflatoxin enthalten, sieht man den ganzen Mandeln auf einen Blick an, ob sie in Ordnung sind.

Gut haltbar, weil mit Öl bedeckt, sind fertige Mandelmuse – aber schier unglaublich kostspielig geworden. Lieber selbst machen!

Achtung: *Bittere* Mandeln, die sich äußerlich nicht von süßen unterscheiden (wie schon erwähnt), enthalten Blausäure! Ein Kind kann schon nach dem Verzehr von fünf bis zehn Bittermandeln sterben! Deshalb dürfen Bittermandeln auch nur in ganz kleinen Stückzahlen verkauft werden, und sie sollten zu Hause sorgfältig vor Kindern weggeschlossen werden. Noch besser: Sie gar nicht erst kaufen.

Wer übrigens die Mandeln mit der braunen Haut schwer verdaulich findet, der kann sie mit kochendem Wasser kurz überbrühen – dann geht die Haut leicht ab.

Mandelsoße mit Wein oder Milch

1 Eßlöffel Zucker, 1 kleiner Teelöffel Butter, 60 g geriebene Mandeln, 1 Eßlöffel Vollkornbrösel, ¼ Liter Wein oder Milch, etwas abgeriebene Zitronenschale, ungespritzt, oder etwas Vanillezucker.

Den Zucker mit der Butter karamelisieren, auf kleiner Hitze unter ständigem Rühren die Mandeln dazugeben. Dann die Brösel, schließlich *entweder* den Wein *oder* die Milch sowie Zitronenschale *oder* Vanille dazufügen, kurze Zeit fleißig weiterrühren, die Soße durch ein Sieb streichen. Köstlich zu Aufläufen oder Puddings etc.

Unter die erkaltete Mandelmilch (ohne Brösel bereitet) ganz reife, zu Mus zerdrückte oder pürierte Pfirsiche, Aprikosen oder Erdbeeren mischen, nur ganz kurz heiß werden lassen.

Diese Soße schmeckt auch fantastisch zu Vanille-Eis!

Die Paranuß oder Brasilnuß *(Bertholletia excelsa)*

So voller Nährwerte wie ein Hühnerei!

Geschichte: Die Indianer Südamerikas schätzten sie bereits auf ihrer Speisekarte, und noch heute wächst sie meist wild im Amazonas-Gebiet. Die einzelnen dreikantigen Nüsse liegen nebeneinander, 25 bis 40 Stück, in einer riesengroßen kugeligen Kapselfrucht, die bis zu 6 Pfund schwer werden kann! Da die Bäume oft auf sehr radiumhaltigen Böden wachsen, haben die Nüsse eine relativ hohe natürliche Radioaktivität. Das Bundesgesundheitsamt hat auch einen recht hohen Bariumgehalt nachgewiesen. Kleine Kinder und Schwangere sollten diese Nüsse deshalb nicht essen.

Außerdem neigen Paranüsse dazu, im feuchten Inneren ihrer steinharten Schale zu schimmeln, und dann sind sie sehr gefährlich. Also diese Nüsse lieber nur geknackt und geschält kaufen und genau anschauen.

Inhaltsstoffe: Paranüsse sind enorm ölhaltig (fast 70 % Fett), enthalten aber auch fast 20 % der wertvollen ungesättigten Fettsäuren, das ist enorm. Ihr Eiweiß (14 %) wird von Ernährungsphysiologen hoch gelobt – es gleiche dem des Hühnereies! Neben Kalium, Kalzium, Magnesium, Phosphor, Eisen und Natrium kommen reichlich die Vitamine A, B_1, B_6, Niacin, Vitamin C und Vitamin E vor.

Apotheke: Der Reichtum an B-Vitaminen macht die Paranuß für geistig Schaffende und Lernende (kleine Kinder ausgenommen) besonders wertvoll. Die E-Vitamine sind ein Zellschutz, stärken die Abwehrkraft und schützen auch vor Infektionen. Der speziell hohe Gehalt an Vitamin B_1, außer bei Pinienkernen sonst bei keinem pflanzlichen Nahrungsmittel zu finden, macht die Paranuß zu einer Schutznahrung für die Nerven. Wer unter akuten Neuralgien oder Nervenentzündungen leidet, kann *vorübergehend* Paranüsse auch in etwas größeren Mengen essen und vielleicht damit sogar Medikamente einsparen.

Der hohe Magnesiumgehalt schützt das Herz, die Metalle Eisen und Kupfer unterstützen die Bildung von roten Blutkörperchen. Aufpassen: Der Kaloriengehalt (bis zu 715 pro 100 g) ist riesig! Deshalb – oder gerade deswegen – sind Paranüsse vor allem eine gute Vegetarierspeise. 50 g Paranüsse, in Obstsalat mit Früchten ergänzt, sind eine *volle Mahlzeit.* Autofahrer und andere Reisende, denen unterwegs im Magen leicht ›flau‹ wird, die aber kein großes Essen zu sich nehmen möchten, können es mit ein paar Paranüssen als Muntermacher versuchen.

***Die Pekannuß** (Carya pecan)*

Sie rettete vielen Indianern das Leben!

Geschichte: ›Peccan‹ hieß bei den frühen Indianern ›schwer zu knakken‹ – und doch machten sie sich gern die Mühe: Die Pekannüsse waren ein überlebensnotwendiges Nahrungsmittel für die Urbevölkerung in den Südstaaten Amerikas. Oft richteten die Menschen ihre Wohnplätze nach dem Vorkommen der riesigen, bis über 30 Meter hohen Pekanbäume ein, weil diese Nüsse gut haltbar waren, Mutter Erde sie ihnen als billiges Tauschobjekt buchstäblich in den Schoß warf und die Nüsse ihnen in strengen Wintern wirklich zu überleben halfen. Es ist überliefert, daß mancher alte Indianerstamm in Notzeiten bis zu zwei Monate ausschließlich von Pekannüssen lebte!

Pekans sind nahe Verwandte der Walnüsse und der Hickorynüsse. Durch ihre längliche Form und glatte Schale sehen sie aber eher wie große Eicheln aus. Der Geschmack ist noch etwas milder als das Walnuß-Aroma.

Vom Flußlauf des Missouri – ihrer Urheimat – gelangte die Pekannuß in viele warme Länder. Heute sind die Pekans in den USA die Lieblingsnüsse, ›Number one‹, aber sie wachsen auch in Kanada, Mexiko, West- und Südafrika, Indien und Australien. In den USA gibt es riesige Nußplantagen mit mehr als 100000 dieser stattlichen Bäume. Und nach Professor Karl Herrmann gibt es in den USA alte Wildexemplare, die über 1000 Jahre alt sind …

Inhaltsstoffe: Eine Mini-Bombe mit Maxi-Kalorien: neben 12% Eiweiß über 70% Fett und 15% Kohlenhydrate. Dazu extrem viel Kalium, reichlich Kalzium, Magnesium, Phosphor, die Vitamine A, B und C.

Apotheke: Die ungesättigten Fettsäuren, die B-Vitamine und Spurenelemente machen die Pekannüsse zu ausgesprochenen Kraft- und Energiespendern für Körper und Geist. Dem Vernehmen nach haben die Amerikaner, die diese so wohlschmeckenden und sättigenden Nüsse über alles schätzen, sie sogar (in Zubereitungen) zur Nervenstärkung mit im Weltall. Ansonsten vergißt ›Santa Claus‹ nie, sie auf den Weihnachtsteller zu legen.

Küchentips: Pekans sind heute noch in der Indianerküche sehr beliebt. Auch die Lebensmittelfabrikanten und die US-Hausfrauen verwenden sie fürs Backen, für Konfekt, Nußpasten, für Eiscremes und Bonbons. In den Flugzeugen der kontinentalen amerikanischen Luftfahrgesellschaften gehören sie als Begleitung der obligaten Cocktails zum ›täglichen Brot‹ für die Fluggäste. Bei uns werden sie noch recht selten verkauft – sie schmecken herrlich in Obstsalat oder gehackt, z. B. auf einem knackigfrischen Feldsalat oder im sogenannten Waldorfsalat.

Die Pistazie *(Pistacia vera)*
Schon Moses stärkte sich mit ihr

Geschichte: Eine noble, eine wertvolle, eine köstliche Nuß und eine uralte dazu: Schon in der Bibel ist von ihr die Rede, sie war wichtig für alle Völker des östlichen Mittelmeerraums. Ganz sicher stärkte sich Moses mit ihr, und auch Jesus wird sie gern gegessen haben. Seit weit über 5000 Jahren werden Pistazien vor allem in Palästina, im Iran, im Irak, in Teilen Indiens und in der Türkei angebaut.

Sie sind eigentlich die Samen einer Steinfrucht, die an immergrünen

Bäumen wächst. Ihre Ernte ist recht mühsam. Ihr Handelswert richtet sich nicht zuletzt nach der Intensität der einzigartigen hellgrünen Nußfarbe, die sie auch zum kulinarischen Augenschmaus macht.

Inhaltsstoffe: Pistazien enthalten weit über 50% Fett, darunter viele ungesättigte Fettsäuren, ca. 20% Eiweiß und ca. 20% komplexe Kohlenhydrate. Mit dem höchsten Kaliumgehalt aller Nüsse, besonders viel Eisen, Phosphor und Magnesium sind sie eine lohnende Energiequelle ebenso wie eine ausgesprochen herzgesunde Speise.

Apotheke: Im Mittelmeerraum essen die Menschen ganz bewußt Pistazien als ›Medizin‹, wenn sie Hautprobleme haben. Sie reiben sich auch mit Pistazienöl ein. Im Orient werden Pistazien überall zur Stärkung gegessen, und dies mit Recht.

Küchentips: Vor allem aber finden sie heute kulinarische Verwendung: als grüne Farbtupfer, besonders aber des ganz speziellen Aromas wegen – vom Pistazieneis bis zur klassischen Mortadella-Wurst. In östlichen Mittelmeerländern werden Pistazien in der Fleisch-, Wild- und Reisküche verwendet. Die Industrie verarbeitet auch hierzulande Pistazien in rauhen Mengen – zu Süßigkeiten und Pralinen.

Als Nüsse kommen sie bei uns leider fast immer schon geröstet in den Handel und sind dabei gewaltig gesalzen. Man kann sie zwar so, weil die harte Schale bereits beim Rösten geplatzt ist, leicht zum Essen herrichten, aber besser ist: die *ungesalzenen* Kerne zu kaufen und lieber selbst nach Gusto zum Essen zu geben.

Das läßt Speisen immer gleich ›festlicher‹ aussehen und bereichert sie. Gehackt in Süßspeisen aller Art und in Gebäcken, als ganze Kerne, kurz geröstet, zur Verzierung von Torten, über Fleisch und Gemüsespeisen und Rohkost gestreut, auch unter den Reis gemischt, immer ist das etwas Besonderes!

Allerdings werden Pistazien wegen ihres hohen Ölgehalts relativ rasch ranzig – also aufpassen, daß Sie keine alten erwischen. Denn: Jeder Pistazienbaum trägt nur alle zwei Jahre Früchte!

Sesam *(Sesamum indicum)*

Klein, aber oho!

»Sesam öffne dich«, heißt es in einem der schönsten Märchen aus 1001 Nacht (›Ali Baba und die 40 Räuber‹). Diese Zauberformel öffnet die Schatzhöhle – und von Botanikern wird das so gedeutet: Die Sesampflanze hat die Fähigkeit, ihre Kapsel vorzeitig aufspringen zu lassen und die Samen – ihren Reichtum – herauszuschleudern. Und reich ist Sesam wirklich, an wertvollen Nährstoffen!

Geschichte: Die Sesampflanze ist eine der ältesten kultivierten Ölpflanzen, ihre Urheimat ist wahrscheinlich das Zweistromland zwischen Euphrat und Tigris. Vor allem in Süd- und Südostasien und im Nahen Osten ist sie ein Grundnahrungsmittel, aber auch in der Türkei, in Griechenland, Sizilien und Ägypten gehörte sie schon vor Jahrtausenden zum ›täglichen Brot‹. Heute kommt Sesam überwiegend aus dem tropischen und subtropischen Afrika und aus Indien und Mexiko.

In der Jungsteinzeit war in Asien auch das *Sesamöl* schon zum Kochen bekannt. Und weil dieses Öl von alters her als ausgesprochen gesund galt, wurden mit ihm später nicht nur die klassischen orientalischen Leckereien zubereitet, sondern vor allem der – möglichst lange haltbare – Reiseproviant der Karawanen.

Übrigens werden in den Anbauländern auch gern die Blätter als Gemüse gegessen. Noch vor einigen Jahren waren Sesamsamen bei uns fast unbekannt. Heute gibt es Sesamsemmeln und -brot in jedem Bäckerladen. Und nicht nur Bioläden und Reformhäuser verkaufen Sesam, sondern auch viele Supermärkte.

Inhaltsstoffe: Sesam hat einen Ölgehalt von fast 50% und vorwiegend ungesättigte Fettsäuren, einen Eiweißgehalt zwischen 20 und 40%, Kohlenhydrate und Ballaststoffe von fast 18%. Ungeschälte Sesamsamen enthalten zehnmal soviel Kalzium wie Kuhmilch (US-Untersuchungen, ›Composition of Foods, Handbook No. 8‹), ferner um die Hälfte mehr Eisen als Rinderleber, dreimal mehr Phosphor als Eier, mehr Eiweiß als Hühnchen oder Beefsteak und mehr Niacin, B_3, als Vollkornbrot. Der tägliche Kalziumbedarf von ca. 800 mg könnte spielend allein mit vier Eßlöffeln Sesam gedeckt werden.

Die kleinen Samen sind aber auch eine wertvolle Quelle für Magnesium, Kieselsäure, Selen und Lezithin.

Wenn wir also Sesam zusätzlich essen, zu den klassischen Kalziumspendern wie Milch und Käse z. B., dann können wir etwas sehr Gutes zur Stärkung der Knochen und gegen Osteoporose tun.

Der Vitamin-E-Gehalt von Sesam verhindert Oxidation, sprich das ›Ranzigwerden‹ in Zellen. Wie der US-Ernährungsexperte Bernard Jensen feststellt, geben 9 Pfund Sesamsamen ca. 2 Liter hochwertiges Öl und entsprechen zwei Eßlöffel Tahini (auch ›Sesambutter‹ genannt) dem Eiweißwert eines Riesen-Steaks von fast 400 g!

Apotheke: Wegen des hohen Gehalts an ungesättigten Fettsäuren wird kaltgepreßtes Sesamöl heute in Indien und Südostasien zum Kochen für all jene Menschen empfohlen, die zu Arteriosklerose neigen, unter Bluthochdruck oder Diabetes leiden oder die bereits einmal einen Schlaganfall oder Herzinfarkt erlitten haben. Es gilt auch als Vorbeugungsmittel gegen Thrombose.

In der fernöstlichen Medizin wird Sesamöl auch bei Krankheiten des Magen-Darm-Trakts eingesetzt, als leichtes Abführmittel gebraucht und sogar Klistieren beigegeben. Selbst gegen Schnupfen, so glauben die Asiaten, hilft es.

Der Lezithingehalt kurbelt die inneren Drüsen an, wirkt sich günstig auf die Nerven- und Gehirntätigkeit aus. In der Ayurveda-Medizin Indiens gibt es ein *Rezept für müde Männer und Frauen:* 10 g Sesampulver, viermal täglich mit etwas Zucker genommen, soll nicht nur die Potenz fördern, sondern auch Frauen die Monatsbeschwerden erleichtern.

Weil Sesamsamen immer schon als ›Starkmacher‹ galten, trugen – und tragen sicher oft heute noch – die griechischen und türkischen Soldaten meist ein Säckchen Sesam im Marschgepäck.

Küchentips: Der Sesamsamen und sein Öl haben einen eigenen Geschmack, aber es lohnt sich, schon aus gesundheitlichen Gründen, beide in der Küche zu verwenden.

Eine Sesam-*Paste* oder -*›Butter‹* ist *Tahini* – man bekommt sie heute überall in Reform- oder Naturläden. Zum Brotaufstrich oder als Ergänzung von Suppen, Soßen etc. ist sie schon deshalb etwas Besonderes, weil in aller Regel vom Hersteller weder Salz noch Zucker beigemischt wird. (Aufschrift beachten!) Tahini geht sehr rasch in den Blutstrom, wie US-Forscher festgestellt haben. Die Experten vom ›Hippocrates Health Center‹ nehmen sie auch in Salatsoßen und mit Honig als Basis für Süßspeisen. Zusammen mit Haferflocken und Obst im Müesli ist die Tahini-Paste ›echt lernstark‹ für Schulkinder.

Übrigens bestand schon im 13. Jahrhundert laut Überlieferungen das *›Hais‹*, ein wertvolles Nomadengericht, aus folgenden Zutaten: 500 g trockene Brotkrume, zerstoßen (heute würde man Vollkornbrösel nehmen), mit 375 g entkernten bzw. gehackten Datteln, Mandeln und Pistazien (zu gleichen Teilen) mit einigen Löffeln Sesamöl (sozusagen zur Konservierung) verknetet und nach Geschmack gewürzt. Die fertige Masse wird zu kleinen Kugeln gerollt und evtl. noch mit Zucker bestreut. Der Versuch lohnt sich, dieses Rezept zu Hause nachzuvollziehen, z. B. vor Weihnachten – mit etwas Kardamom oder Zimt und Nelken verfeinert.

Sesam*samen* sollte möglichst immer ungeschält und ungeröstet gekauft werden, weil er in roher Form den höchsten Ernährungswert hat. Aber die goldgelb gerösteten Samen, z. B. über schnelle Pfannengerichte gestreut, schmecken natürlich besonders fein.

Hier noch das Rezept für eine angeblich wirksame

Anti-Schnupfen-Milch

1 Tasse Sesamsamen mahlen, dann mit 2 Tassen Wasser zu einer schön cremigen ›Milch‹ vermixen.

Das sollte man rasch trinken, damit wirklich alle guten Stoffe voll wirksam bleiben.

(Gehirn!) Lecithin, Vitamine A + B (verschiedene)

Die Walnuß *(Juglans regia)*
Die wunderbare Frucht vom göttlichen Baum

Geschichte: Der königliche, der göttliche Baum war seit frühesten Zeiten eine religiöse Kultpflanze, im alten Rom der Baum des Göttervaters Jupiter. Man sagte ihm nach, daß er die Weisheit der Überirdischen in sich trüge und an den Menschen weitergebe. Ursprünglich im Fernen Osten und an den Hängen des Himalaja daheim, war der Nußbaum nach Europa gewandert. Heute wächst er vor allem noch in unseren Nachbarländern Frankreich, Italien, Österreich – der große schöne Baum (wal = groß). Er kann bis zu 200 Jahre alt werden und in einem Herbst weit über einen Zentner Früchte tragen.

Die ›weise Frau‹ aus Holland, Mellie Uyldert, erzählt, daß der römische Kaiser Markus Aurelius Probus (278–282) auf den Eroberungszügen an den Ausläufern der Alpen im jetzigen Österreich viele Rebstöcke anbauen ließ, da Trinkwasser in den dortigen Urwäldern kaum erreichbar war. Zwischen den – berauschten – Soldaten kam es aber oft zu Streit, Prügeleien und sogar Totschlag, so daß der Kaiser neben den Weingärten auch überall Nußbäume anpflanzen ließ.

Jeder gestandene Mann wußte nämlich damals, daß Walnüsse die Menschen sogar dann nüchtern halten, wenn sie überreichlich Wein getrunken haben. Deshalb steht heute – sowohl beim ›Heurigen‹ in Österreich als auch beim ›Törggelen‹ in Südtirol – ein Teller mit Nüssen auf den Tischen. (Autofahrer freilich sollten sich auf dieses ›Rezept‹ lieber nicht verlassen!)

Die Nuß, so wohlschmeckend, so herzhaft, ist natürlich ganz frisch geerntet am allerbesten (die Häutchen abziehen), und ihre leichtverdaulichen Zucker sind – in Maßen! – auch für Diabetiker erlaubt. Weil die Walnußhälften leicht schimmeln, werden sie jedoch für den Handel heute fast immer geschwefelt. Beim Einkauf bitte darauf achten – oder lieber gleich gute, ungeknackte Nüsse kaufen.

Inhaltsstoffe: Je nachdem, ob frisch oder getrocknet, haben Walnußkerne 42 bis 60% Fett, 11 bis 16% Eiweiß, 15 bis 23% Kohlenhydrate. Dazu ist diese kalorienschwere Frucht reich an Zink (wichtig fürs Haar u. a.) und Kalium (für den Herzmuskel), außerdem enthält sie Magnesium, Phosphor, Schwefel, Eisen, Kalzium und vor allem die Vitamine A, B, C, E und Pantothensäure.

Apotheke: Die *Blätter* enthalten Bitter- und Gerbstoffe, wirken also zusammenziehend, reinigen den Verdauungstrakt bei Menschen, die stark ›verschleimt‹ sind und die unter Lymphstauungen leiden, bei denen auch die Drüsen gern anschwellen.

Ein Tee aus Walnußblättern (drei Finger voll auf 1 Liter Wasser, aufkochen, zehn Minuten ziehen lassen, abseihen) wird in der Volksmedizin bei Gallenleiden und Gelbsucht gepriesen.

Die Blätter sind auch ein wichtiges Hausmittel für chronische Ekzeme, Hautausschläge vieler Art. Der Experte Prof. Dr. R. F. Weiß empfiehlt sie vor allem für kindliche Dermatosen und rät, sie zusammen mit Stiefmütterchen *(Herba Violae tricoloris)* 1:1 zu mischen: Zwei Teelöffel der Mischung mit einer Tasse kochendem Wasser übergießen, ziehen lassen, abseihen.

In Südtirol bereiten die Bäuerinnen heute noch oft ihren gicht- oder rheumakranken Männern ein *Bad:* 250 g Nußblätter in 3 Litern Wasser eine Viertelstunde lang auskochen und den Absud dem Badewasser zusetzen.

Die *grünen Nußschalen* – reich an Vitaminen, Chlorophyll und vor allem Gerbsäure – tauchen schon in der Heilkunde der Antike auf: Plinius riet, sie bei Karies zu kauen.

Eine Handvoll grüne Schalen auf 1 Liter Wasser, wenige Minuten gekocht, kann als Nothelfer bei schweren Durchfällen rasch wirken, das weiß man rund ums Mittelmeer. Merken Sie sich's bitte, wenn Sie im Süden, wo die Nüsse wachsen, mal von der ›flinken Kathrein‹ heimgesucht werden.

Das Öl der reifen Walnüsse ist besonders reich an Linolsäure, die der Arthrose vorbeugt, und schmeckt köstlich auf Salaten. Lange vor dem Olivenöl war es im Süden ein wichtiger Küchenhelfer und eine wertvolle Nahrung. Heute ist es eine teure Rarität.

Übrigens schätzten *die Maler* des Mittelalters dieses Öl besonders, weil die damit gemischten Farben sehr schnell trockneten.

Die Walnuß*kerne* schließlich sind ein hervorragendes Stärkungsmittel, besonders in der Zeit der Rekonvaleszenz nach Krankheiten.

Vegetarier glauben seit eh und je, daß Walnüsse, regelmäßig entweder vor oder während der Mahlzeiten gegessen, das Herz kräftigen und daß sie eine Aufbau- und Kraftnahrung sind, für den Kreislauf ebenso wie für das ganze Nervensystem. Walnüsse sollen den Lymphfluß in Schwung halten, sind milde abführend wie auch harntreibend, außerdem soll der ständige Genuß der Nüsse die Sehkraft verbessern, vor allem bei Nachtblindheit.

Ein ganz altes, interessantes Rezept aus der Naturheilkunde: *eine Walnuß-Kur* zur Stärkung von Nerven und Konzentration. Am ersten Tag mit einer Nuß beginnen (nüchtern) und jeden Tag eine Nuß mehr essen, bis es pro Tag 25 sind. (Möglichst nicht abends essen und die übrige Kalorienaufnahme unbedingt stark reduzieren.) Von 25 wieder bis auf eine Nuß am Tag zurückgehen. Besser verträglich ist die Kur, wenn die Nüsse einige Stunden vor dem Genuß eingeweicht und die goldbraunen Häute abgezogen werden.

Küchentips: Die noch kleinen, weichen, *grünen* Nüsse *in der Schale* enthalten extrem viel Vitamin C. – In wenig Wasser kurze Zeit geköchelt, herausgenommen, das Kochwasser mit einer Prise Nelkenpulver und Zimt und etwas Honig gewürzt, dann die Früchte in einem Glas mit der Flüssigkeit übergossen – das gilt unter Kennern als wahrer ›Magentrost‹.

Ein ›Energiestoß‹: Ein Glas vom Saft der frischen Nüsse (mixen, mit Wasser mischen, durch ein Tuch geben), dazu eine Handvoll Nußhälften und ein Kaffeelöffel Honig, alles zusammen im Mixer pürieren. Gleich trinken!

In Salaten wie dem klassischen ›Waldorf‹ sind sie ein Muß (siehe auch unter ›Sellerie‹), in Desserts, in Eis, in speziellen Weichkäsesorten aus Frankreich exquisit, als Füllung von Rohkostpralinen unentbehrlich – Wer fleischlos kocht, für den sind Walnüsse eine ideale Quelle sowohl von Eiweiß als auch von wertvollen Fetten und natürlichen Zuckern.

Rohkost-Pralinen

Datteln oder Feigen öffnen, entkernen, eine Walnuß statt des Kerns hineinstecken. Ein köstliches Mitbringsel im Winter, auch ein besonderes Extra auf dem Weihnachtsteller.

Weitere Kerne und Nüsse

Wenn Ihnen auf ›exotischen‹ Urlauben noch fremde Nüsse begegnen, so stürzen Sie sich ruhig in das kleine Abenteuer und lassen Sie sich von Einheimischen (Reiseleitern, Marktfrauen) zeigen, wie man sie knackt und ißt.

Auch in *Amerika* umfaßt die heimische Nußpalette eine ganze Reihe von Nüssen, die uns meist fremd sind: Butternüsse, Herznüsse und schwarze Walnüsse zum Beispiel, allesamt enge Verwandte unserer beliebten Walnuß. Die schwarze Walnuß wird in den USA gern zur Aromatisierung von Süßigkeiten, Pralinen, Keksen, Eiscreme verwendet. Leider sieht man sie bei uns noch kaum.

Ganz ›nußähnlich‹ schmecken die Kerne vom wunderschönen *TAMARINDEN-BAUM,* der vor allem in Asien wächst. Diese *Kerne* werden aus riesengroßen harten Schoten geholt (sind also eigentlich Hülsenfrüchte). Sie enthalten bis zu 60% natürliche Pflanzenzucker, daneben viel Eiweiß und Phosphor. Die Chinesen lieben sie sehr und behaupten, daß in ihnen zahlreiche Schutz- und Heilsubstanzen stecken, u. a. natürliche Salicylsäure, die gegen Fieber und Erkältungen wirkt. In den Tropen ißt man die Samen auch als Hausmittel gegen schweren Durchfall, einschließlich Ruhr, und Frauen dort geben sie ihren alkoholisierten Männern zum Nüchternwerden.

Das ›Tamarinden-Mus‹ (das Fruchtfleisch der unreifen Schoten) enthält viele Vitamine, zahlreiche Fruchtsäuren, auch Pektin. Es ist vor allem ein unentbehrlicher Bestandteil vieler bekannter Grillsoßen, von Chutneys bis zur Worcester-Sauce und gehört zu einer Gewürzmischung, ›Asam‹, bei der indonesischen Reistafel. Wer ein Magengeschwür hat, soll aber Tamarinden-Mus meiden.

PINIENKERNE enthalten über 45 % Fett, am meisten Vitamin B_1 von allen Nüssen – noch vor der Paranuß. Sie sind sehr gut für den Stoffwechsel, können nach Operationen oder Krankheiten helfen, die Genesung zu beschleunigen, regen das gesamte Nervensystem und die Blutbildung an.

Bei uns sind sie im Reformhaus relativ teuer, man kann sie manchmal vom Urlaub am Mittelmeer mit heimnehmen. Ganz kurz geröstet schmecken sie besonders fein, über Obstsalate, Eintöpfe, auch mal über ein Gulasch oder einen großen Salat gestreut …

VIII.
Die Würze unseres Lebens
Küchenkräuter und Gewürze für jeden guten Tag!

Sie gehören zu den wertvollsten Gaben, die unsere gute, gebefreudige Mutter Erde für uns bereithält, und dies sogar in verschwenderischer Fülle. Sie gelten seit grauen Vorzeiten als Mittler zwischen Menschen und Göttern, sie machen Schwache wieder stark, Erschöpfte wieder frisch, Traurige wieder heiter, Verletzte wieder heil und in sehr vielen Fällen Kranke wieder gesund. Die Rede ist von unseren grünen Kräutern und bunten Gewürzen, diesen Gesundmachern voller Duft, Aroma und geheimnisvollen Wirkkräften.

Von den Schimpansen haben wir's gelernt

Die Schimpansen – nach neuen Forschungen tatsächlich unsere engsten Verwandten – wissen, wenn sie Beschwerden haben, genau, welches Kraut für sie gewachsen ist. So wurde z. B. in Tansania beobachtet, daß sie sich bei Magen-Darm-Erkrankungen die jungen Blätter von den gleichen Bäumen holen, die auch Eingeborene für ihre ›Medizin‹ aufsuchen, wenn sie Magen-Darm-Leiden oder Würmer haben. Diese Pflanzen enthalten, wie Analysen ergaben, ein starkes Antibiotikum. Außerdem pflücken die Schimpansen ihre Kräuter fast immer abends, wenn die Konzentration dieses Wirkstoffes am höchsten ist …

Die Geschichte der Pflanzenheilkunde, darauf weist diese Beobachtung bei unseren Tier-Brüdern hin, ist nicht nur so alt wie die Menschheit, sondern schon viel älter. Die vermutlich ersten *geschriebenen* Rezepte für den Umgang mit Kräutern und Gewürzen finden sich auf Steintäfelchen der Assyrer. Wie auch die Chinesen – und viele alte Völker – gaben sie ihren Toten deren Lieblingskräuter mit ins Grab. Sie sollten drüben nichts vermissen, was ihnen hier wohlgetan und wohlgefallen hatte.

Vor 50000 Jahren wurde Fleisch mit Kräutern präpariert

Archäologen sind davon überzeugt, daß unsere ›primitiven‹ Vorfahren schon vor mindestens 50000 Jahren – wenn sie das Glück hatten, ein Tier zu erjagen – die Fleischstücke kräftig würzten und in Kräuter einwickelten, ehe sie diese kochten oder auf Steinen brieten. Sie hatten wohl schon früh entdeckt, daß ihre Speisen durch diese Behandlung einen wunderbaren Geschmack bekamen und daß die so präparierten Fleischstücke (die sie sorgfältig rationierten, weil sie ja nie wußten, wann es so etwas Gutes wieder gab) sich längere Zeit frisch hielten.

Weil die Kräuter und Gewürze gewiß ihr Wohlbefinden steigerten und ihnen neue Kräfte gaben, wenn sie krank und elend waren, wurden diese ersten ›Feinschmecker‹ und Kräuter-Köche damit auch die ersten Sachverständigen für die ›Küchenmedizin‹.

Über viele Tausende von Jahren waren die heilenden bzw. heiligen Kräuter stets in die großen religiösen Rituale mit einbezogen. Schon in der Antike bereitete man eine Unzahl von Rezepturen aus ihnen, mit denen von Anfang an nicht nur der Körper, sondern auch Geist und Seele behandelt wurden. Die Priesterärzte und Schamanen in allen Teilen der Welt priesen Heilkräuter und Würzpflanzen als ›Hände der Götter‹, die der Kranke – oder sein Heiler – nur ergreifen mußte, um Leiden zu lindern.

Ein Sklave gegen ein paar Pfefferkörner

Später zog sich durch die Geschichte eine blutige Spur von Eroberungsfeldzügen, Kriegen, Massakern, Besatzungsterror und Unterdrückung ganzer Völker, nur mit dem einen Ziel, die kostbaren Gewürze fremder Länder zu erbeuten und mit ihnen fantastische Gewinne zu erzielen. Auch Amerika wäre ohne die fieberhafte Jagd nach den Gewürzreichtümern kaum so rasch entdeckt worden.

Seltene Gewürze wurden Zahlungs-, Tausch- und Erpressungsmittel: Eine Handvoll Kardamom war soviel wert wie der Jahresverdienst eines Bauern, unzählige Sklaven wechselten für ein kleines Maß voll Pfefferkörner den Besitzer. Zeitweise wurde der Pfeffer mit schierem Gold aufgewogen, Korn für Korn. Und die Gewürzhändler, die ›Pfeffersäcke‹, lachten sich ins Fäustchen. Als schließlich der Handel auch in Europas Häfen blühte, nähte man sogar den Scheuermännern im Londoner Hafen die Taschen zu, damit sie von den Frachtern, die sie entluden, kein einziges kostbares Pfefferkörnchen verschwinden lassen konnten.

Die sanfte Klostermedizin

Neben all diesem Getöse um die goldverheißenden Gewürze gab es von Anfang an auch einen stillen, freundlich-frommen Umgang mit Kräutern – als ›sanfte Medizin‹. In den Urwäldern Europas fanden und nutzten die Nomaden der Völkerwanderung schon Dill, Majoran, Petersilie, Thymian und andere Kräuter für ihre Gesundheit – als Gaben guter Geister. Sehr früh nahmen sich dann die Missionare und die Klöster systematisch der Kräuterheilkunde an. Es entstanden große, wunderbare Heilkräutergärten. Mönche und Nonnen halfen mit ihrem Wissen jedem Kranken, der an die Klosterpforte klopfte. Und ganz gewiß ist das meiste, was heute publiziert wird als neueste Erkenntnis über die Kunst, mit Kräutern und Gewürzen zu kurieren (und zu kochen), schon einmal dagewesen.

Warum viele Hexen verbrannt wurden

Es ist auch ein offenes Geheimnis, daß viele der ›weisen Frauen‹, die früher das Wissen von den geheimnisvollen Kräften der Pflanzen hüteten, auf dem Scheiterhaufen sterben mußten, nur weil Männer nicht dulden wollten, daß diese Kunst des Heilens mit Kräutern ›Weibersache‹ sein und bleiben sollte. Viele mittelalterliche Hexenprotokolle geben Auskunft darüber.

Jede Stunde stirbt eine Pflanzenart

Als dann im 19. Jahrhundert die Chemie ihren Siegeszug antrat, bediente auch sie sich der Heilpflanzen, indem sie aus ihnen hochwirksame Stoffe isolierte. Heute macht allein der Wert von Medizinalkräutern, die aus Regenwäldern gewonnen werden, jährlich rund 40 Milliarden Dollar aus. Aber – seit Mitte der 80er Jahre stirbt auch jede Stunde mindestens eine Pflanzenart auf der Erde!

Die Experten unterscheiden zwischen

- der *Phytotherapie,* in der ganze pflanzliche Stoff*komplexe* verwendet werden, meist auf der Grundlage von uralten Erfahrungen (Erfahrungsmedizin) – dazu gehören auch unsere Heiltees und die Kräuter der ›Küchenapotheke‹, von denen gleich die Rede sein wird;
- und *der Phytopharmakologie,* in der genaue wissenschaftliche Untersuchungen gefragt sind, nach langjährigen klinischen Forschungen. Dabei wird meist mit *reinen Wirkstoffen* der Heilpflanzen gearbeitet, und da vollziehen sich hochkomplizierte Vorgänge in der Retorte, spielen sich enzymatische Prozesse ab, verändern sich Substanzen. Und dadurch haben solche Einzelstoffe oft völlig andere Wirkungen als jene Komplexe, welche die Natur schuf.

Bleiben wir also bei der *Phytotherapie.* Und erinnern wir uns an die Worte des Heilpflanzen-Experten Prof. Dr. Ludwig Maiwald (Universitätsklinik Würzburg), der sagte: »Die Heilpflanze kann nicht einfach Verpackungsmittel für ihre Inhaltsstoffe sein. Sie ist ein Lebewesen – wie der Mensch und das Tier.«

Inhaltsstoffe: Diese Pflanzen als Ganzes, wie wir sie in der Küche verwenden dürfen, sind je nach ihrer Familie sehr unterschiedlich reich an

Wirk- und Heilstoffen. Als da sind Gerbstoffe, Bitterstoffe, Chlorophyll, Saponine, Glykoside und sehr viele Mineralien und Vitamine, voran Vitamin C und Beta-Carotin.

Einen einzigartigen Reichtum aber haben die Pflanzen an ›ätherischen Ölen‹, einem komplexen Gemisch von chemischen Verbindungen, die hoch aromatisch sind, sich aber leicht verflüchtigen. An die 2000 (!) kennen die Experten schon. Besonders interessant sind die *Terpene.* Ihre Hauptaufgabe in der Natur ist es, z. B. als Lockstoffe für Insekten (zur Bestäubung) zu dienen, aber auch, Bakterien und Pilze zu bekämpfen, die der Pflanze schaden könnten. Viele dieser Pflanzen mit ihren ätherischen Ölen hat der Mensch sich im Lauf seiner langen Geschichte nutzbar gemacht.

Die Kraft der grünen Kräuter

Basilikum, Bohnenkraut, Borretsch, Brennessel, Brunnenkresse, Dill, Estragon, Gartenkresse, Kerbel, Majoran und Dost, Melisse, Petersilie, Pimpinelle oder Bibernelle, Portulak, Rosmarin, Salbei, Schnittlauch, Thymian, Ysop

---

Apotheke: Es gibt also ätherische Öle mit sehr unterschiedlicher Zusammensetzung, und ebenso unterschiedlich sind auch die Wirkungen der *grünen Kräuter aus der Küchenapotheke:*

- Sie regen Appetit, Bekömmlichkeit und Verdauung an;
- sie bringen die Säfte zum Fließen, die Darmperistaltik, die Galle, den Pankreas und die Drüsentätigkeit in Schwung;
- sie unterstützen die Atmung und den Kreislauf, wirken günstig gegen hohen Blutdruck und Arteriosklerose;
- sie lösen Schleim und Verkrampfungen;
- sie regen Niere und Blase an, schwemmen gestautes Wasser aus dem Körper;
- sie sind wertvoll für Einreibungen, z. B. bei rheumatischen und neuralgischen Schmerzen;
- sie normalisieren leichte nervöse Störungen, beruhigen, entspannen oder regen an;
- sie pflegen den Körper.

Den jahrhundertelangen Erfahrungen durch Ausprobieren und dem Weiterreichen der Rezepte und Ratschläge von Generation zu Generation folgten streng wissenschaftliche Forschungen. Schon Robert Koch untersuchte die Wirkung von ätherischen Ölen auf den Milzbranderreger. Heute gestehen freilich auch weltbekannte Forscher, daß unsere Meßmethoden immer noch viel zu grob sind, um zu messen, wie wirksam viele Pflanzen als *Ganzes* sind.

Doch einiges kann jeder erproben: Wenn man sich z. B. die Haut mit Thymianöl (Thymol) oder Salbeiöl einreibt, dann dringen die Stoffe fast sofort durch die Biomembranen. Das beste Zeichen dafür: Der typische Geruch dieser Öle macht sich im Atem ebenso bemerkbar wie im Harn. Was beweist, daß sie natürlich auch örtlich wirken können – etwa bei Erkältung auf die Bronchialsekretion!

Hoch wirksam sind manche Küchenkräuter auch als *natürliche Antibiotika:* Sie machen Bakterien, Pilze, ja sogar einige Viren unschädlich. Dr. A. Gerhard Winter aus Bonn entdeckte schon vor Jahrzehnten im Selbstversuch, daß nur 50 g Kressesalat, mit Salz und Öl angemacht, unmittelbar nach der Mahlzeit im Körper einen Wirkstoff zum Kreisen bringen, der ähnlich wie Penicillin gefährliche Bakterien abtötet. Der Professor stellte fest, daß schon drei Stunden nach Verzehr des Salats im Urin getötete Bakterien auftauchten und daß der Wirkstoff noch 70 bis 150 Stunden später den Test-Mikroben gefährlich wurde.

Ähnlich verblüffende Ergebnisse erzielten russische Biologen mit frischem Knoblauch, den sie mit Typhus- und Cholerabakterien zusammenbrachten. Die Schädlinge starben nach kurzer Zeit ab, und die keimtötende Kraft hielt sogar fünf bis sieben Tage an.

Auch Prof. Maiwald, den wir schon erwähnten, behandelte Patienten, deren schwere Pilzerkrankungen mit Antibiotika lange nicht in den Griff zu bekommen waren – erfolgreich mit Kapuzinerkresse!

Küchentips: Wer reichlich frische Kräuter und Gewürze in der Küche verwendet, tut sich und seinen Lieben viel Gutes an. Denn Kräuter

- ›bringen die Sonne in die Küche‹ – auch im tiefen Winter. Sie reichern die Speisen mit Chlorophyll, Vitaminen und Mineralien an.
- Sie machen das Essen feiner, runden den Geschmack ab, aromatisieren manches, was ein bißchen fade schmeckt (z. B. Zucchini, Chinakohl etc.).
- Sie helfen Salz sparen, wo salzarm gefragt ist.
- Viele Kräuter stehen heute das ganze Jahr über zur Verfügung, weil sie selbst im Winter auf dem Küchenfensterbrett prächtig gedeihen, voran Basilikum und der Schnittlauch im Topf. Außerdem gibt es sie in guter Qualität tiefgekühlt.
- *Frische* Kräuter sollten möglichst immer vom Tage sein. Sie dürfen erst unmittelbar vor dem Anrichten hergerichtet und auf Salate, Suppen, über Gemüse gestreut, in den Quark etc. gemischt werden. Zerkleinert werden sie mit einem sehr scharfen Messer *ohne Zähne* oder mit dem Wiegemesser. Wenn sie sofort verbraucht werden, bewährt sich auch eine kleine flotte ›Petersilienmühle‹.

- Mit wenigen Ausnahmen sollten Kräuter *nie mitgekocht werden* – sonst geht nicht nur viel Vitamin C verloren, sondern es verfliegen die ätherischen Öle in Null Komma nichts! Das Erhitzen zerstört auch jene Enzyme, die die antibakteriellen Senföle binden.
- Frische Küchenkräuter, wenn sie doch kurze Zeit aufgehoben werden sollen, steckt man im Frischhaltebeutel in den Kühlschrank.
- Ganz wichtig ist auch, daß Kräuter nie wahllos *durcheinander* gemischt werden. Sie müssen harmonisieren. Da ist Fantasie und Gespür der Küchenapotheker(innen) gefragt!

Die Natur läßt wachsen, was wir für die Gesundheit brauchen

Alte bayerische Bäuerinnen achten sorgsam darauf, ob und welches Kraut über Nacht unerwartet neu in ihrem Garten auftaucht. Denn sie haben von ihrer Mutter oder Großmutter gelernt, solche ›Zeichen‹ der Natur zu deuten. Sie glauben, nach vielen Erfahrungen, daran, daß gerade *dieses* Heilkraut gerade *jetzt* gebraucht wird – für einen Menschen im Haus ...

Tips für den Kräutergarten

- Alle drei bis vier Jahre die Kräuter verpflanzen.
- Petersilie immer an einen anderen Platz säen.
- Alle Kräuter bei zunehmendem Mond säen bzw. pflanzen.
- Salbei, Zitronenmelisse, Lavendel kann man als Stecklinge vermehren: im Frühjahr Triebspitzen in die Erde, an sonnengeschütztem Platz. Eine Folie als Verdunstungsschutz darüber.
- Basilikum und Bohnenkraut sind Mittelmeerpflanzen, sie brauchen viel Sonne. Und bitte ganz wenig gießen! – Basilikum ist eine Leibspeise der Schnecken. Besser bei drohender Gefahr durch die Nimmersatte, ihn in einen großen Topf zu pflanzen, wo diese nicht drankommen.
- Pimpinelle im Sommer zurückschneiden, so bilden sich wieder viele junge Blätter.
- Borretsch alle vier bis sechs Wochen aussäen, dann haben Sie immer zarte, junge Blättchen und viele Blüten.

Der Vier-Räuber-Essig

Bei der großen Pest in Toulouse, im Jahr 1630, gab es vier Männer, die in die Häuser von Todgeweihten eindrangen und diese mit Seelenruhe ausraubten. Sie schienen keinerlei Angst vor der Geißel Gottes zu haben. Als man sie gefangennahm, stellte man sie vor die Wahl: entweder der

Tod am Galgen oder das Rezept für jene geheimnisvolle Essenz, mit der sie sich vor ihren Raubzügen durch die Pesthäuser einrieben, um immun gegen Ansteckung zu sein. Im Stadtarchiv von Toulouse wurde diese Rezeptur später entdeckt: Es war ein Essig mit Auszügen von Goldrute, Salbei, Thymian, Lavendel, Rosmarin, Wermut und einigen anderen Kräutern. Heute weiß man, daß alle diese Pflanzen stark antibakteriell wirken. Die vier Diebe retteten seinerzeit nicht nur ihr eigenes, sondern das Leben von Tausenden anderer Menschen ...

DAS BASILIKUM: Manche Leute sind nach dem ›Königskraut‹ mit seinem einzigartigen pfeffrig-süßen Geschmack regelrecht süchtig – sie wollen Basilikum überall als Würze haben. Aber – wie immer – hier gilt das rechte Maß. Wer freilich zu Bauchweh jeder Art neigt, für den ist es die allerbeste Küchenmedizin!

Basilikum enthält reichlich ätherische Öle, u. a. Kampfer, dazu Gerbsäure und Saponine. Sie alle vermählen sich zu einem wunderbaren Aroma, das sogar die Parfümindustrie und die Schnupftabakhersteller nutzen. – Seit eh und je wird Basilikum gerühmt als magenstärkend und blähungswidrig. Rund ums Mittelmeer bereiten die Frauen Basilikumtee gegen Magenverstimmung, Bauchkrämpfe, Verstopfung, Darmstörungen, ›widrige Winde‹, aber auch zur Beruhigung gegen Nervosität, Angstzustände, Depressionen, Migräne und mit alledem zusammenhängende Schlaflosigkeit. Übrigens soll das Kraut auch das Denkvermögen steigern.

Basilikumtee: Eine hohle Handvoll frische (oder drei Finger voll getrocknete) Blätter in 1 Liter Wasser sekundenschnell aufkochen, abfiltern. Morgens, mittags und abends je eine Tasse trinken, evtl. mit etwas Zitronensaft und Honig.

In der Küche kennt alle Welt Basilikum (schon überstrapaziert) über Tomaten-, Mozzarella- und Zwiebelscheiben. ›Klassisch‹ ist es ein Hauptbestandteil im berühmten Genueser ›Pesto‹, jenem Kräutermix aus feingehacktem Knoblauch, Schafskäse, Pinienkernen und Olivenöl, den man zu breiten Nudeln oder Spaghetti ißt. Köstlich ist eine provençalische grüne Suppe aus kleinen grünen Böhnchen und Kartoffelstückchen, in die viel feingehacktes Basilikum mit Knofel und Olivenöl kommt.

DAS BOHNENKRAUT: Obwohl ein deutscher Sterne-Küchenmeister es unablässig als Potenzkraut erster Güte preist, findet sich in der seriösen Literatur (außer bei Maurice Messegué) kein Sterbenswörtchen darüber. Doch das Bohnenkraut – bei uns etwas verkannt – hat genug wertvolle Eigenschaften: Gerbstoffe, Bitterstoffe und viele ätherische Öle, voran das Thymol – sie alle wirken antibakteriell bei Darmkatarrh und Durchfällen, aber auch allgemein gegen Fäulnisgärung im Darm. Hildegard von Bingen empfahl es, »weil es den kranken Menschen nicht beißt, sondern gesund macht«. In England ist Bohnenkraut bis heute ein Star zur Unterstützung von Schlankheitskuren. – Bei Erschöpfungs- und Schwächezuständen soll ein kräftiger Aufguß im Badewasser sehr guttun, ganz besonders Keuchhusten-Kindern.

Bei *unreiner* Haut wird empfohlen: ein Eßlöffel Bohnenkraut mit 1/4 Liter kochendem Wasser übergießen, fünf Minuten ziehen lassen, abseihen. Kompressen mit diesem *Tee* tränken und aufs Gesicht legen.

In der Küche ›entschärft‹ Bohnenkraut alle dicken Bohnen und Erbsen. Es paßt vorzüglich zu Hammel- und Schweinefleisch, zu Bratkartoffeln und Seefisch und gibt auch vielen hellen Sößchen ihr besonderes Aroma. – Ältere Leute, die schwerer verdauen, sollten es ruhig reichlich verwenden.

DER BORRETSCH mit seinen leuchtenden himmelblauen Sternblüten sollte schon deshalb in jedem Garten wachsen (und ruhig ein bißchen wuchern), weil er eine ›Bienenweide‹ ist. – Das borstig-rauhe Blattgewächs gilt seit alters her als Heilpflanze, die Herz *und* Seele guttut. Ärzte im späten Mittelalter empfahlen »in der Melancholey zur Aufweckung der Lebensgeister« den Borretsch, in der Brühe gesotten. Er galt als Mut- und Fröhlichmacher.

Neben ätherischen Ölen, etlichen Mineralien, Saponinen, Schleim- und Gerbstoffen, Flavonen und reichlich Kalium und Kalzium enthält Borretsch vor allem *Kieselsäure,* die in den Borstenhaaren eingelagert ist. Der Kieselsäure wird nachgesagt, daß sie nicht nur den Stoffwechsel und die Hormonproduktion anregt, sondern über das zentrale Nervensystem und das Gehirn die Sinne schärft und auf die Stimmung ausgleichend wirkt – auch bei Depressionen, zumal im Klimakterium.

Borretsch gilt auch als entzündungshemmend, seine Wirkstoffe sollen sogar die Wundheilung fördern, wenn man die Blätter erst in heißes Wasser taucht und dann auflegt. Ein Aufguß, als Kompresse aufgelegt, ist für müde Augen erholsam. (In alten Pflanzenbüchern heißt Borretsch ›Augenzier‹.)

Für die Küche gilt: Je *kleiner* die Blättchen, desto besser schmecken sie! Für frischen Gurkensalat werden sie in ganz feine Streifen geschnitten. Wer einmal die verdutzten Gesichter seiner Gäste gesehen hat, wenn ein großer Salat auf den Tisch kam – reichlich bestreut mit *Borretschblüten,* der wird sich und ihnen dieses gesunde Vergnügen immer wieder bereiten!

DIE BRENNESSEL: Jede Nonna (Oma) in Italien, die etwas auf sich hält, bereitet ihren Lieben im späten Frühjahr eine ›pasta verde‹, sprich grüne Nudeln mit feingehackten Brennesselblättern. Sie pflückt sie natürlich mit Handschuhen, wäscht sie heiß, kocht sie kurz auf. Dann verlieren sie ihr Brennen und sind nur noch gebündelte Energie – wertvoll wie kaum ein anderes ›Un‹-Kraut.

Brennesseln sind besonders chlorophyllhaltig und so voller Vitamine, Mineralien und Enzyme, Bitter- und Gerbstoffe wie wenig andere Heilpflanzen. Sie sind auf ideale Weise das, was der Volksmund ›Blutreiniger‹ nennt. Auch Bayerns König Ludwig I. und seine Familie tranken im Frühjahr täglich ein Gläschen frischen Brennesselsaft zur Kur. Die Blätter enthalten zweimal soviel Eisen und fünfmal soviel Kalzium und sogar sechsmal soviel Vitamin C wie Spinat.

Längst ist die Brennessel anerkannt als Heilpflanze für Rheumatiker, Arthritiker und Gichtkranke. Blutarmen hilft ihr Eisengehalt auf die Sprünge, bei Nasenbluten soll ein kleiner, in frischen Brennesselsaft getauchter Tampon rasch wirken. Brennesseltinktur (Apotheke) gilt als Kopfhaut-Medizin. Der Tee ist harntreibend, dient also zur Entwässerung, und ist auch heilsam für die Prostata – sogar das Bundesgesundheitsamt bestätigt die ›diuretische Wirkung‹.

Für Brennessel-*Spinat* werden die jungen Blattschößlinge überbrüht oder kurz gekocht und grob gehackt. Dann gibt man in Butter geschmälzte Zwiebeln und etwas frischen Knoblauch dazu und schmeckt mit Kelp oder Meersalz und etwas Rahm ab.

DIE BRUNNENKRESSE: Wenn die Vorfrühlingssonne am Himmel steigt und die Schneeschmelze die Berghänge hinaufwandert, sollten Sie Ihre Gummistiefel anziehen und an *sauberen* Bächen nach der saftigen, tiefgrünen Brunnenkresse ausspähen. Sie ist ein Gottesgeschenk für jede Frühjahrskur! Wenn sie aber erst blüht, ab Mai, sollten Sie die Brunnenkresse sich selbst überlassen, weil sie dann die Nieren reizen kann.

Als Kreuzblütler hat sie mit ihrer Verwandtschaft (Rettich, Meerrettich usw.) die hochwirksamen Senföle gemeinsam, die den Darm auf Vordermann bringen und das Immunsystem stärken. Neben Bitter- und Gerbstoffen und den Vitaminen Carotin, C und D enthält sie viele seltene Mineralien, die ihr den spezifisch scharf-bitteren Geschmack geben, wie Schwefel, Eisen und besonders viel Jod. Weshalb die Volksmedizin im Voralpenland immer schon Brunnenkresse als Anti-Kropf-Medizin kennt. Die grünen Frühlingsblättchen – gehackt aufs Butterbrot, in den Quark oder zum Kartoffelsalat – stärken den Magen, verbessern Verdauung und Stoffwechsel, regen Galle, Leber, Nieren an, sind sehr harntreibend. Sie sollen erstaunlich günstig wirken bei Blutarmut und Arteriosklerose, werden von Kennern auch zur Kur gegen verschleimte Lungen, chronische Bronchitis, Rheuma, Grieß- und Steinleiden sowie Hautausschläge empfohlen.

Eine Handvoll frische Blätter als *Tee,* mit ¼ Liter Wasser überbrüht, kann – morgens nüchtern getrunken – den trägen Darm in Schwung bringen und zu einer klaren Haut verhelfen. Der frischgepreßte *Saft* wird auch direkt auf Pickel und Unreinheiten getupft. Sogar gegen Altersflekken ist er manchmal erfolgreich: mit Honig vermischen, eine Stunde einwirken lassen.

DER DILL: So fein das uralte Würz- und Heilkraut ist (das schon in ägyptischen Papyri erwähnt wurde, als Mittel gegen Kopfschmerzen), so wertvoll ist es: Mit 7% Mineralstoffen und dabei rund 5% Kalium, außerdem Phosphor, Kalzium und Schwefel hält Dill einen Spitzenrekord. Seine ätherischen Öle, u. a. Carvon, Apiol und das Myristicin, das wir auch aus der Muskatnuß kennen, sind in der ganzen Pflanze, besonders aber im Samen enthalten.

Die Naturheilkunde verwendet seit eh und je Dillsamen, in halb Wasser, halb Wein gekocht, als beste Arznei gegen Leibschmerzen und Blähungen und zum Anregen des Harnflusses. Stillende Frauen trinken seit ältester Zeit Dilltee zur Steigerung der Milchproduktion. Man sagt, daß Dill ›innerlich desinfiziert‹ bei Magen-Darm-Infektionen, daß er gut ist für Leber und Galle, eine verkrampfte Darmmuskulatur entspannt, den nervösen Magen und die Atmung beruhigt. Nur für die Nieren soll er im Dauergebrauch nicht so günstig sein.

In Rußland wird Dill heute offiziell medizinisch als *›Herzkraut‹* eingesetzt – gegen Angina pectoris, Stenokardien (Herzbeklemmungen) und Bluthochdruck. Sein ätherisches Öl Anethol wirkt beruhigend. Wahrscheinlich gilt Dill deshalb schon lange als gutes Nervenmittel und Geheimtip bei harmloseren Schlafstörungen. Also – vor allem abends essen.

Merke: Dill nie mitkochen – immer im letzten Moment auf und in die Speisen tun, ob Quark, Rohkost, grünen und Gurkensalat, helle Soßen oder auch, ganz fein, in den Krabbensalat oder die Füllung von Avocados. – Übrigens vertreibt Dill, roh gekaut, Knoblauch-›Düfte‹ im Atem ...

DER ESTRAGON: Der Name – von ›drago‹ (= Drachen) – abgeleitet, sagt schon alles über die Herrschaftsansprüche des eigenartig-kräftigen Gewürzkrauts. Es duldet keine anderen Kräuter neben sich und wird am besten ›solo‹ gebraucht. – Weil Estragon so herzhaft-würzig ist, kann er empfindlichen Menschen in manchen Speisen Salz und Pfeffer gleichzeitig ersetzen. Seine Inhaltsstoffe wirken appetitanregend und magenstärkend. Sie sollen aber auch Ängstlichen, Rekonvaleszenten und Depressiven neuen Lebensmut geben.

Estragontee (ein gehäufter Eßlöffel frisches, gehacktes Kraut mit ½ Liter kochendem Wasser übergießen, zehn Minuten zugedeckt ziehen lassen, abseihen) wirkt entstauend, entwässernd und gallenanregend, ist gut für Rheumatiker und Gichtkranke, aber auch gegen Menstruationsbeschwerden. Mädchen und Frauen während der Monatsregel sollen reichlich frischen Estragon essen.

In der Küche paßt Estragon besonders gut zu Lamm. – Trocknen soll man ihn nie – dann schmeckt er wie Heu.

DIE GARTENKRESSE: Die bescheidene Verwandte der kräftigen, hochwirksamen Brunnenkresse ist in allem ›eine Nummer kleiner‹ – aber als natürliches Antibiotikum sehr wirksam. Siehe den Selbstversuch von Dr. Winter am Anfang dieses Kapitels (und siehe auch Abschnitt ›Keime und Sprossen‹).

Merke: *Kresse als Medizin* wirkt am besten *frühmorgens,* gleich nach dem Aufstehen: Einige Wochen lang täglich ein Glas Kresse, im Mixer mit Orangen- oder Apfelsaft vermischt und gleich getrunken, das bringt Kreislauf, Leberarbeit, Hautdurchblutung, Niere und Blase in Schwung, wirkt tonisierend, aktiviert die Spannkraft des ganzen Körpers. – Eine hohle Handvoll Kresse, dazu ein Löffelchen Meerrettich, gehackte Zwiebeln, Senf und eine Zehe Knoblauch, das alles in einer großen Tasse Bouillon, löst die hartnäckige Verschleimung der Bronchien (nach Dr. Walther Zimmermann).

DER KERBEL: Das lieblich duftende ›Kräutl‹ ist in Altbayern ein Muß in der Gründonnerstagssuppe, um fürs kommende Jahr Gesundheit und Wohlstand heraufzubeschwören. Kerbel eignet sich sehr gut zur Maikur gegen Frühjahrsmüdigkeit. Aber dann sollte er mindestens ein bis zwei Wochen lang täglich gegessen werden. – Der römische Schriftsteller Plinius behauptete, daß Kerbel »dem durch Beischlaf erschöpften Körper wieder aufhilft und bereits schlaffe Greise zur Begattung anstachelt«. Wissenschaftliche Beweise für *diese* Wirkkraft gibt es keine.

Kerbel enthält aber einen Stoff, der das Blut verdünnt, deshalb wird er Menschen empfohlen, die zu Krampfadern, Thrombosen etc. neigen. Auch der ›kleine Doktor‹ Vogel berichtet, daß im Kanton Bern fast jede Frau die wohltuende Wirkung von Kerbel kennt, wenn die Periode nicht richtig fließen will.

In der Küche sollte gehackter Kerbel höchstens sekundenlang in Suppen oder Soßen mitgeköchelt werden, um sein bittersüßes Aroma und seine wertvollen Inhaltsstoffe voll zu erhalten.

MAJORAN** und **DOST: Zwei engverwandte Mittelmeerpflanzen voller Duft, Sonne und Würzkraft, von denen es immer schon heißt, daß sie gegen Liebeskummer helfen und die Manneskraft stärken. Vermutlich funktioniert das auch oft – ganz einfach, weil die sehr charakteristischen Öle der Kräuter die Nerven stärken. Auf dem Land wurde Majoran gern in die Brautkränze geflochten, um als ›Kräutlein der Versöhnung‹ jeden Ehestreit a priori abzuwehren ...

Majoran und Oregano (Dost) werden seit Urgroßmamas Zeiten für nervenstärkende Bäder und gegen Schlafstörungen benutzt. Der *Tee* vom Kraut (15 g auf 1 Liter Wasser, überbrühen, zehn Minuten zugedeckt ziehen lassen, abseihen) wird sehr empfohlen, wenn ein Schnupfen im Anmarsch ist, aber auch für Kopfdämpfe. Bei geschwollenen, müden Füßen erfrischt ein Fußbad mit diesem Sud. Bei Bronchitis und Raucherhusten (und Asthma) kann der Tee, mit etwas Zitrone und Honig, das Abhusten erleichtern. Majoranöl und -salbe (Apotheke) werden gern zum Einreiben bei Gicht und Rheuma verwendet. Wenn Babys unter Bauchkoliken leiden, können diese Mittel Erlösung bringen.

Weil sie nachweislich die *Fettverdauung* erleichtern, kamen die Gewürze schon sehr früh in die Wurst und wurden Hammel-, Schweine-, Gänsebraten, aber auch Hülsenfrüchten beigegeben. In der rustikalen Kartoffelsuppe sollten Majoran oder Oregano ebenso wenig fehlen wie in der Spaghettisoße.

DIE MELISSE: Hildegard von Bingen schrieb, daß man gern lacht, wenn man sie ißt, weil sie »das Herz freudig anregt und erfrischt«. Heute hat es diese schöne, unkomplizierte Pflanze sogar vom Bundesgesundheitsamt schriftlich, daß sie vielerlei Heilwirkung besitzt.

Sie enthält Bitter- und Gerbstoffe, aber vor allem das ätherische Melissenöl mit vielen wertvollen Einzelsubstanzen, die teils blumig, teils zitronenartig duften, außerdem Rosmarinsäure und Phenol-Carbonsäuren, die keimtötende Eigenschaften haben. Laut Prof. Dr. Günter Willuhn, Uni Düsseldorf, finden sich allein im ›Melissengeist‹ über 100 Terpenoide. Drei bevorzugte Anwendungsgebiete nennt Prof. Dr. R. F. Weiß: »Das nervöse Herz, der nervöse Magen und die Einschlafstörungen – etwa durch Herzklopfen oder Herzunruhe.«

Die Melisse wirkt krampflösend und beruhigend auf die Nerven, sie wird seit langem bei allen Zuständen eingesetzt, die man unter ›Neurasthenie‹ zusammenfaßt, wie Rastlosigkeit, Herzjagen, nervösen Kopfschmerzen. Sie schafft häufig Erleichterung bei Migräne und gehört zu den besten biologischen Einschlafhilfen, oft in Kombination mit Hopfen oder Baldrian. Manche Fachleute schwören darauf, daß sie auch das Gedächtnis stärkt.

Melissentee: Eine kleine Handvoll frischer Blätter oder zwei Teelöffel getrocknete Droge (Apotheke) mit ¼ Liter Wasser (das *kurz vor* dem Kochen ist!), übergießen, *zugedeckt* zehn Minuten ziehen lassen, abseihen, evtl. etwas Honig dazu. Der Tee hilft auch bei Hautunreinheiten und oft sogar gegen Herpesbläschen (aufgetupft) – gegen die es übrigens auch eine Melissensalbe gibt.

In der Küche paßt die Melisse zu vielen Salatsoßen, zur grünen Diät-Mayonnaise, zu Eiern, in den Quark und in den Dinkel-Kräuter-Pfannkuchen.

Köstlich sind Melissenblätter in Sommerbowlen und Longdrinks mit Fruchtsäften. Auf solchen Partys kommt bestimmt kein Streit auf!

DIE PETERSILIE »hilft dem Mann aufs Pferd«, sagt der Volksmund. Diese grüne Energie- und Vitalitätsquelle wurde schon in alten Zeiten von Männern bevorzugt, die ihrer Männlichkeit auf die Sprünge helfen wollten. Im alten Rom gab man sie den Gladiatoren vor dem Kampf – man behauptete, sie würde nicht nur ihren Mut, sondern auch das Volumen des Bizepmuskels verdoppeln. In heidnischen Zeiten galt Petersilie als magische Pflanze, die den Tod abwehrte und mit der man Geister bannen konnte.

20 g (= ein Eßlöffel) gehackte Petersilie decken schon zwei Drittel des Tagesbedarfs an Vitamin C, außerdem ist sie ein Tresor an B-Vitaminen und Mineralien. So steht sie mit 1000 mg herzfreundlichem Kalium in 100 g unter allen Gemüsen einsam an der Spitze. Das ganze Kraut schenkt uns noch Bioflavone, die als gefäßabdichtend, entzündungswidrig und antiallergisch gelten, sowie Stoffe mit natürlichen östrogenartigen Eigenschaften. Doch sie alle verschwinden meist beim Kochen.

In der Küchenmedizin gilt Petersilie als ideal zum ›Säubern und Klären‹ von innen und außen, als Heilmittel gegen Blutarmut, Blasen- und Prostataschwäche und Nierenleiden, auch zur Reinigung der Leber. Ihre Wirkstoffe fördern die Durchblutung der Lungen-, Magen- und Darmgewebe und feuern den Stoffwechsel an. Sie greifen überall dort ein, wo die Sekretion darniederliegt. Weil sie alle Ausscheidungsorgane, die Haut eingeschlossen, unterstützen, können die Öle der Petersilie hilfreich sein bei Harnstau, Rheuma, Gicht, Ekzemen, Periodenproblemen, Gelbsucht, Zellulitis. Da sie keimtötend wirken, nützen sie auch bei Haut- und Schleimhautinfektionen und schlechtheilenden Wunden.

Petersiliensamen, in Maßen angewendet, sind ein ausgezeichnetes Diuretikum. *Der Tee* aus Samen wird nicht gekocht, sondern nur überbrüht: ein Teelöffel auf drei Gläser Wasser, zugedeckt ziehen lassen, über den Tag verteilt trinken. Doch Vorsicht: Früher haben verzweifelte Frauen, die mit *hohen* Dosen der apiolhaltigen Samen eine Abtreibung versuchten, häufig schwere Nervenschäden und Lähmungen erlitten!

Sehr beliebt ist hierzulande der *Herzwein der hl. Hildegard:* Dazu werden zehn bis zwölf große Petersilienstengel in 1 Liter Rot- oder Weißwein und zwei Eßlöffel Weinessig gut zehn Minuten gekocht. Dann gibt man zwischen 150 und 250 g Honig dazu und läßt noch mal fünf Minuten ziehen (nicht mehr kochen). Abseihen, in Flaschen füllen, bald verbrauchen. Alte Menschen sollten morgens und mittags ein Stamperl trinken.

DIE PIMPINELLE, BIBERNELLE: »Eßt Bibernell! Eßt Bibernell! Dann sterbet ihr nicht so schnell!« So mahnt ein alter Spruch. Die ganz besondere Wirkstoffkombination dieser Pflanze regt die Gallen-, Leber- und Nierentätigkeit an und den Harnstoffwechsel, aber auch allgemein die Verdauung. Sie wirkt auf alle Organflächen, die Schleim bilden, und treibt Blasen- und Nierengrieß aus.

Die Pimpinellenwurzel ist ganz besonders wohltuend bei allen Erkältungskrankheiten und Schleimhautentzündungen wie Asthma, Bronchitis, Angina. Dazu der gute Pfarrer Künzle: »Bibernell ist gewalttätig wie ein Riese und verjagt verhockte und eiternde Stoffe aus Kehlkopf, Lunge, Magen, Gedärmen, heilt Heiserkeit in einer Stunde (in Wein gesotten, gegurgelt und getrunken) und ist daher für Redner unschätzbar.« Unsere Politiker sollten sich das merken – Pimpinellwurzel gibt es in jeder guten Apotheke!

Zur ›inneren Reinigung‹ setzt man zwei gehäufte Teelöffel der Wurzel-Droge mit ½ Liter kaltem Wasser (oder Wein) an, bringt das ganz langsam zum Siedepunkt, läßt eine Minute köcheln, seiht ab, trinkt dreimal täglich eine Tasse, mit etwas Honig.

In der Küche entfaltet die herzhafte Pimpinelle ihr Aroma besonders gut in Weinessig, also läßt man sie einige Minuten *vor* dem Salatanmachen darin ziehen.

DER PORTULAK, auch ›Bürzelkraut‹ oder ›Postelein‹, ist bei uns urplötzlich in kulinarischen In-Lokalen aufgetaucht, als besondere Delikatesse. In Zukunft dürfen die Sterne-Köche ihren Kunden aus den oberen Manager-Etagen auch dies noch anpreisen: Portulak ist nach neuesten wissenschaftlichen Untersuchungen eine hochgradige *Herzschutz-Medizin,* putzt die Arterien aus und wirkt der ›Verkalkung‹ entgegen. Das werden die gestreßten Bosse gern hören!

Neben reichlich Vitaminen und Mineralstoffen, die auch für den angenehm säuerlich-salzigen Geschmack verantwortlich sind, wurde kürzlich im Portulak in auffallend großen Mengen jene ›Omega-3-Säure‹ entdeckt, die sich sonst vorwiegend im Fischöl findet. Und dieses gilt ja schon lange als hervorragender Lipid-(Fett-)Senker und soll obendrein die Zusammenklumpung der Thrombozyten, der Blutplättchen, verhindern.

Zwar enthält Portulak wesentlich weniger von dieser Fettsäure als Fischöle, aber die Pflanze hat den Vorteil, daß sie völlig *frei ist von Cholesterin.* 100 g Fischöl dagegen enthalten 500 bis 700 mg Cholesterin, und das ist schon weit mehr, als uns pro Tag insgesamt zugestanden werden. Und weil Portulak in südlichen Ländern in großen Mengen angebaut werden könnte, ist es möglich, daß er künftig eine echte Alternative zum Fischöl wird (nach ›Selecta‹).

In der Küche passen die kleinen fleischigen Blättchen köstlich zu Salaten, Rohkostplatten und aufs Quarkbrot, besonders gut auch kurz geschmort – wie Babyspinat.

DER ROSMARIN: ›Ros Maris‹ – ›Tau des Meeres‹ – so besangen die Menschen am Mittelmeer seit alten Zeiten die duftende Pflanze mit ihren ölschweren Nadelblättern. Seit den Pharaonen schon ist Rosmarin eine Kultpflanze, die den Lebenden Glück und den Toten Frieden schenken soll. Heute trägt man oft auf dem Land noch ein Zweiglein – nicht nur bei Begräbnissen, sondern auch zu Hochzeiten und Taufen, zur Beschwörung von Gesundheit, Liebesglück und Fruchtbarkeit.

Die berühmteste ›Rosmarin-Braut‹ war Elisabeth, Königin von Ungarn: Der Legende nach hatte ihr ein Engel das Rezept für ein Verjüngungselixier aus Rosmarin zugeflüstert. Elisabeth verjüngte und verschönte sich in kurzer Zeit (so die Legende) derart, daß ihr Angehimmelter, der König von Polen, in heißer Liebe zu ihr entbrannte und sie heiratete. Die Königin war damals immerhin 72 Jahre alt und gebrechlich, und der König hätte ihr Sohn sein können ...

Hauptwirkstoff ist ein ätherisches Öl, das den ›Rosmarin-Kampfer‹ enthält, ferner Bitter- und Gerbstoffe, Saponine und Flavonide, die antioxidativ wirken – deshalb verbessert Rosmarin die Haltbarkeit von Nahrungsmitteln. Prof. Dr. Weiß rät, ihn »besonders asthenischen jungen Menschen zu geben, die immer blaß aussehen und leicht körperlich versagen, ohne daß wir am Kreislauf organisch etwas finden«. Wie auch Pfarrer Kneipp empfiehlt Prof. Weiß den Rosmarin außerdem älteren Menschen mit Schwächezuständen des Kreislaufs, z. B. nach anstrengenden Krankheiten, nach Grippe oder Lungenentzündung.

Rosmarin wirkt appetitanregend und verdauungsfördernd, entblähend und antiseptisch, regt den Gallenfluß an und hilft entwässern. Der Volksmund sagt: »Rosmarin bringt die Liebe zum Blüh'n.« Tatsächlich greift er ins hormonelle Geschehen ein, regt die Eierstöcke an und macht auch müde Männer munter. Rosmarinbäder können Männlein wie Weiblein kräftig aktivieren. Aber bitte nur morgens nehmen. Abends können sie den Schlaf rauben!

Für ein Gericht genügen ein paar Nadeln oder ein frisches Zweiglein – in Italien gibt es kein Brathühnchen ohne den Rosmarinzweig im Bauch!

DER SALBEI – eine unserer ältesten Heilpflanzen – ist Retter in mancher Not. ›Salvare‹ heißt ebenso ›retten‹ wie ›heilen‹. Die Weisen der legendären Schule von Salerno schrieben ums Jahr 1000 n. Chr.: »Wie kann sterben ein Mensch, dem Salbei sprießet im Garten?« In vielen Untersuchungen erwiesen sich Stoffe aus dem Salbei als entzündungshemmend, bakterien- und pilztötend. Salbei fördert die (Fett-)Verdauung und den

Stoffwechsel, wirkt im Magen-Darm-Bereich krampflösend und reinigend.

Eine seiner wichtigsten Eigenschaften: Er hemmt übermäßige Schweißsekretion, ist also geradezu erlösend bei nervösen Störungen, die mit Schwindel, Zittern, Atemlosigkeit und plötzlichen ›Wallungen‹ einhergehen, wie sie oft Frauen in den Wechseljahren erleben. Für den *Salbeitee* werden zwei bis drei Eßlöffel Droge mit 1 Liter Wasser übergossen, langsam aufgekocht, abgeseiht und mit Honig gesüßt. Man trinkt den Tee im Lauf des Tages, besonders aber vor dem Schlafengehen. Wer sehr stark schwitzt, kann sich mit diesem Tee auch unter den Armen waschen.

Für Erschöpfte, Kopfarbeiter, Schüler, Studenten mit Prüfungsangst und alle Gestreßten kann dies *Elixier* hilfreich sein: 80 g Salbei-Droge in 1 Liter gutem Rotwein eine Woche lang ziehen lassen, durch ein Sieb gießen. *Vor* den Mahlzeiten zwei- bis dreimal täglich einen Eßlöffel voll nehmen. – In der indischen Medizin glaubt man, daß Salbei eine besondere Kraft hat, den Geist von störenden Emotionen zu befreien und Ruhe und Klarheit zu fördern. Und natürlich: Kaum ein Mundwasser ohne Salbei, oft in der Mischung mit Thymian. Unzählige plötzlich von Zahnweh Geplagte haben sich schon ein Salbeiblatt zwischen Wange und Zahnfleisch gesteckt – oft mit Erfolg.

In der Küche sollten Sie mal probieren: frische Salbeiblättchen, in Teig fix und knusprig herausgebacken …

DER SCHNITTLAUCH gehört zur wunderbaren und wundersamen Familie der Liliengewächse, wie Zwiebel, Knoblauch und Lauch, über die im Abschnitt ›Gemüse‹ ausführlich berichtet wird. Er enthält reichlich Senföle und Saponine, Mineralien und viel Vitamin C. Man sollte ihn nicht tiefgekühlt aufbewahren, weil seine Öle sich rasch verflüchtigen und weil es Schnittlauchtöpfe heute das ganze Jahr über fürs Küchenfensterbankerl gibt.

Kaiser Nero soll regelmäßig Schnittlauch mit Olivenöl gegessen haben, um eine wohlklingende, geschmeidige Stimme zu bekommen. Tatsächlich üben die Senföle eine sehr positive Wirkung auf die Schleimhäute der Atemwege und sicher auch auf die Stimmbänder aus.

Schnittlauch wirkt innerlich desinfizierend, harntreibend und fördert die Verdauung. Er sollte täglich in der Küche verwendet werden, ist in der Suppe mindestens so wichtig wie das Salz und auch in größeren Mengen allemal gesünder. Aber: Er sollte *niemals gekocht werden.* Der Sauerrahm mit Schnittlauch zu gebackenen Folien-Kartoffeln ist eine Schlemmerei!

DER THYMIAN (WELSCHER QUENDEL) ist eine Gewürz- und Heilpflanze von hohem Wert. Die Tiere wissen über sie offenbar vieles:

Ameisen bauen auf ihren Hügeln Thymian an, um sich vor Krankheitserregern zu schützen! Schon früh hatten auch die Menschen herausbekommen, daß diese Pflanze desinfizierend, antibakteriell wirkt und Schimmelbildung und Fäulnis verhindert. Deshalb räucherten die alten Griechen ihr Fleisch mit Thymian, würzten und konservierten ihren Käse und ihre Getränke mit dem balsamisch-süßlichen Kraut, das auch der Gesundheit so guttat – und die neuen Griechen tun es immer noch.

Mit einem ganzen Komplex von wertvollen Substanzen, voran dem Thymol, sind der Garten-Thymian und der Wilde Quendel (dieser noch intensiver) wertvoll zur Vorbeugung gegen Erkältungen, Halsentzündungen, Grippe etc. (Mit Tee gurgeln, Thymianbonbons etc.)

Bei allen entzündlichen Zuständen in Hals, Bronchien und Lunge wirkt Thymian wohltuend-lösend und krampfstillend – zumal bei Keuchhusten-Kindern –, weshalb Pfarrer Kneipp ihn »den Schutzgeist der Mütter« nannte. Bei fettem Essen hilft er verdauen, beruhigt die Magennerven von nervösen Menschen. Er entbläht (stärkt auch das Herz) und kräftigt das gesamte Darmsystem, ist deshalb besonders wichtig für alte Leute. Ein *Kräuterkissen,* mit Thymian gefüllt, entspannt und fördert den Schlaf, kann darüber hinaus bei Kopfweh und Migräne Linderung schaffen.

Thymiantee: Zwei gehäufte Teelöffel auf ½ Liter Wasser, zum Kochen bringen, wegstellen, fünf Minuten ziehen lassen, abseihen, mit Honig dreimal täglich gut warm trinken. Weil Thymian die Drüsensekretion anregt, ist er in der Regel auch wohltuend für *die Psyche.* Hildegard von Bingen empfahl dem, »der ein leeres Hirn hat«, einen *Quendelpfannkuchen* zu backen oder ganz einfache, trockene *Kekse:* Dazu knetet man drei Eßlöffel Dinkelmehl und einen Teelöffel Quendelpulver mit Wasser zum Teig, walzt aus und backt kleine Plätzchen.

Wer Thymian im Garten hat, sollte ihn kurz vor der Blüte ernten, dann ist er besonders aromatisch. Und zwar mittags, wenn die Sonne am höchsten steht!

DER YSOP – bei uns als Küchenkraut leider viel zuwenig bekannt, wurde in der Antike bereits zu religiösen Zeremonien verwendet; er galt als spirituelles Kraut und als Symbol der ›inneren und äußeren Reinigung‹. »Besprenge mich mit Ysop, daß ich rein werde«, steht in den Psalmen der Bibel.

Schon früh entdeckten die Perser, daß sich Infektionen großer Wunden bei Soldaten mit Ysopblättern verhindern ließen und daß deren Wirkstoffe den Heilungsprozeß beschleunigten. Moderne Forscher stellten fest, daß ein Pilz, der auf Ysopblättern wächst, Penicillin produziert.

Ysop regt den Appetit und den Gallenfluß an, er gilt als Magentonikum, ist Bestandteil von vielen Magenlikören. Er wirkt anregend auf die

Drüsen des gesamten Verdauungstrakts. Zur Zeit wird untersucht, ob das Kraut zur Senkung des Cholesterinspiegels beiträgt.

In der Küche soll Ysop *nie ganz roh* verwendet, aber immer nur *kurz* mitgekocht oder mitgebraten werden. Die herzhaften, etwas bitteren Blätter geben fein gehackt vielen Braten, Fischen und etwas ›schweren‹ Eintöpfen eine besondere Note.

Erfrischender Kräuterdrink

Pro Person ¼ Liter gut gekühlte Buttermilch, Kefir oder Joghurt, 2 bis 3 Eßlöffel feingemischte grüne Kräuter, 1 Eßlöffel Zitronensaft, je 1 Prise Salz und Zucker, nach Geschmack etwas Cayenne. Alles zusammen kurz in den Mixer. Mit ein paar Blättchen Kerbel oder Zitronenmelisse servieren.

Antibiotika-Suppe
(für 4 Personen)

Rechnen Sie pro Person rund 150 g Grünes (z. B. große Büschel glatte Petersilie, Gemüsezwiebeln, 1 kleinen Lauch, einige Hände voll Kresse, Kerbel, Spinat- oder Löwenzahnblätter), dazu insgesamt mindestens 2 Knoblauchzehen, auch etliche Brokkoliröschen, ferner 1 Tasse (6 Stunden vorher eingeweichte) geschälte Sonnenblumenkerne. – Geben Sie alles mit etwas Wasser in den Mixer, pürieren Sie, füllen Sie mit Wasser zu 4 Suppentellern auf. Schmecken Sie mit Tamari oder Kelp ab, geben Sie 1 Eßlöffel Senfkörner und 1 Prise Cayennepfeffer dazu. Erwärmen Sie die Suppe – nicht kochen! – auf Tischtemperatur.

Schneiden Sie eine Avocado in kleine Würfel, streuen Sie diese vor dem Servieren mit feingeringelten Frühlingszwiebeln oder Schnittlauch auf die Teller.

Hufelands Frühjahrskur

Der berühmte Arzt und Philosoph Christoph Wilhelm Hufeland verordnete seinen Patienten und Freunden – wie dem Geheimrat von Goethe und dem Naturforscher Alexander von Humboldt – eine *Suppe zur Frühjahrskur* aus folgenden Kräutern: Brunnenkresse, Gartenkresse, Sauerampfer, Brennessel, Portulak und Kerbel, ferner Schafgarbe, Gundelrebe, Kleiner Wiesenknopf, Tripmadam und Gänseblümchen. Zu dieser

Maisuppe für 4 Personen ...

...gehören 250 g junge Maikräuter, 1 sehr kleingehackte oder geriebene Gemüsezwiebel, 1 Knoblauchzehe, feinst gewürfelt, 50 g Butter, 30 g (Vollkorn-)Mehl, ½ Liter Gemüsebrühe oder Hühnerbouillon, Salz oder Kelp, ¼ Liter Rahm. Zwiebel und Knoblauch in der Butter glasig dünsten, mit dem Mehl bestäuben, mit der Hälfte der Bouillon und der Sahne unter Rühren auffüllen, 5 Minuten köcheln lassen. Inzwischen die Kräuter mit der anderen Hälfte der Flüssigkeit im Mixer pürieren, dann langsam in die heiße Brühe geben und noch mal wenige Minuten köcheln. Mit gerösteten Brotwürfelchen sofort servieren.

Über viele Heilpflanzen, die Sie hier nicht finden, weil sie keine ausgesprochenen »Küchenkräuter« sind, können Sie mehr erfahren in meinem früheren Heyne-Buch: ›So heilt die Natur‹.

Gewürze – der gesunde Genuß

Sie stecken voller Geheimnisse, und trotz ihrer steinzeitalten Geschichte steht ihre Erforschung noch ganz am Anfang. Es gibt auch nur ein einziges wissenschaftliches Standardwerk in deutscher Sprache zum Thema, das Prof. Dr. Hans Glatzel vom Max-Planck-Institut schrieb und auf das sich alle, alle Experten berufen ...

Gewürze sind in der Küche das gewisse Etwas, das ein schlichtes Kochrezept entweder in einen Triumph der Hausfrau oder in ihre totale Niederlage verwandeln kann, je nachdem, ob sie mit dem Würzen wie eine Virtuosin oder wie eine Dilettantin umgeht.

Gewürze sind aber viel mehr als Appetitanreger, Säftelocker, Gaumenschmeichler: Sie sind romantische Urlaubserinnerung an den ›Duft der großen weiten Welt‹, Verdauungshelfer, Beschützer vor Krankheitserregern, Fit- und Muntermacher und manchmal auch Verführer zu erotischem Tun.

Zum Glück hat sich in den Nachkriegsjahren ein erfreulicher Wandel vollzogen – weg von schrecklicher Gewürzgleichmacherei, von Currywurst, Paprikaschnitzel und Pfeffersteak hin zu einer Vielfalt wohlschmeckender, weise gewürzter Gerichte. Die große Reisewelle hatte gewiß auch ihre Verdienste daran, daß die Menschen gewürzbewußter, gewürzkritischer wurden.

So erleben z. B. aus gutem Grund die Chinarestaurants ihren Boom: In der elegantesten Küche der Welt, der chinesischen, existiert der Pfeffer kaum, der früher mal neben Salz das 08/15-Gewürz auf den Tischen aller Deutschen war. Heute ist für den Single wie für die Meisterhausfrau das wohlsortierte Gewürzregal eine heilige Prestigesache. (Obwohl viele Gewürze aus diesem Regal niemals weniger werden.)

Immer mehr setzt sich aber das Bewußtsein durch, daß jene, die klug würzen, nicht nur ihren Speisezettel bereichern, sondern vor allem auch ihrer Gesundheit und sogar ihrer Psyche Gutes tun. Denn jede Gewürzart hat ihre ganz spezifische (Heil-)Wirkung auf die verschiedenen Organe – wie die Kräuter.

Prof. Dr. Glatzel, dem ich in vielen Jahren des Gedankenaustausches voll großer Dankbarkeit verbunden war: »Heute wissen wir, daß mit bestimmten Gewürzen in bestimmten Mengen die Leistungsfähigkeit bestimmter Organe und Funktionen gezielt gesteigert und gesteuert werden kann. Die Forschung wird gewiß noch mehr solche Steuerungs- und Steigerungsmöglichkeiten entdecken. Die Menschen sollen erfahren, daß sie mit überlegter Gewürzwahl ihre Gesundheit und Leistungsfähigkeit in vielerlei Richtung fördern, ihre Krankheitsneigungen und Krankheiten bekämpfen können ...«

Und der Gewürzexperte und so erfolgreich schreibende Apotheker Mannfried Pahlow: »Ärzte in der Praxis sollten zunächst mal alle Patienten, die über ›Befindlichkeitsstörungen‹ klagen, nach ihren Würzgewohnheiten befragen. Denn die meisten essen, weil sie Magen-Darm-Beschwerden haben, ganz würzarm bzw. würzlos, weil sie die Organe ›schonen‹ und nicht reizen wollen. Und das ist gerade falsch. Gutgewürzte Speisen, das weiß man schon seit alters her, schmecken nicht nur gut, sondern schenken Wohlbehagen und Wohlbefinden. Und ›herzhaft würzen‹ muß keineswegs gleichbedeutend sein mit ›sehr scharf‹ würzen ...«

Bei großen Befragungen von Israel-Einwanderern, auf welches traditionelle Nahrungsmittel aus der alten Heimat sie wohl am schwersten verzichten könnten, nannte die überwältigende Mehrzahl der Befragten die Gewürze. Und fast jeder meinte, daß es hier nicht nur um ›Riechen und Schmecken‹ gehe, sondern um ›Wohl und Wehe‹.

Betrachten wir nun die Gewürze vom Standpunkt der Küchenapotheke aus, dann sind mehrere Gruppen von Stoffen besonders wichtig, weil sie die verschiedensten Funktionen unseres Körpers anregen:

- die Senföl-Glykoside,
- die Bitterstoffe,
- die Gerbstoffe,
- die scharf brennenden Stoffe,
- die Großfamilie der ätherischen Öle und
- in frischen Gewürzen noch reichlich Vitamine, Mineralien und Spurenelemente sowie
- die Antioxidantien.

Alle setzen sich wieder aus den verschiedensten pflanzenchemischen Verbindungen zusammen. Oft sind das Hunderte in einem einzigen kleinen Gewürzkorn oder Kräuterblättchen – ein Wunder! Uns interessiert hier aber vor allem, was diese Stoffe in den einzelnen Gewürzen für unsere Gesundheit bewirken:

Wer keinen Appetit hat, dem raten Experten wie Prof. Ludwig Demling, Erlangen, zu Zwiebeln und Knoblauch, »weil die beiden den Blutzucker senken (und das Blutfett). Und wenn Blutzucker gesenkt wird, entsteht ein Hungergefühl.« Wer also appetitlos ist, der sollte, so der Professor, als Entree öfter einen Salat mit geriebenen Zwiebeln oder eine Zwiebelsuppe essen.

Die Speicheltätigkeit regen viele gute Gewürze an: Chilli (Cayenne), Ingwer, Paprika, Pfeffer, Piment, Senf und Zucker. Richten Sie öfter einen leckeren Vorspeisen-Teller her mit süß-sauer eingelegtem Ingwer, mit rohen roten, grünen und gelben Paprikastreifen, mit Senffrüchten ...

Zur Stärkung des schwachen, nervösen Magens und damit die Säfte fließen, empfehlen sich u. a. Artischocke (eine wunderbare Vorspeise), Enzian (ein Stamperl), die Küchenheilkräuter Majoran, Bohnenkraut, Thymian, Salbei, Ysop sowie die ›Weihnachtsgewürze‹ Kardamom, Piment, Nelken, Zimt und Anis. Ihre Aromastoffe stimulieren, aktivieren und kräftigen die Magenschleimhaut – als Folge nimmt die Magensaftsekretion zu.

Wem Galle und Leber Beschwerden machen, wem ›die Galle übergelaufen ist‹ oder wer gerade eine Hepatitis überstanden hat, für den sind zur Steigerung der Gallenproduktion Anis, Kurkuma (!), Artischocke, Oregano, Kümmel, Pfefferminze, Rettich und Radieschen, Wermut und Zwiebel das richtige. Enzian, Rettich und Senf regen zusätzlich die Gallenblasenmotorik an. Beim *Kurkumatee* ist wissenschaftlich nachgewiesen, daß er vor Gallensteinen schützt: Einen halben bis einen gestrichenen Teelöffel Pulver mit einer Tasse kochendem Wasser übergießen, nach fünf bis zehn Minuten abseihen, einige Wochen lang zwei bis drei Tassen täglich trinken, z. B. wenn Verdacht auf Gallengrieß besteht.

Für die große Schar der Darmgestörten empfiehlt Dr. Walther Zimmermann die Palette der Bitterstoffe (Amara). In seinen langen Jahren als Chefarzt des Krankenhauses für Naturheilweisen in München hat er an unzähligen Patienten erlebt, daß bei entzündlichen Darmleiden ebenso wie bei rheumatischen Erkrankungen die Bitterstoffe sehr positive Wirkungen entfalten und daß sie obendrein die Abwehr stärken, weil sie über den Darm das Immunsystem günstig beeinflussen.

Die Bitterstoff-Stars sind nach Dr. Zimmermann: Wermut (Absinth), Artischocke, Enzian, Tausendgüldenkraut, Chinarinde, Isländisches Moos, Löwenzahn, Erdrauch, Ingwer und die Teufelskralle. Wer unter – oft ebenso schmerzhaften wie peinlichen – *Blähungen* leidet, für den hält die Küchenapotheke die sogenannten *Karminativa* bereit (carminare = reinigen). Allen voran Anis, Kümmel, Fenchel, die ›guten drei‹, die helfen, die Verdauung zu ordnen, Gasansammlungen im Bauch sanft zu beseitigen, indem sie die Darmwände entkrampfen und entspannen. Aber auch Kamillenblüten, Knoblauch, Koriander, Lavendel, Nelken, Pfeffer und Salbei können bei Blähungen Erleichterung schaffen.

Wer einen trägen Magen und Darm hat, weil er, etwa als Büromensch oder Berufskraftfahrer, recht ›verhockt‹ ist, dem raten die Experten zu Gewürzen, welche die Durchblutung im Bauchraum fördern, als da sind: Meerrettich, Nelken (sie begünstigen auch die Ausheilung von Magengeschwüren und sind schmerzlindernd), Senf (hilft, Fett besser zu verdauen) und Galgant, ein Vetter des Ingwers, den die hl. Hildegard ein ›Notfallmittel‹ nannte, z. B. bei Bauchkrämpfen.

Außerdem sollten Sie wissen, daß *alle Scharfstoffe* – Chilli, Pfeffer, Paprika, Kurkuma, Ingwer, Galgant, Piment, Muskat – die Bildung der wertvollen Verdauungsenzyme fördern und die Aktivitäten des Magens sowie die Darmperistaltik anregen.

Bei vielerlei kleinen Infektionen im Verdauungstrakt wirken vor allem die Kreuzblütler (Kruziferen). Das sind, neben allen Kohlarten und Rüben, der Rettich und das Radieschen, die Kressen, besonders aber die Küchengewürze Meerrettich und Senf (siehe ›Gemüse‹). Sie alle enthalten jene Senföle, die in den letzten Jahren hohes wissenschaftliches Interesse geweckt haben, weil man entdeckt hat, daß sie *antibiotische Wirkung* haben, das Wachstum von Bakterien, Viren und Pilzen hemmen. Aber: Vor allem in *rohem* Zustand enthalten diese Gewürze Substanzen, die entgiften und inaktivieren. Beim Kochen *verflüchtigen* sie sich zum Teil: Nach neuen Untersuchungen sind sie sogar wahrscheinlich auch verantwortlich für eine Verminderung verschiedener Krebsarten.

Senföle sind überall wirksam, wo es große Schleimhäute gibt, also bei Blasen- und Nierenentzündung, bei Infektionen und Entzündungen in den Darm- und Atemwegen.

Bei Gärungszuständen im Darm können u. a. Majoran, Petersilie, Bohnenkraut, Cayenne und Senf, aber auch guter Pfeffer (immer frisch bitte, aus der Pfeffermühle!) hilfreich sein.

Wasseransammlungen im Körper beseitigen: Liebstöckel, Majoran, Petersilie, Sellerie und Wacholderbeeren, weil sie die Nieren anregen. Und natürlich alle kaliumhaltigen Lebensmittel, wie z. B. Kartoffeln und Aprikosen (siehe auch ›Mineralien und Spurenelemente‹).

Zur Erleichterung der Atmung und zur Schleimlösung bei Erkältungen sollte reichlich Rettich gegessen und zum Würzen fleißig Anis, Fenchel, Pfefferminz, Thymian genommen werden – auch zu Tees!

Wer ein müdes Herz hat (ohne organische Fehler), den können Gewürze aktivieren: Chilli, Paprika, Senf, Ingwer, Kurkuma. Während aber Paprika tonisierend, stärkend auf Herz und Kreislauf wirkt, beruhigt und besänftigt der Senf eher. Das Capsaicin im Paprika – einerlei, ob das Gemüse frisch (rot, gelb oder grün) oder als Rosenpaprika gegessen wird, vitalisiert und aktiviert den gesamten Organismus, fördert die Ausschüttung von Hormonen aus der Nebennierenrinde (Kortisonwirkung).

Von *Chilli* ist obendrein zu berichten, daß er eine antithrombotische Wirkung hat, d. h. der Bildung von Blutgerinnseln entgegenwirkt. »In Ländern, wo sehr viel Paprika und Chilli gegessen wird«, so Dr. Zimmermann, »gibt es längst nicht so viele Herzinfarkte wie bei uns.« Mexiko ist da mit einem Bruchteil der Herzinfarktrate europäischer Länder ein Musterbeispiel: Dort kaut man Chillies wie Kaugummi (siehe auch ›Cayennepfeffer‹).

Für alle alternden und alten Menschen sollte, so Prof. Glatzel, »die Nahrung reizintensiver sein – wenn sie ihren gewohnten Genußwert beibehalten soll. Die Reizempfindlichkeit der Sinnesorgane läßt nach – es ist kein Zufall, daß die starken Gewürze sich bei älteren Herren besonderer Beliebtheit erfreuen.« Ganz allgemein wird Senioren geraten, herzhafter als früher zu *würzen,* was aber nicht heißt, daß sie noch stärker *salzen* sollen!

Denn Gewürze enthalten erstens wichtige Spurenelemente, zweitens regen die ätherischen Öle die Verdauungssäfte an, machen Appetit (der im Alter oft fehlt), helfen auch, den träger werdenden Stoffwechsel wieder anzuspornen. Und außerdem haben ja, wie berichtet, viele Gewürze eine keimtötende Wirkung und wirken vorbeugend gegen Krankheiten. Kressesaft, 20 g täglich, ist eine gute Grippe-Prophylaxe (und hilft ›nebenbei‹, nach einigen Untersuchungen, gegen Haarausfall).

Hier noch eine ›vorbeugende‹

Suppenwürze gegen Infektionen

Meerrettich, Knoblauch, Zwiebeln, Schnittlauch, Bärlauch vor der Blüte zusammen mit Karotten, Sellerie, Petersilie und Meersalz – alles kleingehackt und buntgemischt in einem Einmachglas in den Kühlschrank stellen. Das ist eine supergesunde Suppenwürze fürs ganze Jahr.

›Gepfefferte‹ Liebe ...

Die sogenannten ›Liebesgewürze‹ (Aphrodisiaka) sind natürlich ein besonders pikantes Thema. Ja – es gibt sie tatsächlich, und zwar schon seit Jahrtausenden. Ihre Wirkweise ist unterschiedlich. So *steigern die Durchblutung in Sexualorganen* z. B. Beifuß, Kümmel, Liebstöckel, Rosmarin, Petersilie, Senf, Ingwer und Chillis. Auch Basilikum steht da ingutem Ruf.

Fast alle diese Kräuter und Gewürze sind übrigens *menstruationsfördernd* und erleichtern Frauen die Beschwerden der monatlichen Periode.

Muskatnuß und Zimt sind dabei noch besonders zu erwähnen. Es kann sich sehr günstig auswirken, wenn Mädchen und Frauen in der Woche vor ihrer Regel reichlich Zimt genießen, etwa als Zimtzucker auf Joghurt oder Dickmilch, auf einem Bratapfel oder als gute Prise zu heißen Getränken.

Kenner meinen übrigens, daß Zimt*stangen,* z. B. im Kompott, wertvoller sind als Zimt*pulver.* Auch Zimt*öl* enthält eine Substanz, die wie ein Antibiotikum wirkt. Sogar Zimt*tropfen* gibt es in der Apotheke – als Großmutters ›Frauenmedizin‹. Außerdem scheint Zimt für die richtige Assimilation (Aufnahme) der Nahrung Insulin freizusetzen. Da steht uns wohl noch manche Überraschung ins Haus!

»Ich habe mein Lager mit Myrrhe, Aloe und Zimt besprengt. Komm, laß uns buhlen bis an den Tag und laß uns der Liebe pflegen ...« lockt in den Sprüchen Salomons eine Ehebrecherin ihren ›törichten Jüngling‹. Im alten Ägypten benutzten Frauen wie Männer gern ›Mundpillen‹ oder Pastillen aus Honig, vermischt mit Zimt und Nelken. Heute wissen wir, daß solche Duftstoffe, die auch zu Salbölen verarbeitet wurden, nicht nur einen ›Wacheffekt‹ haben, sondern auch eine stark erotisierende Wirkung – über die Nervenbahnen regen sie die Sexualdrüsen an.

In Liebestränken, mit denen schöne Frauen, von der grausamen Semiramis bis zur tragikumwitterten Kleopatra, ihre Auserwählten in Liebestaumel versetzten, waren fast immer Anis, Muskat, Nelken und Pfeffer enthalten. Auch von Kardamom versprach man sich Wunderbares, wenn aus ihm Tee gebraut wurde. Dazu kaute das Paar unmitttelbar vor der Vereinigung (siehe Scheik Nefzaui) noch ›Pillen‹, vermischt mit Ingwer und Zimt. Heute ißt man vielleicht einen *Lebkuchen* – der die gleiche anregende Wirkung haben soll.

Anis, einst das Gewürz der Haremsdamen, wurde im 18. Jahrhundert auch in Europa bald unentbehrlich bei der Bereitung von verdauungsfördernden Likören. Der Ouzo in Griechenland, der Raki der Türken, der Pernod der Franzosen, alles, was milchig wird, sobald es sich mit Wasser vermischt, enthält Anis. Aber auch *ein Anistee* (ein Teelöffel voll Körner, zerstoßen oder in der Kaffeemühle kurz gemahlen, mit einem Viertelliter kochendem Wasser überbrüht, nach zehn Minuten abgeseiht) kann oft kleine Wunder wirken, sogar bei Migräne, Schwindel, Luftkrankheit (und – verdünnt – Babys Bäuchlein entspannen).

Hier noch *zwei Geheimtips* – die mir Dr. Zimmermann verriet:

Jeder orientalische Mann, der gern in fortgeschrittenem Alter noch einmal Vater werden möchte, weiß, daß er öfter *Safran* essen muß. Safran enthält den Wirkstoff Crocetin-Ester, der die Qualität der Spermien verbessert.

Aber: Nur jeweils als Prise, ein paar ›Fädchen‹ Safran bitte, denn in Überdosen ist er giftig! »Und vor dem Vaterwunsch steht«, so Dr. Zimmermann, »bei älteren Männern der totale Verzicht aufs Rauchen und den Alkohol!«

Safran ist vorzüglich in Reisgerichten, ob süß oder salzig, in Soßen, z. B. zu Champignons oder Huhn, in der spanischen Paella oder der französischen Fischsuppe, der Bouillabaisse.

Schon die Frauen der aztekischen Herrscher brauten einen Kakao zusammen mit *Vanille* (eine unvergleichlich harmonische Mischung). Das Getränk war dem Herrscherhaus vorbehalten. Auch Cortez berichtete, daß ihm Montezuma diesen Trunk anbot. Weil Vanille offenbar erotisiert, eine anregende Wirkung auf die Nierenfunktion und den Unterleib hat (zudem die Magennerven stärkt und die Verdauung fördert), ist sie in vielen exotischen Ländern sehr beliebt als ›Vitalizer‹. Gewiß wurde in Klöstern früher aus gutem Grund den Brüdern und Schwestern der Genuß von Vanille verboten. (Die Vanillepflanze ist übrigens eine zarte Liane und gehört zur Familie der Orchideen.)

Merke: Nichts kann die *echte Vanille* ersetzen. Man schlitzt die lackschwarze Schote auf und ribbelt den Inhalt mit Zucker aus oder kratzt ihn mit einer Messerspitze heraus. Für Vanillezucker steckt man diese aufgeschnittene Schote in ein Marmelade-Schraubglas mit Zucker ...

Was Sie noch über Gewürze wissen sollten

CAYENNEPFEFFER: *Capsaicin* heißt das Teufelszeug aus den Chillischoten und dem daraus hergestellten Cayennepfeffer, das so höllisch im Mund brennt und das die Speichelbildung bis zum Zehnfachen steigern kann. Chilli feuert aber nicht nur die Verdauungsorgane an, sondern beeinflußt den ganzen Kreislauf und das Herzschlagvolumen positiv. Er erweitert örtlich die Gefäße und senkt die Thrombozytenzahl. Chilli ist, mit anderen Worten, *ein Nothelfer in Sachen Herz!*

In den USA geben sehr erfahrene Ärzte Ehefrauen den Rat, ihrem Mann, der plötzlich zu Hause einen Infarkt bekommt, sofort (noch ehe der Notarzt da ist) einen Löffel Cayennepulver pur mit Wasser einzugeben und ihm eine sehr heiße Kompresse auf die Brust zu legen. Das soll schon manches Leben gerettet haben.

Eine noch nicht genau erforschte ›Anti-Cholesterin-Chemikalie‹, die im Capsaicin enthalten ist, findet sich auch im *Gingerol* des Ingwers und im *Curcumin* des Gewürzes Kurkuma.

Alle drei haben sie offenbar eine Hemmwirkung gegen jene Blutverklumpungen, die zu Thrombosen und Schlaganfällen führen können.

Vegetarier meinen freilich, daß Cayenne eine wertvolle Würze sei »in der Übergangszeit von Fleischkost zu vegetarischer Ernährung«. Später, »wenn der Körper entgiftet ist, kann er Nieren, Leber und die Schleimhaut des Magen-Darm-Kanals reizen« (Viktor Kulvinskas).

CURRY ist eine Mischung aus scharf-aromatischen Gewürzen, bis zu 20 an der Zahl. Leider hält unser ›europäisches‹ Currypulver, in das fast immer zuviel Bockshornkleesamen verarbeitet ist, keinen Vergleich aus mit dem Curry, den die Hausfrauen in Indien und Ostasien selbst zubereiten. Es lohnt sich, nach ›echtem‹ Curry zu fahnden, dessen wichtigster Bestandteil, Kurkuma, eine hervorragende Lebermedizin ist.

Curry hilft verdauen, er steigert die Speichelmenge und fördert den Gallenfluß, und er wirkt desinfizierend. In der Küche ist Currypulver ein sogenanntes ›Löffelgewürz‹, d. h., man nimmt mindestens einen Teelöffel an ein Gericht, und zwar schon beim Anbraten und zum Mitbraten. Dann kommt der spezifische Geschmack gleich voll zur Entfaltung.

ESSIG ist viel besser als sein Ruf! Obwohl seine Gegner höchstens Obstessig in sehr kleinen Mengen goutieren, ist die Behauptung, daß ›Säure‹ per se krank macht, biochemisch nicht haltbar. Die Säure wird im Stoffwechsel weitgehend neutralisiert. Außerdem sind sowohl der ›natürliche‹ Zitronensaft wie die sogenannte ›unnatürliche‹ Essigsäure Stoffe, die im Stoffwechsel in großen Mengen ständig gebildet und wieder abgebaut werden. Sie sind *beide* keine ›körperfremden‹ Stoffe (nach Prof. Glatzel). Es ist also ganz und gar unmöglich (wie oft kolportiert wird), daß Säure im Körper »Knochen und Gewebe angreifen, ja sogar weich machen kann«. Unser Körper ist keine Labor-Retorte, in der so etwas manchmal funktioniert.

Zu unserem Schutz hat die Natur viele Reaktionen vorgeschaltet, so daß der Säuregrad des Blutes und der Gewebe weitgehend konstant gehalten wird. Nur bei schweren organischen Störungen kann da etwas schieflaufen sowie bei akuten Krankheiten und Vergiftungen.

Essigsäure ist sogar sehr wichtig im Zusammenhang mit dem Abbau von Fetten und Kohlenhydraten und der Umsetzung von Eiweißstoffen. Nahrung, die ›sauer‹ schmeckt, z. B. Essig oder Zitrone im Salat, Sauerkraut, Sauermilch, Joghurt, Sauerkirschen und andere saure Früchte, besteht aus organischen Säuren wie Milchsäure und Obstsäure etc. – und die erzeugen im Organismus keine Säure, sondern eine basische Reaktion. Dagegen bilden, was *jeder* wissen sollte, Fleisch, Fisch und andere tierische Eiweiße vor allem saure Endprodukte (nach Dr. M. O. Bruker).

Essig hat auch eine stark desinfizierende und konservierende Wirkung. (Deshalb kann er im Haushalt zu Reinigungszwecken vielfach starke Chemikalien und Putzmittel ersetzen!)

Allerdings sind zum *Kochen* nur reiner Weinessig oder Obstessig zu empfehlen, mit denen man ja auch köstliche Kräuteressige zubereiten kann. Verdünnte Essigessenz dagegen ist vor allem eine preiswerte und praktische Putzhilfe – ob's um das Reinigen des Kühlschranks oder ums Entkalken von Kochtöpfen geht.

Eine Essigabwaschung nach Fieberschwitzen kann sehr erfrischen und dem Säuremantel der Haut guttun. *Kalte Wadenwickel* mit Essigwasser ›ziehen‹ Fieber aus dem Körper, das weiß jede Mutter, die sich für Naturheilweisen interessiert. Auch *warme* Essigwaschungen haben sich zur Belebung, etwa nach Schlaganfällen, gut bewährt. Pfarrer Kneipps Enkel nehmen nach seinen Anweisungen Essig zur sogenannten ›Frühanwendung‹, einer Abwaschung, her, aber auch zu Auflagen und Wickeln. Es versteht sich, daß der Essig nicht zu stark sein darf.

INGWER, dem die Natur eine geballte Ladung von Bitterstoffen und ätherischen Ölen mitgibt, wird leider hierzulande viel zuwenig *frisch,* als Wurzel, in der Medizinküche verwendet. Dabei ist er eine ausgezeichnete Magendroge und sehr wirksam gegen Übelkeit – auch gegen Reisekrankheit.

Ingwerkonfekt (= frischer Ingwer mit Zucker gekocht) ist leider meist zu süß. Für die *Küche* ist der frische Ingwer herrlich so: dünn geschält, dann fein geschabt, geraspelt oder inBlättchen geschnitten, in Kuchen und Kompotte, auch süß-sauer eingelegt (auf dem Gurkenhobel dünn geblättelt). Die allerfeinste Geschmacksvariante aber ist die ›Vermählung‹ von Ingwer mit Knoblauch in Gerichten nach Asienart. Als aromatische Basis für chinesische Fondue, bei der die Fleischstückchen in Hühnerbouillon gegart werden, legt man die Knofelzehen ganz, den Ingwer in größeren Stücken in die Brühe und läßt alles, bevor es richtig losgeht, mindestens zehn Minuten köcheln.

KAPERN – die ›Kleinen mit Pfiff‹ – kennt man hierzulande fast nur aus Hühnerfrikassee und Königsberger Klopsen. Im Mittelmeerraum, wo die Kapernsträucher kultiviert werden, weiß man aber sehr genau, daß sie der Gesundheit nützen. Kapern gelten als vorzügliche Appetitanreger, sie enthalten außerdem Spuren von Stoffen, die entwässernd wirken und gleichzeitig die Gefäßwände stärken – offenbar vor allem jene der Magen-Darm-Schleimhäute. Das ›Kapern-Tonikum‹, ein Hit in Marokko und Zypern, wird übrigens aus der Wurzel und nicht aus den so fein schmeckenden Kapern gewonnnen.

KARDAMOM ist neu zu entdecken – in Asien gilt er schon seit 3000 Jahren als Heilmittel. Er kommt aus der Ingwerfamilie und wird in der Ayurveda-Medizin wegen seiner leicht antibiotischen Wirkung gegen Infektionen der Harnwege, Magen-Darm-Störungen, Fettleibigkeit und zur Anregung des ganzen Stoffwechsels eingesetzt.

Kardamom wirkt schleimlösend und regt stark das Herz an. Bei Bluthochdruck soll er deshalb gemieden werden. Auch Asthmatiker sollten auf Kardamom verzichten, weil Allergien bekannt sind.

Indische Ärzte haben aber sehr gute Erfolge gesehen bei ›senilen‹ Erscheinungen, wie Konzentrations- und Koordinationsschwäche. Dazu lassen sie täglich einmal einige zerstoßene Kardamomkapseln mit einem Glas leicht gezuckerter, warmer Milch trinken. (Siehe auch den ›Tschai-Tee‹ am Ende dieses Abschnitts.)

KNOBLAUCH ist die beste Medizin! Menschen, die regelmäßig Knoblauch essen, bekommen seltener Herz-Kreislauf-Krankheiten und Infarkte, das ist bewiesen. Ihr Cholesterinspiegel und ihr Blutdruck machen meist keine Probleme. Sie erreichen oft ein hohes Alter bei guter Gesundheit und bekommen übrigens seltener Krebs. Das ätherische Knoblauchöl mit dem Wirkstoff *Alliin* ist ein Ausputzer in den Arterien, verhindert Verklumpungen im Blut und dringt in die feinsten Haargefäße ein. Deshalb ›duftet‹ der fleißige Knoblauchesser auch so intensiv.

Optimale Wirkung hat Knoblauch als Herz- und Gefäßmedizin aber erst in einer Dosis von *4 g Frischknoblauch*. Das sind mindestens zwei Zehen am Tag. Und nur dann, wenn Knoblauchpillen dieser Menge entsprechen, haben sie einen Sinn. Sonst lieber so oft wie möglich, zumindest am Wochenende und im Urlaub, reichlich Knoblauch *ins Essen* tun!

Eine Fischersfrau vom Gardasee hat mir das *Rezept* verraten, mit dem sie ihren Mann jung hält: 30 Knoblauchzehen gut auspressen, in ca. ½ Pfund vorsichtig in warmem Wasser flüssig gemachtem Honig sehr gut verrühren. Jeden Abend einen Eßlöffel davon nehmen.

Merke: Nach neuen Forschungen muß der zerkleinerte Knoblauch *etwa 30 Minuten lang in Ruhe gelassen werden, damit das wirksame Enzym Allinase sich voll entfalten kann!* Dann kann er in Kochtopf, Pfanne oder Salatschüssel wandern (siehe auch »Gemüse«).

LORBEER spornt den Appetit und die Verdauung an und verschönt die Haut. Die Blätter – bei uns meist nur getrocknet zu haben – enthalten viele Bitterstoffe und ätherische Öle. Lorbeer ist nicht jedermanns Geschmack. Wer mit ihm umzugehen weiß, kann die Küche um sehr Gesundes bereichern: in Béchamelsoßen, Bouillons, Blaukraut und im Fischsud – der apart-bittere *Hauch* von Lorbeer ist wie eine Visitenkarte eines erfahrenen Kochs. Das aber ist noch nicht alles – Lorbeer macht die Speisen bekömmlicher und gibt ›Gesundheit‹ hinein. Allerdings sollte man nie überdosieren! Das berühmte *›Oleum lauri‹* aus dem Süden, wo der Lorbeer wächst, wird nur äußerlich gebraucht, es wird aus Blättern und Früchten gepreßt und

- wirkt, auf schmerzende Muskelpartien, Gelenke und geschwollene Beine sanft einmassiert, durchblutungsfördernd,
- hilft gegen Rheuma, Zerrungen und Verstauchungen,
- läßt Pickel und Furunkel schneller reifen,
- hält stechende Insekten vom Körper fern,
- wird in der Tiermedizin hochgeschätzt in ›Eutersalben‹.

MEERRETTICH ist beileibe nicht nur ein kraftvolles Küchengewürz, zum Beispiel zu frischem Ochsenfleisch oder – mit Sahne vermischt – zu Lachs und Räucherforelle, er ist wirklich die schiere Medizin: Sein Vitamin-C-Gehalt ist (in allen Monaten mit R) doppelt so hoch wie der von Zitrusfrüchten, er enthält auch B-Vitamine sowie reichlich Kalium und Kalzium. Sein wichtigster Wirkstoff ist das Glykosid *Sinigrin,* das durch

Enzyme Senföle bildet. Diese scharfen Senföle durchbluten, desinfizieren in hohem Maße. Wir sagten es schon – sie sind wirksam als natürliche Antibiotika.

»Meerrettich lüftet den Geist«, sagt der Volksmund – und beim Zubereiten in der Küche fließen die Tränen. Wer aber tüchtig Meerrettich einatmet, der bringt den hartnäckigsten Schnupfen oder Husten los. Bayerische und vor allem oberfränkische Mütter aus der »Kren«-Gegend legten ihren erkälteten Kindern gern Halsketten mit Meerrettichstücken um und steckten sie dann zum ›Inhalieren‹ ins Bett. Sie tun das auf dem Land heute noch mit Erfolg. Meerrettich ist auch harntreibend und stärkt die Abwehr, wie alle senfölhaltigen Pflanzen.

Eine winterliche Meerrettich-Kur: Ein Eßlöffel der frisch sehr feingeriebenen oder noch besser der Saft der heilenden Wurzel fördert den gesamten Stoffwechsel, schwemmt Harnsäure aus, reinigt und entwässert den Körper. Dieser Hausputz für alle Innereien – Leber, Galle, Bauchspeicheldrüse und Niere – ist sehr zu empfehlen bei Rheuma und Gicht.

In der Küche reibt man Meerrettich am besten direkt in Milch oder Zitronensaft, damit er sich nicht braun färbt. Köstlich schmeckt er so mit einem ebenfalls geriebenen Apfel, einer Prise Zucker und einer Prise Salz.

Achtung: Gerieben gekaufter Meerrettich ist meist (nicht immer) geschwefelt. Also aufs Etikett aufpassen! In einem berühmten »vortrefflichen Hausbuch für Frauen und Mädchen«, Jahrgang 1787, wird *gegen Kopfschmerzen* empfohlen: »Ein paar Stunden lang kleingeschnittenen Meerrettich auf Schläfen und Nacken zu legen ...«

MUSKATNUSS – im Mittelalter eines der kostbarsten Gewürze überhaupt, um das schwerste Fehden zwischen Portugiesen und Holländern ausgetragen wurden, wird heute als *reines Gewürz* im ganzen Osten und auch in den arabischen Ländern kaum in der Küche verwendet, ist lediglich Bestandteil des Original-Curry. Dafür wird die kleine ›Nuß‹, die in Wirklichkeit der Kern einer pflaumenähnlichen Frucht von einem Riesenbaum ist, recht häufig für medizinische Zwecke gebraucht. Sie enthält bis zu 15% ätherisches Öl, das *Myristicin.* Seine antiseptische Wirkung war schon sehr früh bekannt, außerdem galt die Muskatnuß immer schon als Appetizer und Vertreiber von Blähungen. In Indonesien nimmt man bei akuten Bauchinfektionen und Durchfall eine Messerspitze Muskatpulver mit Wasser.

Seit ältester Zeit stand Muskat im Ruf, nicht nur die Körperkräfte, sondern vor allem den Geschlechtstrieb zu stärken und zu steigern. Doch – hier ist große Vorsicht vor Experimenten geboten: Das Myristicin hat zwar psychoaktive Eigenschaften, aber es kann schon in der Dosis von einer einzigen Nuß, d. h. von mehr als 5 bis 10 Gramm, zu schweren

Krämpfen, Schwindel, Halluzinationen, ja zum Koma führen. Unbegreiflich also, daß Anhänger der sogenannten Hildegard-Medizin Muskat in relativ großen Mengen als besonderes Anregungsmittel, sogar für Kinder, empfehlen.

In der Küche für Rosenkohl, Blumenkohl, helle Soßen etc.: nur einmal eben mit der Nuß über die Reibe fahren.

Und nochmals: Vor allem junge Leute, die versuchten, mit Muskatnuß ›high‹ zu werden, haben dies oft schwer büßen müssen! Die Medizinliteratur weiß Alarmierendes darüber von aktuellen Fällen (sprich Unfällen) zu berichten ...

NELKEN waren in der Volkskunde wegen ihrer nagelähnlichen Form Symbol der Kreuzigung Christi. Man schrieb ihnen vielerlei magische Heilkraft zu. *Nelkenöl* mit seinem *Euganol* ist antiseptisch wirksam und wird heute noch fast in jeder Zahnarztpraxis gebraucht. Zur Betäubung von akuten Schmerzen ist es gut, ein Fläschchen im Haus zu haben. Man kann bei plötzlichem Zahnweh auch einfach eine Nelke an die Stelle im Mund legen, wo der große Schmerz sitzt.

Für die Küche empfiehlt sich Nelkenpulver in feiner Dosierung zu Nachspeisen, zu Fleisch, in die Spaghettisoße.

SENF gehört zu den Kreuzblütlern, die mit ihren schwefelhaltigen Ölen eine halbe Hausapotheke ersetzen. Senf enthält das Glykosid Sinigrin und das Alkaloid Sinaprin, ferner andere heilsame ätherische Öle, Schleim und sogar Linolsäure. Vor allem aber werden durch ihn viele Enzyme aktiviert. Er hat hervorragende antibakterielle und verdauungsfördernde Eigenschaften, vermehrt den Speichel und die Magensäfte, regt die Gallenblasenmotorik an und stärkt durch eine Verbesserung der Durchblutung den sogenannten schlaffen Darm und die überanstrengte Leber mit ihrer Galle. Dadurch wirkt er ausgezeichnet überall, *wo sich etwas staut,* bei Gallenkoliken, Blähungen, starker Verstopfung.

Er ist aber auch hilfreich bei Schnupfen, Kreislaufschwäche und Bronchitis. Senföle haben einen günstigen Einfluß auf die feinen Kapillargefäße und damit auf die Versorgung des gesamten Organismus mit Nährstoffen und Sauerstoff – aber auch auf die Entsorgung. Altbekannt sind *Senfumschläge* zur Förderung der Durchblutung und damit zur ›Ableitung‹ z. B. bei Fieber, Rheuma, Nervenentzündung etc.

Kinder lieben Senf aufs Butterbrot und kurbeln damit instinktiv ihren Stoffwechsel an. Erfahrene Naturärzte raten ihren schlappen Patienten zur *Senfsamen-Kur:* Dreimal am Tag je eine Stunde vor dem Essen einen Teelöffel Körner mit einigen Schlucken kaltem Wasser nehmen, diese Menge langsam auf dreimal drei Löffel steigern, dabei eine Woche bleiben, dann wieder langsam reduzieren auf dreimal einen Löffel.

In milden Fällen genügt es auch, täglich einen kleinen Löffel – nicht scharfen – Senf oder einen Löffel Senfkörner in Suppen, Soßen oder Gemüsen zu sich zu nehmen.

Vorsicht mit zuviel Senf als ›Hausmedizin‹ ist geboten bei Gastritis, Magengeschwüren und zuviel Magensäure ...

SÜSSHOLZ kann in vielen Fällen, bei Kräutertees etc., den Zucker ersetzen. Man braucht pro Tasse nur zwei bis drei kleine Krümel. Süßholz enthält Substanzen, die dem Nebennierenhormon ähneln. Es baut Schleimbildung ab, ist also sehr gut bei chronischer Bronchitis und Husten und hilft bei Magengeschwüren gegen überschüssige Magensäure. (Spottbillig bekommen Sie Süßholz in kleinen Stückchen, z. B. für Tee, meist in den Asienläden.)

Und so geht man mit Gewürzen um

Gewürze verlieren oft schon nach einem halben Jahr ihr wahres ›Bouquet‹, ihr Aroma. Sie sollten deshalb stets ganz frisch, in kleinen Mengen nur, gekauft werden und festverschlossen in Dosen oder Gläsern, *weg von Hitze und Licht,* aufgehoben werden, damit sie nicht austrocknen und fade werden. Wer die maximale Wirkung mit seinem Schatz an Gewürzen erzielen möchte, der sollte sie, nach Prüfung, immer wieder mal gegen neue austauschen.

Das stolz als Küchen-Prachtstück zur Dekoration aufgestellte Gewürzregal wäre – vom Physiologischen aus betrachtet – besser *im Schrank* aufgehoben.

Am intensivsten sind Gewürze wie Pfeffer natürlich immer, wenn sie frisch gemahlen werden. Auch Fenchel-, Anis-, Kümmelkörner kann man frischgemahlen vielfach besser und wirksamer in der Küche verwenden.

Tip: Damit Sie sich das Herausfischen einzelner Gewürze ersparen, können Sie z. B. Pfefferkörner, Lorbeerblätter, Nelken auch in ein *Tee-Ei* füllen und so mitkochen ...

Carlas ›Tschai‹ – ein Yogi-Tee

Ein Magenelixier ohne Alkohol für müde Büromomente, kühle Abende und die Freundesrunde, verraten von meiner Freundin Carla Kufner. Besonders günstig, wenn Blähungen das Zwerchfell drücken und Herzbeschwerden auslösen – medizinisch ›Roemheld-Syndrom‹ genannt.
Pro Person auf 1/4 Liter Wasser 1 Eßlöffel Kardamomkapseln, 1 sehr kleine Zimtstange, 1 bis 2 Nelken, 2 dünne Scheibchen frischer Ingwer, etwas ungespritzte Zitronenschale.

Das Wasser mit den Kardamomfrüchten 5 Minuten richtig kochen lassen, dann die übrigen Gewürze dazugeben, noch mal kurz aufkochen und *zugedeckt* mindestens 1 Stunde oder länger stehenlassen, abseihen. Warm oder kalt ohne Zucker trinken, soviel man mag. (Auch hier können nach Geschmack ein paar Süßholzkrümel mitgekocht werden.) Und natürlich: Wer's gar nicht lassen kann, der kann den fertigen, abgeseihten Tschai – zusammen mit Rotwein – zu einem fabelhaften Glühwein umfunktionieren. Wenn sehr viele mittrinken, können theoretisch die wertvollen Gewürze an einem Abend zweimal hintereinander verwendet werden.

IX.

Gesundmacher in aller Munde
Was immer in Ihrer Küche stehen sollte ...

In diesem Buch wurde oft auf Zutaten für die Medizin-Küche hingewiesen, die hierzulande noch nicht allgemein verbreitet sind. Weil es sich um ausgesprochene Gesundmacher handelt, hier noch einmal die wichtigsten Steckbriefe. Es gibt sie übrigens *alle* auf dem deutschen Markt – lassen Sie sich keinesfalls mit irgendwelchen Ausreden abspeisen!

AGAR-AGAR ist ein (eigentlich altbekanntes) wertvolles Gelier- und Dickungsmittel. Es wird aus verschiedenen Rotalgen gewonnen und ist die beste Alternative zur Gelatine, die aus Tierknochen in einem umfangreichen Fabrikprozeß hergestellt wird. Agar-Agar hat Gesundheitswert, enthält neben ca. 3,5% Mineralstoffen reichlich Pektin. Sie können damit sogar schnelle Marmelade kochen. Ideal ist Agar-Agar für Süßspeisen: ½ Liter Flüssigkeit ergibt mit einem gehäuften Teelöffel Agar-Agar (8 g) nach dem Erkalten ein steifes Gelee. Für verdauungsfördernde Getränke rührt man in eine Tasse Fruchtsaft, Buttermilch, Kefir, gewürzt mit echter Vanille, Honig, Zimt o. ä. 3 g (einen knappen halben Teelöffel) voll Agar-Agar. Braucht nicht einmal erhitzt zu werden.

Wenn es erhitzt wird, nur aufkochen, nicht kochen lassen! Zum Eindicken von Gemüsebrühen und Soßen rechnet man ca. 10 g auf 1 Liter Flüssigkeit. Kenner empfehlen Agar-Agar-*Flocken,* weil sie (im Gegensatz zu den meisten Pulvern) nicht behandelt seien.

ALGEN (Seegemüse, das natürlich nur in klarem Wasser gewonnen wird) schmecken viel besser, als sie aussehen, und sind viel wertvoller, als man beim ersten Probieren glauben mag: Algen enthalten fast alle Vitamine – A, B, C, D, E und K – sowie sage und schreibe 41 Mineralstoffe und Spurenelemente. Als *Jod*quelle übertreffen sie jedes andere Nahrungsmittel. Sie treiben den Stoffwechsel an, entgiften und wirken dem Kropf entgegen.

> Wer die Algen regelmäßig ißt, wie die Bewohner der meisten Fernost-Länder, der leidet nie unter Mineralmangel, hat eine gute Verdauung, sorgt für Schwung in den inneren Drüsen und beugt schweren Krankheiten vor: Neue Großuntersuchungen an japanischen Frauen, die täglich Algen aßen, ergaben bei ihnen eine wesentlich niedrigere Brustkrebsrate und bei Krebskranken eine längere Überlebenszeit. – Die Asiaten nehmen Algen übrigens auch gegen Impotenz.

Hierzulande kauft man sie (z. B. in Asien-Läden) meist getrocknet ein, denn frische sind nur selten zu bekommen. Alle diese getrockneten Algen werden vor dem Kochen gründlich gewaschen und mindestens 15 Minuten eingeweicht. Dieses – saubere – Einweichwasser wird beim Kochen mitbenutzt.

Merke: Alle Algengerichte dürfen nur vorsichtig gewürzt werden, weil die Algen ja einen recht kräftigen Salzgeschmack aus dem Meer mitbringen.

›*Ocean Blue-green*‹ und ›*Spirulina*‹, eine Meerwasser- und eine Süßwasseralge, sind wegen ihrer essentiellen Aminosäuren und der vielen wertvollen B-Vitamine und Mineralstoffe heute – als Pulver oder in Tablettenform – ein Hit in US-Gesundheitsläden, aber auch bei uns schon in manchen Reformhäusern. Ob die kleinen blaugrünen Mikroalgen halten, was die Hersteller versprechen, nämlich eine Art Allroundmedizin zu sein im Kampf gegen Streßfolgen, Wunden, Virusinfektionen, Herzinfarkt und Krebs, wird z. Zt. u. a. in China, Thailand, Mexiko untersucht. Und im Auftrag des Nationalen Krebsinstitutes der USA (NCI) läuft eine 1,2-Millionen-Dollar-Studie über Algen als mögliche Waffe gegen Krebs und Aids.

KELP wird aus der Asche von Seetang hergestellt. Es gilt als die reichste Quelle von organischem Jod, verhindert Kropfbildung, gleicht Mineralmangel aus. Kelp wird als ›Entwicklungshelfer‹ für das Gehirn angesehen, *soll* zudem nützlich sein bei geschwächter Manneskraft und Anämie. Ein Eßlöffel Kelp enthält ein Viertel des täglichen Magnesiumbedarfs und ein Fünftel des Kaliumbedarfs, ist äußerst reich an Vitaminen und Mineralien. In der Küche sollte es öfter als *Kochsalz-Ersatz* verwendet werden (aber vorsichtig dosiert), es paßt zu Gemüse, Salaten, Suppen aller Art.

DAS CHUFAS-NÜSSLI, einc feinverflockte Frdmandel, die in Spanien angebaut wird, ist bei uns immer noch ein Geheimtip. (Drängen Sie Ihr Reformhaus, Ihren Apotheker, sich die Chufas zu besorgen.) Mit diesen wohlschmeckenden Flocken hat Dr. Walther Zimmermann, der langjährige Chefarzt des Krankenhauses für Naturheilweisen in München, viele schwer darmkranke Patienten erfolgreich behandelt. Das Chufas-Nüßli ist – im Gegensatz zu reinen Ballaststoffpräparaten – reich an Kalium, Kalzium, Magnesium, Eisen und den seltenen Vitaminen Biotin und Rutin. Es enthält auch zu 15 % die herzschützende Linolsäure senkt Cholesterin. Als Tagesdosis gelten zwei Eßlöffel, in Joghurt, Müesli, Suppen.

FLOHSAMENHÜLLEN, in den USA überall als Darmreiniger (›Psyllium husk, Colon cleanser‹) hochgepriesen, sind bei uns relativ neu im

Handel – sie werden aus Indien importiert. Aber die *Hüllen* müssen es sein, nicht die ganzen Samen! Sie stammen von einem Wegerichgewächs und tragen in ihrer Schale Schleimstoffe, die in Flüssigkeit auf das Zehn- bis Zwanzigfache aufquellen. Das macht sie zu einer sehr milden, aber äußerst wirksamen Verdauungshilfe. Dazu muß aber tüchtig getrunken werden.

Das Stuhlvolumen vergrößert sich stark und verbessert die Darmbewegungen (Peristaltik). Unterwegs nehmen die Quellstoffe viele Darmabfälle, auch Gifte, mit. Wer Flohsamenhüllen maximal drei- bis viermal in der Woche nimmt, wird mit der Verdauung keine Probleme mehr haben, dafür garantiere ich!

Die US-Rezeptur: Ein bis zwei gehäufte Eßlöffel (je 7 g) Flohsamen-Hüllen in ca. 300 ccm Saft, Wasser oder Milch geben, sehr gründlich einrühren, mindestens zehn Minuten quellen lassen. Ideal sind Flohsamenhüllen als ›*Puddingpulver*‹ in einer Mischung aus roh pürierten saftigen Früchten (z. B. Beeren, Aprikosen etc.), die aromatisch gewürzt werden. Gründlich umrühren. 15 bis 30 Minuten *kalt* quellen lassen. Fertig und super-vitaminreich. Schmeckt herrlich. Eventuell Vanillesoße oder etwas Schlagrahm dazu. Hübsch mit Früchten garniert, können Sie das dem anspruchsvollsten Gast anbieten.

MISO wird aus Sojabohnen (und Reis oder Gerste) durch Fermentierung gewonnen und ist wie Joghurt ›lebendige‹ Nahrung, die besonders den Stoffwechsel fördert. Fragen Sie ausdrücklich nach *natürlich* fermentiertem Miso! Neben den meisten Aminosäuren enthält es vor allem das seltene Vitamin B_{12}, das lebenswichtig ist für die Bildung von roten Blutkörperchen.

Die Japaner glauben, daß Miso-Suppe bei Rauchern die schädlichen Einflüsse des Tabaks neutralisiert. Japanische Verkehrspolizisten, so las ich, essen möglichst täglich Miso-Suppe, »um die gefährlichen Wirkungen der Auto-Abgase zu mildern«.

Nachdem am 9. August 1945 die Amerikaner auf Nagasaki die Atombombe geworfen hatten, konnte der leitende Arzt eines großen Krankenhauses, Dr. Tatsuichiro Akizuki, nicht nur sich und seine Mitarbeiter, sondern auch viele Bombenopfer vor dem Strahlentod retten, obwohl die Klinik nur eineinhalb Kilometer vom Zentrum der Kernexplosion lag. 32 (!) Jahre nach Nagasaki schrieb Dr. Akizuki in einer medizinischen Dokumentation, das Krankenhaus habe über große Vorräte an braunem Reis, Miso und Algen verfügt und fast ausschließlich damit die Kranken verpflegt und gerettet. Zucker verbot Dr. Akizuki damals übrigens strikt, zum Würzen erlaubte er nur Salz und Tamari-Sojasoße. Weil man zu der Zeit ja keinerlei Ahnung hatte von radioaktiven Strahlen, wie sie bei der Atombombe freigesetzt wurden, ist es mehr als erstaunlich, wie der Doktor sowie zahlreiche Ärzte, Schwestern und stationäre Patienten, dank einer instinktiv gewählten Jod-Mineralstoff-Therapie, auf der todbringenden Asche von Nagasaki überlebten.

Der Professor schrieb später: »Zu diesem Zeitpunkt erklärten US-Wissenschaftler, das Zentrum des Explosionsbereichs werde in den nächsten 75 Jahren unbewohnbar sein. Wir jedoch beachteten diese erschreckende Erklärung nicht weiter, sondern liefen auch nach den Explosionen in Strohsandalen in Nagasaki herum, um die Kranken in ihren Häusern aufzusuchen ...«

Ein Täßchen *Miso-Brühe* vor dem Schlafengehen hat schon vielen Erschöpften und Gestreßten zu Ausgeglichenheit verholfen. Man rechnet einen Teelöffel Paste pro Tasse. – Den Japanern dient Miso zu 85 % als Suppengrundlage, aber auch zum Würzen von Fleisch, Fisch und Gemüsegerichten.

Merke: Je dunkler die Farbe, desto stärker Aroma und Geschmack!

MOLKOSAN ist ein vergorenes Molkenkonzentrat, das der große ›kleine Doktor‹ Alfred Vogel entwickelte. Es enthält zu einem hohen Prozentsatz rechtsdrehende Milchsäure und ist bestens geeignet, z. B. nach notwendiger Antibiotika-Therapie, die Darmflora wiederaufzubauen. Ein Teelöffel, mit Wasser verdünnt und mit etwas Honig gesüßt, ergibt ein erfrischendes Getränk. Ideal ist, Molkosan eine Zeitlang einfach anstelle von Essig oder Zitrone zu Salatsoßen zu nehmen – gerade auch bei der Frühjahrskur.

BIERHEFE – in *nicht gärfähiger* Form gekauft – ist einer der üppigsten Spender von B-Vitaminen, darunter die zwei Hauptbestandteile des Lezithins, die ›Fettkiller‹ Cholin und Inosit. Sie enthält 16 Aminosäuren, 14 Mineralien, dabei die seltenen Schutzstoffe Chrom und Selen, dazu 17 Vitamine. Sie wirkt entgiftend und stärkt die Abwehr.

Nach Prof. Dr. Helmut Stickl, München, hilft Bierhefe (in Form eines Präparats) auch nach schweren Durchfällen, die gestörte Darmflora zu regenerieren und damit die Abwehr über das »Immunorgan Darm« wiederaufzubauen.

Bei Gesunden genügt zur Stärkung die normale Tagesdosis von einem (gestrichenen) Eßlöffel – am besten ›faex medicinalis‹, das ist die reinste Form. Sie sollte in ¼ Liter (kalziumhaltiger) Milch oder in Milchmix genommen werden, weil Bierhefe einen relativ hohen Phosphorgehalt im Verhältnis zum Kalzium hat. Achtung: Für Gichtkranke ist Bierhefe verboten, und wer eine akute Pilzinfektion hat, soll sie auch nicht nehmen!

Merke: Lieber *keine Bäckerhefe* essen – sie wird hergestellt aus Melasse, die bei der Branntweinherstellung abfällt, und ist eine Monokultur, entstanden in alkoholischer Gärung. »Im Bauch kann sie ein wüstes

Durcheinander anrichten. Außerdem fehlt ihr der Vitamin-B-Komplex. *Nach dem Backvorgang* können die Mikroorganismen keinen Unfug mehr anrichten« (Bäckermeister König).

WEIZENKEIME, ein Eßlöffel voll täglich aufs Essen gestreut (nicht mitgekocht), sind auch reine Nahrungsarznei, wegen ihrer ungesättigten Fettsäuren und ihres Reichtums an den Vitaminen B, D, E. Sie enthalten Eisen, Kupfer, Magnesium, Mangan und viel Phosphor – deshalb auch dazu Milchgetränke. Naturärzte empfehlen gern Weizenkeime zur Kur für Geschwächte, Gestreßte, Nervöse, Rekonvaleszenten. Wer als Gesunder täglich genügend Vollkornbrot ißt, braucht sie aber eigentlich nicht immer.

WEIZENKEIMÖL ist der beste Lieferant überhaupt für Vitamin E, deshalb ideal zur Vorbeugung gegen alle ›Oxidationsprozesse‹, die im Körper zu Vergiftungen, Infektionen, zu Fettablagerungen in Gefäßen und zu frühzeitigen Alterungsprozessen führen können. Zwei *kleine* Teelöffel kaltgepreßtes Weizenkeimöl (ca. 10 g) decken bereits den gesamten Tagesbedarf eines gesunden Menschen an Vitamin E. Aber bitte nie kochen! Dose oder Flasche geschlossen, kühl und dunkel aufheben.

Für eine *Vitamin-E-Aufbaukur* empfehlen manche Naturärzte, mit einem großen Tropfen (Pipette) anzufangen, dann täglich zu steigern, bis auf zehn Tropfen am Tag, dann fünf Tage Pause, dann noch mal von vorn anzufangen. Das soll die Aktivität von Nerven und Muskeln stärken und die Haut straffen …

Und nie vergessen:
»Too much of a good thing is not a good thing« – »Zuviel des Guten ist nicht mehr gut«.

Das gilt besonders auch für viele dieser oben aufgeführten Nahrungsmittel und Nahrungszusätze.

Viel mehr über weitere Gesundmacher für die Küche erfahren Sie im *›Heyne-Naturkostführer‹* von Franz Binder.

X.
Die rechte Nahrung für jeden rechten Tag

Viele Forschungen beweisen:

Vom Frühstück hängt viel Leistung ab

Die 13jährige Susi ist eine ›süße Maus‹, d. h., sie knabbert und schleckt für ihr Leben gern Süßigkeiten aller Art. Und das, obwohl ihre Mutter eine bemühte Vollwert-Köchin ist. Leider ist Susi frühmorgens vor der Schule kaum zu etwas anderem zu bewegen als zu einem klebrigen Marmelade- oder Honigbrot und etwas Kakao, in dem fast der Zuckerlöffel steht. Dann rast sie mit dem Radl los.

Sie hatte zwar fleißig gelernt, aber die englischen Vokabeln sitzen nicht, und in Mathe macht sie Flüchtigkeitsfehler. Die vielen Vierer in ihrem Zeugnis entsprechen nicht Susis Fähigkeiten und Intelligenz. Sie kann sich einfach nicht konzentrieren. Susi ist – wie Millionen Schulkinder und Erwachsene – das Opfer einer weitverbreiteten Unsitte: Sie hat *falsch gefrühstückt!*

Prof. Dr. Gunther Hildebrandt vom Institut für Arbeitsphysiologie an der Universität Marburg untersucht seit Jahren die ›innere Uhr‹, u. a. auch die Einflüsse der Tages- und Nachtzeit auf den Stoffwechsel und die Verdauung und damit letztlich auf die geistige Leistung. Danach ist der Stoffwechsel *am aktivsten* zwischen sechs und neun Uhr morgens. D. h., um diese Zeit *müssen* wir hochwertig essen. Nämlich: *Eiweiß* – aber in einem ausgewogenen Verhältnis zu Kohlenhydraten und Fett.

Wenn eiweißreich gefrühstückt wird, dann steigt der Blutzuckerspiegel nur langsam an und hält sich für vier bis sechs Stunden in der richtigen Höhe. Die Menschen werden nicht so schnell müde.

Im Münchner Krankenhaus für Naturheilweisen bekam schon vor Jahren eine Gruppe von Ärzten und Schwestern bei einem Vier-Wochen-Versuch ein kompaktes Eiweiß-Frühstück, mit einer Auswahl von Quark, Käse, Eiern, Corned beef, Hühnerbeinen, kaltem Braten, Joghurt usw. Und dieses hochwertige Eiweiß, so der langjährige Chefarzt, Dr. Walther Zimmermann, führte zu einer Leistungsspitze nach vier Stunden. Die Mitarbeiter waren bis dahin ständig gleichbleibend in Form. Erst nach zwölf Uhr mittags bauten sie langsam ab – dann war eine kleine Zwischenmahlzeit nötig.

Aber jene, die ›normal‹ gefrühstückt hatten, mit den schneeweißen Semmeln und all den süßen Sünden, die hatten bereits zwischen elf und zwölf Uhr eine insulinverursachte Krise, die Dr. Zimmermann *»die Marmeladen-Flaute«* nennt.

Übrigens: In den vier Wochen verloren die ›Eiweiß-Frühstücker‹ auch noch bis zu 5 Pfund an Gewicht und rund 30 mg% Cholesterin ...

In den USA gibt es Frühstücks-Untersuchungen an Tausenden von Schulkindern, u. a. von der Harvard-Universität. Sie ergaben immer das gleiche:

- Kinder, die *frühmorgens ohne Frühstück* zur Schule eilten, sprangen mühsamer und langsamer in der Schule an, machten auch mehr Fehler, z. B. beim Rechnen oder beim Fremdsprachen-Diktat.
- Kinder, die in der *Schulpause* frische Milch (ungesüßt) oder reine Obstsäfte tranken, brachten bessere Leistungen als jene, die nur Cola, Kekse, Schokoriegel oder ähnlichen Zuckerkram naschten.
- Auch Büroangestellte, ganz ohne oder nur mit Marmelade-Frühstück, machten morgens zwischen zehn und elf Uhr schon beträchtlich mehr Fehler als Eiweiß-Frühstücker.
- Piloten *ohne* Frühstück waren erheblich in ihrer Konzentrations- und Sehleistung beeinträchtigt ...
- *Straßenunfälle* häufen sich gegen elf Uhr morgens – Tests ergaben, daß die ›Unfäller‹ oft gar nicht oder mangelhaft gefrühstückt hatten!

Clevere Manager in den USA treffen sich nicht mehr zum mittäglichen Arbeits-Lunch, sondern immer öfter zum *Power-Breakfast;* denn man weiß heute: Für wichtige Besprechungen, Konferenzen, in denen *Denken* gefordert ist, ist das Kurzzeitgedächtnis am späten Vormittag und frühen Mittag in Hochform!

Übrigens: Auch *Eisenmangel* kann die Denk-, Lern- und Erinnerungsfähigkeit beeinträchtigen. Wird der behoben – bitte nicht durch selbständig verordnete Eisenpillen! –, so kann sich das sehr positiv auf geistige Leistungen auswirken. Besonders geht das berufstätige Frauen an, die allmonatlich erhebliche Mengen an Eisen durch ihre Periode verlieren.

Eisen wird vom Körper am besten aufgenommen aus Hühnerbein (!), Schinken, Blutwurst, Ei, Milch, Fisch, Leber, aber auch gut aus Vollkornbrot, Pilzen, Hülsenfrüchten, grünen Blattgemüsen – und Pflaumensaft. *Vitamin C,* z. B. als Orangensaft, verbessert die Eisenaufnahme.

Fazit: Frühstück gut – alles gut! Wobei man wissen muß, daß Vollkornbrot und Vollkorn-Müeslis, zumal mit Milch zubereitet, auch eiweißhaltige Energiespender sind. Aber sie sollten möglichst ungezuckert sein.

Auch für die *Schulpause* gilt: täglich eine frische Frucht, ein gutes Vollkornbrot, kräftig belegt. In einem Beutelchen abwechselnd ein paar (ungeschwefelte) Trockenfrüchte, vor allem Datteln, öfter mal Studentenfutter oder einige über Nacht eingeweichte Mandeln. Die sind gut für den ›Grips‹.

Viele Kohlenhydrate und wenig Eiweiß:

Guten Schlaf können Sie essen

Schlafen Sie auch so schlecht wie 15 Millionen anderer Bundesbürger? Waren Sie schon beim Arzt, um mögliche ›versteckte‹ Krankheiten als Ursache auszuschließen? Fehlt Ihnen sonst nichts als ruhiger, entspannter Schlaf?

Dann will ich hier versuchen, Sie mit Genießernahrung, die Mutter Natur Ihnen in reichem Maße beschert, ins Traumland zu schicken. Darf ich Sie daran erinnern, daß grüne Salate Opiate enthalten (siehe Abschnitt ›Gemüse‹), aber hätten Sie auch gedacht, daß Spaghetti, Rahm-Müesli, Bananen und Avocados Schlafmedizin sind?

Ehe Sie nun mit ruhigem Gewissen für den guten Schlaf essen, sollten Sie diese Checkliste durchgehen:

1. Haben Sie oft vor dem Einschlafen *kalte Füße?* Dann klettern Sie in Ihre Wanne (das Wasser soll nur die Füße bedecken), und steigern Sie innerhalb von einer Viertelstunde die Temperatur von 36 auf 42 °C. Gleich ins Bett!
2. Hat Ihr *Schlafzimmer* die richtige Temperatur? Es soll nicht zu kalt sein und erst recht nicht zu warm. Ideal wären 19 bis 21 °C.
3. Pflegen Sie abends zu *joggen,* um ›müde‹ zu werden? Ein flotter Spaziergang um den Block tut's auch. Beim Joggen bilden sich nämlich Endorphine – das sind Hormone, die sehr *anregend* auf das Gehirn und das zentrale Nervensystem wirken, aber damit für Stunden einen *Weckeffekt* haben.
4. Greifen Sie schon automatisch zur *Schlaftablette?* Der Konsum dieser chemischen ›Schlafzwinger‹ nimmt ständig zu! Setzen Sie die Tabletten mal ab, und probieren Sie unseren guten natürlichen Schlaftee am Ende dieses Abschnittes aus.
5. Trinken Sie abends regelmäßig *Alkohol?* Das sollten Sie sich eine Weile mal verkneifen – ausgenommen ein kleines Glas wohltemperierten Rotwein oder ein stark hopfenhaltiges Einschlaf-Bierchen (bevorzugt Pils).

Und nun zur *Schlaf-Nahrung:* Man weiß heute definitiv, daß Mahlzeiten, die an *Kohlenhydraten* reich sind, eine beruhigende Wirkung haben, während dagegen ein eiweißreiches Frühstück (siehe vorigen Abschnitt) geistig fit und munter macht. Das funktioniert über ein wunderbares System:

Unser wichtigster Schlafstoff im Hirnstamm ist der Neurotransmitter (Botenstoff) Serotonin. Bei Mangel an Serotonin ist der Schlaf gestört. Gebildet aber wird Serotonin aus der Aminosäure (Eiweißbaustein)

Tryptophan, die auch in vielen kohlenhydrathaltigen Nahrungsmitteln reichlich vorkommt.

Als *Medikament,* also synthetisch hergestellt, wurde Tryptophan kürzlich vom Markt genommen, weil sich Nebenwirkungen zeigten. Aber als *natürlicher Nährstoff* können wir es in jeder Menge völlig sorglos und genußvoll zu uns nehmen. Dem kohlenhydratreichen Essen soll jedoch immer *etwas Fett* beigegeben werden, weil das Fett dem Gehirn hilft, das Tryptophan noch besser einzusetzen!

Wichtig ist dabei auch, daß die kohlenhydratreiche Abendmahlzeit *zwei bis vier Stunden* vor dem Schlafengehen eingenommen wird. Dann kann die Verdauungsarbeit vom Körper noch vor dem Schlafengehen erledigt werden, und es bleiben keine großen Reste mehr über Nacht schwer im Magen liegen. Denn auch der *leere Magen* wirkt sich positiv aus auf tieferen Schlaf!

Und hier noch viele Überraschungstips für ›natürliche‹ Schlafmittel:

- *Grüne Blattsalate,* wir erwähnten es schon einmal, enthalten opiatähnliche Stoffe und wirken beruhigend auf das sogenannte vegetative Nervensystem, helfen gegen Erregungszustände. Feldsalat als Baldriangewächs ist von Haus aus ein Beruhiger. Dazu immer etwas kaltgepreßtes Öl, denn das lockt die Schlafstoffe erst richtig heraus!
- *B-Vitamine* beeinflussen immer Nerven und Gehirn positiv. Sie sind reichlich im *vollen Korn* enthalten. Also abends Vollkornbrot oder Vollkorn-Müesli.
- Auch die *Avocado* ist, wie schon einmal kurz berichtet, Medizin gegen Nervosität und Schlaflosigkeit und deshalb eine ›Abendfrucht‹.
- Ganz leicht als Abendessen und *sehr reich an Tryptophan* sind: Vollkorn-Butternudeln, Spaghetti mit Tomaten, Butter und Reibkäse, Vollreis-Risotto mit Zwiebeln, ein paar Pilzen, Erbsen, Artischockenherzen usw. *Und dazu immer eine große Schüssel grüner Salat!*
- Gegen Nervosität, als Antistreß-Medizin, wurden auch geprüft und für gut befunden: rote Rüben, Stangensellerie, Auberginen, Erbsen, Tomaten und Datteln. Einen hohen Tryptophangehalt haben ferner Hüttenkäse, Milch, Buttermilch, Hühnerbeinchen (!), magerer Rinderschinken, Nüsse, Getreide.
- *Bananen* sind ein ideales Potpourri aus Nährstoffen, die beruhigend wirken. Auch *Birnen* beruhigen die Nerven.
- Und dann lassen Sie abends öfter mal *Milch und Honig* durch Ihre Kehle fließen! Denn beides hat eine beruhigende Komponente. Aber nur lauwarm trinken – erhitzte Milch zerstört die Heilstoffe im Honig.
- Von US-Ärzten schon millionenfach ›verordnet‹ als sicheres, natürliches Sedativum, sprich Beruhigungsmittel: das Glas warme Milch, in der drei *Kalziumtabletten* (Apotheke) aufgelöst sind.

- Nach all dem, was Sie jetzt wissen, ist natürlich auch das *Betthupferl* rehabilitiert – der kleine Schokoriegel oder die Praline auf dem Kopfkissen. Aber nur eine, höchstens zwei! Und die dürfen nur vernascht werden, wenn ganz bestimmt nachher noch die Zahnbürste in Aktion tritt!

Schlummertee für Gestreßte

Hopfen	5 g
Melisse	20 g
Krause Minze	20 g
Angelikawurzel	20 g
Lavendel	10 g
Brombeerblätter	10 g
Baldrianwurzel	15 g
	100 g

Von dieser Mischung drei Finger voll in einer großen Tasse mit ¼ Liter kochendem Wasser überbrühen, zugedeckt zehn Minuten ziehen lassen, abseihen, warm trinken. (Von Dr. Ralph-Eric Koch, Adler-Apotheke, München.)

Vom Baby bis zum Oldie:

Gesundheit beginnt schon vor der Geburt

Roger Williams, jener weltbekannte Biochemiker, der mehrere B-Vitamine entdeckte, betonte immer wieder, daß Eltern die »Qualität eines Kindes« (so nannte er es) bereits im Moment der Empfängnis festlegen. Schon in der befruchteten Eizelle fänden sich die ›Fingerabdrücke‹ von Vaters und Mutters guten und schlechten *Eßgewohnheiten,* und sie bestimmten mit über die gute oder schlechte Schwangerschaft sowie über die gute oder schlechte geistige und körperliche Entwicklung des Babys.

Mangelhafte Ernährung in der Schwangerschaft, zumal kombiniert mit Rauchen und Alkohol, ist Hauptursache für Früh- und Mißgeburten und vor allem für geistige Behinderung von Neugeborenen, das ist vielfach wissenschaftlich bewiesen.

Das Werden eines wohlgelungenen Menschenkindes – das muß man sich einmal genau vorstellen – schließt in neun Monaten u. a. folgendes ein: den Aufbau des äußerst komplizierten Gehirns mit all seinen Verbindungen zum Zentralnervensystem, den Komplex der Sinne, das Netzwerk von Herz und Blutgefäßen, den Verdauungstrakt, die Geschlechtsorgane, den Atemapparat, die Bildung des roten und weißen Blutes, die Leber, die Nieren, die inneren Drüsen, die Knochen und Muskeln.

Und ob dem Organismus diese gewaltige Aufgabe, ein perfekt entwickeltes Baby zu bilden, gelingt oder nicht, hängt weitgehend von der Ernährungsverantwortung der Eltern ab.

Dazu die Ratschläge der Experten:

1. *Beim Wunschkind* schon einige Monate vor der geplanten Empfängnis *die Pille absetzen,* weil diese immer die optimale Versorgung des Körpers mit Nährstoffen stört. Von da an sollten Mutter *und* Vater in spe vorbildlich, sprich natürlich, essen, das hat nämlich auch Auswirkungen auf die Qualität des Spermas. Und möglichst ganz aufhören mit Alkohol und Nikotin.
2. Ist das Kind glücklich gezeugt, wird wohl jede gesund denkende Mutter den Wunsch haben, ihr kommendes Baby optimal mit Vollwert-Nahrung zu versorgen. (Auf die selbstverständlich sehr bedeutenden psychologischen Aspekte können wir hier leider nicht eingehen.)
3. Gegen *Übelkeit,* wie sie so oft Schwangere plagt, wird der regelmäßige Verzehr von *Ingwer* empfohlen, immer wieder in kleinen Mengen diese Nahrungsmedizin, als Pulver oder frisch, feingewürfelt, in Obstsalaten oder auch in chinesischen Gemüsepfannen usw. Weiter gelten folgende Nahrungsmittel als wirksam gegen Übelkeit: Gerste, Mais, Champignons, Erdnüsse (in Maßen), junge grüne Erbsen, Kartoffeln, Reis, Mung-Sprossen, Tomaten, Weizenkeime.
4. Gegen *Appetitlosigkeit,* wie sie oft auch bei Schwangerschaften vorkommt, könnten helfen: Aprikosen, Brokkoli, Brunnenkresse, Endivien- und Kopfsalat, Karotten, Löwenzahn, Melone, Orangen, Papayas, Petersilie, Pfirsiche, Pflaumen, Spargel und Spinat. Fast die gleiche Liste gilt für Frauen, bei denen es mit dem *Stillen* nicht richtig klappen will.
5. Ganz unentbehrlich für die werdende Mutter ist die reichliche Versorgung mit Vitamin A und Beta-Carotin (Karotten, Tomaten, Paprika, viele gelb-orange-rote Früchte), mit B-Vitaminen (Vollkorn, mageres Fleisch, Leber, vor allem aber Bierhefe – täglich jetzt zwei Löffel ins Essen). – Der Bedarf an Folsäure steigt in der Schwangerschaft um 100%. Folsäure kommt in Innereien, magerem Fleisch, Vollkorn, den grünen Blattgemüsen, Brokkoli (!), Hülsenfrüchten, Nüssen, Orangen, Grapefruits und Bananen vor.

   Gut zu wissen: Die wertvollen Bakterien in (ungezuckertem) Joghurt und Dickmilch produzieren im Körper auch Vitamin B. Außerdem täglich noch mehr als sonst Vitamin C – ein bis zwei Orangen, Äpfel, frische Beeren, Salate, Kiwis etc. Ferner Vitamin E (täglich ein bis zwei Eßlöffel Weizenkeime ins Essen und ein Teelöffel Weizenkeimöl – nicht kochen! – an Salate, Gemüse etc.). Schließlich muß die Versorgung mit dem Blutgerinnungsvitamin K zur Vorbereitung auf die Geburt optimal sein: zu finden in frischer Leber, in Spinat, Mangold, Blumenkohl, Kraut.

6. Für die Zeit unmittelbar vor der Geburt haben US-Ärzte noch einen sehr guten Tip: Sobald die Wehen einsetzen, *vor der Fahrt in die Klinik,* 2000 mg Kalzium (vorbereiten) in einem Glas Vollmilch trinken. Das kann den Geburtsschmerz tatsächlich erleichtern.

Und nun zu den ***KINDERN:***

Zu vielem, woran ein Mensch im späteren Leben leidet – Eßstörungen, Verdauungsbeschwerden, Übergewicht, hoher Cholesterinwert, Gefährdung durch Infarkt etc. –, *wird in der frühen Kindheit der Grundstein gelegt!*

Deshalb hier allgemeine Regeln:

- Kinder brauchen täglich Milch.
- Sie brauchen Vitamin C in Form von viel frischem Obst.
- Die nötigen B-Vitamine bekommen sie durch Vollkornbrot und Vollgetreideflocken, auch durch Bierhefe.
- Sie sollten öfter Käse essen – aber keinen Schmelzkäse, sondern Quark, Frisch- oder Hartkäse.
- Möglichst zweimal am Tag Gemüse und Salate, ab fünf Jahren täglich grünen Salat.
- Einmal täglich mageres Eiweiß, in Form von Fisch, Fleisch, kaltem Hühnerbein, magerem Schinken (in kleinen Mengen) und auch Quarkspeisen und -aufläufen.
- Wichtig sind ein bis drei Teelöffel kaltgepreßtes Pflanzenöl in Salaten und Gemüsen. Auch Butter ist gesund für Kinder sowie alle Nüsse (Studentenfutter).
- Nur jodhaltiges Salz oder Kelp verwenden.

Merke: Es stimmt, daß *dicke Kinder* mit 20% oder mehr Übergewicht viel anfälliger sind für Bluthochdruck, Wirbelsäulen- und Gelenkschäden, ja sogar für Herz- und Lungenkrankheiten. Was dann zu tun ist, muß mit dem Kinderarzt besprochen werden. Und bitte keine eigenmächtigen Abspeck-Experimente mit Kindern!

Dazu sollten Mütter wissen, daß es eine *›Pummel-Uhr‹* gibt, nach der die Kinder wachsen: Zwei- bis Dreijährige haben oft einen kleinen Schmerbauch. Mit fünf oder sechs werden sie dann wieder schlank, weil sie hochschießen. Dann bauschen sie sich, zwischen dem neunten und elften Geburtstag, wieder auf, sie hamstern förmlich Körpermasse für den nächsten Wachstumsspurt.

Dabei hängt das gute Ausbalancieren auch sehr stark davon ab, ob sie Sport treiben und gern draußen toben – oder ob geduldet wird, daß sie viele Stunden am Tag regungslos vor dem Fernseher hocken und dabei jede Menge Essensmüll in sich reinstopfen, sich zu den sogenannten ›Couch-Potatoes‹, den ›Sofa-Kartoffeln‹, entwickeln.

> Viele Untersuchungen haben gezeigt, daß Kinder, denen man *freie Nahrungswahl* läßt, sich selbst regulieren. Sie essen meist nur, wenn sie hungrig sind, und hören auf, wenn sie satt sind.
>
> Erst die Tricks und Versuchungen durch die Erwachsenen, die Gebote und Verbote, die Bestechung mit Süßigkeiten, die Verführung zu angeberischem Luxusessen und zu Fertigkost aus Bequemlichkeit – das alles bringt Verwirrung und Störungen in die ursprünglich gesunde Appetit-Regulierung der Kinder.

Auch Osteoporose fängt in der Kindheit an!

Zuerst sei ein großer Irrtum berichtigt: Osteoporose ist nicht nur eine ›Altweiberkrankheit‹. Der Knochenschwund fordert immer mehr jüngere Opfer, auch unter Männern. Grundsätzlich aber werden die Weichen schon in der Kindheit gestellt: Kinder, die leicht rachitisch sind, weil sie nicht genug Milchprodukte und kalziumreiche Kost bekommen, die zuviel Cola trinken und zuwenig vitaminreich essen und die sich auch noch zuwenig draußen an der Sonne bewegen, die sind vorprogrammiert für jene Knochenverdünnung, die später oft mit dem gefürchteten Oberschenkelhalsbruch endet.

Extrem gefährdet aber sind nach neuen Untersuchungen die *›Twiggy-Typen‹*, sprich superschlanke, hochmodische Mädchen und Frauen: Die Hälfte aller weiblichen Teenager – obwohl noch voll im Wachstum – ißt wesentlich weniger als 2000 Kalorien, jede zehnte sogar nur 1500. So entsteht ein böses Minus an Vitaminen und Mineralien, zumal an jenen, die *das Skelett kräftigen.*

Experten prophezeiten kürzlich auf einem Kongreß, daß viele der schönen, aber dünnen jungen Mädchen von heute später »zur Strafe für ihre Hungerei die krummen Alten würden«. Falls sie sich nicht doch noch rechtzeitig besinnen …

Als Knochenkiller besonders ernst zu nehmen ist *Phosphor* – er muß, wie schon berichtet, mit Kalzium in einer ganz ausgewogenen Balance gehalten werden. Und Phosphate sind vielfach in der Nahrung versteckt, die wir ahnungslos konsumieren: in Wurst, Cola (Ärzte sprechen sogar von »Cola-Osteoporose«), in Schmelzkäse und in Fertigkost wie Suppen, Puddings, Kartoffelpüree (siehe auch Kapitel ›Mineralien‹).

Deshalb: Wenn schon Fertigprodukte, dann bitte immer auf die Zutatenliste achten!

Weil wir praktisch alle wichtigen Vitamine – A, B, C, D, E – brauchen, um die Kalziumbalance zu halten, gelten folgende *Ernährungsvorschläge:* Möglichst täglich zwei bis drei Tassen Milch, Sauermilch, Joghurt etc., öfter *Hart*käse, viele grüne Blattgemüse und Salate, oft Sprossen (Alfalfa ist ideal), öfter Sardinen oder Sprotten (Gräten mitessen), evtl. pro Tag zwei Löffel Magermilchpulver ins Essen schmuggeln, im Winter ein Löffel Lebertran täglich.

Kalziumräuber sind auch Nikotin, Alkohol und Kaffee. *Untergewicht* ist ebenfalls gefährlich. Dafür ist *Bewegung* an frischer Luft, vor allem Laufen, Radfahren, Schwimmen, sehr wirksam gegen beginnende Osteoporose. Einen originellen Rat gibt der Internist Dr. Walther Zimmermann, München, seinen Patienten:

»Für Mann, Frau, Kind täglich je eine Messerspitze feinzerdrückte Eierschalen ins Essen mischen. Das ist die ideale biologische Vorbeugung. Wer dann noch für reichlich Vitamin C sorgt, der braucht keine Pillen.«

Milch und Mineralien, Vitamine und Eiweiß, Weizenkeime und Hefe als Jungbrunnen

Mit Vollwertkost dem Alter ein Schnippchen schlagen

Die Deutschen werden immer älter: Vor 100 Jahren stellten die Übersechzigjährigen 5% der Bevölkerung, im Jahr 2000 wird es jeder vierte sein, bis 2030 voraussichtlich jeder dritte! Aber nicht nur die Zahl der Älteren und Alten steigt, sondern auch deren Lebenserwartung. Ob aber die Lebensqualität bis ins hohe Alter gut bleibt, das hängt mit von der Ernährung ab. Denn die hat starken Einfluß darauf, ob die Reparatursysteme des Körpers noch funktionieren. Mit Vollwert-Kost kann man da dem Alter durchaus ein Schnippchen schlagen.

Wenn ein Mensch älter wird, kommt vieles ins Stocken, muß deshalb gezielt in Fluß gehalten werden: Die Verdauungssäfte werden weniger. Der Speichel liefert weniger Enzyme. Der Magen produziert weniger Säure. Ebenso gibt die Bauchspeicheldrüse weniger Fermente ab. Der Darm erschlafft. Hunger- und Durstgefühl lassen nach, aber auch der Geruchs- und Geschmackssinn. Das Herz transportiert weniger Sauerstoff in die Zellen, die Muskeln bilden sich zurück. Die Durchblutung der inneren Organe und damit auch ihre Funktion wird schwächer. Es gibt mehr Stoffwechsel-›Schlacken‹, und sie werden nicht mehr alle, wie es sich gehört, aus dem Körper herausgeschafft.

Ständig bräuchten wir deshalb in fortgeschrittenem Alter allerbeste Treibstoffe und vitale Zellnahrung. Diese Treibstoffe stecken zu einem beachtlichen Teil in den *komplexen Kohlenhydraten* aus Pflanzen, die im Sonnenlicht gewachsen sind, die wertvolle Mineralien aus dem Boden geholt und sie zu jenen kraftvollen Substanzen umgewandelt haben, die unseren Motor ›wie geschmiert‹ weiterlaufen lassen: Vollkorngetreide, Früchte, Gemüse, Nüsse und deren gesunde Öle.

Leider stehen aber gerade zahlreiche Mineralien und Vitamine auf der Liste der kritischen Nährstoffe, weil alte Leute, bei einseitiger und karger Kost – aus vielerlei Gründen – nicht genug davon bekommen. Als Folge können akute und chronische Krankheiten entstehen.

Unter den *wasserlöslichen* Vitaminen sind bei den Senioren oft knapp: Vitamin C sowie die Vitamine B_1, B_2, B_6 und Folsäure. Sie alle halten den Stoffwechsel auf Trab, die Leber sauber und helfen bei der Blutbildung. Diese guten Geister kommen in allen grünen Blattgemüsen vor, in Mangold, Spinat, Salaten, in sämtlichen Kohlsorten, natürlich z. T. auch in Zitrusfrüchten, im vollen Korn der Getreide und vor allem in Bierhefe.

Auch *fettlösliche Vitamine* bekommen Senioren oft zuwenig. Zum Beispiel: Vitamin A und Beta-Carotin; die stecken in den gelben, orangefarbenen, roten Gemüsen und Früchten, wie Karotten, Paprika, Tomaten, Melonen, Mangos, vor allem aber auch in Leber und allen Milchprodukten. Dann Vitamin D (hauptsächlich in Fischen und Milch); es wird in der Haut unter Einwirkung von Sonnenlicht gebildet, arbeitet eng zusammen mit Kalzium und ist für die Stabilität des Skeletts unentbehrlich.

Die *Mineralien und Spurenelemente* schließlich sorgen für das reibungslose Ablaufen der elektrischen und chemischen Reaktionen in den Körperzellen. Elementar wichtig sind da, zumal im Alter: Kalium, Eisen, Kupfer, Zink, Jod, Kalzium und vor allem das Magnesium, das die anderen Mineralien im Körper erst richtig aktiviert. Leider sind Senioren auch mit ihnen oft unterversorgt. Dabei finden sich diese lebenswichtigen Stoffe ja in den supergesunden dunkelgrünen Blattgemüsen, in allen Kohlsorten, in Vollkorn sowie in Pilzen, Bierhefe und Algenextrakten. Zu den ausgesprochenen *Jungbrunnen-Gemüsen* gehören noch rote Rüben, Sellerie, Schwarzwurzel und Fenchel – der mit seinen ätherischen Ölen auch die Atemwege reinigt.

Mit zunehmendem Alter braucht der Mensch übrigens *weniger* Kalorien: zwischen dem fünften und dem siebenten Lebensjahrzehnt insgesamt ein Drittel weniger als vorher! Das bedeutet im Klartext: Ältere Menschen über 65 sollten nur noch 1700 bis 1900 Kalorien essen. Deshalb müssen sie sorgfältig ihren Speiseplan zusammenstellen, um auf die lebensnotwendige Nährstoffdichte zu kommen. Da bleibt für die sogenannten ›leeren‹ Kalorien aus Weißmehl, Zucker, Süßigkeiten, Fett, Alkohol etc. eigentlich kaum noch Platz. Und außerdem haben diese Satt- und Dickmacher (die aber oft gerade die kleinen ›Tröster‹ sind) im Gegensatz zur Vollwert-Kost so gut wie keine Ballaststoffe.

Hier noch mal das Wichtigste:

- Senioren sollten täglich rund ½ Liter Milch trinken.
- Sie sollten nicht auf Rohkost verzichten! Wenn sie aus Kaugründen davor bange sind: Man kann all diese guten jungen Gemüse auch mit einer sehr feinen Reibe raspeln. (Der ›schlaffe‹ Darm braucht sie dringend.)
- Sie sollten soviel wie möglich – statt Salz – die vitaminreichen, frischen Küchenkräuter und Kelp verwenden. Weil ihre Geschmacks- und Geruchssinne nachlassen, sollen sie ruhig stärker würzen. Gewürze machen auch Appetit und helfen verdauen.
- Selbstgemachte Müeslis sollten, am besten täglich, auf ihrem Tisch stehen.
- Milchsäure – in Dickmilch, Joghurt, Sauerkraut etc. – ist besonders wertvoll für Oldies; denn sie läßt die verdauungsfördernde Darmbakterienflora förmlich aufblühen!

Auch dies müssen Senioren noch wissen:

Daß sie oft *zuwenig Eiweiß* essen, das ›Koffein des Alters‹. Bis zu 1 g je Kilo Körpergewicht ist erwünscht – aber bitte aus den mageren Sorten, also aus Quark, Fisch, fettarmen Fleischsorten, Hülsenfrüchten. Denn sie essen ohnehin meist viel *zuviel Fett.* Erlaubt sind auch hiervon etwa 1 g je Kilo Gewicht.

Machen Sie einfach wieder die Probe mit Hotelpackungen von Butter – denken Sie aber dabei daran, daß die versteckten Fette im übrigen Essen rund 50 % ausmachen.

Zur Pflichtnahrung von Oldies sollte noch folgendes gehören:

- Täglich ein bis zwei Eßlöffel Weizenkeime (wegen der B-Vitamine, des Zinks und des Mangans), aber mit Milch.
- Täglich ein Teelöffel Weizenkeimöl ins Essen – nicht kochen! –, das deckt voll den Bedarf an Vitamin E.
- Täglich ein gestrichener Eßlöffel Bierhefe (B-Vitamine) und vor allem: immer wieder reichlich Milch in jeder Form!

(Wir wissen, daß wir uns hier wiederholen – aber das geschieht bewußt, damit die Ratschläge wirklich ›haftenbleiben‹.)

Prof. Dr. Dieter Platt, Erlangen, einer unserer führenden Altersforscher, gab einer Gruppe von 70- bis 80jährigen wochenlang jeden Tag *½ Liter Frischmilch* zur Vollwert-Kost. Den Cholesterinspiegel störte das überhaupt nicht.

Aber, so Prof. Platt: »Die Milchtrinker fühlten sich von Tag zu Tag wohler und wurden richtige Milch-Fans. Kein einziger der Senioren wollte nach dem Test mehr auf seine Milch verzichten!«

Ein Senioren-Tee

Fenchel	10 g
Melisse	20 g
Basilikum	10 g
Hagebutten	20 g
Hibiskus	20 g
Benedikten-Distel	20 g
	100 g

Von dieser Mischung drei Finger voll mit ¼ Liter kochendem Wasser übergießen, zudecken, fünf Minuten ziehen lassen, als Abendtee trinken. Das gleicht aus und stimuliert die inneren Säfte und Kräfte. (Von Dr. R. E. Koch, Adler-Apotheke, München.)

Ein Problem, das explosionsartig zugenommen hat:

Nahrungsmittel-Allergien machen auch vor ›Natur‹ nicht halt

Nur wenige Krankheiten haben in unserer Zeit derartig explosionsartig zugenommen wie die *Allergien.* In 20 Jahren haben sie sich in Deutschland vervierfacht. Jeder Dritte von uns ist von allergischen Reaktionen geplagt, und zwei Drittel der Allergiker sind Frauen. Immer mehr Allergien werden durch Nahrungsmittel verursacht. Wie sie *entstehen,* habe ich sehr genau erklärt in meinem Heyne-Buch ›So stärken Sie Ihr Immunsystem‹.

Eines sei hier noch mal betont: Wer plötzlich allergisch reagiert, womöglich mit einem Schock, der gehört *sofort* in die Behandlung durch einen Arzt. Leider gibt es aber hierzulande noch vielzu wenige Allergologen und Kliniken mit Allergie-Abteilungen. Natürlich erschienen auch über Nahrungsmittel-Allergien schon einige gute Aufklärungsbücher. Fragen Sie Ihren Doktor danach.

Die wesentlichen Dinge seien hier zusammengefaßt:

- Der Mensch kann auf alles, einfach alles allergisch reagieren – sogar auf Wasser.
- Was immer wir essen und trinken, ganz gleich, wie natürlich oder unnatürlich es ist, tritt unserem Organismus – wir erklärten es schon am Anfang dieses Buches einmal – primär als *Fremdstoff* entgegen. Die ›Umwelt‹ oder die ›Chemie‹ als Hauptschuldige zu belasten, ist deshalb sehr problematisch, zumal ›Umwelt‹ und ›Chemie‹ sehr schwammige, ungenaue Begriffe sind. Viele Menschen reagieren leider ge-

rade auf hundertprozentig natürliche oder vollwertige Kost allergisch. Vor allem freilich dann, wenn sie sich *einseitig* ernähren, mit Sachen, von denen sie glauben, daß sie alleinseligmachend seien.
In den Sprechstunden der Allergologen geben sich jene Fanatiker, die z. B. fast ausschließlich von ›Körndl‹-Kost oder von Sojaprodukten leben, die Klinke in die Hand. Zu den häufigsten Allergien überhaupt zählen übrigens heute jene gegen Kuhmilch, Eier, Getreide, Nüsse, Stein- und Kernobst, einige Kräuter, Gewürze und Gemüse!

- Die Allergologen trennen die ausgesprochenen Nahrungsmittel-Allergien von sogenannten pseudoallergischen Reaktionen, für die sie vor allem ›Hilfsstoffe‹ der Lebensmittelindustrie wie Konservierungsmittel, Farbstoffe und ähnliches verantwortlich machen.
- Nahrungsmittel-Allergien können an allen sogenannten ›Grenzflächen-Systemen‹ unseres Körpers entstehen, an der Haut und den Schleimhäuten und der Augenbindehaut, im ganzen Magen-Darm-Trakt mit allen seinen Drüsen. Die eine bekommt Ausschlag, wenn sie Kartoffeln schält oder Kräuter hackt, der andere, wenn er einen Fruchtjoghurt ißt oder einen Fertigpudding, der dritte, wenn er einen Saft oder (z. B. geschwefelten) Wein trinkt.
- Die häufigste Nahrungsmittel-Allergie (man schätzt 40%) ist die gegen Sellerie (siehe auch unter ›Gemüse‹). Und weil der in hunderterlei anderen Dingen versteckt ist (Suppenwürzen, Gemüsesalaten, Kräutersalz etc.), können die alle auch allergische Reaktionen auslösen. Detektivischer Spürsinn ist *immer* gefragt, wenn eine Allergie plötzlich ausbricht!
  Weil es zahlreiche *›Kreuzreaktionen‹* gibt, etwa zwischen Nahrungsmitteln und Pollen, wird die Sache noch schwieriger. Da hilft nur noch, *ganz genau* zu überlegen, *was* man gegessen oder getrunken hat. So verträgt z. B. mehr als die Hälfte der Sellerie-Allergiker auch keine Karotten und nicht das Gewürz Beifuß. Sellerie-Allergiker reagieren oft ebenfalls auf Curry, Paprika, Fenchel, Anis, Kümmel – und Kamille (!) allergisch.

Doch Kamille wird sehr oft auch Getränken, Medikamenten, kosmetischen Präparaten beigemengt. Kuchen, Brote, Kekse, alkoholische Getränke können wiederum *Anis* enthalten. Sogar Vogelliebhaber können betroffen sein, weil Anis gelegentlich dem Sand für die Käfige beigegeben ist.

Immer mehr Chemie in Nahrungsmitteln

Es ist klar, daß immer mehr Menschen auch gegen *chemische Zusatzstoffe* in Nahrungsmitteln (wie Konservierungs- oder Farbstoffe usw.) allergisch reagieren. Und wahrscheinlich ist die *Summe von chemischen Stof-*

fen in der Nahrung – zu denen ja noch Düngemittel- und Pestizidrückstände in den Pflanzen und viele Umweltschadstoffe aus der Atemluft kommen – *eine* der Ursachen, daß es mehr und mehr Allergien gibt.

Außerdem sind all jene Mengen an chemischen Stoffen, die unsere Behörden genehmigen, als *Grenzwerte für Gesunde* gedacht. Und viele summieren sich, kumulieren. Weshalb Sie sich bei Ihrer örtlichen Verbraucherzentrale unbedingt eine Lebensmittel-Zutatenliste besorgen sollten!

Kommt nun noch ein Erschöpfungszustand, eine körperliche Schwäche, eine schlechte Immunabwehr dazu, dann ist die Allergie manchmal schon programmiert. Ganz schädlich sind hier (neben einer gewissen Erbanlage) auch *Dauerstreß*, ungenügender Schlaf, seelische Belastungen, Infektionen und natürlich eine insgesamt ›arme‹ und einseitige Ernährung, die wenig abwechslungsreich und arm an all jenen Schutz- und Wirkstoffen ist, von denen in diesem Buch immer die Rede war und ist – und statt dessen ›reich‹ an Müllmampf.

Ein ganz gesunder Körper ist in der Regel widerstandsfähiger gegen Allergien. Nach vielen Untersuchungen wird seine Widerstandskraft in diesem Zusammenhang gestärkt durch die Vitamine A (Carotin), B-Komplex, D, E und durch ungesättigte Fettsäuren, Kalzium, Magnesium, Mangan und Kalium. (Die Quellen finden Sie am Anfang dieses Buches.)

So beugen Sie Tag für Tag vor – mit dem Essen

Gesunde Kost, die vor Krebs schützen kann

Jeder vierte Mensch im Bundesgebiet stirbt an Krebs, rund 400000 Deutsche erkranken jährlich neu an bösartigen Tumoren – aber gerade bei den häufigsten Krebsarten stagnieren die Heilungsraten beunruhigend. ›Beunruhigend‹ nennt es auch das Bundesgesundheitsamt – andere nennen es eine Tragödie: daß z. B. der Brustkrebs bei jungen Frauen erheblich zugenommen hat. Und auch bei einigen anderen Krebsarten steigt die Zahl pro Jahr um etwa 2%. Wer kann da noch ruhig schlafen – oder gar ruhig essen?

›The Causes of Cancer‹ – ›Die Ursachen des Krebses‹ heißt eine Dokumentation, die von den beiden Oxford-Professoren Richard Doll und Richard Peto im Auftrag des US-Kongresses weltweit zusammengetragen wurde und auf der die heutige Krebspolitik der USA basiert. Sir Richard Doll, den die Queen für seine Verdienste adelte, vertritt darin die Meinung, daß *bei rund 70%* aller Krebsfälle *die falsche Ernährung* zumindest als *eine* Ursache beteiligt sei und daß man mit einer gesunden Nahrung die Rate bösartiger Tumoren um gut ein Drittel senken könne.

So sieht die Krebsforschung heute im viel zu hohen Fettverzehr sowie dem daraus resultierenden hohen Übergewicht enge Zusammenhänge mit Brust- und Darmkrebs, in einseitiger und Überernährung auch Ursachen für Prostata- und weiblichen Unterleibskrebs.

Zwar ist allem voran das *Rauchen* immer noch Hauptübel und Ursache für jeden dritten Krebstod, aber danach sind unbestritten nicht etwa die meist angeschuldigten Umweltgifte angeklagt – obwohl sie natürlich sehr ernst zu nehmen sind –, sondern die *Selbstvergiftungen* durch falsche Eßgewohnheiten.

Nach allen Erfahrungen dauert es zwischen zehn und 20 Jahren, bis ein bösartiger Tumor sich ausgebildet hat. Experten sehen dabei *in der Nahrung* mehrere Promotoren und Antipromotoren, d. h. Förderer und Hemmer des Krebses. *Promotoren* können vor allem überreichliches Nahrungsfett, einschließlich fettem Fleisch sein, aber nach neuen Erkenntnissen auch viel **Fett** in Verbindung mit viel **Zucker,** z. B. bei Naschwerk.

Krebsgefährlich können, wie schon mehrfach erwähnt, zudem *Nitrate* werden, wenn sie im Körper in Nitrosamine umgewandelt werden, wie auch *Aflatoxin,* ein Schimmelpilzgift, und *Benzpyren,* ein Kohlenwasserstoff, der beispielsweise beim Grillen entstehen kann. Außerdem *Alkohol* »in jeder Menge, die über ein bis zwei Drinks am Tag hinausgeht«.

Zu den *Antipromotoren,* die eine Krebsentwicklung möglicherweise *hemmen* können, zählen:

- Reichlich Ballaststoffe aus vollem Korn, Obst, Gemüse, Salaten, Hülsenfrüchten usw. Die meisten Menschen essen viel zuwenig davon!
- Vitamin A und dessen Provitamin Beta-Carotin, ferner die Vitamine C und E – und alles, worin sie zu finden sind.
- Das Spurenelement *Selen* (u. a. in Fisch, Fleisch, Vollgetreide, Knoblauch, Pilzen – siehe auch Abschnitt Mineralien).
- Nach neuen Erkenntnissen gilt *Kalzium* als Schutzfaktor gegen Krebs, weil dieser Mineralstoff Gallensäuren und freie Fettsäuren verseift und damit biologisch inaktiviert.

Fest steht, **es gibt keine Antikrebs-Diät,** auch wenn dies immer wieder behauptet wird! Aber es gibt **Schutznahrung gegen Krebs.** Die ist jedoch nur wirksam, solange jemand noch gesund ist. Ist der Krebs schon ausgebrochen, dann hilft nach dem heutigen Wissensstand keine spezielle Diät gegen das Tumorwachstum. Aber man kann den Kranken natürlich aufbauen.

Denken wir also nach: Wir Deutschen halten den absoluten Weltrekord im Fleischverbrauch. Wir essen doppelt soviel Fett und Zucker, wie wir sollten. Mit unserem Vollkorn-, Gemüse- und Obstverzehr hinken wir dagegen weit hinter ärmeren Ländern nach.

Die Konsequenzen seien hier noch einmal zusammengefaßt:

1. Immer nur kleine Fleischgerichte, dazu *große* Gemüse- und Salatportionen (»Einmal Fleisch pro Woche genügt völlig«, sagt gar Prof. Claus Leitzmann, Gießen). Schneiden Sie alles sichtbare Fett vom Fleisch ab. Werfen Sie die meiste Haut von Geflügel weg. Im Unterhautfettgewebe sitzen nämlich konzentriert die *Umweltgifte.* Sparen Sie mit Mayonnaise.
2. Genügend Eiweiß bekommen Sie auch mit magerem Fisch, Getreide, Nüssen, Hülsenfrüchten, Soja, vor allem aber mit den obendrein hoch kalziumhaltigen Milchprodukten. Und die sollten öfter, ob als Quark, Dickmilch, Joghurt, in der *Magerstufe* gekauft werden.
3. Kontrollieren Sie immer wieder Ihren Fettverzehr: 70 bis 80 g am Tag sollten es nur sein, eingeschlossen die ›versteckten‹ Fette.
4. Bremsen Sie sich mit *fetten Süßigkeiten* wie Torten, Kuchen, Schokolade, Pralinen. Naschen Sie Trockenfrüchte oder Studentenfutter.
5. Schränken Sie Gepökeltes und Geräuchertes auf ein Minimum ein. Und auf keinen Fall sollten Sie z. B. Ripperl, Wammerl, rote Würste braten oder grillen!
6. Essen Sie *täglich* Vollkornbrot, viel Haferflocken, braunen Reis und Müeslis – ohne Zucker.
7. Sparen Sie in der Küche Fett durch beschichtete Pfannen, den Dampftopf, durch Dünsten nach chinesischer Art oder das Backen in Folie.
8. Essen Sie so oft wie möglich *Rohkost* (Salate, Sprossen, auch Obstsalate)! Machen Sie diese Salate mit *frischem Zitronensaft* an. Denn Vitamin C hemmt die Bildung von krebsgefährlichen Nitrosaminen aus Nitrat. Meiden Sie möglichst Treibhaussalate und -gemüse. Sonnengereifte Freilandpflanzen haben meist weniger Nitrat. Bitte lesen Sie bei den einzelnen Gemüsen und Früchten nach, was die alles ›können‹.
9. Essen Sie täglich drei- bis fünfmal eine *kleine* Portion Obst, auch am Arbeitsplatz, z. B. einen Apfel *oder* eine Orange *oder* zwei Mandarinen *oder* eine halbe Banane *oder* eine Handvoll Erdbeeren usw.
10. Hier sei es noch mal wiederholt: Alle dunkelgrünen, orangefarbenen und gelben Gemüse und Früchte enthalten reichlich Provitamin A, Beta-Carotin, sowie Vitamin C, von Petersilie und Spinat über Karotten, Tomaten, Paprika bis zu Aprikosen und Mangos. Beta-Carotin, so sagen die Experten, *könnte* vor Krebsarten schützen, die in den Schleimhäuten der Verdauungsorgane – von der Mundhöhle bis zum Darmausgang – und in der Lunge sitzen.
11. US-Forscher haben auch herausgefunden, daß der *Reifegrad* be-

stimmter Nahrungsmittel einen großen Einfluß hat auf die Verdauungsfähigkeit. Reife Bananen z. B. wirken mehr als Ballaststoffe und fördern die Verdauung, während die unreifen einen höheren Stärkegrad haben, der im Darm als Nährstoff aufgenommen wird. Bei einer Kontrollstudie in Kanada zeigte sich, daß reichlicher Genuß von ballaststoffhaltiger Kost die Magenkrebsrate senkt, während überreichlicher Konsum von Nitrat/Nitrit in der Nahrung, aber auch von Schokolade und raffinierten Kohlenhydraten das Krebsrisiko steigert. Daß außerdem Zitrusfrüchte einen besseren Schutzeffekt haben als synthetisches Vitamin C (vermutlich wegen der Bioflavone in der weißen Innenhaut). Im polnischen Krakau, wo es die höchste Zahl von Magenkrebskranken auf der ganzen Welt gibt, essen die Leute sehr wenig Obst und Gemüse. Und eine Studie aus Griechenland ergab: Die Magenkrebskranken hatten auffallend wenig Zitrusfrüchte, dunkles Brot oder Rohkost gegessen. (Nach ›Current Gastroenterology‹, Jahrbuch 1988, Los Angeles.)

12. Übrigens: Grüner, unfermentierter *Tee* (nicht schwarzer) hemmt, so fanden japanische Forscher heraus, das Wachstum von Tumoren. Trinken Sie ihn immer *nach* dem Essen!
13. *Alkohol* – dieser Verdacht verdichtet sich immer mehr – ist wahrscheinlich von *allen* Ernährungsstoffen der größte Risikofaktor im Zusammenhang mit Krebs. Am stärksten kumuliert die Gefahr, wenn gleichzeitig geraucht wird!
14. In der Forschung ›Krebs und Ernährung‹ gibt es zur Zeit überhaupt keine revolutionären Fortschritte. Auch die *Politik* ist daran offenbar nicht unschuldig. So hat z. B. die Landwirtschaftspolitik nicht nur in den USA, sondern auch in der EG lange Zeit die Produktion von Fetten und Alkohol forciert, und dadurch ist natürlich der Absatz erheblich gewachsen. Die Pessimisten unter den Forschern sehen deshalb schon gestiegene Risiken für Krebserkrankungen, die mit gesättigten (Tier-)Fetten und Alkohol in Verbindung stehen. Wie ich dem Fachbuch ›Diet and the Aetiology of Cancer‹ (›Ernährung und die Ursachen von Krebs‹, Springer Verlag, 1985) entnahm, prophezeien diese Experten deshalb gerade *für Europa* noch ein *Anwachsen* der ernährungsbedingten Krebse!
15. Schließlich muß dies auch noch einmal festgestellt werden: Vielfach angepriesene *Kuren gegen Krebs,* ob mit Pillen, Pulvern, Pilzen, Kräutern oder Tränklein aller Art, machen nur einen garantiert gesund – den Hersteller!

Alles, was das Herz begehrt

Herz- und Kreislauferkrankungen sind die häufigste Todesursache in Deutschland. Es bestehen große Widersprüche, auch in der Expertenwelt, über die Gründe für die vielen Herztode. Ganz sicher ist eines: Herzinfarkt und Krebs sind faule Früchte vom selben Baum – dem Fehlverhalten auf vielen Ebenen. Dazu gehören aber beileibe nicht nur die kleinen Alltagssünden der Menschen beim Essen!

Versuchen wir hier, verschiedene weitverbreitete Irrtümer zu berichtigen und auf einige wertvolle ›Herzhelfer‹ hinzuweisen.

Irrtum Nr. 1: »Cholesterin ist der Todfeind unseres Herzens!«

Falsch: Cholesterin ist eine Substanz, die absolut unentbehrlich ist für eine gute Gesundheit. Im Abschnitt ›Fett‹ am Anfang dieses Buches wurde schon ausführlich darauf eingegangen. Bitte noch mal nachlesen. – Mit der *Nahrung* nehmen wir höchstens 450 bis 500 mg Cholesterin auf. Etwa die zehnfache Menge stellt sich der Körper selbst her. Sollten wir gar kein Cholesterin essen, dann steigt die körpereigene Fabrikation entsprechend an.

Irrtum Nr. 2: »Arteriosklerose kommt nur vom Fett im Essen.«

Falsch: Viele Studien weisen darauf hin, daß – neben einer Erbanlage – hohes Übergewicht, Bewegungsmangel, Bluthochdruck, das Rauchen, Alkohol und ›arme‹ Nahrung mitverantwortlich sind für die Entstehung von Arteriosklerose. Manche Experten glauben aber heute, daß – *negativer – Streß, Dauerstreß,* allein schon Arteriosklerose verursachen kann, ungeachtet des Blutfettspiegels (der hohen oder niedrigen Cholesterinwerte). Das könnte auch durch die Tatsache bestätigt werden, daß ein recht hoher Prozentsatz von Herzinfarktpatienten zum Zeitpunkt der Erkrankung einen ganz normalen Cholesterinspiegel hatte. *Streß* ›verbraucht‹ nämlich nach neuen Erkenntnissen große Mengen an wertvollen Nähr- und Wirkstoffen, die dem Körper dann nicht mehr für den (Fett-)Stoffwechsel zur Verfügung stehen.

Auch hoher Konsum an *Zucker* und raffinierten Kohlenhydraten sowie *Alkohol* wird heute als wichtiger Faktor für die Entstehung von Arteriosklerose angesehen. (Sie haben ja schon im Abschnitt ›Stoffwechsel‹ gelesen, daß der Überfluß an Zucker im Körper ebenfalls in Form von Fett angelagert wird, auch z. B. in den Gefäßen.)

Linolsäure (siehe auch Abschnitt Fett) ist wichtig gegen Fettanlagerungen im Körper. Sie bekommen sie am besten mit guten kaltgepreßten ungesättigten Ölen. Ein Löffel am Tag reicht aber aus. Um die Oxidation (das Ranzigwerden) im Körper zu verhindern, ist dazu Vitamin E (z. B. aus vollem Korn) sehr wichtig in der Nahrung. Schutzwirkung hat auch das *Lezithin* (täglich möglichst einen Eßlöffel und dazu ¼ Liter Milch).

Irrtum Nr. 3: »Kleie ist der beste Cholesterin-Killer.«

Falsch. ›Diät‹-Kleie, ob von Weizen, Hafer, Reis oder Mais, ist ein Riesengeschäft für den Hersteller. Kleie – sonst vor allem Viehfutter – brauchen Sie überhaupt nicht. Wenn Sie Vollkorn-Produkte aller Art essen, bekommen Sie gleich noch alle wertvollen Vitamine und Mineralien dazu. Auch die *pektin*haltigen Gemüse und Früchte haben, ich darf daran erinnern, Herzschutzfunktion. Dazu gehören Äpfel, Karotten, Bananen, Zitrusfrüchte. Sie sollten täglich auf dem Tisch stehen. (Siehe auch die einzelnen Steckbriefe.)

Irrtum Nr. 4: »Salz macht hohen Blutdruck.«

Falsch. Noch kein gesunder Mensch, der sonst keine Risikofaktoren hatte, ist am Salz in der Suppe krank geworden. Fest steht dieses: Wer schon einen krankhaft hohen Blutdruck hat, der soll mit Kochsalz (Natriumchlorid) sparsam umgehen. Ein Teelöffel am Tag (5 g) genügt. Aber höchstens 30 bis 50 % aller Menschen sind überhaupt salzsensitiv. Die übrigen reagieren gar nicht darauf.

Mindestens so entscheidend für einen hohen Blutdruck ist nach der neuen großen Studie ›Intersalt‹ (an 10000 Menschen in aller Welt) das zu hohe Körpergewicht und vor allem ein hoher Alkoholkonsum. – Im übrigen essen wir alle das meiste Salz mit den von der Industrie oft geradezu gewissenlos ge- bzw. versalzenen Grundnahrungsmitteln, vom Brot über den Käse bis zur Wurst!

Natürliche Mineralsalze dagegen, wie Magnesium, Kalium, Kalzium, die in Gemüsen, Früchten, Milch und auch in kochsalzarmen Mineralwässern vorkommen, haben z. T. sogar *blutdrucksenkende* Eigenschaften! Besonders gute Blutdrucksenker sind Gurken, Kürbis, Melone, Gerste, Brokkoli und andere Kohlsorten, alle Zitrusfrüchte, Ananas, Erdbeeren und Himbeeren. (Über die positive Herz-Kreislauf-Wirkung von *Knoblauch* und *Cayenne*pfeffer können Sie in diesem Buch noch einmal bei den Gewürzen nachlesen.)

Wichtige Nähr- und Schutzstoffe gegen Arteriosklerose sind: Vitamin A und Beta-Carotin, der Vitamin-B-Komplex, Niacin vor allem, Cholin, Folsäure, Vitamin C, Vitamin E, die Bioflavone, Pektin sowie Kalzium, Kalium, Kobalt, Magnesium, Eisen, Kupfer, Jod, Selen und Zink. Sie bekommen sie alle in einer vollwertigen Kost, die *für Krebsschutz ebenso wie für Herzschutz gilt.* Und auch für die Küchenzubereitungen gelten dieselben Regeln: Lieber dämpfen statt braten, wenig Fett in der Pfanne, möglichst nichts Fritiertes und viel, viel Rohkost und natürlich: Alle Salate und Rohkostplatten frisch, frischer, am frischesten!

Säure-Basen-Balance – das Labor im Leib gleicht vieles aus!

Da mit der ›Säure-Basen-Balance‹ heute viel Scharlatanerie betrieben wird, seien hier auch die Zusammenhänge nochmals erklärt: Der menschliche Körper ist über seine Haut, seine inneren Organe und das gesamte Stoffwechselsystem ständig chemischen Einflüssen von ›sauer‹ und ›basisch‹ ausgesetzt. Das biochemische Geschehen in uns, ›das Labor im Leib‹, hat nun vielfache Möglichkeiten – über die Atmung, den Muskelstoffwechsel (Milchsäure), die Magensäuerung, die Nierenfunktion und den Mineral-Pool des Körpers –, einen Ausgleich herzustellen, das ›Säure-Basen-Gleichgewicht‹. Dazu verhelfen ihm auch Bakterien im Darm und nicht zuletzt das instinktive Bestreben des Körpers, etwas auszugleichen, wenn es uns z. B. nach einer sauren Gurke oder einem milden, basischen Milchtrank gelüstet.

Gesunde Menschen haben in der Regel keine Probleme mit alledem, weil ihr Körper die Fähigkeit hat, sich an eine ›falsche‹ Ernährung, an Streßsituationen oder einseitige Belastungen aus dem Alltag anzupassen, sie zu neutralisieren. *Alternde* Menschen aber, mit Kauschwächen und vor allem mit zunehmenden Drüsenschwächen ihrer Eingeweide, die jetzt weniger Säfte produzieren (siehe auch Abschnitt ›Mit Vollwertkost dem Alter ein Schnippchen schlagen‹), sowie *jüngere* Leute, die mit schwerer Fehlernährung, z. B. sehr einseitiger Fleisch-Fett-Zucker-Kost und viel Alkohol, ihrem Körper gegenüber rücksichtslos sind, können Entgleisungen des harmonischen Säure-Basen-Gleichgewichts erleben. Die Folge kann eine Vielzahl von Krankheiten sein, wie Infektneigung, Rheumatismus, Gicht, Ekzeme etc., die meist in Verbindung mit einem krankhaft übersäuerten Organismus entstehen. (Nach Dr. Walther Zimmermann.)

Hier kann nur eines helfen: Eine sehr bewußte Ernährung, die einen harmonisierenden Ausgleich schafft – durch das richtige Essen zur richtigen Zeit und in der richtigen Kombination. »Jeder Mensch«, so Dr. Zimmermann, »hat die sinnvolle Aneinanderreihung von Speisen in der Hand und kann damit Verdauungsbeschwerden vermeiden. Und jeder Mensch verträgt auch ganz bestimmte Dinge gut oder weniger gut.«

In jedem Fall können z. B. Kartoffeln, Gemüse und Früchte – die weitgehend basisch sind (siehe die betreffenden Abschnitte im Buch) – zum ›säuernden‹ Fleisch einen guten Ausgleich schaffen.

Stark basenüberschüssig sind (in dieser Reihenfolge):

Getrocknete Feigen, gekochter Spinat (höchster Wert überhaupt), Kopfsalat, rohe Tomaten, grüne Bohnen, Karotten, Kartoffeln, Stachelbeeren, Weißkraut, Kuhmilch, Pfirsiche, Blaukraut, Pflaumen, Johannisbeeren, Wirsing, Feldsalat, Grünkohl, Kohlrüben, Erdbeeren, Spargel, Äpfel, Mandeln, Rosinen.

Einen hohen Säureüberschuß haben z. B.:

Gegrilltes Steak (höchster Wert!), Brathuhn, Kochschinken, Spiegeleier, gebratener Fisch, Cheddar-Käse, Fleischextrakt.

Pilze naschen gern – hungern Sie sie aus!

»Die Verpilzung der Menschheit nimmt von Tag zu Tag zu«, sagt Deutschlands Experte Nummer eins für ›Mykosen‹, sprich Pilzerkrankungen, Prof. Dr. Hans Rieth, Hamburg. Überall tragen wir sie mit uns herum, auf der Haut, in der Mundhöhle, im Darm, oft genug, ohne es zu wissen.

Gefährlich wird es, wenn wir in eine geschwächte Abwehrlage kommen – dann kriegen die Pilze Oberwasser. Allein im Bundesgebiet sterben jährlich rund 7000 Menschen an Pilzinfektionen. Deshalb heißt es bei den geringsten Alarmzeichen: zum Hautarzt gehen, der ›Pilz-Experte‹ ist!

Ganz wichtig ist zudem: *Pilze brauchen Zucker,* um zu leben und sich zu vermehren! Doch nicht nur unseren ›weißen Haushaltszucker‹, auch Traubenzucker und Fruchtzucker, wie er in allen süßen Früchten, Säften, Limonaden, roter Grütze etc. steckt, haben Pilze für ihr Leben gern. Da hilft, wenn man schon Pilze hat, nur eines: die Nahrung ändern!

Sämtliche leichtverwertbaren Kohlenhydrate, alles Naschwerk muß drastisch eingeschränkt werden. Erlaubt sind dagegen die meisten Gemüse, Sprossen, Nüsse und alle Küchenkräuter. Und riesige Salate – weil die mit ihren Faserstoffen bei der Verdauung sogar Pilznester aus dem Darm ›ausräumen‹.

Auch Getreidekörner, Haferflocken, Vollkornbrot sind dafür günstig. Eier, Fisch und Fleisch (nicht paniert) sind erlaubt sowie Käse – und übrigens (Speise-)Pilze ...

Ein Problem, das unter den Teppich gekehrt wird:

Arzneimittel zerstören wertvolle Nahrungsmittel

Ein Mensch stirbt – ganz plötzlich, ohne daß er ernsthaft krank gewesen wäre. Die Ärzte stehen vor einem Rätsel. Die Obduktion ergibt keine Besonderheit, keinen Infarkt, auch keinen Krebs. Meist sind die Opfer ›Frauen in den besten Jahren‹. Erst seit kurzem schenkt die Medizin dem Problem Aufmerksamkeit.

Es geht um Frauen, die sich auf eigene Faust Fastenkuren mit weit unter 1000 Kalorien am Tag ›verordnet‹ hatten und noch dazu in Selbstmedikation hohe Dosen an Entwässerungstabletten, oft auch noch Appetitzügler, Abführmittel, Psychopharmaka genommen hatten. Ihr Stoffwechsel ›verhungerte‹ buchstäblich – der Körper bekam nicht mehr genug nährstoffreiche Lebensenergie. Das bisher prominenteste Opfer einer solchen Tragödie: Tina Onassis.

Jeder Bundesbürger verbraucht im Jahr 1074 Einzeldosen an Medikamenten. Daß aber zwischen *Arzneimitteln und Ernährung* oft fatale Wechselwirkungen bestehen – davon haben die ›armen Schlucker‹ meist keine blasse Ahnung. Das Thema wird hierzulande unter den Teppich gekehrt.

Die Pharmaindustrie und deren Lobby haben an einer breiten Aufklärung logischerweise kein besonderes Interesse. Hierzulande hat sich des Themas vor allem der Gießener Ernährungsexperte Prof. Dr. Erich Menden mit seinem Team kritisch angenommen. Zusammengefaßt das Wichtigste aus seinen und anderen Untersuchungen:

- ***ANTIBIOTIKA*** können lebensrettend sein. Aber sie stören empfindlich sowohl den Vitaminhaushalt als auch die Verwertung von Mineralien aus der Nahrung. Wer sie also nehmen *muß,* der sollte nach der Behandlung gezielt seine Darmflora wiederaufbauen (den Arzt danach fragen) und reichlich komplexe Kohlenhydrate essen, aus vollem Korn, Gemüsen, Früchten, dazu reichlich Milchsäureprodukte, vom Sauerkraut bis zum Joghurt. Und er sollte eine Zeitlang möglichst wenig Fleisch essen und Zucker meiden.
  Antibiotika der *Tetrazyklin*-Gruppe gehen mit dem *Kalzium* in der *Milch* Verbindungen ein, und dadurch wird ihre bakterienhemmende Wirkung stark herabgesetzt oder ganz aufgehoben. Also – immer nur mit Wasser nehmen! Zahlreiche *Penicillin*-Arten sind auch *säure*empfindlich, deshalb soll man nichts gleichzeitig essen, was die Magensäuresekretion besonders anregt, wie Meerrettich, Senf, Weißwein oder Bouillon.
- ***EISENPRÄPARATE*** sollten nie mit Kaffee, Tee oder Rotwein geschluckt werden. Denn deren Gerbsäure geht mit dem Eisen im Magen ebenfalls eine schwerlösliche Verbindung ein – der Körper scheidet das meiste ungenutzt wieder aus.
  Umgekehrt verbessert sich die Aufnahme von wertvollem Nahrungseisen (z. B. aus Leber, Schinken, Blutwurst, Fisch, Eigelb und Milch, aber auch aus Vollkorn, Spinat, grünen Salaten) wesentlich durch Vitamin C. Deshalb öfter *vor* dem Essen ein Gläschen *frischen* Orangen- oder Zitronensaft trinken!
- ***APPETITZÜGLER*** können auf die Dauer zu Nerven- und Gehirn-

schäden führen. Sie lassen den Vitamin-C-Spiegel steil abfallen, was die Abwehrkräfte schwächt und sich negativ auf den Fettstoffwechsel auswirkt. Wer glaubt, Appetitzügler für kurze Zeit nehmen zu müssen, der sollte dazu reichlich Vitamin-C-Haltiges essen und trinken.

- ***ABFÜHRMITTEL*** sind immer gefährlich! Manche Experten fordern, sie ganz zu verbieten. Denn sie entziehen dem Körper lebenswichtige Mineralien, außerdem kommt es zu einer Erschlaffung des Darms. Die Elektrolytverluste können bis zu schweren Herzschädigungen führen. Gegen Verstopfung hilft – das haben Sie mittlerweile sicher gut verstanden – vor allem faserreiche Kost.
  Hände weg auf Dauer auch vom ›harmlosen‹ *Paraffinöl* – es wird als unverdaulich ausgeschieden, hat aber unterwegs die fettlöslichen Vitamine A, D, E und K in großen Mengen mitgenommen. So gehen sie dem Körper verloren.
- ***ANTIAZIDA,*** das sind Mittel, die Magensäure binden, sind große Mode geworden – gegen Kater, Sodbrennen, Völlegefühl. Sie enthalten oft Aluminium (das immer noch im Verdacht steht, für die Alzheimersche Krankheit mitverantwortlich zu sein). Ein Geheimtip für Partygänger: Statt Tabletten oder Pulver ›am Morgen danach‹ lieber *bei der Fete* zum Alkohol reichlich Mineralwasser trinken – das beugt dem Kater vor.
  Bei häufiger Übersäuerung des Magens hilft aber vor allem der Verzicht auf alles Raffinierte wie Weißmehl, Kuchen, Zucker, Schokolade, Eiscreme etc. Damit ›der Magen was zu beißen kriegt‹, soll man ihn mit reichlich Natürlichem füttern, voran Kartoffeln, Karotten, dazu hochwertiges Eiweiß, z. B. in Form von magerem Fisch, Vollkornbroten aus feingemahlenem Mehl. *Milch* dagegen kann die Magensäureproduktion *nicht* verhindern ...
- ***KORTISON***-Patienten brauchen eine besonders Vitamin-C-reiche Kost, weil das die Arbeit der Nebenniere unterstützt. Sie sollten auch reichlich *mageres Eiweiß* essen: Fisch, Fleisch, Eischnee, Milchprodukte, weil Kortison den Eiweißbestand reduziert. Und sie müssen sowohl ihren Salz- als auch ihren Zuckerverbrauch stark einschränken!
- ***DIURETIKA*** – also Mittel, die entwässern – schwemmen lebenswichtige Mineralien aus und auch Vitamin C. Bei *nötiger* Therapie mit Diuretika muß unbedingt verlorengegangenes *Kalium* ersetzt werden: mit Kartoffeln, Aprikosen, Bananen, Melonen, Pflaumen, Bohnen, Erbsen, Karotten, Spargel, auch mit Bier und Bierhefe.
- ***LIPID-SENKER,*** die erhöhte Blutfettwerte abbauen, bringen Interessengruppen neuerdings enormes Geld. Denn der von der Medizin-Obrigkeit drastisch herabgesetzte ›tolerierbare‹ Cholesterinspiegel von 200 hat Millionen Menschen auf der Welt plötzlich ›krank und behandlungsbedürftig‹ gemacht.

Bei *krankhaft* erhöhten Blutfettwerten (sehr oft erblich bedingt) sind die Lipid-Senker ein Segen. Aber sie haben viele Nebenwirkungen. Und weil sie auch die Aufnahme der *Nahrungsfette* und vor allem der *fettlöslichen* Vitamine behindern, sollte bei nur *gering* erhöhtem Cholesterinspiegel erst mal alles über die Ernährung versucht werden. Das heißt: Rohkost- und Obsttage, Verzicht auf Kaffee, auf fettes Fleisch und viel Eigelb, dafür eine knackige, gesunde Mischkost, die höchstens 70 bis 80 g Fett am Tag enthält. Dazu den täglichen Löffel Lezithin und die wertvollen Chufas-Nüßli (siehe unter ›Gesundmacher‹). Und vor allem: viel Bewegung!
Auch die ›Pille‹ sowie Psychopharmaka, Rheuma- und Gichtmittel greifen scharf in den Stoffwechsel ein. Betroffene sollten darüber unbedingt mit ihrem Arzt sprechen.

Manche Medikamente mindern die Manneskraft

Jeder zehnte ›sexuell aktive Mann‹ leidet, so ergaben Untersuchungen (lt. ›Ärztliche Praxis‹), an Erektions- und Potenzstörungen. Auch viele Medikamente stehen im Verdacht, die Manneskraft zu mindern. Dazu gehören neben Arzneien gegen Bluthochdruck Mittel gegen Gicht und Magenschleimhautreizung, Psychopharmaka und verschiedene Herzmittel. Auch die *Anabolika,* die bei Bodybuildern die Muskeln groß werden lassen, sind angeklagt, das männliche Attribut klein zu halten.

Der Rat heißt: Möglichst früh zum Arzt! Außerdem: Anabolika müssen wirklich nicht sein. Gichtmittel können oft durch vernünftige Diät vermieden werden (und durch Maßhalten mit dem Alkohol!). Psychopharmaka werden ohnedies viel zu viele geschluckt. Und einem nur leicht erhöhten Blutdruck ist oft mit salzarmen Speisen und dem Abbau von Streß beizukommen …

Schlechtes Gedächtnis, Konzentrationsschwäche, geistige Erschöpfung, Neigung zu depressiven Zuständen?

Auch Ihr Gehirn muß gut gefüttert werden!

Wer kennt sie nicht, diese Situation: Ein Mensch tritt in unser Büro, lächelt uns auf der Straße an, streckt uns im Opernfoyer die Hand entgegen. Sein Gesicht erkennen wir sofort. Aber wie heißt er bloß, dieser Dingsda? Woher kennen wir ihn? Grübel, grübel, peinlich. Unser Gehirn hat uns ›wieder mal im Stich gelassen‹. – Wirklich? In Wahrheit haben *wir* vermutlich unser Gehirn im Stich gelassen – wir haben es nicht anständig gefüttert, und so funktioniert es eben nicht perfekt.

Das Gehirn, unser ›Geistorgan‹, ist wie unser gesamter Organismus abhängig von der Nahrung, die wir ihm geben. Und viel mehr als das: Es verschlingt den Löwenanteil! Unser Körper wiegt 50mal soviel wie unser Gehirn, aber es braucht mehr als ein Fünftel von aller Nahrungsenergie: Proteine, Fett, Glukose, Vitamine und Mineralien.

Die werden im Stoffwechsel z. T. zu den ›Neurotransmittern‹ umgewandelt, das sind chemische Überträgerstoffe, ohne die im Gehirn und im zentralen Nervensystem nichts geht. Sie geben Signale von Zelle zu Zelle, ›dirigieren‹ z. B. im Gehirn auch Gedächtnis, Sprache, Aufnahmefähigkeit, logisches Denken.

Das Gehirn regelt überall im Körper Unmengen an Arbeit, auch im Darm, in der Leber, im Immunsystem. Dazu braucht es 15 % des Bluts, das durch unseren Körper gepumpt wird, und ein Viertel des gesamten eingeatmeten Sauerstoffs. D. h. als oberstes Gebot: Für ein leistungsfähiges Gehirn brauchen wir *sauerstoffreiche Luft.*

Wenn wir oft abgeschlagen oder zerstreut sind, liegt das mit daran, daß wir viele Stunden am Tag in sauerstoffarmer Luft leben und arbeiten. Und daß wir auch in der Freizeit zuwenig an die frische Luft gehen.

Kein anderes Organ ist sensibler gegenüber groben *Ernährungsfehlern* als das Gehirn. Geistige und seelische Störungen stehen in engem Zusammenhang damit, das weiß man heute genau. Doch ›Hochleistungssportler‹ in Sachen Konzentration und Gedächtnis, von der Übersetzerin und dem Verfahrenstechniker bis zum Manager in der Chefetage, werden von unseren Ernährungsberatern schmählich vernachlässigt!

Für den berühmten Prof. Richard Wurtman von der Universität in Massachusetts (er forscht im Auftrag der NASA) ist der Satz *»Du denkst, was du ißt«* schon lange keine Spekulation mehr. Er nennt wichtige Beispiele:

- *Acetylcholin* ist ein Neurotransmitter, der auch zuständig ist für Gedächtnis und Lernfähigkeit. Niedrige Acetylcholinspiegel können ebenso die Ursache für Vergeßlichkeit sein wie für Konzentrationsschwäche und Schlaflosigkeit. Das Gehirn stellt Acetylcholin aus *Cholin* her, einem Vitamin der B-Familie, das wir reichlich aufnehmen können aus Fischen, Eigelb, Leber, Frischmilch, Vollgetreide, Bierhefe, Weizenkeimen, Soja, unraffinierten Pflanzenölen.
  Wurtman stellt fest, daß dieser Neurotransmitter (übrigens ein Baustein des Lezithins) überwiegend in einem Teil des Gehirns vorkommt, der Hippocampus heißt und in dem »die neuen Erinnerungen gemacht werden«. Vermehrte Cholinzufuhr mit dem Essen, so vermutet der Forscher, *könnte* sogar dort helfen, wo das Kurzzeitgedächtnis mehr und mehr versagt – also im höheren Alter, wenn die ›Senilität‹ droht.

- *Serotonin* ist ein anderer wichtiger Neurotransmitter und u. a. zuständig für Stimmungen (Depressionen, Ängste) und auch für die Lernfähigkeit. Bei Föhn entsteht z. B. ein erhöhter Serotoninbedarf, da wirkt es als ›Streß-Hormon‹. Das Gehirn benutzt die Aminosäure Tryptophan, um Serotonin herzustellen. Tryptophan kommt besonders reichlich in ›gesundem Essen‹ vor, also in Milch, Joghurt, im Vollkorn, in Fisch, Huhn, Truthahn, Nüssen, Bananen, Spinat.
  Schon vor 25 Jahren empfahl der israelische Föhnforscher Felix G. Sulman mir in einem Gespräch, bei starkem Föhn einen *Hering* zu essen – denn dieser enthält reichlich jene Eiweißbausteine, die schnell wieder Serotonin bilden. Ähnlich ›anregende‹ Aminosäuren stecken in *Ochsenmaulsalat,* während ausdrücklich gewarnt sei vor einem *Steak* beim mittäglichen Arbeitsessen – es macht müde!

Auch Vitaminmangel wirkt sich negativ auf die Lernfähigkeit aus: Eine wichtige Rolle spielen da fast alle *B-Vitamine,* besonders die Pantothensäure, Vitamin C und Folsäure. *Eisen,* als Träger des Sauerstoffs im Blut, ist unentbehrlich für eine perfekte Gehirnarbeit, nach neuesten Erkenntnissen auch das Spurenelement Bor, enthalten in Äpfeln, Birnen, Trauben, Nüssen, Rosinen, Datteln, Tomaten und Paprika. Weitere wichtige Stoffe für den Geist sind Natrium, Kalium, Magnesium, Zink und Jod. Auch die *Kieselsäure* (in Hirse, Hafer und den ›Indianergetreiden‹ Amaranth und Quinoa) soll die Sinne und den Intellekt schärfen.
All diese Nährstoffe sorgen in wunderbarem Zusammenspiel dafür, daß wir geistig fit bleiben. Sie finden sich kaum im sogenannten Müllmampf, in einer sehr fettreichen, ballaststoffarmen Kost mit vielen raffinierten Kohlenhydraten – dafür samt und sonders in Vollwert-Kost. So läßt sich in Zeiten geistiger Erschöpfung, z. B. bei Grippe, nach Operationen, bei Extra-Streß usw., durchaus mit Gehirnfutter etwas wieder gutmachen:

- Täglich einen Teelöffel Weizenkeimöl oder Maiskeimöl ins Essen (Linolsäure)
- Täglich grüne Gemüse oder Salate, öfter Trockenfrüchte, mageres rotes Fleisch (Eisen)
- Täglich Vollkorn-Produkte, Nüsse oder Sprossen, öfter mageren Schinken (B-Vitamine)
- Täglich – sowieso – Joghurt, Milch (Eiweißbausteine)
- Täglich Äpfel, Mandeln, oft Soja, Avocados, Bananen, Kirschen, rote Rüben, Spinat (Magnesium)
- Regelmäßig Weizenkeime, Bierhefe, Haferflocken, Brokkoli, Erdnüsse (Pantothensäure)
- Täglich ein bis zwei Eßlöffel Lezithin pur mit Milch
- Öfter Kieselsäure (siehe oben)
- Immer *jodiertes* Salz nehmen, regelmäßig Fisch essen (Jod)

gegen Krebs (Nt. Rd. 99/H. 10)
– hemmt Gefäßneubildung (Tumor) –

Grüner Tee, in Asien seit 4700 Jahren bekannt, gilt seit eh und je als Lebenselixier. Es heißt, er ›wecke den Geist‹. Mit seinem Gehalt an Pantothensäure kann keine andere Pflanze mithalten. In Moskauer Kliniken wurde er sogar bei Gehirnblutungen angewendet, denn die enthaltenen Vitamine B_2, K und die Flavone (Vitamin P) stärken die feinen Haargefäße.

Forscher haben ermittelt, daß das Koffein des Kaffees bereits im Magen resorbiert wird, während das vom Tee erst allmählich durch den Darm sanft aufgespalten wird, weil es an die Tee-Gerbstoffe gebunden ist. Koffein ›stürzt‹ ins Blut, Tee ›sickert‹ hinein. Eine stimulierende Wirkung des Tees auf das zentrale Nervensystem beschleunigt angeblich viele Bewußtseinsvorgänge, wie Rechnen, Lesen, Übersetzen, Reimen, Aufmerksamkeit, Zeitschaltung.

Pep-up, der Supertrank

Die Butler der großen Bosse und die Frauen der Superschlauen mixen ihn von New York bis Dallas: Pep-up, den ›Supertrank‹, den die Nährstoff-Forscherin Adelle Davis erfand.

Kaufen Sie für eine *Vier-Wochen-Kur* (ca. 100 Mark) beim Apotheker – abgewogen – ein: je 150 bis 200 g Bierhefe (›faex medicinalis‹, nicht gärfähig), Lezithin-Granulat oder -Pulver, Calcium-Phosphoricum-Pulver und Magnesium-Carbonicum.

Geben Sie jeden Tag einmal in den Mixer: eine halbe Tasse Milch, ein Eigelb (nur bei normalem Cholesterinspiegel), einen gestrichenen Eßlöffel Lezithin, einen gestrichenen Eßlöffel Bierhefe, je einen halben Teelöffel vom Calcium- und Magnesiumpulver, einen halben Eßlöffel Weizenkeimöl, einen Eßlöffel Weizenkeime, einen halben kleinen Joghurt, den Saft von einer halben Zitrone, dazu eine Tasse frische Früchte (Banane, Ananas, Aprikosen oder auch Beeren) und ein Löffelchen Honig.

Alles zusammen mixen Sic gut und trinken es langsam. Ersetzt durchaus mal eine Mahlzeit. Der Krafttrank läßt sich auch salzig als Süppchen bereiten, mit vielen Kräutern oder Reibkäse ...

Schlußbemerkungen

Nahrung ist nicht Nahrung, wenn sie keine Kraft hat

HIPPOKRATES

Die Küche als Kraftplatz

Am Ende unserer gemeinsamen Wanderung durch das Wunderland der Nahrungspflanzen möchte ich Ihnen, liebe Leser(innen), von zwei Begegnungen in den letzten Jahren berichten, die mich stark beeinflußt haben:

In Bangkok durfte ich mehrfach den Arzt und Heilpflanzenkundigen Dr. Archarn Panya Sornchai besuchen, einen Mann, der tief beeindruckt durch seine Weisheit und sein Wissen. Dr. Sornchai wird von den Thais als »sehr spirituell« verehrt. In seinem bescheidenen Büro sitzen immer einige Mönche in ihren orangefarbenen Gewändern. Sie bringen ihm Heilkräuter, die sie in den Bergen Thailands sammeln, und er gibt ihnen für die Klöster Kräutermedizin mit, die er in reizend altmodischen, klappernden Maschinchen herstellen läßt.

Die ganze Königsfamilie behandelt er erfolgreich mit seinen geheimnisvollen, durch Generationen vererbten Naturarzneien. Bei Reichen wie Armen stellt er seine Diagnose meist schon nach wenigen Augen-Blicken auf die Kranken. Königin Sirikit und ihr Mann haben zur Unterstützung seiner Arbeit eine Stiftung gegründet.

In unseren Gesprächen nannte Dr. Sornchai als *wichtigsten Gesundmacher* überhaupt – neben den heilenden Kräutern – die Nahrung, vorwiegend aus Gemüsen und Früchten, alles möglichst ganz frisch und naturbelassen und auf sehr schonende Weise zubereitet. »And never overkill your stomach« – »Und überlaste nie deinen Magen, höre immer auf zu essen, wenn du fühlst, daß du genug hast.« Als *unentbehrlich* aber, in Verbindung mit der gesunden, naturbelassenen Nahrung, bezeichnet der alte weise Doktor die *tägliche Meditation* (oder das Gebet) vor Tisch, »mit Bildern vom Gesundwerden«.

Diese ›self-curing‹, sprich selbstheilende Meditation – vor jeder Mahlzeit –, das bedeutet für ihn: »Höchstens zehn Minuten jeweils, denn auch zu lange ist nicht gut, sonst gibt es Illusionen. Denke dankbar an Gott (oder wovor du Respekt hast) und daß du gesund werden oder bleiben willst und wirst – mit dem, was du ißt. Dein Essen und dein Denken dabei sollen friedlich und fröhlich sein, mit der Familie oder mit Freunden. Ärger, Kummer oder gar Streit sollen draußen vor der Tür bleiben. Damit kannst du dich vom Streß befreien.«

Längst ist wissenschaftlich bewiesen, daß es enge Verknüpfungen zwischen Psyche und Gehirn und Nervenbahnen und Immunsystem gibt und daß imaginäre ›Bilder vom Gesundwerden‹, daß positive Gedanken sich auf den ganzen Menschen und seine Gesundheit positiv auswirken können. Psychoneuroimmunologie nennen das die Experten; Dr. Sornchai hat sicher davon noch wenig gehört.

Die zweite beeindruckende Begegnung hatte ich mit dem peruanischen Schamanen Inti César Malasquez, der in den letzten Jahren ein guter Freund wurde und der in der langen Zeit, in der dieses Buch entstand, oft in meiner Küche saß, wenn ich für uns kochte. »Die Natur mit ihren ungezählten Pflanzen«, so sagt Inti, »hat die Kraft, so gut wie alles zu heilen. Wir Indianer glauben daran, daß es eine ›Transmigration‹ gibt, eine Wanderung der Energien zwischen Pflanzen und Mensch. Aber die findest du natürlich nur bei Life Food, lebendiger Nahrung, und gewiß nicht z. B. bei Fast Food.«

Inti weiter: »Unsere Mutter Erde ist so fest in uns verankert, daß wir von jedem Glas Wasser, das wir trinken, einige Tropfen auf die Erde träufeln und uns *bedanken.* – Gute Nahrung zu schaffen und zu essen, das ist das Beste, was wir für uns und die Unsrigen tun können. Immer frisch und immer mit Liebe bereitet, jeden Tag in einem kleinen Schöpfungsakt und immer im vollen Bewußtsein, daß wir sie als Geschenk empfangen.«

Ich meine: Wir alle können von diesen beiden spirituellen Menschen lernen. Lassen wir unsere Küche nicht zum Labor herunterkommen, steril und voller (oft überflüssiger) Maschinen, mit denen wir Essen *fabrizieren,* womöglich noch nach dem Motto: »In zehn Minuten muß alles fertig sein, und dann nix wie raus hier.« *Machen wir aus unserer Küche einen Kraftplatz,* in dem auch wir immer wieder neue Energien tanken können, und lassen wir die Küche wie die Tafelrunde wieder zum Treffpunkt werden für Menschen, die sich nahestehen. Die nicht nur (viel) essen und genießen wollen, sondern auch gemeinsam liebevoll kochen – und (viel) lachen wollen. Und die dankbar sind für alles, was die Natur uns schenkt!

Tischgebet des Schamanen Inti

Mutter Erde, großer Geist, großer Gott, wir danken Dir für die Luft, die wir atmen, das Wasser, das wir trinken, für das Feuer, das uns wärmt und mit dem wir unsere Speisen zubereiten. Wir danken Dir für den Boden, aus dem Du die Nahrung wachsen läßt. Wir danken Dir für das Korn, die Früchte und Gemüse und auch für die Blumen, die Du uns täglich schenkst. In alledem fühlen wir Dein Herz schlagen. Möge das Essen uns stark und gesund machen.

Hilf uns, daß unsere Kinder und unsere Brüder und Schwestern immer auch genügend zu essen haben. Hilf uns, daß wir mit ihnen in Deine Arme zurückkehren und daß wir Dich immer mit großem Respekt behandeln und daß wir Dich beschützen können vor jenen, die Dich verletzen oder zerstören wollen.

Mutter Erde, Mutter Natur, hilf uns, in unserem Inneren Harmonie zu finden, und laß uns unsere eigene Natur verstehen, damit wir in Frieden und in Liebe mit anderen leben können und immer mit Freude in unserem Herzen. Amen.

EIN GROSSER DANK AN INFORMANTEN, BERATER UND GEBURTSHELFER

Für Rat und Tat, für wertvolle Anregung und freundschaftliche Hilfe kann ich gar nicht allen danken, die mich bei den langen Vorbereitungen zu diesem Buch unterstützt haben.

Mein ganz besonderer Dank aber gebührt:

Dr. Walther Zimmermann, dem langjährigen Chefarzt des Krankenhauses für Naturheilweisen in München, der für mich seit weit über 20 Jahren ein Lehrer und Helfer ist.

Dem verstorbenen Prof. Dr. Hans Glatzel, früher Leiter der Klinisch-Physiologischen Abteilung des Max-Planck-Institutes für Ernährungsphysiologie in Dortmund, der mich mit unendlicher Geduld und Zuwendung bei meinen Buchprojekten begleitet und ermutigt hatte.

Dem Apotheker Dr. Ralph-Eric Koch, Adler-Apotheke, München, der mir in pharmakologischen Fragen sehr viele gute Ratschläge gab und der die Heiltee-Rezepte zusammenstellte.

Und dem Bio-Bäckermeister Kurt König, Miesbach, der mir in langjähriger Freundschaft mit seinem unglaublichen Fachwissen, seiner unbestechlichen Kritik und seiner großen Begeisterungsfähigkeit die gute Sache ›Naturkost‹ nahebrachte wie kein anderer.

Für reiche Informationen und Materialsammlungen danke ich außerdem:
Prof. Dr. Georg Brubacher, Vitaminforscher, Basel
Em. Prof. Dr. Dietrich Fritz, vorm. Lehrstuhl für Gemüsebau der TU München-Weihenstephan
Prof. Dr. Angelika Meier-Ploeger, Witzenhausen
Dr. Felix Kieffer, Wander-Pharma, dem langjährigen Vizepräsidenten der Schweizerischen Gesellschaft für Ernährung
Prof. Dr. Claus Leitzmann, Institut für Ernährungswissenschaft der Universität Gießen
Udo Pollmer, Lebensmittelchemiker, Germershcim
Prof. Dr. Berthold Thomas, Inst. f. Getreidetechnologie, Technische Universität Berlin
Prof. Dr. Karl G. Wagner, Gesellschaft f. Biotechnologische Forschung (GBF), Braunschweig
Prof. Dr. R. F. Weiss, Aitrach/Wttbg.
Der Bibliothek des Amerika-Hauses, München
Der Bundesforschungsanstalt für Ernährung, Karlsruhe
Der Bundeszentrale für gesundheitliche Aufklärung, Köln
Dem Deutschen Brotmuseum, Ulm
Der Pressestelle des bisherigen Gesamt-Bundesministeriums für Jugend, Familie, Frauen und Gesundheit, Bonn
Dem Internationalen und dem Deutschen Grünen Kreuz, Genf und Marburg

Der Deutschen Gesellschaft für Ernährung, Frankfurt/M.
Der Abteilung Presse und Öffentlichkeitsarbeit und dem KID-Informationsdienst des Deutschen Krebsforschungszentrums DKFZ, Heidelberg (Übrigens: »KID ruft zurück« – Telefondienst für alle Anfragen zu Krebsproblemen unter Tel. 06221–410121)
Dem Institut für Sozialmedizin und Epidemiologie des Bundes-Gesundheitsamtes Berlin, Dr. B. Junge und Prof. Helmut Rottka
Dem AID Auswertungs- und Informationsdienst für Ernährung, Landwirtschaft und Forsten e. V., Bonn-Bad Godesberg
Der Arbeitsgemeinschaft der Verbraucher-Verbände e. V., Bonn
Der CEMA Centrale Marketinggesellschaft der deutschen Agrarwirtschaft, Bonn
Der Verbraucherzentrale Bayern e. V.
Dem evi Arbeitskreis Ernährungs- und Vitamin-Information e. V., Frankfurt/M.
Der Hoffmann-La Roche AG, Presse- und Informationsstelle, Grenzach-Wyhlen
Der Gesellschaft für Biologische Krebsabwehr e. V., Heidelberg
Der GfK-Marktforschung GmbH, Nürnberg
Der Vereinigung Getreide-, Markt- und Ernährungsforschung e. V., Bonn
Der Schweizerischen Vereinigung für Ernährung, Bern

LITERATURHINWEISE UND WEITERFÜHRENDE BÜCHER

Amoroso, Angelo u. a., »Cucinare con le Erbe«, 3 Bände, Verlag Rizzoli, Mailand 1979

bild der wissenschaft, Kompendium »VITAMINE«, Stuttgart 1989

»Biological Trace Element Research«, Special Issue on Selenium, Vol. 20, Humana Press 1989

Bruker, M. O., »Ärztlicher Rat aus ganzheitlicher Sicht«, emu-Verlag, Lahnstein 1989

Burgerstein, Lothar, »Heilwirkung von Nährstoffen«, Haugverlag, Heidelberg 1987

Davis, Adelle, »Wir wollen gesunde Kinder« und »Jeder kann gesund sein«, beide Hörnemann Verlag Bonn, Aufl. 1984 und 1989

Dunne, Lavon J., »Nutrition Almanac«, McGraw Hill Publ., New York, Ausg. 1990

Diamond, Harvey und Marilyn, »Fit fürs Leben«, Band 1 und 2, Waldthausen-Verlag, Ritterhude 1989/1990

Doll/Peto, »The Causes of Cancer«, Oxford University Press, New York, Ausg. 1984

Fischer, Claudia & Reinold, »Der Bio-Pakt«, Heyne Verlag, München 1988

Fischer, Susanne, »Medizin der Erde«, Verlag Irisiana/Hugendubel, München 1984

Funke, Hans, »Die Welt der Heilpflanzen«, Band »Wirkstoffe«, R. Pflaum Verlag, München 1980

Glatzel, Hans, »Die Gewürze«, Nicolaische Verlagsbuchhandlung Herford 1968

Gäbler, Hartwig, »Aus dem Heilschatz der Natur«, Paracelsus Verlag, Stuttgart 1965

Gergely, Stefan M., »Diät – aber wie?« Piper Verlag, München 1984

Gerhard, Hermann, »Medizin aus der Küche«, Paracelsus Verlag, Stuttgart 1966

Heepe, Fritz, »Diätetische Indikationen«, Springer-Verlag, Heidelberg 1990

Herrmann, Karl, »Exotische Lebensmittel«, Springer-Verlag, Heidelberg 1983

Hofer/Walker, »Nutrients to Age without Senility«, Keats Publ. Inc., New Canaan, Connecticut 1980

Johari, Harish, »Grundlagen der ayurwedischen Kochkunst«, Windpferd-Verlag, Aitrang 1988

Janzen Longacre, Doris, »Weniger ist mehr«, Hänssler Verlag, Neuhausen-Stuttgart 1985 (in Zusammenarbeit mit »Brot für die Welt«)

v. Koerber, Männle, Leitzmann, »Vollwert-Ernährung«, Haug Verlag, Heidelberg, Ausg. 1987

Kadans, Joseph, »Encyclopedia of Fruits, Vegetables, Nuts and Seeds«, Parker Publ. Comp. New York 1973

Kasper, Heinrich, »Ernährungsmedizin und Diätetik«, Verlag Urban & Schwarzenberg, München 1986

KATALYSE e. V., »Das Ernährungs-Buch«, KiWi-Taschenbuch 1989

Kranz, Brigitte, »Das große Buch der Früchte«, Südwest-Verlag, München 1981

Leitzmann/Million, »Vollwertküche für Genießer«, Falkenverlag, Niedernhausen 1988
Mautner/Küllenberg, »Arzneigewürze«, Werner Jopp Verlag, Wiesbaden 1989
May, Wolfgang, »Die Heilkräfte in unserer Nahrung«, J. Sonntag Verlag, Regensburg 1989
Mehnert/Lörcher, »Wie ernähre ich mich richtig?«, Piper Verlag, München 1989
Miller, Anthony (Hrsg.), »Diet and the Aetiology of Cancer«, Springer-Verlag, Heidelberg 1989
Morgan, B. und R., »Geistig fit durch richtige Ernährung«, Pietsch Verlag, Stuttgart 1988
Münzing-Ruef, Ingeborg, »So heilt die Natur«, »So heilt natürliche Nahrung«, »So stärken Sie Ihr Immun-System«, alle Heyne Verlag, München 1982–1987
Nearing, Helen, »Rezeptbuch des guten Lebens«, rororo Sachbuch 1988
»Nutrition & Cancer Prevention«, US-Department of Health and Human Services 1984
»Nutrition Modulation of Neural Function«, UCLa, Forum der Med. Wissenschaften, Academic Press, L.A., 1988
Pahlow, Mannfried, »Das große Buch der Heilpflanzen«, Gräfe und Unzer Verlag, München 1982
Pauling, Linus, »How to Live Longer and Feel Better«, Avon-Books, New York 1987
Pelt, Jean-Marie, »Pflanzen-Medizin«, Econ Verlag, Düsseldorf 1983
Peterson, Marilyn und Keith, »Eat to Compete«, Year Book Medical Publ. Inc. 1988
Platt, Dieter (Hrsg.), »Stoffwechsel im Alter«, Kohlhammer Verlag, Stuttgart 1985
Reimann/Krötsch, »Vitamine«, Deutscher Apotheker-Verlag, Stuttgart 1985
Robbins, John, »Diet for a New America«, Stillpoint Publ., Walpole/USA 1987
Rückert, Ulrich, »Vitamine und Mineralstoffe«, Heyne Verlag München 1990, und »Doktor Natur«, Ariston Verlag, Genf/München 1986
Schneider, Ernst, »Nutze die Heilkraft unsrer Nahrung«, Saatkorn Verlag, Hamburg, Neuaufl. 1990
Storl, W. D., »Vom rechten Umgang mit heilenden Pflanzen«, Bauer Verlag, Freiburg 1986
Tannahill, Reay, »Kulturgeschichte des Essens«, Paul Neff Verlag, Wien 1973
»The American Heart Association Cookbook«, Ballantine Books, New York 1982
»The McCormick Spices of the World Cookbook«, McGraw Hill, New York 1964
Udupa/Tripathi, »Natürliche Heilkräfte«, Rheingauer Verlagsgesellschaft, Eltville 1980
Uyldert, Mellie, »Verborgene Kräfte der Pflanzen«, Irisiana/Hugendubel Verlag, München 1984
»Vitamin-Compendium«, Hoffmann-La Roche AG, Grenzach-Wyhlen 1980
Vogel, Alfred, »Der kleine Doktor«, Heyne Verlag, München 1989
Vollmer, Günter u. a., »Lebensmittelführer Obst, Gemüse«, dtv, 1990
Weiss, Rudolf Fritz, »Lehrbuch der Phytotherapie«, Hippokrates Verlag, Stuttgart 1980

Wiedemann, Michael, »Der Gesundheit auf der Spur« Ariston Verlag, Genf/ München 1989
Wieloch, Elisabeth, »Gesund durch Gemüse« und »Gesund durch Obst«, beide Fachbuch Verlag, Leipzig 1980 und 1984
Wigmore, Ann »Naturama«, Boston, Eigenverlag o. J.
Williams, Roger J., »The Wonderful World Within You«, Bio-Communications Press, Wichita 1987
Zimmermann, Walther, »Gewicht leicht gemacht«, Verlag Joh. Sonntag, Regensburg 1990
Zumkley, Heinz (Hrsg.), »Spurenelemente«, G. Thieme Verlag, Stuttgart 1983

Nachschlagewerke:

»Der kleine Souci, Fachmann, Kraut«, Lebensmitteltabellen für die Praxis, Wissenschaftl. Verlagsgesellschaft, Stuttgart 1987
»Ernährungsbericht 1988« und Ergänzungsband, Deutsche Gesellschaft f. Ernährung, Frankfurt/M. 1988
»Die Grüne Liste« 1989, herausgegeben vom Diätverband, Editio Cantor, Aulendorf 1990
Wirths, Willi, »Lebensmittel in ernährungsphysiologischer Bedeutung«, 3. Aufl. Ferd. Schöningh Verlag, Paderborn 1985
»Wissenschaftliche Tabellen Geigy«, Band 1, Ciby Geigy AG, Basel, Ausg. 1985

Register

A

Abführmittel 29, 430–431
– natürliches 366
Abführtablettenmißbrauch 358
Absinth 392
Abszesse 168
Acetylcholin 433
Actinidin 207
Adzuki-Bohnen 292
Aflatoxin 173
– Krebs 423
Aflatoxine 343
Agar-Agar 404
Aglista 136
Ajoen 135
Akne 61, 67, 70
Alegria 283
Alfalfa 318, 324
– s.a. Luzerne
– Eiweißgehalt 320
– Inhaltsstoffe 319, 324
– Küchentips 324
Algen 404
Alkohol 57
– Gastritis 25
– Krebs 425
– Nüsse 368
– Vitaminverwertung 73
Alkoholentwöhnung 67, 70, 158
Alkoholismus
– Magnesium 97
– Thiamin 67
Allergie 207, 305, 308, 353, 398
– gegen Nahrungsmittel 420
– Kreuzreaktionen 421
– Zwiebeln 134
Alliin 399
Aloe 199
Alter 18
– Eiweißbedarf 43
– Ernährungstips 419
Altersernährung 417
Altersflecken 381
Amara 392
Amaranth 280–281
– Heilwirkung 281–282
– Inhaltsstoffe 281–282
– Küchentips 283
Amaranth-Pfannkuchen 283
Aminosäuren
– s.a. Eiweiß
– essentielle 35, 42–43, 324
– Vorkommen 43
Amylase 24
Anabolika 432
Anabolismus 30
Anämie 79, 98
Ananas 200, 204
– Heilwirkung 204, 427
– Inhaltsstoffe 204
– Küchentips 204
– Nährstoffgehalt 87
Anethol 381
Angina pectoris 381
– s.a. Herzinfarkt
Anis, Heilwirkung 392, 395
Anthozyan 183, 189
Anthrachinone 199
Anti-Rachitis-Vitamin 60
Anti-Schnupfen-Milch 367
Anti-Streß-Medizin 412
Antiazida 431
Antibabypille 57
– Folsäure 76
– Vitaminmangel 73
– Vitaminverwertung 73, 76
Antibiotika 430
– Darmflora 29, 214, 430
– natürliche 132, 329, 333–334, 376, 378, 382, 388, 400
Antibiotika-Suppe 389
Antioxidantien 58, 173, 391
Antistreß-Vitamin 71
Antivitamine 57
Apfel 176
– Heilwirkung 177
– Inhaltsstoffe 177
– Küchentips 178
– Nährstoffgehalt 87
– Ruhr 172
Apfel-Pektin 178
Apfelessig 178
Apfelmus, Nährstoffgehalt 87
Apfelschalentee 178
Apfelsinen 201
Aphrodisiaka 394
Appetitzügler 430
Aprikosen 192–193
– Heilwirkung 194
– Inhaltsstoffe 194
– Nährstoffgehalt 87
Arbutin 184
Arginin 43
Arteriosklerose 61, 91, 103, 120, 137, 172, 185, 206, 299, 326, 342, 366, 375, 380, 426
– Mineralstoffe 91
– Ursachen 426
Arthritis 72, 130, 180, 190, 199, 252, 380, 401

Arthrose 232
Artischocken 131, 140
- Heilwirkung 140, 392
- Inhaltsstoffe 140
- Küchentips 141
- Nährstoffgehalt 87
- Volksmedizin 140
Arzneimittel, Ernährung 429
Ascorbinsäure 80
- s.a. Vitamin C
Asthma 239, 385
Atmung 375
Atropin 153
Aubergine 153-154
- Küchentips 154
Auberginenbrei 155
Austern, Nährstoffgehalt 87
Austernpilze 169
Auszugsmehl 219
Avocado 200, 210
- Schlafmedizin 412

B

Backhilfsmittel 225, 230
Bäckerhefe 407
Bärentraubenblätter 184
Bärlauch 137
Ballaststoffe 29, 172, 288
- Heilwirkung 110, 220
Bananen 200, 205
- Heilwirkung 205-206
- Inhaltsstoffe 205
- Küchentips 206
- Nährstoffgehalt 87
Barley-Water 239-240
Basilikum 378
- Gartentips 377
Basilikumtee 378
Bauchschmerzen 381
Bauchspeicheldrüse 26
- s.a. Pankreas
- Enzyme 33
Beerenblätter 182
Beerenobst 181
- Inhaltsstoffe 182
Beerentag 182
Beifuß 394
Beifuß-Allergie 421
Beingeschwüre 128
Belladonna 153
Bengal Gram 298
Benzpyren, Krebs 423
Berberitzen 190
Berberitzengelee 190
Beriberi-Krankheit 263
Beruhigungsmittel, natürliche 412
Beta-Carotin 192
- Krebs 107
- Vorkommen 414, 418, 424
- Wirkung 107
Beta-Carotinoide 60
Beta-Glukane, Vorkommen 244
Betain 164
Betanidin 164
Bettnässen 352, 357
Bibernelle 385
Bier 213
Bierhefe 407
Bilsenkraut 153
Bioflavone
- Heilwirkung 164, 384
- Vorkommen 384
Bioflavonoide 107, 172, 192
- Heilwirkung 173
- Vorkommen 125, 201, 232
Biomelin 204
Biotin 74
- s.a. Vitamin H
- Küchentips 75
- Mangelsymptome 74
- Vorkommen 75
- Wirkung 74
Biotinmangel 74
Bircher-Müesli 247
Birnen 176, 179
- Heilwirkung 179
- Inhaltsstoffe 179
- Küchentips 180
- Nährstoffgehalt 87
Birnentage 180
Bittermandel 362
Bitterstoffe 368, 391-392
- Heilwirkung 131, 144, 147
- Vorkommen 144, 149, 154, 362, 383
Blähungen 202, 215, 392
Blasenleiden 177, 181, 184, 189, 252, 258
Blattsalat 131, 141-142
- s.a. einzelne Sorten
- Schlafmedizin 412
Blaubeeren, Nährstoffgehalt 87
Blaukraut 121
Blausäure 331, 362
Blei 105
Bleichzichorie 143
Bloody Mary (ohne Alkohol) 104
Blumenkohl 115-116
- Kaloriengehalt 86
Blut-Hirn-Schranke 34
Blutarmut 79, 165, 380
Blutdruck 375
- Vitamin E 63
Blutdrucksenker 427
Bluterkrankheit 351
Blutfettspiegel 49, 350
- Artischocken 141
- Medikamente 431
Blutgerinnung, Vitamin K 64
Bluthochdruck 99, 103, 117, 130, 133, 137, 142, 180,
202, 206, 244, 267, 427
- Ursachen 427

– Vitamin E 63
Bluthochdruck 61
Blutstillung 350
Blutzucker 133
Blutzuckerspiegel 244, 391
– Chrom 102
Bockshornklee 292
– Heilwirkung 293
– Inhaltsstoffe 293, 325
– Küchentips 295
Bockshornkleesprossen 325
Bohne 287, 289
– grüne 164
– Heilwirkung 296
– Inhaltsstoffe 295
– Küchentips 165, 290, 296
– und Mais 256
– weiße 295
Bohnen, Nährstoffgehalt 87
Bohnenkraut 378
– Gartentips 377
– Heilwirkung 392
Bohnenschalen-Tee 165, 296
Borretsch 379
– Gartentips 377
Braga 213
Brasilnuß 362
Bratlinge 237
Braugerste 238
Brechdurchfall 96
Brennessel 379
Brennesselsaft 380
Brezeln 231
Brokkoli 116
– Heilwirkung 427
– Inhaltsstoffe 117
– Küchentips 117
– Nährstoffgehalt 87
– Volksmedizin 117
Brokkoli-Creme-Suppe 117
Brombeer-Ketchup 187
Brombeeren 186–187
Bronchitis 135, 380, 385, 401
Brot 211
– Backhilfsmittel 225
– ballaststoffreiches 225
– Einkauftips 229
– Lagerung 231
– Salzgehalt 225
Brotbacken 226
Brotbeimengungen 224
Brotersatz 212
Brotgewürze 215
Brotsuppe 274
Brotteig 213
Brottrunk 222
Brotverzehr 223
Brunnenkresse 380
Brustkrebs 404, 422
Buchweizen 231
– Heilwirkung 233
– Inhaltsstoffe 232, 325
– Küchentips 227, 233, 326
Buchweizensprossen 325
Bürzelkraut 385
Bulgur 279
Butter 48, 50
Butternüsse 370

C

Cadmium 105
Calciferol 60
– s.a. Vitamin D
Capsaicin 396
Carotin 60
– Krebs 107
– Vorkommen 158, 162, 179, 183, 208
Carotinoide 127
Cashew-Milch 346
Cashewnuß 344–345
Cayennepfeffer 396
Champignons 169
– Kaloriengehalt 86
Chick-Peas 298
Chicorée 143
– Küchentips 144
Chilli 396
– Heilwirkung 393–394
Chinakohl 118
– Inhaltsstoffe 118
– Küchentips 118
– Volksmedizin 118
Chinarinde 392
Chinesen, Ernährungsgewohnheiten 109
Chlor, Gewichtanteil 88
Chlorid 96
Chlorophyll 106, 317, 319
– Heilwirkung 323
– Wirkung 106
Cholesterin 48
– Funktion 48
– Herzerkrankungen 426
– Teekur 52
Cholesterinspiegel 49, 141, 165, 170, 172, 210, 220, 244, 278, 299, 350, 354, 398
– erhöhter 103
– Zucker 40
Cholin 77, 433
– Heilwirkung 164, 293
– Vorkommen 77, 407
Chrom 102
– Funktion 102
– Gewichtanteil 89
– Vorkommen 103
Chrommangel 103
Chufas-Nüßli 405
Chutney 371
Clementinen 203
Cobalamin 78
– s.a. Vitamin B_{12}
Cola-Osteoporose 416

Corn 258
Corn-flakes 259
Cranberrys 185
Crisp 145
Curcumin 396
Curry 396
Currysoße 355

D

Darmflora 29, 213, 407
- Antibiotika 430
Darmgeschwür 210, 345
Darminfektionen 133, 273, 393
Darmkrebs 220
Darmreiniger 405
Darmstörungen 378, 392
Datteln 200, 206
Depression 67, 71, 73–74, 432
Dermatitis 75
Diabetes 18, 31, 57, 130, 154, 185, 366
Diabetiker-Tee 296
Diabetikernudeln 147
Dickdarm 29
Dill 381
- Heilwirkung 110, 381
Dilltee 381
Dinkel 234–235
Dinkel-Sprossen 327
Dinkelpfannkuchen 226
Dinkelsemmeln 236
Disaccharide 39
Diuretika 431
Dörrobst 210
Dörrpflaumen 197
Doldengewächse 125
Dost 382
Dressing 146
- Rezepte 16
Düngemittelrückstände 422
Dünndarm 26
- Verdauungsfläche 27
Durchfall 61, 70, 172, 183, 266, 301
- Behandlung 27

E

Ebereschenmark 190
Edelkastanie 346
- s.a. Maronen
Egerlinge 169
Eier
- Eiweißgehalt 320
- Fettgehalt 51
Eierfrucht 153
Einfachzucker 38
Einschlafhilfe 143
Einweichzeiten 317
Eis(berg)salat 145
Eisen 98
- Gerbsäure 430
- Gewichtanteil 89
- Küchentips 98
- Vitamin C 430
- Vorkommen 98, 194
Eisenmangel 410
Eisenpräparate 430
Eiweiß 41–44
- s.a. Aminosäuren
- s.a. Protein
- biologisch hochwertiges 42
- Energiegehalt 37, 41
- Funktion 41
- Nahrungsmittelkombinationen 45
- Verdauung 41
- Vorkommen 37, 43, 424
Eiweiß-Frühstück 409
Eiweißbedarf 42
Ekzem 68
Elefantenlaus 344
Elektrolyte 90
Embryo-Mais 259
Endivie 144
Energie 31
Energiebedarf 37
Energiequellen 37
Entgiftung 31
Entspannung 348
Entwässerungstabletten 430
Enzian, Heilwirkung 392
Enzyme 24, 32
- Kochen 32
Erbse 164, 166, 287, 289, 297
- Heilwirkung 166, 298
- Inhaltsstoffe 166, 298
- Küchentips 166, 290
- Nährstoffgehalt 87
Erbsen-Sprossen 326
- Küchentips 326
Erbseneintopf 298
Erbsenpüree 298
Erdbeerblätter 183
Erdbeeren 181–182
- Heilwirkung 182, 427
- Inhaltsstoffe 182
- Küchentips 183
- Nährstoffgehalt 87
Erdbirne 147
Erdmandel 405
Erdnuß 349
- Heilwirkung 350
- Inhaltsstoffe 349
- Küchentips 351
Erdnuß-Frucht-Soße 351
Erdnußbutter 351
Erdnußöl 350
Erdrauch 392
Erektionsstörungen 432
Ernährung 24
- für Kinder 415
- fleischlose 108
- im Alter 417, 419

- individuelle 35
- mangelhafte 18
- Medikamente 429
Ernährungstips 424
Eskariol 144
Eßgewohnheiten 18
Essig 397
Essigwaschung 397
Estragon 381
Euganol 401
Eutersalben 399

F

Fabrikfett 49
Fagopyrin 232
Farbstoffe 421
Fehlernährung 18
Fehlgeburt 63
Feigen 200, 207
- Nährstoffgehalt 87
Feldsalat 145
- Inhaltsstoffe 146
- Kaloriengehalt 86
- Schlafförderung 412
Fenchel 125
- Heilwirkung 111, 126, 392
- Inhaltsstoffe 126
- Küchentips 126
- Volksmedizin 126
Fett 45–51
- s.a. Lipide
- Eigenschaften 46
- Energiegehalt 37, 52
- naturbelassenes 49
- Tagesbedarf 47, 50
- verstecktes 46
- Vitamine 46, 50
- Vorkommen 37
Fettdepots 31
Fettsäuren
- Eigenschaften 47
- essentielle 35, 47
- gesättigte 47, 354
- ungesättigte 47, 321, 342
- Vorkommen 47
Fettsucht 130
Fettverdauung 26
Fieber 239, 397
Fingernägel, brüchige 98
Fisch 50
- Cholesterinspiegel 50
- Fettgehalt 51
- Nährstoffgehalt 87
Fischöl 47
- Cholesteringehalt 385
Flavone 172
- Heilwirkung 173
Fleisch
- Eiweißgehalt 320
- Fettgehalt 51
- Küchentips 424
- Umweltgifte 424
Fleischimitat 311
Fleischkraut 145
Fleischverzehr 423
Fliedertee 191
Flohsamenhüllen 186, 405
Fluor
- Gewichtanteil 89
- Vorkommen 251
Föhn 434
Folsäure 75
- Küchentips 77
- Mangelsymptome 75
- Tagesbedarf 75
- Vorkommen 76, 414, 418
- Wirkung 75
Frauenfrucht 360
Frauenmedizin 394
freie Radikale 58
Fruchtbarkeit 320, 361, 386
Fruchtsäfte 209
Fruchtsäuren 173
Fruchtzucker 38
- s.a. Fruktose
Früchte 171
- s.a. Obst
Frühgeburt 76
Frühstück, eiweißreiches 409
Fruktose s.a. Fruchtzucker
Furunkel 168
Fußpilz 135

G

Gänsefußgewächse 160
Galgant, Heilwirkung 392
Galle, Melone 151
Gallenblasenerkrankungen 124
Gallenflüssigkeit 26
Gallenkoliken 360
Gallenleiden 138, 190
Gallenproduktion 392
Gallenstauungen 142
Gallensteine 18, 392
Garbanzos 298
Gartenerbse 164
Gartenkresse 382
Gastritis 206
- Ursachen 25
Geburtsschmerz 415
Gedächtnisschwäche 67, 79
Gedächtnisstörungen 432
Geflügel, Nährstoffgehalt 87
Gehirn, Vitamine 34
Gehirnblutungen 435
Gehirnfutter 434
Gehirnstoffwechsel 433
Gelatine 404
Gelbsucht 138
Gemüse

– s.a. einzelne Sorten
– Aufbewahrung 85
– Cholesterin 111
– Einkaufstips 84
– Giftstoffe 111
– Heilwirkung 110
– Inhaltsstoffe 110
– Kaloriengehalt 86
– Küchentips 84
Gemüsebohne 164–165
Gemüsepaprika 157
– s.a. Paprika
Gerbstoffe 173, 368, 391
– Eisen 430
– Heilwirkung 183, 352, 368
– Vorkommen 177, 207, 383
Gerste 237
– Ballaststoffe 220
– Heilwirkung 239, 427
– Inhaltsstoffe 239
– spelzfreie 238
Gersten-Sprossen 327
Getreide 211
– s.a. einzelne Sorten
– Gewürzbeimengungen 227
– Inhaltsstoffe 218, 220
– Kochzeiten 227
– Küchentips 227
– Nährstoffkombination 227
Getreidegrütze 228
Getreidekeimling 221
Getreidekorn
– s.a. einzelne Sorten
– Inhaltsstoffe 216
Getreidesprossen 326
– Küchentips 328
Gewürze 372, 390
– Heilwirkung 391, 394
– Inhaltsstoffe 391
– Küchentips 402
Gewürzsamen 227
Gicht 18, 32, 177, 180, 189–190, 195, 199, 216, 294,
301, 307, 382, 407
– Niacin 70
– Vitamin B_3 70
– Volksmedizin 136
Gifte in der Nahrung 20
Gingerol 396
Glukose s.a. Traubenzucker
Glukose-Toleranz-Faktor (GTF) 102
Gluten 257
– s.a. Klebereiweiß
Gorgonzola-Soße 146
Granatäpfel 176
Granola 248
Grapefruit 87
Graupen 238
Graupenplätzchen 240
Grüner Tee 435
Grünkern 235
– Küchentips 236
– Nahrungsmittelkombinationen 237
Grünkernpflanzerl 237
Grünkohl 118–119
Grütze, Küchentips 186
Gurke 148
– Heilwirkung 149, 427
– Inhaltsstoffe 149
– Kaloriengehalt 86
– Küchentips 150
– Mineralstoffgehalt 322
Gurkensaft 149
Gurkensalat 150

H

Haarausfall 59, 67–68, 71
Haarergrauen, frühzeitiges 71, 99
Haarverlust 75
Hämoglobin 98
Hämophilie 351
Hafer 241
– Ballaststoffe 220
– Heilwirkung 244
– Inhaltsstoffe 242
– Küchentips 245
– Psyche 245
Hafer-Linzertorte 247
Hafer-Müesli 246
Hafer-Sprossen 327
Hagebutten 191
Hais 367
Halsweh 134
Harnblasenleiden s. Blasenleiden
Harnsäurespiegel 195
– erhöhter 18
Harnverhaltung 137
Hartweizen 279
Haselnuß 352–353
– Allergie 353
Haselnußöl 353
Haushaltsmehl 219
Haushaltszucker 39
Hautkrankheiten 59, 68, 71, 74, 119, 138, 168, 307, 365, 379, 381
Hautunreinheiten 202, 383, 399
Hefe 407
Heidelbeerblättertee 184
Heidelbeeren 181, 183
– Heilwirkung 183
Heidelbeersaft 184
Heidenkorn 232
Heilkost 33
Heilkräuter 374
Heilpflanzen, Inhaltsstoffe 374
Hepatitis 124, 202, 307
Herpes 282, 383
Herz-Kreislauf-Aktivierung 393
Herzerkrankungen 426
Herzinfarkt 172, 308, 366, 393, 396
Herzjagen 98

Herzkraut 381
Herznüsse 370
Herzschutz 385
Herzstörungen 97
Herzwein der hl. Hildegard 384
Hexen 374
Hexenschuß 135
Hickorynuß 364
Hildegard-Medizin 234
Himbeeren 181, 186
- Heilwirkung 186, 427
- Inhaltsstoffe 186
- Nährstoffgehalt 87
Himmel und Erde 179
Hirse 248
- Heilwirkung 251
- Inhaltsstoffe 250
- Küchentips 227, 253
Hirse-Kraut 254
Hirse-Plinsen 254
Hirsotto 253
Histidin 43, 293
Holunder 191
Honigmelone, Nährstoffgehalt 87
Hühnchen mit Cashewnüssen 346
Hühneraugen 135
Hülsenfrüchte 165, 286, 349
- s.a. einzelne Sorten
- Einkaufstips 289
- Inhaltsstoffe 287
- Küchentips 290
Hüttenkäse, Nährstoffgehalt 87
Hufeland-Frühjahrskur 389
Hummus 300
Husten 124, 137, 348, 359

I

Immunabwehr 325
Impotenz 404
Indianergetreide 280
Ingwer 392, 398
- Heilwirkung 393–394, 396, 414
Inka-Schnitten 285
innere Uhr 409
Inosit 77
- Vorkommen 77, 407
Insektenmittel 399
Interferon 170
Inulin
- Heilwirkung 131, 148
- Vorkommen 147
Ischias 135
Isländisches Moos 392
Isoleucin 44

J

Jerusalem-Artischocken 147
Jod 102
- Gewichtanteil 89
- Küchentips 102
- Vorkommen 102
Jodmangel 102
Johannisbeerblätter 185
Johannisbeeren 181, 185
- Heilwirkung 185
- Inhaltsstoffe 185
- Küchentips 186
Juckreiz 178

K

Kälberzähne 238
Käse, Fettgehalt 51
Kaki 200, 207
Kalium 96
- Gewichtanteil 88
- Grünkohl 119
- Küchentips 96
- Vorkommen 96, 113, 194, 431
Kaliummangelsymptome 96
Kaliumverlust 96
Kalorien 31
Kalorienbedarf 37
Kalorienspartips 87
Kalzium 94
- Gewichtanteil 88
- Vorkommen 95, 167
Kalziummangelsymptome 95
Kalziumtabletten 412
Kamillenblüten 392
Kapern 398
Kapuzinerkresse 376
Karambole 200, 207
Kardamom 373, 398
- Heilwirkung 395
Karies 18, 61, 182, 252, 273, 369
Karminativa 392
Karotten 125, 127
- s.a. Möhren
- Heilwirkung 111, 127
- Inhaltsstoffe 127
- Küchentips 128
- Mineralstoffgehalt 322
- Nährstoffgehalt 87
- Volksmedizin 127
Karotten-Allergie 421
Karotten-Kürbis-Torte 358
Karotten-Soufflé 128
Kartoffel 155
- Heilwirkung 156
- Inhaltsstoffe 156
- Küchentips 157
- Nährstoffgehalt 87
Kartoffel-Diät 156
Kartoffel-Ei-Diät 156
Kartoffelsaft 156
Kastanie s. Edelkastanie
Kastanienbraten 349
Katabolismus 30
Katervorbeugung 341

Keimbox 314
- Desinfektion 333
Keime 313
- s.a. Sprossen
- Mineralstoffgehalt 322
Keimling-Körner-Müesli 328
Keimlinge
- Desinfektion 333
- Einweichzeiten 317
- Inhaltsstoffe 319
Keimlingeiweiß 221
Keimtechnik 317
Keimtips 318
Kelp 405
Keratin 41
Kerbel 382
Kernobst 176
Keuchhusten 185, 379
Kichererbsen 289, 298
- Heilwirkung 299
- Inhaltsstoffe 299
- Küchentips 290, 299
Kichererbsen-Nüsse 300
Kichererbsen-Sprossen 328
- Küchentips 328
Kidney-Bohnen 189
Kieselsäure
- Heilwirkung 239, 252, 379
- Vorkommen 194, 235, 251, 379
Kinder
- Eiweißbedarf 43
- Umweltgifte 105
Kinderernährung 415
Kirsch-Milchmix 196
Kirsch-Schaum-Traum 196
Kirschen 192
- Heilwirkung 195
- Inhaltsstoffe 195
- Küchentips 196
- Nährstoffgehalt 87
Kiwi 200, 207
- Nährstoffgehalt 87
Kiwicha 281
Klebereiweiß 257, 277
- s.a. Gluten
- Vorkommen 235
Klee, persischer 332
Kleie 220, 427
Kleiebäder 278
Klostermedizin 373
Knoblauch 131, 134, 376, 398
- Heilwirkung 110, 132, 135, 391–392
- Volksmedizin 135
Knoblauch-Dressing 136
Knoblauchbrei 135
Knochenerweichung 61
Knochenschwund 79, 416
Knollenfenchel 125
Kobalt 103
- Funktion 103
- Gewichtanteil 89
- Vorkommen 103
Kochen, Enzyme 32
Kochsalz 96
Kochsalz-Ersatz 405
Koenzym A 33
Koenzyme 33
Körperfett 45
Körpersäfte 375
Koffein 435
Kohl 112
- s.a. einzelne Sorten
- Heilwirkung 110, 113–114, 427
- Inhaltsstoffe 113
- Kaloriengehalt 86
- Krebs 113
- Küchentips 115
- Nährstoffgehalt 87
- Volksmedizin 114
- Zubereitung 115
Kohlenhydrate 38–40
- s.a. Zucker
- Energiegehalt 37
- in Getreide 217
- raffinierte 40
- Überschuß 28
- Verdauung 39
- Vorkommen 37
- Wirkung 38
Kohlrabi 119
- Heilwirkung 120
- Inhaltsstoffe 119
- Kaloriengehalt 86
- Küchentips 120
Kohlsaftkur 114
Kokosmilch 354–355
Kokosnuß 353
- Inhaltsstoffe 354
- Küchentips 355
Kokosöl 355
Kokospalme 353
Kokossoße 355
Kollagen 41
Kombination von Nährstoffen 174
Konservierungsstoffe 421
Konzentrationsschwäche 432
Konzentrationsschwierigkeiten 67
Kopfsalat 143
- Inhaltsstoffe 143
- Kaloriengehalt 86
- Küchentips 143
- Mineralstoffgehalt 322
- Nitratgehalt 143
Kopfschmerzen 59, 70–71, 98, 381
Kopra 354
Korbblütler 139
Koriander, Heilwirkung 392
Korinthen 190
Korn 211
Kortison 431
Krämpfe 95
Kräuter 372

– s.a. Küchenkräuter
– Heilwirkung 375
– Küchentips 376
Kräuterdrink 389
Kräutergarten 377
Kräuterkissen 388
Krampfadern 157, 382
Krankheiten, ernährungsbedingte 108
Kraut 112
Krebs 32, 91, 119, 170, 178, 183, 197, 214, 220, 278, 399, 404, 422
– Alkohol 425
– Antipromotoren 423
– Beta-Carotin 107
– Carotine 107
– Carotinoide 127
– Chlorophyll 107
– Gemüse 112
– Keimlinge 322
– Kohl 113
– Kupfer 99
– Milchsäurebakterien 122
– Mineralstoffe 91
– Selen 101
– Ursachen 422
– Vitamin-B_2-Mangel 68
Krebsprophylaxe 107–108
Kreislauf 375
Kreislauferkrankungen 308, 426
Kreislaufstörungen 97
Kren 400
Kresse 329, 382
– Inhaltsstoffe 329
– Kaloriengehalt 86
– Küchentips 329
Kressesaft 394
Kreuzblütler 112, 333, 380, 393, 401
Kreuzreaktionen, allergische 421
Kropf 18, 102
Küchenheilkräuter 392
Küchenkräuter 372
– s.a. Kräuter
Kümmel 392
– Heilwirkung 394
Kürbis 148, 150
– Heilwirkung 110, 150, 427
– Küchentips 151
Kürbis-Karotten-Torte 358
Kürbis-Keimlinge 330
– Küchentips 330
Kürbisgewächse 148
Kürbiskern-Gugelhupf 357
Kürbiskerne 356
– Inhaltsstoffe 356
– Küchentips 357
Kukuruz 256
Kumquats 203
Kupfer 98
– Gewichtanteil 89
– Krebs 99
– Vorkommen 99
Kupfermangelsymptome 99
Kupferüberschuß 99
Kurkuma, Heilwirkung 392–393, 396
Kurzatmigkeit 81

L

Lactucerol 142
Lauch 131, 136
– Heilwirkung 136
– Inhaltsstoffe 136
– Küchentips 137
– Nährstoffgehalt 87
Lavendel
– Gartentips 377
– Heilwirkung 392
Lebensmittelverarbeitung, Mineralstoffe 92
Leber, Funktion 28
Leberleiden 138, 190 144 (Chicorée)
Leberzirrhose 28, 307
Leinöl 359
Leinsamen 330, 358
– Heilwirkung 358
– Inhaltsstoffe 330, 358
– Küchentips 331, 359
Leitungswasser, hartes 94
Lernschwierigkeiten 67
Leucin 44
Lezithin 77, 335
– Heilwirkung 427
– Vorkommen 407
Liebesbällchen 335
Liebesgewürze 394
Liebestränke 395
Liebstöckel, Heilwirkung 393–394
Liköre, verdauungsfördernde 395
Liliengewächse 131, 387
Limetten 203
Linolsäure 51, 335
– Heilwirkung 217, 426
– Nebenwirkungen 51
– Vitamin F 55
– Vorkommen 51, 217
Linsen 289, 300, 318
– mit Dörrzwetschgen 303
– Eiweißgehalt 320
– Heilwirkgung 301
– Inhaltsstoffe 301
– Küchentips 291, 301
– Nährstoffgehalt 87
Linsen-Sprossen 331
– Inhaltsstoffe 331
– Küchentips 331
Linsenbratlinge 302
Linsensalat 302
Linsensuppe 302
Linzertorte 247
Lipid-Senker 431
Lipide 45

- s.a. Fett
Löffelgewürz 396
Löwenzahn 146, 392
Lorbeer 399
Lungenkrebs, Beta-Carotin 107
Lungenvitamin 185
Luzerne 318, 324
- s.a. Alfalfa
Lychee 200, 208
Lysin 44
- Vorkommen 272, 326

M

Magengeschwür 206, 210, 239, 345, 402
- Entstehung 25
- Kohlsaftkur 114
- Tomaten 160
Magenkrebs 425
Magensäure 25
Magensaftmangel 204
Magensaftsekretion 392
Magnesium 97
- Alkohol 97
- Gewichtanteil 88
- Küchentips 98
- Vorkommen 97
Magnesiummangel 104
Magnesiummangelsymptome 97
Mais 254
- und Bohnen 256
- Heilwirkung 111, 258
- Inhaltsstoffe 256
- Küchentips 258
Mais-Salat 260
Mais-Seide 258
Mais-Suppe 260, 389
Maisgrieß, Küchentips 227
Maiskleie 259
Maizena 259
Majoran 382
- Heilwirkung 392–393
Makronährstoffe 35
Malzkaffee 239
Mandarinen 203
- Nährstoffgehalt 87
Mandel 360
- Heilwirkung 361
- Inhaltsstoffe 360
- Küchentips 361
- Verdauung 361
Mandelkleie 361
Mandelmilch 361
Mandelsoße 362
Mangan 101
- Gewichtanteil 89
- Vorkommen 102
Mangold 160, 162
Mangold-Salat 163
Mangos 208
- Küchentips 208
Margarine 48
Margarine-Butter-Krieg 48
Marmeladen-Flaute 410
Maronen 346
- s.a. Edelkastanie
- Heilwirkung 347
- Inhaltsstoffe 347
- Küchentips 348
Maronen-Sahnespeise 349
Mayonnaise
- fettarme 52
- Fettgehalt 51
Medikamente, Ernährung 429
Meditation 436
Meerrettich 399
- Heilwirkung 392
- Vitamin C 399
Meerrettich-Kur 400
Mehl 218
- Herstellung 219
- Inhaltsstoffe 219
- Verarbeitung 230
Mehrfachzucker 39
Melisse 383
Melissentee 383
Melone 148, 151
- Heilwirkung 151, 427
- Inhaltsstoffe 151
- Küchentips 152
Menstruationsbeschwerden 206, 210
Menstruationsstörungen 73, 79, 130
Methionin 44
Migräne 59, 67, 70, 79, 144, 395
- Vitamin B_3 70
Mikronährstoffe 35
Milchallergie 307
Milchersatz 341
Milchsäurebakterien 213, 222
Milchschorf 74
Milo 249
Mineralien 88
- blutdrucksenkende 427
- Gewichtanteil 88
Mineralienrezepte 104
Mineralstoffe
- Vitamine 91
- Wirkung 90
Mineralstoffquellen 92
Mineralstoffverlust, Ursachen 92
Mineralwasser 93
Mirabellen 196
Miso 309, 406
Mittelmeer-Bohnen 297
Möhren 127
- s.a. Karotten
Molkosan 407
Molybdän, Gewichtanteil 89

Mondgewächse 148
Monosaccharide 38
Müdigkeit 71, 98
Müesli 224, 246
– aus Keimlingen 328
– Geschichte 214
Müesli-Riegel 224, 248
Mundgeruch 70, 294
Mungbohnen 318, 331
– Eiweißgehalt 320
– Inhaltsstoffe 332
– Küchentips 332
– Mineralstoffgehalt 322
Muskat, Heilwirkung 393, 395
Muskatnuß 400
– Heilwirkung 394
Muskelschwäche 74
Muskelschwund 61
Mykosen 429
Myristicin 400
Myrtillin 183

N

Nachtblindheit 59
Nachtschattengewächse 153
Nacktgerste 238
Nährstoffkombination 174
Nagelbettgeschwür 135
Nahrungsmittel
– Fettgehalt 51
– Reifegrad 424
Nahrungsmittel-Allergie 420
Nahrungsmittelkombinationen 45, 343
Natrium 96
– Gewichtanteil 88
– Küchentips 97
– Vorkommen 97
Naturreis 263
Negerschlamm 246
Nektarinen 192–193
Nelken 401
– Heilwirkung 392, 395
Nerven, Vitamine 34
Nervosität 61, 67, 70, 97
Neurodermitits 307
Neurotransmitter 433
Niacin 69
– s.a. Vitamin B_3
Niacin-Mangel 70
Niacinmangel 257
Nieren-Blasen-Tee 258
Nierenkrankheiten, Sellerie 130
Nierenleiden 177, 184, 189, 258
Nierensteine 199, 202
Nikotin
– s.a. Rauchen
– Gastritis 25
Nikotin-Entwöhnung 178
Nikotinentwöhnung 70
Nitrat 111, 321
– Kopfsalat 143
– Krebs 423
– Vitamin C 112, 321, 424
Nitrosamine 111
Notbrot 212
Nudel-Weizen 277
Nudeln 277
– Nährstoffgehalt 87
Nüsse 341
– s.a. einzelne Sorten
– Alkohol 368
– belebte 344
– Einkaufstips 343
– Fettgehalt 51
– Heilwirkung 342
– Inhaltsstoffe 342
– Küchentips 343
– Radioaktivität 363
Nußmus 344
Nußöl 341, 353

O

Obst 171
– s.a. einzelne Sorten
– s.a. Früchte
– Aufbewahrung 85
– Einkaufstips 84, 209
– Inhaltsstoffe 172
– Küchentips 84, 209
– Schadstoffe 209
– Verdauung 174
– Vorzüge 171
Obsttag 175
Ocean Blue-green 405
Ödeme 73, 138
Öl, kaltgepreßtes, Aufbewahrung 51
Öle, ätherische 391
Ölpflanzen 366
Ölsardinen, Nährstoffgehalt 87
Okra 164, 167
– Nährstoffgehalt 87
Olive 164, 167
– Heilwirkung 168
– Inhaltsstoffe 167
– Küchentips 168
Olivenöl, Volksmedizin 168
Omega-3-Fettsäure 50
Orangen 201
– Nährstoffgehalt 87
Orangenblütenöl 201
Oregano 383
– Heilwirkung 392
Organuhr 246
Orotsäure 54
Osteoporose 95
Osteoporose 61, 79, 95, 117, 299, 416

Ouzo 395
Oxalsäure 162, 199
- Vorkommen 207

P

Pankreas 26
- s.a. Bauchspeicheldrüse
Pantothensäure 33, 71
- Fettverbrennung 50
- Küchentips 72
- Mangelsymptome 71
- Tagesbedarf 71
- Vorkommen 72, 435
- Wirkung 71
Papain 208
Papaya 200, 208
- Küchentips 208
Paprika 157
- Heilwirkung 110, 158, 393
- Inhaltsstoffe 157
- Küchentips 158
- Nährstoffgehalt 87
Paranuß 362
- Heilwirkung 363
- Inhaltsstoffe 363
Parboiled Reis 265
Parmesan, Nährstoffgehalt 87
Parodontose 120
Pasta verde 379
Pastinake, Heilwirkung 111
Pastinaken 125, 129
Patulin 193
Pekannuß 363–364
Pektin 404
- Heilwirkung 172
- Vorkommen 127, 172, 177
Pektin-Tage 128
Pellagra 257
Penicillin 430
Pep-up-Trank 435
Pepsin 25
Periodenbeschwerden 206, 208
Pernod 395
Perserklee 332
Pestizidrückstände 422
Pesto 378
Petersilie 384
- Heilwirkung 393–394
Pfeffer, Heilwirkung 392, 395
Pfirsiche 192
- Heilwirkung 192
- Inhaltsstoffe 192
- Küchentips 193
- Nährstoffgehalt 88
Pflanzenheilkunde 372
Pflaumen 192, 196
- Heilwirkung 197
- Inhaltsstoffe 197
- Küchentips 198
- Nährstoffgehalt 88
Pförtner 26
Phenylalanin 44
Phosphat, Gewichtanteil 88
Phosphate 416
Phosphor 95
- Vorkommen 96
Phyllochinon 64
- s.a. Vitamin K
Phytin 277
Phytotherapie 374
Pickel 381
Pille s. Antibabypille
Pilze 164, 168
- getrocknete 170
- Inhaltsstoffe 169
- Küchentips 169
- Umweltgifte 169
Pilzerkrankungen 429
Piment, Heilwirkung 392–393
Pimpernelle 385
- Gartentips 377
Pinienkerne 363, 371
Pistazie 364
- Heilwirkung 365
- Inhaltsstoffe 365
Polenta 256, 259–260
Polysaccharide 39
Pomelo 203
Pomeranzen 201
Pommes frites 87
Popcorn 259–260
- Nährstoffgehalt 87
Porree 136
- s.a. Lauch
Portulak 385
Postelein 385
Potenzstörungen 404, 432
Power-Frühstück 410
Preiselbeerblätter 184
Preiselbeeren 181, 184
Procain 55
Prostata-Hypertrophie 356
Protein s.a. Eiweiß
Provitamin A, Vorkommen 424
Psoriasis 307
- s.a. Schuppenflechte
Pumpernickel, Nährstoffgehalt 87
Pylorus 26
Pyridoxin 72
- s.a. Vitamin B_6

Q

Quecksilber 105
Quendel, welscher 387
Quinoa 280, 284
- Küchentips 284

Quinoa-Zitronen-Pudding 285
Quitten 176, 180
Quittensamen 181

R

Radicchio 145
Radicchiosalat 145
Radieschen 112, 124
- Heilwirkung 392
Radikale, freie 58
Radioaktivität bei Nüssen 363
Raki 395
Rapunzel 145
Rauchen 57
- s.a. Nikotin
- Krebs 323
- Riboflavin 68
Raucherentwöhnung 70
Reineclauden 196
Reis 261
- Ballaststoffe 220
- Heilwirkung 266
- Inhaltsstoffe 264
- Küchentips 227, 267
- Nährstoffgehalt 87
- polierter 263
- wilder 269
- Zubereitung 268
Reis-Früchte-Diät 267
Reisfüllung 269
Reizblase 356
Rejuvelac 222
Retinol 59
- s.a. Vitamin A
Rettich 112, 123
- Heilwirkung 124, 392
- Inhaltsstoffe 123
- Volksmedizin 123
Rettich-Sprossen 333
- Inhaltsstoffe 333
Rettichsaft-Kur 124
Rhabarber 198–199
Rheuma 18, 32, 72, 130, 154, 177, 180, 189–190, 199, 348, 380, 382, 401
- Volksmedizin 136
Riboflavin 68
- s.a. Vitamin B_2
Rindfleisch, Nährstoffgehalt 87
Risotto-Reis 268
Roggen 270
- Heilwirkung 272–273
- Inhaltsstoffe 271
- Küchentips 274
Roggen-Sprossen 327
Roggenbrot 214, 273
- Küchentips 231
Roggencreme 274
Roggengewürze 274
Roggenmehl 219, 272
Roggentinktur 274
Roggenumschlag 274
Rohkost 33
Rohkost-Pralinen 370
Rollgerste 238
Rosenkohl 120
- Heilwirkung 121
- Küchentips 121
Rosenpaprika, Heilwirkung 393
Rosinen 181, 190
Rosmarin 386
- Heilwirkung 394
Rosmarin-Kampfer 386
rote Rübe 160, 163–164
Rotkohl 121
Rucula 146
Rückstände in der Nahrung 20
Rutin 54
- Vorkommen 232

S

Säuglingsseborrhö 74
Säure-Basen-Gleichgewicht 428
- Entgleisung 428
Säure-Basen-Haushalt, Mineralstoffe 91
Safran 395
- Heilwirkung 395
Salat
- s.a. Blattsalat
- Einkaufstips 84
- Küchentips 84
- Rezepte 16
- Schlafmedizin 412
Salat-Dressing 16, 146
Salbei 386
- Gartentips 377
- Heilwirkung 392
Salbeiöl 376
Salz 427
- im Brot 225
Salz-Ersatz 405
Samen 341
Satsumas 203
Sauerkirschen 195
- s.a. Kirschen
Sauerkraut 121
- Heilwirkung 122
- Inhaltsstoffe 121
- Kaloriengehalt 86
- Küchentips 122
- Nährstoffgehalt 87
Sauerstoff 31
Scharfstoffe 393
Schilddrüsen-Überfunktion, Blumenkohl 116
Schilddrüsenhormone 102
Schimmel 215
Schimmelpilze 193, 343

- Krebs 423
Schinken, Nährstoffgehalt 87
Schlaf 350
Schlaf-Nahrung 411
Schlafen 348
Schlafmedizin 411
Schlafmittel 143
- natürliche 412
Schlafstörungen 74, 98, 381, 383
Schlafzimmertemperatur 411
Schlaganfall 103, 157, 185, 396–397
Schlehen 191
Schleimhautentzündungen 59, 73, 325
Schluckauf 202
Schlummertee 413
Schnellkoch-Reis 266
Schnittlauch 387
Schnupfen 401
Schokolade, Fettgehalt 51
Schrotmehl 219
Schulpause 410
Schuppen 59, 128
Schuppenflechte 61, 307
- s.a. Psoriasis
Schwangerschaft 57, 73, 413
- Folsäure 76
Schwarzwurzel 131, 147
- Inhaltsstoffe 147
- Küchentips 147
Schwefel, Gewichtanteil 88
Schwefeldioxid 210
Schwindel 97, 395
Schwitzen 294
Sehkraft 128
Sehstörungen 97
Selen 100
- Funktion 101
- Gewichtanteil 89
- Vorkommen 101
Selenmangel 91
Sellerie 125, 129
- Allergie 131
- Heilwirkung 130, 393
- Inhaltsstoffe 130
- Küchentips 131
- Volksmedizin 130
Sellerie-Allergie 421
Selleriesaft 130
Sellerietee 130
Semmeln, Beimengungen 225
Senf 334, 401
- Heilwirkung 392–394, 401
- Inhaltsstoffe 334
Senföl 113
- Heilwirkung 136, 380, 393, 400
- Vorkommen 333, 380, 393
- Wirkung 136
- Zwiebeln 133
Senföl-Glykoside 391
Senfumschläge, 401
Senilität, frühzeitige 99
Senioren-Tee 420
Sennesblätter 199
Serotonin 434
Sesam 365
- Heilwirkung 366
- Inhaltsstoffe 366
- Küchentips 367
Sesam-Magie 223
Sesam-Paste 367
Sesamöl 366
Shii-Take-Pilz 170
Sinaprin 401
Sinigrin 399, 401
Skoliose 61
Skorbut 80, 313
Soja-Allergie 308
Soja-Fleisch 311
Soja-Lezithin 307
Soja-Sprossen
- Eiweißgehalt 320
- Nährstoffgehalt 87
Sojabohnen 303
- Heilwirkung 307
- Inhaltsstoffe 306
- Küchentips 290, 308
- rohe 307
- Verdauung 306
Sojamehl 308
Sojamilch 309
Sojaöl 310
Sojasoße 309
Solanaceen 153
Sonnenblumen-Samen 334
- Heilwirkung 335
- Inhaltsstoffe 335
- Küchentips 335
- Rezepte 335
Sonnenschein-Vitamin 60
Sorghum-Hirse 249
Spaghetti, Nährstoffgehalt 87
Spargel 131, 137
- Heilwirkung 138
- Inhaltsstoffe 138
- Kaloriengehalt 86
- Küchentips 139
- Nährstoffgehalt 87
- Volksmedizin 137
Spargelkohl 116
Speck, Fettgehalt 51
Speichelförderung 396
Speicheltätigkeit 391
Speisesalz 96
- jodiertes 102
Spelz 234
Spinat 160–161
- Heilwirkung 162
- Inhaltsstoffe 161

- Kaloriengehalt 86
- Küchentips 162
Spirulina 405
Sprießkörner 326
- Inhaltsstoffe 327
Sprossen 313
- s.a. einzelne Sorten
- s.a. Keime
- Bekömmlichkeit 320
- Eiweißgehalt 320
Spurenelemente 88
- Gewichtanteil 89
- Wirkung 89
Stachelbeer-Relish 188
Stachelbeeren 181, 187
- Inhaltsstoffe 187
Stärke 39
- in Getreide 217
- Verdauung 39, 174
Stangensellerie 131
Steak, Nährstoffgehalt 87
Steinleiden 184, 199, 380
Steinobst 192
Stillen 381, 414
Stoffwechsel 30
- Vitamin B_3 69
Strahlenschäden 406
- Chlorophyll 323
- Miso 406
- Vitamin E 63
Streß 72, 426
- Eiweißbedarf 45
- Mineralstoffe 93
Streß-Hormon 434
Studentenfutter 352
Stuhlpassage 29
Südfrüchte 200
- Einkaufstips 201
Süßholz 402
Süßkirschen 194
- s.a. Kirschen
Suppen, ungekochte 16
Suppenwürze gegen Infektionen 394

T

Tahini 366–367
Tamarinden 370
Tangerinen 203
Tatarenkorn 232
Tausendgüldenkraut 392
Tayo 310
Teigsäuerung 214
Teltower Rübchen 124
Terpene 375
Tetrazykline 430
Teufelskralle 392
Thiamin 66
- s.a. Vitamin B_1
- Alkohol 67
Threonin 44
Thrombose 103, 170, 366
Thrombosen 382, 393, 396
Thymian 387
- Heilwirkung 392
Thymianöl 376
Thymiantee 388
Tiefkühlgemüse, Vitamingehalt 83
Toast Hawaii 205
Tocopherol 62
- s.a. Vitamin E
Tofu 303, 305, 309
Tollkirsche 153
Tomate 159
- Heilwirkung 159
- Inhaltsstoffe 159
- Küchentips 160
- Mineralstoffgehalt 322
Tomaten-Kur 160
Topinambur 131, 147
Trauben
- s. Weintrauben
- Heilwirkung 189
Traubenkur 189
Traubenzucker 38, 188
- s.a. Glukose
Trigeminusneuralgie 79
Triglyzeridspiegel 49
Trockenobst 200, 210
- Küchentips 210
Trockenpflaumen 198
Tryptophan 44, 350, 412, 434
- Vitamin B_3 69
- Vorkommen 205, 412, 434
Tschai 402
Tschai-Tee 398
Tschernobyl 190, 314
Tuberkulose 252
Türkisch Korn 256
Tumoren 422
- s.a. Krebs
Typhus, Sauerkraut 122

U

Übelkeit in der Schwangerschaft 414
Übergewicht 18
- bei Kindern 415
Umweltgifte 105
Unterleibsschmerzen 188

V

Valin 44
Vanille 395
Veganer 103
Vegetarier 108
Venenerkrankungen 326

Verdauung 24, 215, 406
- Ballaststoffe 29
- Enzyme 24
Verdauungsstörungen, Ursachen 40
Verdauungstee 30
Veresterung 47
Verschleimung 180–181, 382
Verstopfung 18, 120, 122, 130, 149, 188, 278, 431
Vielkornbrot 230
Vier-Räuber-Essig 377
Villi 27
Virusinfektionen 170
Vitalitätsbrühe 104
Vitamin A 59
- s.a. Retinol
- Küchentips 60
- Mangelsymptome 59
- Tagesbedarf 60
- Überdosierung 60
- Vorkommen 60, 414, 418
- Wirkung 59
Vitamin B
- Mangel 257
- Vorkommen 66, 179, 414, 418
- Wirkung 66
Vitamin B_1 55
- s.a. Thiamin
- Alkoholismus 67
- Küchentips 68
- Mangel 264
- Mangelsymptome 67
- Tagesbedarf 67
- Vorkommen 67
- Wirkung 66
Vitamin B_2 68
- s.a. Riboflavin
- Küchentips 69
- Mangelsymptome 69
- Tagesbedarf 69
- Vorkommen 69
- Wirkung 68
Vitamin B_3 69
- s.a. Niacin
- Küchentips 71
- Mangelsymptome 70
- Tagesbedarf 70
- Vorkommen 69–70
- Wirkung 69
Vitamin B_5 71
Vitamin B_6 72
- s.a. Pyridoxin
- Küchentips 74
- Mangelsymptome 73
- Tagesbedarf 72
- Vorkommen 50, 73
- Wirkung 73
Vitamin B_{12} 78, 319
- s.a. Cobalamin
- Mangelsymptome 79
- Vorkommen 79
- Wirkung 78
Vitamin B_{13} 54
Vitamin-B-Komplex 65
Vitamin-B-Mangel 40
Vitamin C 80
- s.a. Ascorbinsäure
- Eisen 430
- Küchentips 81
- Mangel 81
- Mangelsymptome 81
- Medikamente 81
- Nitrate 112, 321
- Nitrosamine 424
- Sauerkraut 121
- Tagesbedarf 80
- Vorkommen 82, 179, 181, 399
- Wirkung 80, 107
Vitamin D 60
- s.a. Calciferol
- Küchentips 61
- Mangelsymptome 61
- Tagesbedarf 61
- Überdosierung 61
- Vorkommen 61
- Wirkung 60
Vitamin E 62
- s.a. Tocopherol
- Bluthochdruck 63
- Küchentips 64
- Mangelsymptome 62
- Strahlenschäden 63
- Überdosierung 63
- Vorkommen 64, 414
- Wirkung 62
Vitamin-E-Aufbaukur 408
Vitamin F 55
Vitamin H 74
- s.a. Biotin
Vitamin J 185
Vitamin K 64
- s.a. Phyllochinon
- Küchentips 65
- Vorkommen 65, 414
- Wirkung 64
Vitamin P 173, 232
Vitamin U 55
Vitamine 52–83
- s.a. einzelne Vitamine
- Antivitamine 57
- Aufgaben 58
- essentielle 53
- Fett 50
- fettlösliche 55, 59, 418
- Mineralstoffe 91
- Speicherzeiten 53
- Tagesbedarf 53
- wasserlösliche 55, 65, 418
Vitaminmangel 34

- Risikogruppen 56, 81
- Symptome 56
- Vorkommen 57
Vogelbeeren 190
Vollkorn 211
Vollkorn-Farbe 225
Vollkornbrot
- Inhaltsstoffe 217, 224
- Verzehr 224
- Zucker 222
Vollkornmehl
- Nährstoffgehalt 36
- Vitamin B_1 36
Vollkornnudeln 226, 277
Vollsoja 308
Vollwertbäckerei 228

W

Wacholderbeeren, Heilwirkung 393
Wachstumsstörungen 59, 61, 63, 73
Wadenkrämpfe 72, 97
- Magnesiummangel 104
Wadenwickel, kalte 397
Walnuß 364, 368
- Inhaltsstoffe 368
- Küchentips 370
- schwarze 360
Walnuß-Kur 369
Walnußblätter-Bad 369
Walnußblätter-Tee 368
Walnußöl 369
Warzen 135
Waschmöhren 128
Wasserentkalkung 93
Wassermelone 151
Wechseljahre 387
Weintrauben 181, 188–189
- Nährstoffgehalt 88
Weißbrot, Inhaltsstoffe 217
Weizen 211, 275
- Ballaststoffe 220
- Heilwirkung 277
- Inhaltsstoffe 276
- Küchentips 278
Weizenbrot 214
- Küchentips 231
Weizengras 313
Weizenkeime 277–278, 327, 408
- Mineralstoffgehalt 322
Weizenkeimöl 278, 408
Weizenkleie 277
Weizenmehl 219
- Nährstoffgehalt 36
- Vitamin B_1 36
Weizenschrot 279
Weizenvollkornbrot, Nährstoffgehalt 87
Welscher Quendel 387
Welschkorn 256
Wildfrüchte 190
Wildreis 269
Worcester-Sauce 371
Wunden, schlechtheilende 325
Wundheilung 72
Wurst, Fettgehalt 51

Y

Yang-Nahrungsmittel 233
Yogi-Tee 402
Ysop 388

Z

Zahnfleischbluten 81, 202
Zahnfleischentzündung 120, 359
Zahnschmerzen 387, 401
Zehennägel, eingewachsene 295
Zimt, Heilwirkung 392, 394
Zink 99
- Gewichtanteil 89
- Vorkommen 100
Zinkmangelsymptome 99
Zitronen 202
Zitronenmelisse, Gartentips 377
Zitrusfrüchte 200–201
- Heilwirkung 427
- Inhaltsstoffe 201
- Küchentips 203
Zöliakie 206, 257, 284
Zotten 27
Zucchini 148, 152
- Heilwirkung 152
- Inhaltsstoffe 152
- Küchentips 152
- Nährstoffgehalt 87
Zucchini-Kuchen 153
Zucker 38
- s.a. Kohlenhydrate
- Cholesterinspiegel 40
- Verdauung 39
- Vitamine 40
- Vollkornbrot 222
Zuckerhut 145
Zuckermais 259
Zuckerschote 166
Zuckerüberschuß 28
Zusatzstoffe, chemische 421
Zweifachzucker 39
Zwetschgen 192, 196
Zwiebeln 131
- Allergie 134
- Heilwirkung 110, 132–133, 391–392
- Inhaltsstoffe 133
- Küchentips 134
- Nährstoffgehalt 87
Zwiebelsirup 134
Zwiebelwickel 134